THOMAS BOCK
KLAUS DÖRNER
DIETER NABER
(HG.)

Anstöße.
Zu einer anthropologischen Psychiatrie

THOMAS BOCK
KLAUS DÖRNER
DIETER NABER
(HG.)

Anstöße.
Zu einer anthropologischen Psychiatrie

Psychiatrie-Verlag

Bock, Thomas; Dörner, Klaus; Naber, Dieter (Hg.): Anstöße.
Zu einer anthropologischen Psychiatrie.
5. Auflage 2011
ISBN 978-3-88414-368-1

Bibliografische Information der Deutschen Bibliothek
Die Deutsche Bibliothek verzeichnet diese Publikation in der Deutschen Nationalbibliografie; detaillierte bibliografische Daten sind im Internet über http://dnb.ddb.de abrufbar.

www.psychiatrie-verlag.de

Umschlaggestaltung: markus lau-hintzenstern, Berlin
Satz: Psychiatrie-Verlag, Bonn
Druck: DIP, Witten

Einleitung: Auf dem Weg zur Philosophie der psychiatrischen Erkrankungen

THOMAS BOCK, KLAUS DÖRNER, DIETER NABER

Anthropologische Psychiatrie, was um Gottes willen ist das? Manch einer mag an die anthropologische Medizin im Sinne von Fortpflanzungsmedizin denken, andere an transkulturelle Psychiatrie. Wieder andere mögen übersetzen »menschliche Psychiatrie« oder »Psychiatrie im Sinne des Menschen« und sich mit Recht fragen, ob eine andere als diese überhaupt denkbar sei.

Anthropologische Psychiatrie ist der Versuch, sich auf etwas zu besinnen, was selbstverständlich ist, und dabei die entstandenen Gräben der Spezialisierung zu überwinden. Anthropologische Psychiatrie ist der Rahmenentwurf zu einer immer umfassenderen und immer differenzierteren Psychopathologie, ein Versuch, sich von verschiedenen Standpunkten aus auf das gemeinsame Ziel des Interesses zu besinnen, auf den Menschen – nicht ausschließlich als Symptomträger und Transmittermangelerscheinung, sondern als Mensch.

Anstößige Philosophie – den Zeitgeist herausfordern?

Anthropologische Psychiatrie will philosophische Überlegungen nutzen, um den Zuwachs an Erkenntnissen in der somatischen, hirnorganischen und in der sozialen Psychiatrie sowie in der Psychotherapie zusammenzuführen, sie zu integrieren und dadurch erst wirklich nützlich werden zu lassen. Philosophie als Klammer der Erkenntnisse – kann man den Zeitgeist noch stärker herausfordern? Ist das nicht gnadenlos überholt? Sich auf die Philosophie zu besinnen, das eigene Menschenbild zu reflektieren mag »anstößig« sein – im doppelten Wortsinn: Es mag Widerspruch erregen, weil es der gängigen Tendenz zur Vereinfachung widerspricht. Es mag unwissenschaftlich wirken, weil wir uns an ein sehr verkürztes Verständnis von Wissenschaft gewöhnt haben. Es kann aber auch anregen, den eigenen Horizont zu erweitern und (wieder) zusammenzuführen, was zusammengehört. Aus klinischer bzw. therapeutischer Sicht ist die Besinnung auf die grundlegenden Aspekte unseres Menschseins und auf die Philosophie als Wissenschaft alternativlos, ist die Notwendigkeit unabweisbar, denn unser Menschenbild prägt unser Handeln – ob wir wollen oder nicht. Reflektiert oder unreflektiert prägen unser Bild vom Menschen und unser Verständnis seiner Erkrankung(en) unsere therapeutischen Konzepte und unsere therapeutische Beziehungsfähigkeit. Das birgt Risiken – wenn ein enges Verständnis nicht anschlussfähig ist und Patienten abschreckt –, aber auch Chancen. Vor allem die Chance, Brücken zu schlagen – zwischen verschiedenen wissenschaftlichen Disziplinen, zwischen Teilbereichen der Psychiatrie, aber auch zwischen Patienten, Angehörigen und Profis. Nicht umsonst ist die Idee zu der Vorlesungsreihe, aus der dieses Buch entstand, aus dem Psychoseseminar heraus erwachsen. Nicht umsonst sind alle Vorträge durch die »Weihen« eines trialogischen Diskurses gegangen. Alle Vorträge wurden von professionellen Experten aus der Psychiatrie und ihrem weiteren Umfeld sowie von Experten aus eigener Erfahrung als Patienten oder Angehörige diskutiert – zum Teil mit leidenschaftlicher Intensität.

Lehren aus den Psychoseseminaren und Trialogforen

Wir wollten versuchen, die im Psychoseseminar übliche anthropologische Besinnung auf Psychosen zu übertragen auf andere Störungs- und Krankheitsbilder. Wir wollten die somatisch und hirnorganisch forschende Psychiatrie in diesen Brückenschlag einbeziehen, um uns gemeinsam einer »biologischen Psychiatrie« anzunähern, die sich an den Wortsinn (bio-logos) erinnert und diesen Namen wirklich verdient – als eine Lehre vom Leben. Bei diesem Schritt hat uns ermutigt und beglückt, dass keiner der angefragten Referenten und Autoren (weit mehr als hier letztendlich zu Wort kommen) abgesagt haben und sehr viele geradezu dankbar waren, über Themen sprechen zu dürfen, die auf Kongressen längst nicht mehr üblich, ja kaum noch erlaubt sind. Plötzlich wuchs in uns allen gemeinsam das Bild von Fachkongressen, auf denen der Experte für Depressionen über Scham spricht, die Expertin für Psychosen über Eigensinn und Fachleute für Manie über das Problem der Überanpassung und die Notwendigkeit einer neuen Kultur des Widerstandes. Würden Sie hingehen? Und wenn diese Fachleute dann auch noch verständlich sprächen, wer würde noch alles profitieren von einem solchen Diskurs? Wie entstigmatisierend in einem ganz grundlegenden Sinne könnte dieser Diskurs sein.

Dieses Buch ist nur ein kleiner Anfang – zugleich eine Erinnerung an die Zeiten, in denen der übergreifende Diskurs noch üblicher und sicher auch leichter war als heute. Die Bücher »Stimmenreich« und »Im Strom der Ideen« (Bock u. a. 1992, 1994) haben vor zehn Jahren den Trialog veröffentlicht. Die »Anstöße zu einer anthropologischen Psychiatrie« veröffentlichen nun einen weiteren notwendigen Diskurs innerhalb unseres Fachs. Die Herausgeber stehen für die Spannweite, die es zu umfassen gilt.

Gefahren einer reduktionistischen Psychiatrie

Was ist in der Psychiatrie passiert, dass solch eine Besinnung notwendig wurde? Welche Entwicklungen lassen es profilierten Hirnforschern, Neurologen, Soziologen, Psychologen, Vertretern der somatischen und sozialen Psychiatrie sinnvoll und notwendig erscheinen, sich an einem Tisch und in einem Buch zu versammeln? Nimmt man die gegenläufigen Entwicklungen der letzten Zeit, dann muss es schon dramatische Gründe geben:

Wir erleben in den letzten Jahren eine zunehmend »pathologisierende Psychiatrie«, d. h. eine Psychiatrie, die auf die Ausdifferenzierung und Ausweitung pathologischer Begriffe größten Wert legt. Dabei wächst gleichzeitig die Gefahr, dass sich die geschaffene Nomenklatur verselbstständigt und die kreativen oder auch nur interessengeleiteten Konstruktionen mit der Realität verwechselt werden. Das Modell wird zur Ist-Aussage, die Konstruktion wird zur Norm (»Immer mehr Menschen sind krank«. »Wer sich so und so verhält, ist behandlungsbedürftig – mit oder ohne Einsicht«) und zugleich zur tautologischen, d. h. in sich selbst gefangenen Erklärung: »Warum verhält sich Herr P. psychotisch/manisch/depressiv?« – »Ach ja, er hat eine Psychose/Manie/Depression« (Oder bestenfalls: »Na klar, seine Transmitter sind entgleist«). Dieser Reduktionismus trägt nicht zum Verständnis bei, auch nicht zum Selbstverständnis und erst recht nicht zur Selbstverständlichkeit. Anthropologische Psychiatrie will die Denkmodelle und damit den (Be-)Handlungsspielraum wieder erweitern.

Die Bedeutung unseres Menschenbildes

Anthropologische Psychiatrie besinnt sich auf die Gesamtwirklichkeit des Menschen, will ungewöhnliche Erlebnis- und Handlungsweisen mit der Hilfe philosophischer Betrachtung länger einbehalten in der Vielfalt menschlichen Daseins, sie nicht so schnell aus der »Normalität« ausgrenzen. Die Gemeindepsychiatrie kann die Anstaltspsychiatrie ablösen und die äußere Ausgrenzung aufheben. Ausgrenzung geschieht aber subtiler; sie zu beheben, bedarf es nicht nur organisatorischer und struktureller Maßnahmen.

Wir brauchen die lange gewachsenen Weisheiten über den Menschen und das breite Spektrum seiner verschiedenen Seinsweisen, also die Philosophie, damit die immer schneller folgenden, z. T. sich widersprechenden Erkenntnisse etwa der Hirnforschung nicht nur zentrifugal wirken und damit die Behandlungskultur ganzheitlich bleibt oder wird. Eine solche Sichtweise ist nicht antipsychiatrisch, sondern viel grundlegender: Zum Menschen gehört auch das Kranksein und Krank-werden-Können – seelisch wie körperlich. Im sozialpolitischen Zusammenhang geht es dabei vor allem um »körperlich oder seelisch bedingte Arbeitsunfähigkeit«, die zu Lohnersatzleistungen wie Krankengeld berechtigt; hier ist Krankheit ein Schutzbegriff. Doch die Art der Hilfe, die wir in einer solchen Situation brauchen, ist nicht allein von der Medizin her zu definieren. Und die Achtung vor dem Menschen und seiner Erkrankung darf die Medizin nicht verführen, allein alles können zu wollen und maßlos zu werden.

»Wir Menschen müssen im Unterschied zu anderen Lebewesen um unser Selbstverständnis und Selbstbewusstsein ringen. Es gehört zu unseren Möglichkeiten, an uns zu zweifeln und dabei auch zu verzweifeln, über uns hinaus zu denken und uns dabei auch zu verlieren. Dauert dieser Zustand an und bekommt er eine gewisse Eigendynamik, sprechen wir von Psychosen. Wer psychotisch wird, ist also kein Wesen vom anderen Stern, sondern zutiefst menschlich« (aus der »blauen Broschüre« der Psychoseseminare). – In einer bestimmten Situation depressiv zu werden ist riskant wegen der damit verbundenen psychischen, sozialen und biologischen Eigendynamik (zum Problem der Selbstentwertung und zum Konzept der »biologischen Narbe« s. den Beitrag von Bock/Koesler, zur Stigmatisierung s. »Irre menschlich Hamburg«) und nicht zuletzt auch wegen der Suizidalität; und dennoch ist die depressive Reaktionsweise ähnlich dem Totstellreflex in der Tierwelt eine zutiefst »natürliche« Erscheinung, deren Funktionalität und Sinn als verzweifelter Selbstschutz, als Flucht oder als Konsequenz von Beschämung (s. Beitrag v. Pfau) oder Verlust des Zeitgefühls (s. Beitrag v. Fuchs) nicht übersehen werden darf.

Wenn ein Mensch in einer bestimmten Lebenskrise psychotisch wird, ist das zwar für alle Beteiligten extrem verunsichernd und macht so rechtzeitige wie vorsichtige Hilfe notwendig; dennoch ist die meist damit verbundene ausgeprägte Dünnhäutigkeit nun wahrlich nicht zwingend krankhaft und ist es angesichts tiefer Ambivalenz-, Entscheidungs- und Loyalitätskonflikte in einer zunehmend überflutenden Informationswelt keineswegs unlogisch, die Ebenen der Realität zu wechseln. Nicht selten – so scheint es – lässt dann erst die falsche Behandlung nach vorschneller Diagnose aus der psychotischen Reaktion/Episode die ausgewachsene Schizophrenie werden, weil sie die zugrunde liegenden individuellen und allgemein menschlichen Konflikte leugnet und so die verlorene Selbstverständlichkeit nicht wiederherstellen hilft, sondern weiter beeinträchtigt. Das wird am deutlichsten beim Phänomen »Stimmenhören«, das offenbar in vielfacher Weise menschengeschichtlich und individualgeschichtlich in uns verankert ist. Erst dessen mangelhafte kulturelle Integration führt zur psychotischen Dekompensation (s. Beitrag v. Escher/Romme).

Rauben wir psychischen Krankheiten ihren biografischen und (vorübergehend) funktionalen Zusammenhang, machen wir sie erst zu den abstrakten Monstern, die wir dann als solche bekämpfen. Rauben wir ihnen den grundlegend menschlichen Aspekt, den Charakter einer besonderen Ausprägung zutiefst menschlichen Daseins, dann erhöhen wir Angst und Stigmatisierung so gewaltig, dass kein Antistigmaprogramm der Welt dagegen ankommt.

Angemessene Hilfe muss die Balance wahren zwischen symptomatischer und verstehender Hilfe, zwischen Veränderung und Akzeptanz, zwischen Angst und Hoffnung. Gerade das gewachsene Repertoire an Hilfen verlangt nach einer Veränderung der therapeutischen Beziehung von patriarchaler Fremdbestimmung zu dialogischem Ringen. Gerade der für Genesung notwendige Eigensinn des Patienten verlangt, dass wir über Compliance und Noncompliance, Krankheitseinsicht und Behandlungsbeziehung anders nachdenken als bisher (s. Beitrag v. Bock).

Die Bedeutung psychiatrischer Phänomene und ihr menschlicher Charakter drohen in der aktuellen Psychopathologie aus dem Blick zu geraten. Mit immer feineren Messinstrumenten suchen wir das Besondere und Trennende, nicht das Gemeinsame und Verbindende. Wir beschreiben mehr den Status als den Prozess. Zwar wird in den neueren Diagnoseschlüsseln nicht mehr unterschieden zum Beispiel zwischen endogenen, exogenen und reaktiven Depressionen, weil diese Trennung sich als unsinnig erwiesen hat. Als Preis für diesen Fortschritt droht nun aber die Frage nach der Entstehungsgeschichte eines Symptoms insgesamt obsolet zu werden und damit auch die Frage nach Funktion und Bedeutung.

Veränderung lässt sich nicht erzwingen; auch die Wirksamkeit der somatisch orientierten Behandlungsverfahren unterliegt der psychischen Dynamik der Patienten. Wenn wir deren Eigensinn mehr achten, wird nicht nur die Compliance verbessert, sondern kann auch die Therapie vielfältiger werden (s. Beiträge von Bock und Rufer). Gerade auch die Pharmakotherapie hat hier einen großen Nachholbedarf (s. Zaumseil/Terzioglu und Bock/Naber).

Aus der Geschichte lernen

Genauso wenig wie die »subjektorientierte Psychiatrie« (s. Beitrag von Hoff) ist auch der Begriff »Anthropologische Psychiatrie« neu (vgl. Emrich 1990). In einer kurzen Zeit nach dem Zweiten Weltkrieg, die von Rückbesinnung und neuem Aufbruch geprägt war, versuchten Psychiater wie von Gebsattel, Zutt und Kuhlenkampff ihn mit Leben zu füllen. Lange haben wir geschwankt, ob es nicht besser sei, bereits im Buchtitel von biologischer Psychiatrie zu sprechen im Sinne einer »Lehre vom Leben«, also zu versuchen, den Begriff zurückzuerobern (s. Beitrag von Ulrich). Wir haben diese Entscheidung zurückgestellt, weil wir befürchteten, gegen das »biologistische« Zerrbild einer auf das Somatische reduzierten Psychiatrie (noch) nicht anzukommen. Dennoch wollen wir an die ganzheitliche Bedeutung des Wissenschaftsparadigmas Biologie erinnern. Wenn die spürbare Verengung wissenschaftlicher Forschung auf molekulargenetische Fragestellungen als umfassende biologische Wissenschaft verkauft wird, dann hat das eine ideologische Funktion und dient ökonomischen Interessen, nicht aber dem wissenschaftlichen Fortschritt.

Es gab in der Geschichte der Psychiatrie immer schon Wellenbewegungen zwischen rein organischen und seelischen Betrachtungen (s. Beitrag von Hoff); wir wollen eine Menschenbild-Diskussion anregen, die beides vereint. Auch früher schon gab es Versuche, sich den Phänomenen der Psychiatrie unvoreingenommen zu nähern – gerade in Deutschland waren die phänomenologische Psychiatrie und die Daseinsanalyse stark vertreten. Doch drohen heute nicht nur die hervorragenden Arbeiten von Kisker, Binswanger u. a. verloren zu gehen, sondern auch die wichtige Erkenntnis von Kraepelin und Bleuler, dass Symptome eine hierarchische Ordnung haben und ein Symptom Bewältigungsstrategie des anderen sein kann. Insofern geht es der anthropologischen Psychiatrie nicht um Leugnung von Erkenntnissen, sondern um deren Überdenken, nicht um Spaltung, sondern um Integration.

Wie sehr die Psychiatrie gesellschaftlich missbrauchbar war und ist, zeigt am deutlichsten Dorothea Buck, die in ihrem Beitrag vor allem die Fähigkeit zum Dialog fordert und begründet. Die psychiatrische Wissenschaft leidet nach unserer Meinung unter einem Gegensatz zwischen einerseits immer genaueren Detailkenntnissen und einem andererseits unzulässig schlichten Menschenbild. Der Hang zu vereinfachenden Erklärungen mag gesellschaftlich konform sein, aber er darf von uns in dieser Weise nicht genährt werden. Das allzu reduzierte Menschenbild widerspricht inzwischen längst den Erkenntnissen von Genetik und Hirnforschung über die komplexen Zusammenhänge von somatischen, seelischen und sozialen Prozessen. Das einfache Bild vom hirnstoffwechselgestörten und deshalb kranken Menschen ist nicht mehr geeignet, die Vielfalt der Erkenntnisse zu integrieren. Dasselbe gilt für den klinischen Alltag: Die einfachen Erklärungsmodelle sind längst nicht mehr geeignet, Patienten für eine langfristige Kooperation zu gewinnen. Die Behandlungstechniken und -substanzen erscheinen zwar besser, aber die Behandlungskultur hält nicht Schritt. Oder optimistisch und etwas zugespitzt mit Anleihen von Karl Marx: Die Produktivkräfte/Behandlungsmittel sind inzwischen so komplex, dass die Produktionsverhältnisse/Behandlungsbeziehungen infrage stehen. Aber ob die realen Machtverhältnisse der Berufsverbände und Pharmafirmen so weitreichende Erkenntnisse zulassen? Das offizielle Antistigmaprogramm der USA griff in diesem Dilemma zu noch simpleren Botschaften; hoffentlich gelingt es uns, Ähnliches hier abzuwenden. Der Beitrag von Andrea Moldzio zeigt, dass auch ein Blick in die Geschichte der Philosophie bei der Orientierung psychiatrischen und therapeutischen Handelns helfen kann.

Die hier vorgelegten Anstöße zu einer anthropologischen Psychiatrie haben gegenüber früheren Ansätzen den Vorteil, dass wir bei der Infragestellung allzu einseitiger Betrachtungen und der Suche nach zutiefst menschlichen Phänomenen auch auf körpermedizinische Erkenntnisse zurückgreifen können. Außerdem können wir heute die Kultur des Trialogs nutzen: Die Beiträge dieses Buches sind aus Vorträgen der Vorlesungsreihe »Anthropologische Psychiatrie« hervorgegangen, d.h., sie sind durch die »Weihen« einer gemischten Zuhörerschaft gegangen. Wir haben uns um Verständlichkeit bemüht, was sicher unterschiedlich gut gelungen ist. Umgekehrt wollten wir selbst Vereinfachungen meiden; beurteilen Sie selbst, wie die Balance gelungen ist.

Autorinnen und Autoren

Für die jeweiligen Fachgebiete (Genetik, Hirnforschung, Psychologie, Sozialwissenschaften u. a.) kommen ausgewiesene Fachleute zu Wort, die deutlich werden lassen, dass die Rezeption der jeweiligen Erkenntnisse durch die Psychiatrie und durch Pharmafirmen oft unzureichend und vereinfachend geschieht – eingeengt durch ein bestimmtes Selbstverständnis bzw. ökonomische Interessen. Die Gene wirken eben doch nicht spezifisch oder deterministisch, d. h. festlegend (s. Beiträge von Möhlenkamp und Preiter). Das Gehirn ist eben doch nicht nur prägend, sondern auch geprägt, nicht nur störbar, sondern auch zu Kompensation fähig und insgesamt plastisch. Der Hirnstoffwechsel ist nicht primär, sondern wirkt eigendynamisch begleitend (s. Beitrag von Hüther).

Im Rahmen der Vorlesungsreihe »Anthropologische Psychiatrie – philosophische Aspekte psychischer Erkrankungen« kamen seit dem Sommersemester 2000 noch viel mehr Referenten zu Wort. Im Gegenteil waren viele gerade der biologisch orientierten Wissenschaftler dankbar, »endlich mal wieder zu grundlegenden Themen sprechen zu dürfen«; es sei bedauerlich, dass »dafür auf den heutigen Kongressen kein Platz mehr ist«. Es wird Zeit, das zu ändern!

Nicht alle Berichte lagen uns schriftlich vor; nicht alle konnten im ersten Anlauf veröffentlicht werden. Wir hoffen, die Reihe fortsetzen zu können; zumindest aber streben wir eine kontinuierliche Veröffentlichung im Internet an. Der Verein »Irre menschlich Hamburg«, der im Rahmen der Antistigmakampagne von unten trialogische Aufklärungsprojekte in Schulen und Betrieben durchführt, wird uns seine Website zur Verfügung stellen (www.irremenschlich.de).

Auf einer politischen Veranstaltung im Rahmen einer Anhörung zur weiteren Psychiatriereform ging es plötzlich und unerwartet um die Frage nach den Ursachen psychischer Störungen. Da erzählte ein bekannter Jugendpsychiater eine anrührende Geschichte: Die Eltern eines psychotischen Sohnes hatten sich mit Schuldgefühlen gequält. Erst sein mit fachlicher Autorität vorgetragener Hinweis, die Ursachen der Psychose seien im Gehirn zu suchen, habe die Eltern entlastet und befreit. Damit sei die Sachlage doch klar, so meinte er. Nun ist die »Befreiung« der Angehörigen in der Tat ein hohes Gut, zumal die Psychiatriegeschichte voll ist von an ihnen begangenem Unrecht. Doch was ist mit der Befreiung der Patienten und ihrem Wunsch nach Respekt? Und was ist mit der Notwendigkeit, die Psychiatrie von eingeengten Konzepten zu befreien: Die Ursachen psychischer Erkrankungen liegen viel umfassender in der Natur des Menschen, in seiner Dünnhäutigkeit, seiner Transzendenz, seiner Fähigkeit zu zweifeln und zu verzweifeln, über sich hinauszudenken und sich zu verlieren, in seinem Menschsein eben. Das macht Hilfe nicht überflüssig, sondern gibt ihr einen anderen Charakter; das macht Eltern nicht schuldig, aber auch die Psychose-Erfahrenen freier. Eine gesellschaftspolitische Debatte? Warum nicht?

Grundlegendes Verstehen

Nutzen und Schaden des medizinischen Krankheitsbegriffs

KLAUS DÖRNER

»Die Frage ist, ob man die Wörter so viel
Verschiedenes bedeuten lassen kann«, sagte Alice.
»Die Frage ist, wer die Macht hat«,
erwiderte Humpty-Dumpty. »Das ist alles.«
Lewis Carroll *Alice im Wunderland*

Psychiatrie ist nur anthropologisch, wenn sie jede psychische Besonderheit oder Störung im Horizont sämtlicher menschlicher Möglichkeiten psychischen Störens wahrnimmt, und zwar beginnend mit dem jeweils extremsten Grad einer Störung.

Als Oberbegriff wähle ich hier »Störung«, zum einen weil er einer der Kernbegriffe der ICD-10 ist und eine Differenzierung nach der Intensität erlaubt, zum anderen aber auch, weil »stören« etymologisch bedeutet: sich und andere verwirren, zerstreuen, vernichten, auch stochern und antreiben; »Störung« schließlich: Tumult, Kampf, Sturm. In jedem Fall handelt es sich also um Krisenzustände, die zum Heil oder zum Unheil für sich und andere ausschlagen können (Plog 1997, S. 119–131).

Für die phänomenologisch-philosophische Fundierung meiner These beschränke ich mich auf eine Überlegung von J.-P. Sartre, dem zufolge man bei der Entwicklung eines Menschenbildes von dem jeweils »unerträglichsten« Menschen auszugehen habe, denn würde man ihn übergehen, hätte man ihn ausgegrenzt, zur Sache degradiert und komme daher nur zu einem unvollständigen Menschenbild. Als einen solchen exemplarisch unerträglichen Menschen stilisiert Sartre den Sträfling und Dichter Jean Genet, von dem er sagt: »Denn man muß schon wählen: wenn jeder Mensch der ganze Mensch ist, muß dieser Abweichler entweder nur ein Kieselstein oder ich sein« (*Sartre* 1982, S. 910).

Um den gesamten Horizont aller menschlichen Möglichkeiten psychischen Störens, ihr gesamtes Spektrum, zu umgreifen, unterteile ich sie je nach der Intensität in erstens subklinische (oder präklinische), zweitens klinische und drittens metaklinische Störungen.

Subklinische Störungen

Unter einer subklinischen Störung verstehe ich eine Störung mit besonders geringer Intensität, die kaum der Rede wert ist. Ich meine die uns allen alltäglich bekannten Zustände der Deprimiertheit, der übertriebenen Heiterkeit, der Gehemmtheit, der Schuldgefühle, des Rückzugs oder der Aggression, des Misstrauens, der Umtriebigkeit oder der Realitätsferne – weitab von jeder klinischen Krankheitswertigkeit.

Für den angemessenen Umgang mit solchen Zuständen kennt jede Gesellschaft eine so genannte Kultur des gesunden Menschenverstandes, des Common sense, sich ausdrückend in Formulierungen wie »Nun komm mal wieder runter« über »Jetzt reiß dich mal zusammen« oder »Nimm dir mal eine Auszeit« bis zum tröstenden »Wird schon wieder«.

Wir psychiatrischen Profis täten gut daran, über diese Kultur des gesunden Menschenverstandes als angemessenem Umgang mit geringfügigen Störungen nicht die klinische Nase zu rümpfen, sondern ihre zivilgesellschaftliche Eigenständigkeit und Wirksamkeit zu achten und sogar zu schützen. Stattdessen erleben wir gerade in diesen Jahren das Gegenteil. Man hat den Eindruck, dass unser psychiatrisches System, nunmehr durch das psychotherapeutische System ergänzt, zum entscheidenden Schlag der »Kolonisierung der Lebenswelt« (Habermas) ausholt und noch die geringfügigsten psychischen Störungen zu klinifizieren und unter einen die gesamte Gesellschaft umfassenden Krankheitsbegriff zu fassen bestrebt ist.

Dafür habe ich mir den Spaß gemacht, zwei Jahre lang in einigen Tageszeitungen die Informationen über die Häufigkeit behandlungsbedürftiger psychischer Störungen zu sammeln, meist von renommierten Experten vorgetragen. Danach sind von der Gesamtbevölkerung behandlungsbedürftig: 10 Prozent wegen Angstzuständen, 10 Prozent wegen Alkoholproblemen, 20 Prozent wegen Depressionen. 10 Millionen leiden an Schlaflosigkeit, 7,5 Millionen an chronischen Schmerzen. 20 Millionen Raucher harren der Therapie; 16 Millionen Menschen leiden an Bluthochdruck, 20 Prozent an Hörschäden; 10 Millionen gelten als Behinderte. 1 Million Kinder leiden an ADS (Aufmerksamkeitsstörungen); 2 Millionen Erwachsene leiden an ungewollter Kinderlosigkeit. Bisher sind erst eine halbe Million Menschen Opfer von »Mobbing«. 10 Millionen seien als Kind sexuell oder aggressiv missbraucht worden und 20 Prozent Frauen hatten mindestens ein sexuelles Gewalterlebnis. Einigen Hunderttausend Schwangeren wird bescheinigt, dass sie psychisch krank werden und sich wahrscheinlich umbringen werden, wenn sie ein behindertes Kind bekämen. 18 Prozent leiden an Übergewicht, fast 1 Million an Essstörungen, 1 Million Menschen sind dement und 8 Millionen leiden an Migräne.

Zu dieser Pathologisierung der Gesamtgesellschaft gehört es wohl auch, dass wir im Fernsehen bei Meldungen über Unfallkatastrophen jetzt auch regelmäßig erfahren, dass nicht nur die Opfer, sondern auch die Helfer als erstes psychotherapeutischen Experten zugewiesen werden, wenn sie nicht gar in eine der zunehmend verfügbaren Spezialstationen für Traumatiker aufgenommen werden.

Wer all die Zahlen mitgerechnet hat, wird schnell ermitteln, dass wir alle an ein bis drei behandlungsbedürftigen psychischen Störungen leiden.

Kommt hinzu, dass die meisten Zeitungsnachrichten so aufgebaut sind, dass sie uns zunächst wegen der erschreckend hohen Zahlen in Angst versetzen, uns aber dann trösten, indem sie uns versichern, dass dies gar nicht schlimm sei, da es heutzutage ungemein wirksame Therapiemethoden gäbe, wobei man sich am besten sowohl der Psychopharmaka als auch der Psychotherapie bedienen sollte, deren Kombination am effektivsten sei. Nun, wer weiß schon, dass sämtliche Zahlen gelogen sind, weil man sie zwar mit entsprechend empfindlichen Tests beweisen kann, sie in dieser Höhe aber nur braucht, um im Kampf um die immer zu knappen finanziellen Mittel die Nase vorn zu haben?

In jedem Fall besteht Anlass, darüber zu erschrecken, dass in solchen Zahlen die Definitionsmacht der kombinierten Psychiatrie und Psychotherapie praktisch und umfassend wird, dass wir psychiatrisch Tätigen dabei sind, den Krankheitsbegriff und damit auch unseren Machtanspruch auf die Gesamtgesellschaft auszudehnen sowie – unter Absingen von Lobesliedern auf die wunderbare Kraft der Selbsthilfe – die Alltagskultur des gesunden Menschenverstandes zu zerstören und durch professionelle Fremdhilfe zu ersetzen. Bleibt die Frage, ob wir psychiatrisch Tätigen in unserer Aneignungssucht noch irgendeine Norm der Selbstbegrenzung kennen, ob wir selbst noch: zu retten sind.

Klinische Störungen

Bei klinischen Störungen handelt es sich nach meinem Schema um die Störungen mittlerer Intensität. Und hier befinden wir uns in der Domäne des – gegenüber der bisher geschilderten Expansion – wohltuend restriktiven medizinischen Krankheitsbegriffs, nicht zuletzt aus der formalgenetischen Analogie zu somatischen Krankheiten abgeleitet: Zustände mit oft klinischer Behandlungsbedürftigkeit, mit Anfang und Ende und einer meist überschaubaren Dauer. Dabei geht es häufig um die Suche nach einer Hauptursache, die mal im Hirnstoffwechsel, mal psychoanalytisch in der frühen Kindheit vermutet wird. Bei dieser Suche sei es angezeigt, »nomothetisch« nach typischen, gesetzmäßigen Verläufen zu fahnden. Bei der Frage nach dem angemessenen Umgang mit solchen Störungen mittlerer, klinischer Intensität kommt man schnell darauf, dass hier die Kultur des gesunden Menschenverstandes nicht nur unwirksam, sondern meistens geradezu schädlich ist: Einen wirklich depressiven Menschen wird die Aufforderung »Reiß dich mal zusammen« mit ziemlicher Sicherheit noch weiter in die Depression treiben.

Damit ist auch schon der Nutzen dieses medizinischen Krankheitsbegriffs zum Ausdruck gebracht: Er dient der Entlastung und dem Schutz vor Alltagsanforderungen. Auch der mögliche Schaden ist relativ leicht auszudrücken. »Die psychiatrisch Tätigen setzen sich, dem medizinischen Konzept folgend, mittels der Diagnose gleichsam am Patienten vorbei direkt mit der unterstellten Krankheit in Beziehung«, habe ich selbst schon 1975 geschrieben. (Dörner 1975, S. 149) Salopp ausgedrückt geht es hier um die uns allen bekannte, gleichwohl keineswegs schon ausgeräumte Gefahr, dass wir uns nur noch von der Krankheit faszinieren lassen, an der nur rein zufällig noch ein Mensch hängt, für den wir uns weniger interessieren. Gleichwohl ist die Suche nach einer Ursache im Hirnstoffwechsel genauso berechtigt wie die psychoanalytische Ursachensuche in der frühen Kindheit, solange die psychiatrisch Tätigen sich dessen bewusst sind, dass es sich hier um theoretische Modelle und Hypothesen (damit auch: Unterstellungen), also um Perspektiven handelt, berechtigt auch, solange wir damit nicht Macht auf einen Menschen ausüben und uns einer ontologischen Seins-Aussage enthalten, dass wir also nicht sagen, die Störung dieses Menschen sei nichts anderes als ein Resultat seines Hirnstoffwechsels oder eines Fehlers in der frühen Kindheit.

Interessant für die Zukunft des medizinischen Krankheitsbegriffs dürften freilich auch gegenwärtige Versuche in England, Schweden, Italien und jüngst auch in Deutschland (Bremen) sein, auch für die Akut-Psychiatrie mit ganz wenigen Betten oder gar ohne Bett auszukommen und mit einem großzügig ausgestatteten ambulanten Team (und Weglaufhäusern). Das bedeutet, die bisher als stationär behandlungsbedürftig aufgefassten Störungen nur noch als »Krisen« aufzufassen und in den eigenen vier Wänden des Betroffenen zu begleiten und zu managen. Hier könnte die Perspektive, dass jemand seine Krise sinnvoll zu nutzen lernt, wichtiger werden als die medizinische Krankheitsperspektive. Diese Entwicklung, der ich wenn auch neugierig, so doch zurückhaltend gegenüberstehe, wird es aufmerksam zu verfolgen gelten.

Metaklinische Störungen

Bei den metaklinischen Störungen schließlich geht es um Störungen mit extremer Intensität, wobei ich »meta« mit »jenseits« übersetze. Es handelt sich also um Störungen, deren Intensität die Möglichkeiten des Behandlungsortes, Klinik oder Krankenhaus, und damit auch den medizinischen Krankheitsbegriff sprengt. Bei dieser kliniksprengenden Intensität muss man freilich zwei Aspekte unterscheiden: zum einen die *Dauer der Störung*, da bei diesen chronisch psychisch Kranken die Zeit des Hilfebedarfs so lange währen kann, dass die an eine Krankenkassenfinanzierung gebundene Klinik damit überfordert ist; zum anderen die *Extremität der Störung*, die bei diesen Menschen – für die sich allmählich der Begriff »Systemsprenger« einbürgert und von denen es pro Stadtbezirk oder Landkreis nur 10–20 Personen gibt – so groß ist, dass einer von ihnen genügt, um ein System wie eine Klinikstation zu sprengen.

Gerade mit diesen metaklinischen, extrem intensiven Störungen sollten wir nach meiner Eingangsthese in der Fantasie, in der Wahrnehmung und schließlich auch im Handeln bei der Entwicklung einer Anthropologie psychischer Störungen beginnen. Das ist aber gar nicht möglich, solange die Psychiatrie sich nur klinisch und damit über den medizinischen Krankheitsbegriff definiert. Sie steht damit immer in der Gefahr, sich für die chronisch psychisch Kranken im Allgemeinen und speziell für die besonders schwierigen Systemsprenger in ihrer Besonderheit und in ihrer Eigenart gar nicht zuständig zu fühlen, eine Eigenart, die darin besteht, dass es sich hier um Menschen handelt, an denen *auch* eine Krankheit »hängt«. Man kann sie auch »Extremindividualisten« nennen. Schon die psychiatrischen Lehrbücher schildern bis heute die einzelnen psychischen Störungen jeweils nur als Idealtyp des *akuten* Krankheitsbildes; allenfalls wird verschämt als Anhängsel berichtet, dass leider immer noch einige Fälle *chronifizieren*, ohne darauf hinzuweisen, dass dann ganz andere und eigene Formen der Wahrnehmung und des Umgangs mit der Störung angemessen wären.

Noch deutlicher wird dieser Missstand, der an der Wissenschaftlichkeit der nur klinisch verfassten Psychiatrie zweifeln lässt, bei einem Rückblick auf die bisherige Psychiatriereform: Im Laufe dieses Prozesses haben sich die Landeskrankenhäuser, um sich klinisch zu profilieren, vom größten Teil der chronisch psychisch Kranken einfach getrennt, die dadurch nicht nur überwiegend in Heime umhospitalisiert worden sind (insgesamt mehr als

50.000 Menschen), sondern sie wurden damit zugleich auch von den Psychiatern schlicht anderen Berufsgruppen überantwortet. Noch bedenklicher ist es, dass sich heute die kleiner gewordenen und existenziell gefährdeten Landeskrankenhäuser aus ökonomischen Gründen neben dem eigentlichen klinischen Bereich einen Heimbereich mit chronisch psychisch Kranken halten. Der Psychiater ist hier nur noch konsiliarisch tätig, die Endverantwortung liegt beim kaufmännischen Leiter.

Eine Psychiatrie, die erkennbar die chronisch Kranken und damit den schwierigsten und »vornehmsten« Teil ihres Aufgabenspektrums verleugnet und sich dafür unzuständig erklärt, kann niemals eine anthropologische Psychiatrie sein.

Diese Einsicht hatte auch ich erst sehr spät während meiner Zeit im Landeskrankenhaus Gütersloh und erst dadurch, dass wir uns dort auf die chronisch psychisch Kranken konzentriert, besser ausgedrückt: dass wir unsere Aneignungsmentalität ihnen gegenüber korrigiert und durch eine eher passive Grundhaltung ersetzt haben, bis sie sich uns als ihre Assistenten aneigneten und uns beibrachten, was wir in ihrem wirklichen Interesse zu tun hätten. Nur so war es möglich, dass zwischen 1981 und 1996 sämtliche 435 chronisch psychisch Kranken (Langzeitpatienten) eines Einzugsbereiches von einer Million Einwohnern das Krankenhaus verlassen haben, und zwar fast alle in eigene Wohnungen. Und alle, die es wollen, bekamen einen eigenen Arbeitsplatz (WfB, Selbsthilfe- oder Zuverdienstfirma) in der von ihnen gewählten Kommune und 70–80 Prozent mit nur ambulanter Betreuung (Schlüssel 1:12). Nur die ca. 15 Prozent besonders schwierigen »Systemsprenger« behielten wegen des großen und »hautnahen« Personalbedarfs den Pflegesatzstatus, aber auch sie lebten in eigenen Wohnungen. Wie wir später durch unsere katamnestische Untersuchung gezeigt haben, konnten die großen Risiken wie Obdachlosigkeit, Gefängnis, erhöhte Suizidalität oder Sterblichkeit vermieden werden.

In unserem Rechenschaftsbericht (Dörner 1998) haben wir anschließend dargestellt, dass diese Erfolge nur möglich waren, weil wir gelernt hatten, die chronisch psychisch Kranken wirklich »zu wollen«, und weil wir im Zusammenhang damit zumindest einige Grundelemente einer eigenständigen Chronisch-Kranken-Psychiatrie entwickelt haben – von der wir im Übrigen inzwischen überzeugt sind, dass mit ihr die Psychiatrie als Wissenschaft, Versorgungssystem und Umgangspraxis zu beginnen hat und durch sie auch die klinische Akut-Psychiatrie entscheidend verbessert werden kann. Einige der in dem Bericht dargestellten Gedanken will ich hier kurz aufzeigen:

Heimverlegungsverbot: Nur weil wir uns ein Heimverlegungsverbot auferlegt hatten, konnten wir unserer stets vorhandenen Bequemlichkeit das letzte Schlupfloch verbauen und uns so zwingen, uns existenziell jedem einzelnen chronisch psychisch Kranken auszusetzen.

Kapitulationsgebot: Ähnlich dem Kapitulationsgebot der *Anonymen Alkoholiker* haben wir uns eingestanden, dass auf Versuche der aktiven Beeinflussung – sei es im Sinne des gesunden Menschenverstandes, sei es mit klinischen Methoden – zu verzichten ist. Dazu gehört:

- *Diagnoseverzicht:* Statt »mehr desselben« (z. B. Doppel-Diagnose oder vom Akutzustand abgeleitetes Residualsyndrom) gilt nur noch die ideographische Sichtweise, die besagt, dass jeder chronisch psychisch Kranke ein Unikat ist, mitsamt seiner Störung eine einzigartige Persönlichkeit;
- *Therapieverzicht:* Jeder chronisch psychisch Kranke ist zunächst so zu nehmen, wie er ist, und zwar bis wir in seinen Augen darin glaubwürdig sind, erst danach gibt es selbstverständlich begleitende therapeutische Strategien;
- *Trainingsverzicht:* Da man in aller Regel Neues nur für den Kontext lernen kann, in dem man sich schon befindet, ist das, was man zum Wohnen oder zum Arbeiten braucht, nur in der Wohnung und auf der Arbeit zu lernen;
- *Theorieverzicht:* Nur über theoretische Abrüstung (was vollständig nie gelingt) war es möglich, dass wir uns phänomenologisch dem anderen in seiner Andersheit, in seiner Fremdheit aussetzen konnten, nur ohne Abstraktion von den einzelnen konkreten Situationen sind Theoretisierungsversuche zulässig.

1:1-Beziehung: Im Sinne der Chronisch-Kranken-Psychiatrie ist meine Beziehung zu einem chronisch psychisch Kranken nur dann professionell, wenn sie zumindest zeitweise von einer im klinischen Sinne »unprofessionellen« Intensität – wie zwischen Freunden – geprägt ist. Das bedeutet:

- wenigstens zeitweilig 1:1-Beziehung (ohne professionsbezogene Arbeitsteiligkeit),
- nicht meine, sondern die Zeit des Anderen zählt,
- nie darf etwa die Entlassung des chronisch psychisch Kranken linear, direkt und damit direktiv (aneignend) das Ziel sein, sehr wohl aber die Wiederherstellung seiner Wahlfähigkeit (als Operationalisierung von Freiheit),
- während man innerhalb einer Institution auf Selbstbestimmung aus ist, braucht der chronisch psychisch Kranke – wie alle Menschen – für das Leben in der Kommune nicht nur Selbst-, sondern auch Fremdbestimmung, sozialen Sinn, das Bewusstsein, von Anderen gebraucht zu wer-

den, etwa durch Arbeit, denn: Jeder Mensch will notwendig sein (dazu DÖRNER 1995).

Vom Letzten her: Um es zuzuspitzen: Die Psychiatrie ist nur dann im anthropologischen Sinne wissenschaftlich, wenn sie zuerst der kleinen Extremgruppe der Systemsprenger gerecht wird, also den Schwierigsten, Unerträglichsten, »Letzten«. Sie sind es, die uns lehren, was auch für den Umgang mit allen anderen psychisch Kranken wichtig ist, nämlich etwa dass jede Beziehung nicht nur eine (aneignende) Subjekt-Objekt-Dimension, nicht nur eine (ideale und von allen gewünschte) Subjekt-Subjekt-Dimension, sondern auch eine (dienende, passive) Objekt-Subjekt-Dimension hat, in die die erstgenannten Dimensionen einzubetten sind. An ihnen entscheidet sich auch das Schicksal der Deinstitutionalisierung und aller anderer gemeindepsychiatrischer Reformziele: Entweder alle chronisch psychisch Kranken leben in der Gemeinde oder keiner. Bleibt ein kleiner, besonders schwieriger Rest von Systemsprengern als »harter Kern der Institution« zurück – ist es so unerträglich, mit ihnen zu arbeiten, dass man sie – in konzentrischen Kreisen – mit weniger schwierigen chronisch psychisch Kranken mischen muss, wodurch sich die Institution »von selbst« immer wieder herstellt.

Systemsprenger lieben: Wie aber gelingt es, dass ich diesen »Letzten«, den Systemsprengern (die ständig schreien, beißen, schlagen, klauen, Feuer legen, für sich und andere gefährlich sind) dieselben Chancen einräume wie allen anderen, wie können wir den Unsympathischsten kompensatorisch die meiste Sympathie entgegenbringen, damit sie – wie Sartre sagt – nicht Kieselsteine, sondern »ich« sind? Wie kann ich die Nichtbegehrenswerten begehren, wie der Philosoph und Rabbilehrer Emmanuel LEVINAS (1989), von dem ich besonders viel gelernt habe, immer wieder fragt?

Auch hierzu beschränke ich mich auf einen Aspekt: Uns fiel zunächst einmal während der Arbeit auf, dass die hier gemeinten extrem Störenden als sie selbst in keinem psychiatrischen Diagnoseschema so richtig vorkommen, dass sich also jene, die diese Schemata aufstellen, gewissermaßen schämen, sie überhaupt zu erwähnen. Für uns war es hilfreich, für diese Patienten Namen zu erfinden, die auch eine positive Bedeutung haben, etwa: »die größten Individualisten«, »Menschen mit besonders originellem oder (mich) herausforderndem Verhalten«, »Salz der Erde«, »Salz in der Suppe« (zu wenig = schal, zu viel = ungenießbar) oder eben »Systemsprenger«. Als eine Art Ehrentitel haben wir sie auch die »Heimunfähigen« genannt, weil sie aus unzähligen Heimen herausgeflogen und in ebenso unzähligen Heimen nicht aufgenommen worden waren. Also sind wir verurteilt, gerade für sie Lebensnischen in der Kommune zu finden, und insofern uns das gelungen ist, beweisen gerade diese »Letzten«, dass die Institution »Heim« auch für alle anderen chronisch psychisch Kranken und Behinderten überflüssig ist.

Kategorischer Imperativ: Auf all diesen Wegen haben wir zur ethischen und damit mehr anthropologischen als ontologischen Fundierung der Psychiatrie eine Art kategorischen Imperativ formuliert: Handle in Deinem Verantwortungsbereich so, dass du mit dem Einsatz all deiner Ressourcen (Kraft, Zeit, Manpower, Aufmerksamkeit, Liebe) immer beim jeweils »Letzten« beginnst, bei dem es sich am wenigsten lohnt. Womit wir zugleich neben dem Wirtschaftsbereich, in dem man beginnen darf, wo es sich am meisten lohnt, einen eigenständigen Sozialbereich reklamiert haben.

Natürlich kann niemand diese Norm ständig erfüllen. Sie wird aber schon wirksam, wenn wir ihr nur vorübergehend folgen, wenn wir gerade die Kraft dazu haben. So haben wir in Gütersloh auch nicht mit den »Letzten« begonnen. Aber die Norm war immerhin in unseren Hinterköpfen so weit wirksam, dass wir diese »Letzten« im Deinstitutionalisierungsprozess zwischendurch »eingeschleust« haben und dass sie nicht zum Schluss als unerträglicher Rest übriggeblieben sind – und das war entscheidend.

Zusammenfassend glaube ich nachgewiesen zu haben, dass der medizinische Krankheitsbegriff mehr Nutzen als Schaden stiftet, wenn er sich einbettet in eine sich anthropologisch verstehende Psychiatrie und damit in das Gesamtspektrum aller psychischen Störungsmöglichkeiten, wenn er sich auf den Bereich mittlerer Störungsintensität begrenzt und wenn er sich schließlich der Handlungsaufforderung unterordnet, jeweils mit der extremsten Störung, mit dem »Letzten« zu beginnen.

Biologie als Lehre vom Leben

Stellenwert und Selbstverständnis der »Biologischen Psychiatrie«

GERALD ULRICH

Vor etwa 250 Jahren hat eine Schrift, verfasst von dem französischen Arzt J.O. de la Mettrie die geistigen Eliten Europas in Aufruhr versetzt. Um seine Haut zu retten musste der Autor gar ins Ausland fliehen. Der Titel der Schrift lautete: *L'homme machine*, also *Der Mensch als Maschine*. Das Werk kam auf den Index der kirchlich verbotenen Schriften und damit hatte es sich fürs Erste. Dort aber, wohin der strafende Arm des Klerus nicht reichte, wurde der Autor als bedeutender Aufklärer gefeiert.

Wie die Wissenschaftsseiten unserer Tages- und Wochenzeitungen nahe legen, ist der »Mensch als Maschine«, ungeachtet aller seither gewonnenen Erkenntnisse, immer noch aktuell, ja vielleicht sogar aktueller denn je. Als Stichwörter fallen dazu ein: Künstliche Intelligenz (KI) bzw. artificial intelligence (AI) und natürlich Neurophilosophie. Neuerdings etabliert sich gar ein Neurotheologie. »Neurotheologie« ist kein Witz, sondern wohl eher ein skurriler Nachkömmling der »Decade of the Brain« und der damit verbundenen Selbstbeweihräucherung theorieabstinenter, dafür aber umso emsigerer Laborforscher.

Demgegenüber hat sich der große Naturforscher J. v. Uexküll bis zuletzt mit Leidenschaft und Hingabe – wie es scheint vergeblich – bemüht der Menschheit klar zu machen, warum es nicht ausreicht, Lebewesen als Maschinen im Sinne de la Mettries zu definieren. Alle Lebewesen , also nicht nur der Mensch, so von Uexküll, hätten eine »übermaschinelle« Eigenschaft, nämlich die, mit ihrer Umwelt durch »tausende unsichtbarer Fäden« verbunden zu sein. Diese Verbindung eines Organismus mit seiner Umwelt bedeute: »Leben« – etwas, das den »toten« Maschinen fehle und auch vom Menschen nicht hergestellt werden könne.

Um Missverständnisse gar nicht erst aufkommen zu lassen: Hier geht es nicht um Esoterik. Lebewesen unterliegen genauso wie technische Maschinen den Gesetzen der Physik bzw. Chemie. Letztere sind, jedenfalls wenn sie ihren Zweck erfüllen sollen, in ihrem Verhalten voraussagbar. Ein bestimmter Befehl seitens des Bedieners führt stets zu einer ganz bestimmten Wirkung. Wir sagen, es besteht eine lineare Kausalität zwischen Input und Output. Lebewesen sind demgegenüber in ihrem Verhalten prinzipiell nicht voraussagbar – auch wenn es manchmal so scheinen mag. Ein Lebewesen, das nach Maschinenart immer genau das tut, was von ihm erwartet wird, tut dies nur auf Grund einer bestimmten Programmierung. Man kann hier auch von Lernen, Konditionieren oder Dressieren sprechen. Der Physiker und Kybernetiker H.v. Foerster nannte es »Trivialisieren«. Für ihn sind Lebewesen »nichttriviale Maschinen«, im Gegensatz zu den uns geläufigen »trivialen Maschinen«.

Bei Lebewesen besteht keine lineare Kausalität zwischen Input und Output. Ein und derselbe Input kann hier ganz unterschiedliche Outputs im Gefolge haben. Dies ist so, weil bei einem Lebewesen der aktuell herrschende Systemzustand über das Schicksal eines Inputs entscheidet – etwas, das es bei technischen Maschinen nicht gibt. Im Unterschied zu den technischen Maschinen verändert sich der Systemzustand mit jedem Handlungsakt im Wechselwirkungsgeschehen zwischen dem Lebewesen und seiner Umwelt. Anders gesagt, ein lebendes System verändert sich fortlaufend in seiner materiellen, funktionellen wie auch strukturellen Beschaffenheit. Dennoch bewahrt es seine Identität als Individuum. Der »alte Fritz« ist mit dem »jungen Fritz« identisch! Beweis: Beide hinterlassen nur *ein* Skelett.

Lebewesen haben eine Geschichte und die ist je einmalig. Es ist völlig ausgeschlossen, dass zwei Lebewesen, auch solche mit identischem Genom (eineiige Zwillinge oder Klone) eine identische Geschichte haben könnten. Entgegen einer landläufigen Meinung sind Lebewesen keineswegs Marionetten an den Fäden ihrer Gene. Diese Einsicht, mit der sich selbst Mediziner immer noch schwer tun, ist natürlich auch von großer praktischer Bedeutung.

Ein Lebewesen lässt sich nur unter einem Doppelaspekt zureichend als solches charakterisieren: nämlich zum einen als Zusammenspiel von Teilen, also als »triviale Maschine«, und zum anderen als eine geschlossene Einheit, die mit ihrer Umwelt interagiert, also als nichttriviale Maschine. Da das Triviale dem Nicht-Trivialen untergeordnet ist, können wir Lebewesen auch gleich als nichttriviale Maschinen den technischen Maschinen gegenüberstellen.

Was folgt daraus für Medizin und Psychiatrie?

Gemäß der Doppelnatur aller Lebewesen muss auch das Kranksein unter einem doppelten Aspekt gesehen werden: einmal als Störung der Interaktionsprozesse des Organismus mit seiner Umwelt und zum anderen als Störung des Zusammenspiels der Teile des Organismus. Der erste Aspekt ist der des Psychosozialen (der Leistungsaspekt), der zweite der des Körperlichen bzw. Somatischen (der Funktionsaspekt).

Dem Arzt stellt sich die Aufgabe, diese beiden wesensmäßig unterschiedlichen Beschreibungsebenen in einen stimmigen Zusammenhang zu bringen. Dass dies mitunter eine sehr schwierige und prinzipiell mit Unsicherheiten behaftete Angelegenheit ist, liegt daran, dass sich Verhalten und Erleben, also das Psychische und die damit korrespondierenden körperlichen Funktionsabläufe nicht einfach aufeinander reduzieren lassen, etwa nach dem Prinzip des »... ist nichts anderes als ...«. Die prinzipielle Nichtrückführbarkeit des Psychischen auf das Somatische, oder auch umgekehrt, resultiert aus der bereits angesprochenen Variabilität des Systemzustands. Bei ein und demselben Verhalten (Leistungsaspekt) finden wir durchaus unterschiedliche körperliche Korrelate (Funktionsaspekt). Dies gilt auch umgekehrt. Ein Arzt, der sich bemüht, stets beide Perspektiven – also die Person als handelnde und erlebende Einheit innerhalb ihrer Umweltbezüge *und* als zusammengesetzten Organismus mit Maschinencharakter – im Blickfeld zu behalten, denkt »biologisch« im eigentlichen Sinne. Er verhält sich, wie es einem Lebewesen (in Sonderheit der Spezies Homo sapiens) angemessen ist.

Damit ist ausgesprochen, dass »Medizin« überhaupt nur biologisch sein kann und dass es ein »weißer Schimmel« ist, von Biomedizin, Biologischer Medizin oder gar »Biologischer Psychiatrie« zu sprechen. Es zeugt von einer weit verbreiteten Gedankenlosigkeit, dass sich kaum jemand an der sprachlich ganz einfach falschen Verwendung von »biologisch« stört. Anstatt Biomedizin müsste es Somatomedizin bzw. »Somatologische Psychiatrie« heißen, wenn es etwa um Pharmakopsychiatrie geht, denn Soma ist das sprachliche Gegenstück zu Psyche und nicht Bios! Die Trennung der Psychiatrie in eine »biologische« und eine »soziale« ist aus einer genuin biologischen Sicht ganz einfach unsinnig!

Der zu Grunde liegende Denkfehler springt nicht sogleich ins Auge, und zwar wegen des Bedeutungswechsels, den der Begriff der Biologie nach und nach erfahren hat. »Biologisch« steht heute nicht mehr als integrativer Oberbegriff für das Körperliche *und* das Geistige zur Verfügung. Wer die Existenz von zwei Arten von Psychiatrie beklagt, wird vermutlich von beiden Lagern belehrt werden, dass es hier um Spezialisierung gehe, erzwungen durch den unaufhaltsamen Erkenntnisfortschritt. Doch kann man einen Fortschritt darin sehen, dass uns diese Spezialisierung eine Psychiatrie für kranke Hirne ohne Seelen und eine andere Psychiatrie für kranke

Seelen ohne Hirne beschert hat? Und ist es möglich, einen konkreten Patienten ohne Schwierigkeiten immer gleich der einen oder der anderen Art von Psychiatrie zuzuordnen?

Wiederentdeckung der Seele

Nach Auffassung der heute unsere Fakultäten dominierenden Psychiater, also derjenigen für die »kranken Hirne ohne Seelen«, dürfte es Geisteskrankheiten im Sinne der Wortbedeutung gar nicht mehr geben. Vernachlässigt wird dabei allerdings, dass die neuronalen Strukturen keineswegs unabhängig, sondern ihrerseits Ausdruck von Erfahrungen sind (siehe den Beitrag von G. Huether). Am Anfang der wissenschaftlichen Psychiatrie stand nämlich das so genannte Somatosepostulat, das Axiom also, dass Krankheit nur im Körperlichen möglich sei und dass die Seele nicht erkranken könne. Erst dieses Zugeständnis öffnete der Psychiatrie den Zugang zu den medizinischen Fakultäten. Die frühe Universitätspsychiatrie verstand sich als eine Subdisziplin der Neurologie. Ich verweise hier nur auf S. Freud, der ebenso aus der Neuroanatomie kam wie etwa A. Alzheimer oder der Stammvater der US-amerikanischen Psychiatrie, A. Meyer.

Das Somatosepostulat, besonders mit dem Namen Kurt Schneiders verbunden, galt noch bis in die siebziger Jahre hinein als unerschütterlich. Dies änderte sich unter dem Einfluss erstarkender sozialpsychiatrischer Tendenzen. Die herrschende somatologische Richtung vermied es, sich in Diskussionen verwickeln zu lassen. Der sich anbahnenden Kontroverse wurde damit die Spitze genommen. Dies geschah durch einen Trick, nämlich durch die Propagierung eines vorgeblich zukunftsweisenden, sprachlich positiv besetzten Begriffs: »Biologische Psychiatrie«. Wer mochte unter diesem neuen, für alle offenen Motto noch länger darüber räsonieren, dass die Protagonisten der »Biologischen Psychiatrie« im Grunde doch beinharte Somatiker waren? Ganz nach somatologischem Selbstverständnis wurde nun auch die Psychopathologie Jasperscher Prägung durch ein Glossar operational definierter Floskeln ersetzt. Was sich der Operationalisierung entzog, blieb außen vor, wurde vergessen und als obsolet eliminiert.

J. Glatzel traf den Nagel auf den Kopf, als er einem 1990 im *Nervenarzt* erschienenen Aufsatz den Titel gab: »Die Abschaffung der Psychopathologie im Namen des Empirismus« (Glatzel 1990). Diese Formulierung dürfte seinerzeit von den meisten Lesern als überspitzte Polemik verstanden worden sein. Inzwischen ist es aber absolut selbstverständlich geworden, dass im Studentenunterricht, bei Fallvorstellungen und Visiten eine terminologische Abbreviatur heruntergeleiert wird, die das aus ärztlicher

Sicht essenzielle idiographische Moment völlig überdeckt. Nicht mehr ein Kranker wird von dieser biologistischen Psychiatrie wahrgenommen und beschrieben, sondern eine »Krankheit«, und zwar auf eine solche Weise, dass die gegebene Kennzeichnung das gerade für verbindlich erklärte Diagnosensystem auch noch zu bestätigen scheint.

In den USA, von wo aus unsere »Biologische Psychiatrie« ihre Steuerungsimpulse empfängt, ist man gerade dabei, den Psychiater zum »Clinical Neuroscientist« oder »Clinical Psychopharmacologist« aufzuwerten. Dass die universitäre Psychiatrie via »Biologische Psychiatrie« in eine Identitätskrise schlitterte, war unvermeidlich, denn Psychopharmakologie und Psychotherapie lassen sich bei näherem Hinsehen eben doch nicht so richtig auf einen gemeinsamen Nenner bringen. Daraus gespeiste Selbstzweifel dürften auch der (unbewusste) Grund dafür sein, dass heute nahezu jede Klinik für Psychiatrie auch noch ausdrücklich als eine solche für Psychotherapie bezeichnet wird. In einem Leserbrief zu einem kürzlich im *Nervenarzt* erschienenen Aufsatz von H. Häfner vertritt der Bonner Ordinarius W. Maier die Auffassung, dass heute eine Neubestimmung dessen erforderlich sei, was man unter Psychiatrie zu verstehen habe. Wem die Bewahrung spezifisch psychiatrischer Kompetenz angelegen sei, der müsse auf die Integration aller neurowissenschaftlichen Teildisziplinen setzen. Seine Vision ist die eines »integrierten klinisch-neurowissenschaftlichen Feldes«, in dem die Psychiatrie nur ein Schwerpunkt, aber kein eigenständiges Fach mehr sein könne. Ist das die einzig mögliche Entwicklungperspektive einer »Psychiatrie für kranke Hirne ohne Seelen«?

Es sei hier der Symmetrie wegen angemerkt, dass eine »Psychiatrie für kranke Seelen ohne Hirne« ebenso unbiologisch sein muss wie Erstere. Außerdem hat diese Psychiatrie ihren Platz außerhalb der Medizin. Als beispielhalft hierfür ist die romantische Psychiatrie des späten 18. Jahrhunderts mit ihrer Schuld- und Sühneideologie zu nennen.

Auf der Suche nach einem Ausweg aus der Sackgasse erscheint mir ein Blick in die Psychiatriegeschichte hilfreich. Keiner der Baumeister unseres relativ jungen Fachs hatte ein derart sicheres Gespür für den von einer humanen oder eben einer wirklich biologischen Psychiatrie einzuschlagenden Weg als W. Griesinger (1817–1868). Sein erklärtes Ziel war es, die Psychiatrie als eine den leiblichen und den seelischen Aspekt einbeziehende eigenständige Disziplin zu entwickeln. Er strebte dieses Ziel unter bewusster Ausklammerung der philosophischen Diskussion um das so genannte Leib-Seele-Problem an. Vermutlich wollte er vermeiden, in den seinerzeit virulenten unfruchtbaren Diskurs zwischen den Parteien der so genannten »Psychiker« und »Somatiker« verwickelt zu werden.

Ganz im Gegensatz zu dem heute als wissenschaftlich betrachteten und unter »Biologie« subsumierten Bemühen, das Psychische auf das Somatische zu reduzieren, oder, allgemeiner gesagt, das Lebendige auf das Tote, erkennt Griesinger die Erlebenstatbestände, die so genannten Qualia, als Gegenstand der Forschung ausdrücklich an. Die bei den heutigen Neurowissenschaftlern wohl nicht gerade populären, dafür aber unbestreitbar brillianten antireduktionistischen Ausführungen Griesingers gelten ohne jeden Abstrich wie vor 150 Jahren: »Wie ein materieller, physicalischer Vorgang in den Nervenfasern oder Ganglienzellen zu einer Vorstellung, zu einem Acte des Bewusstseins werden kann, ist vollkommen unbegreiflich, ja wir haben keine Ahnung, wie auch nur eine Frage nach dem Vorhandensein und der Art der vermittelnden Vorgänge zwischen beiden zu stellen wäre.« (GRIESINGER 1861) Auch das folgende Zitat ist den so genannten Neurophilosophen oder »philosophers of mind« auf Wärmste zu empfehlen, wenn sie reichlich ausgestattet mit öffentlichen Forschungsgeldern und teuerster bildgebender Technik voller Zuversicht den Geist in der Maschine suchen: »Wüssten wir auch Alles, was im Gehirn bei seiner Thätigkeit vorgeht, ... – was nützte es? Alle Schwingungen und Vibrationen, alles Electrische und Mechanische ist doch immer noch kein Seelenzustand, kein Vorstellen« (GRIESINGER 1861).

Eine praktische Konsequenz von Griesingers Psychiatrieverständnis bestand in seiner Förderung einer gemeindenahen Psychiatrie, einer Integration der Patientinnen und Patienten in die Gesellschaft anstelle der damals angestrebten Ausgliederung durch Errichtung von »Heil- und Pflegeanstalten« in ländlicher Idylle. Dass der von Griesinger gewiesene Weg erst sehr viel später beschritten wurde, hat vielerlei Gründe, die hier nicht weiter erörtert werden sollen. Dass Griesinger aber gerade aus heutiger Sicht wieder aktuell zu werden scheint, dafür spricht ein Aufsatz von P. HOFF und H. HIPPIUS, erschienen 2001 im *Nervenarzt* unter dem Titel »Wilhelm Griesinger – sein Psychiatrieverständnis aus historischer und aktueller Perspektive«. Wenn die Autoren schließlich sogar feststellen, dass Griesingers Werk exemplarisch zeige, dass »Biologische Psychiatrie« nicht *biologistisch* sein müsse, dann muss man darin wohl eine kaum verhüllte Grundsatzkritik am Selbstverständnis unserer heutigen »Biologischen Psychiatrie« samt der damit verbundenen missbräuchlichen Verwendung des Biologiebegriffs sehen.

Mit Griesingers Psychiatrieverständnis assoziiere ich den Titel eines Science-Fiction-Films: »Zurück in die Zukunft«. Wenn wir von den Höhen des bereits von ihm erklommenen Aussichtspunktes herab auf den Zukunftshorizont unseres Faches zu blicken versuchen, dann sehen wir ganz deutlich, dass die Psychiatrie nie und nimmer zu einer neurowissenschaftlichen Subdisziplin werden kann – es sei denn unter Preisgabe ihres Gegenstands! Als ärztliche Disziplin ist die Psychiatrie aber nicht nur angewandte Biologie. Sie bedarf auch der Erkenntnisse und Dienste exakter Naturwissenschaften wie Physik und Chemie. Diese Hilfsfächer der Psychiatrie haben gerade in den letzten vier Jahrzehnten zu einem beträchtlichen Erkenntnisfortschritt geführt, allerdings um den Preis einer Verfestigung der hier beklagten institutionellen Trennung.

Psychiatrie findet in der Arzt-Patienten-Begegnung statt und nicht etwa im Labor – wie sehr auch die reine Laborarbeit der universitären Karriere des Personals förderlich sein mag. Daher gilt es nun dem biologistischen Mündel, das zum Vormund werden will, klar zu machen, dass sich sein Ansinnen von der Sache her verbietet.

Ängste als Auslöser psychischer Störungen

Die neurobiologische Verankerung von Erfahrungen

GERALD HUETHER

Das Auftreten einer psychischen Störung ist das sichtbare und spürbar gewordene Ergebnis eines Prozesses, in dessen Verlauf es zunächst zu einer Destabilisierung und nachfolgend zu einer Reorganisation neuronaler Netzwerke und synaptischer Verschaltungsmuster im Gehirn gekommen sein muss. Es ist davon auszugehen, dass sowohl die Destabilisierung als auch die anschließende Reorganisation der Netzwerke und Verbindungen zunächst proadaptive Veränderungen darstellen, die erst durch nutzungsabhängige Stabilisierung der nun entstandenen Verschaltungsmuster zur Ausprägung einer psychopathologischen Symptomatik führen.

Ein typisches Beispiel für eine derartige Entwicklung ist das bei Patienten mit multipler Traumatisierung wie bei der Borderline-Störung häufig auftretende selbstverletzende Verhalten. Wie aus Messungen der nächtlichen urinären Ausscheidung von Stresshormonen deutlich wird, kommt es bei diesen Patienten im Verlauf ihrer Erkrankung immer wieder zu einem Aufflackern psychoemotionaler Erregungszustände, die von ihnen offenbar nicht mehr anders zu bewältigen sind als durch einen Rückgriff auf eine »archaische« Bewältigungsstrategie: durch das Auslösen einer neuroendokrinen Notfallreaktion mittels einer selbstverletzenden Handlung.

Im vorliegenden Beitrag werden die Herausformung und die Stabilisierung adaptiver und maladaptiver Bewältigungsstrategien aus neurobiologischer Perspektive und auf der Grundlage neuerer Erkenntnisse über die nutzungsabhängige Plastizität neuronaler Verschaltungen beleuchtet.

Die das Denken, Fühlen und Handeln des Menschen bestimmenden neuronalen Verschaltungsmuster und synaptischen Verbindungen sind weitaus plastischer, als man lange Zeit angenommen hatte. Die während der frühen Kindheit angelegten Verschaltungen werden im Verlauf der weiteren Entwicklung in Abhängigkeit von der Art ihrer Nutzung weiterentwickelt, überformt und umgebaut (»experience-dependent plasticity«).

Der beim Menschen wichtigste und am nachhaltigsten wirksame Einfluss hinsichtlich seiner Bedeutung für die Nutzung der im Gehirn angelegten neuronalen Netzwerke und synaptischen Verschaltungen ist besonders schlecht operationalisierbar: »Erfahrung«. Gemeint ist damit das im Gedächtnis eines Individuums verankerte Wissen über die in seinem bisherigen Leben entweder besonders erfolgreich oder besonders erfolglos eingesetzten Strategien des Denkens und Handelns. Solche Erfahrungen sind immer das Resultat der subjektiven Bewertung der eigenen Reaktionen auf eine wahrgenommene und als bedeutend eingeschätzte Veränderung der Außenwelt. Sie unterscheiden sich darin von allen (passiven) Erlebnissen und (passiv) übernommenen Kenntnissen und Fertigkeiten, denen kein oder noch kein Bedeutungsgehalt für die eigene Lebensbewältigung beigemessen wird. Auf Grund der normalerweise bereits während der frühkindlichen Entwicklung stattfindenden und im späteren Leben aktiv vollzogenen Einbettung des Menschen in ein immer komplexer werdendes soziales Beziehungsgefüge sind die wichtigsten Erfahrungen, die ein Mensch im Lauf seines Lebens machen kann, psychosozialer Natur.

Angeborene Erfahrungen

Deutlich stärker als beim Menschen wird das Verhalten von Tieren von genetisch determinierten neuronalen Verschaltungen in Form artspezifischer Verhaltensprogramme gesteuert, die durch angeborene Auslösemechanismen aktiviert werden. Die für diese instinktiven Verhaltensweisen verantwortlichen genetischen Programme lassen sich in einem erweiterten Sinn als im Laufe der Entwicklungsgeschichte einer Spezies gemachte »artspezifische Erfahrungen« auffassen. Diese nicht von einem Individuum, sondern von all seinen Vorfahren in Form eines Reproduktionsvorteils erlebte Zweckmäßigkeit bestimmter Verhaltensreaktionen wurde im Verlauf der Artentwicklung durch die bevorzugte Weitergabe der diesen Verhaltensreaktionen zu Grunde liegenden genetischen Programme im »genetischen Gedächtnis« der betreffenden Art, ihrem Genpool, festgehalten.

Die Auswahl und die Verankerung besonders geeigneter genetischer Programme in diesem artspezifischen Genpool erfolgten jedoch nicht nur durch den seit Darwin »survival of the fittest« genannten Selektionsprozess, sondern auch durch einen zweiten, ebenfalls von Darwin erkannten, bisher aber nur unzureichend beachteten evolutionären Auswahlmechanismus, die so genannte »sexuelle Selektion« (Huether 1998). Die gezielte Auswahl eines ganz bestimmten, durch bestimmte Merkmale besonders attraktiv erscheinenden, das eigene Überleben und das der Nachkommenschaft sichernden Sexualpartners besitzt bei allen sozial organisierten Tieren mit einer relativ langen Entwicklungsphase eine ganz entscheidende Bedeutung für den Fortpflanzungserfolg eines Individuums und damit für die Weitergabe der diesen Merkmalen zu Grunde liegenden Genkombinationen. Im Verlauf der Evolution gewann diese als Partnerwahl bezeichnete Auslese immer stärker an Bedeutung. Sie führte neben der Selektion bestimmter körperlicher Merkmale vor allem zur Selektion solcher psychischen Merkmale (und der entsprechenden genetischen Anlagen), die sich als besonders geeignet für die erfolgreiche Aufzucht der Nachkommen erwiesen.

Die Maßstäbe für die Auswahl eines geeigneten Fortpflanzungspartners wurden (und werden) beim Menschen in viel stärkerem Maß als bei Tieren durch individuell (zumeist während der frühen Individualentwicklung) gemachte Erfahrungen bestimmt (Laland 1994). Die Auswahl eines für die Umsetzung dieser Erfahrungen besonders geeignet erscheinenden Reproduktionspartners hatte zwangsläufig zur Folge, dass die entsprechenden genetischen Anlagen beider Eltern im Genpool zunächst bestimmter Familienverbände stabilisiert und durch sexuelle Vermischung schließlich auch im Genpool von Sippen, Clans, Stämmen und Rassen verankert wurden.

Die mit der fortschreitenden Sozialisierung einhergehende Herausbildung fester Familienverbände bildete nicht nur eine entscheidende Voraussetzung für die effiziente Abschirmung der Nachkommenschaft gegenüber allen Einflüssen aus der Außenwelt, die die Ausreifung des Gehirns dieser Nachkommen hätten stören können. Sie ermöglichte auch eine weitgehende soziale Determination ihrer Entwicklungsbedingungen innerhalb des jeweiligen Familien- und Sippenverbandes. Erst so konnte ein bereits während der gesamten Evolution der Wirbeltiere vorhandener Selektionsdruck, der eine weniger strenge genetische Determination der im Gehirn angelegten neuronalen Verschaltungen im Genom verankerte, während der Menschwerdung voll wirksam werden.

Diese allmähliche Auflockerung und Öffnung der ursprünglich noch sehr starren neuronalen Verschaltungsmuster im Zentralnervensystem (ZNS) und der von ihnen gesteuerten Verhaltensprogramme ermöglichte eine immer weiter reichende und nachhaltigere Aus- und Überformung der initial angelegten, genetisch determinierten neuronalen Verschaltungen und damit die strukturelle Verankerung der im Lauf des Lebens von einem Menschen gemachten Erfahrungen.

Erworbene Erfahrungen: Systemtheoretische Überlegungen

Die Offenheit aller lebenden Systeme macht ihre innere Ordnung störanfällig für Änderungen ihrer Außenwelt. Solche Veränderungen führen jedoch normalerweise nicht zu chaotischen Störungen ihrer bisher entwickelten inneren Struktur und Organisation. Jedes lebende System, sei es eine Zelle, ein Organismus, ein Verein oder eine ganze Gesellschaft, verfügt über eine Reihe von Mechanismen, die dazu beitragen, Veränderungen der Außenwelt abzupuffern, abzuschwächen oder ihnen auszuweichen, und die in Abhängigkeit von ihrer Nutzung immer besser ausgebaut und fortentwickelt werden. Am besten gelingt das immer dann, wenn die Störung der Außenwelt und damit das Ausmaß der im System erzeugten Unordnung gering bleibt, wenn geeignete Reaktionen zur Beseitigung der Störung angelegt sind und aktiviert werden können, wenn es sich also um eine kontrollierbare Belastung handelt. Die zwangsläufige Konsequenz wiederholter, kontrollierbarer Belastungen ist die Bahnung, der Ausbau, die schrittweise Verbesserung der Effizienz der benutzten Mechanismen. Sie führt im Falle wiederholter Belastungen zur Herausbildung ganz bestimmter Spezialisierungen und endet damit, dass die betreffende Störung schließlich durch eine zur Routine gewordene Reaktion abgefangen und unwirksam gemacht werden kann.

Die zunehmende Spezialisierung eines Systems auf die Beseitigung ganz bestimmter Störungen schränkt zwangsläufig seine Fähigkeit ein, adäquat auf andere, bisher seltener aufgetretene Veränderungen seiner Außenwelt zu reagieren. Wenn sie dann eintreten, kommt es zu einer wesentlich tiefer greifenden Störung der inneren Ordnung des Systems, die nun nur noch durch die Aktivierung unspezifischer »Notfall«-Reaktionen für einc gewisse Zeit aufrechterhalten werden kann. Kann keine geeignete Abwehrstrategie aktiviert werden, bleibt die Störung also unkontrollierbar, so kommt es zu einer zunehmenden Destabilisierung des Systems und seiner entwickelten Spezialisierungen. Diese Destabilisierung ist gleichwohl die notwendige Voraussetzung für eine Neuorganisation seiner inneren Ordnung. Gelingt dem System die Reorganisation seiner inneren Strukturen unter diesen Bedingungen nicht, so führt die zunehmende Destabilisierung schließlich zum Zerfall und zur Auflösung des betreffenden Systems. Falls diese Neuordnung jedoch gelingt, so können u. U. neuartige Strategien und Reaktionen herausgeformt werden, die dazu beitragen, die innere Ordnung des betreffenden Systems wiederherzustellen und aufrechtzuerhalten.

Derartige durch kontrollierbare oder unkontrollierbare Störungen ausgelöste adaptive Modifikationen bzw. Reorganisationen der inneren Struktur ermöglichen die Weiterentwicklung lebender Systeme auf allen Ebenen. Tatsächlich handelt es sich hierbei um ein generelles Entwicklungsprinzip, das beschreibt, auf welche Weise die immer wieder auftretenden (und zumeist von einem lebenden Systems selbst erzeugten) Veränderungen seiner äußeren und inneren Bedingungen zu entsprechenden Veränderungen ihrer inneren Struktur und Organisation führen. Es gilt als Prinzip für jedes lebende System. Jedes System produziert bei einer Störung seiner inneren Ordnung ein charakteristisches Muster von Signalen, das gewissermaßen eine physikalische, chemische oder sprachliche Kodierung von Art und Ausmaß der Störung darstellt. Diese zuerst von bestimmten Teilbereichen des Systems generierten, allgemein verständlichen Signale breiten sich innerhalb des Systems aus und lösen in anderen Subsystemen ihrerseits charakteristische Veränderungen der inneren Ordnung aus. Art und Ausmaß dieser nunmehr »signalkodierten« Veränderungen sind nun jedoch eindeutiger definiert und lösen spezifische Antworten aus, die im Falle kontrollierbarer Störungen zur Festigung, im Falle unkontrollierbarer Störungen zur Destabilisierung der inneren Organisation führen.

Globalisierende Transmittersysteme und neuronale Plastizität

Seit Beginn der neunziger Jahre zeichnet sich in der neurobiologischen Forschung und im Verständnis zentralnervöser Verarbeitungsprozesse ein Paradigmenwechsel ab. Insbesondere die Einführung und der Einsatz bildgebender Verfahren hat entscheidend dazu beigetragen, die bisher an unterschiedlichsten Modellsystemen gewonnenen Erkenntnisse zu einem Gesamtbild zusammenzufügen. So wird die Informationsverarbeitung im ZNS heute als ein gleichzeitig seriell und parallel ablaufender Prozess der Aktivierung bzw. Hemmung multifokaler, eng miteinander verschalteter neuronaler Netzwerke verstanden.

Von besonderer Bedeutung für die Verankerung emotionaler Erfahrungen sind die Verschaltungen zwischen den für die Entstehung emotionaler Erregungen zuständigen neuronalen Netzwerken in den ontogenetisch und phylogenetisch älteren limbischen Hirnregionen und in den für kognitive Verarbeitungsprozesse zuständigen neokortikalen Netzwerken. Hier sind die Hirnforscher auf intensive reziproke Verschaltungen zwischen den limbischen Gebieten (cingulärer Kortex, Hypothalamus, Hippocampus und Amygdala) und einer Vielzahl anderer Hirnstrukturen (im Hirnstamm, im Striatum, in paralimbischen und neokortikalen Regionen) gestoßen (Carmichael/Price 1995; Pandya/Yeterian 1996). In Tierversuchen konnte gezeigt werden, dass diese komplexen Verschaltungen entscheidend an der Regulation motivationaler, affektiver und emotionaler Reaktionen beteiligt sind (Rolls 1990; Dias u.a. 1996). Sie bilden offenbar auch beim Menschen das neurobiologische Substrat, das für die Integration äußerer und innerer Zustandsbilder verantwortlich ist und die gleichzeitige sensorische, kognitive und autonome Verarbeitung und Verankerung emotionaler Erfahrungen ermöglicht (Tucker u.a. 1995; Damasio 1996).

Die Aktivität und die Effizienz der in verschiedenen Bereichen des ZNS operierenden lokalen Netzwerke werden durch »überregionale« Systeme mit weitreichenden und z. T. überlappenden Projektionen beeinflusst und aufeinander abgestimmt, »harmonisiert« (Übersicht in Mesulam 1990; Spoont 1992). Diese Systeme unterscheiden sich – auf Grund der unterschiedlichen Reichweite ihrer Projektionen – durch das Ausmaß der von ihnen erzeugten »globalisierenden« Wirkungen sowie – auf Grund der unterschiedlichen Wirkungen der von ihnen benutzten Signalstoffe (Azetylcholin, Catecholamine, Histidin, Peptide, Serotonin) – auch hinsichtlich der jeweils ausgelösten Effekte. Manche dieser überregionalen, harmonisierenden Transmittersysteme sind tagsüber ständig aktiv und kaum durch äußere Faktoren beeinflussbar, etwa das serotonerge System (Übersichten in Jacobs/Fornal 1991; Jacobs/Azmitia 1992), andere werden erst mit der Wahrnehmung neuartiger Reize aktiviert (das noradrenerge System, Übersichten in Cole/Robbins 1992).

Neben ihrer Funktion als Modulatoren der in weit auseinander liegenden Netzwerken generierten neuronalen Aktivität haben die globalen Transmittersysteme eine weitere stabilisierende Funktion: Die in den distalen Projektionsgebieten ausgeschütteten Transmitter stimulieren die Produktion und Freisetzung von Wachstumsfaktoren durch benachbarte Asterocyten und nachgeschaltete Nervenzellen und tragen jeweils zur Stabilisierung bzw. Bahnung der synaptischen Verschaltungen bei, die in den lokalen Netzwerken angelegt sind.

Sowohl die Ausformung der reziproken kortikolimbischen Verschaltungen als auch die Ausreifung dieser globalisierenden Transmittersysteme sind in besonderem Maße während der frühkindlichen Entwicklung, aber wohl auch noch im erwachsenen Hirn durch verschiedene Faktoren beeinflussbar. Eine besondere Rolle spielen hierbei psychosoziale Belastungen, die sowohl mit einer Aktivierung emotionaler limbischer Netzwerke als auch bestimmter globalisierender Transmittersysteme einhergehen. Sie sind zudem über die Stimulation einer neuroendokrinen Stressreaktion entscheidend an der adaptiven Modifikation und Reorganisation neuronaler Verschaltungen beteiligt (Huether 1996; 1998).

Folgen von Angst und Stress

Der Nachweis von Corticoidrezeptoren im Gehirn hat den Blick für ein Phänomen geschärft, das bisher in der Stressforschung kaum beachtet wurde: Das Gehirn ist nicht nur der Ausgangspunkt, sondern auch das wichtigste Zielorgan der Stressreaktion. Mit der schrittweisen Aufklärung der an der Auslösung der neuroendokrinen Stressreaktion beteiligten Mechanismen ist darüber hinaus deutlich geworden, dass die durch einen Stressor im ZNS ausgelösten Reaktionen in der Lage sind, die im Verlauf der Stressreaktion ablaufenden zentralnervösen Verarbeitungsprozesse auf vielfältige Weise zu beeinflussen. Auch die stressinduzierte Stimulation des sympathischen Nervensystems und der Ausschüttung von Noradrenalin und Adrenalin aus dem Nebennierenmark haben eine ganze Reihe direkter und indirekter Effekte auf das ZNS (Gold/McCarty 1995). Sie reichen von Änderungen der Hirndurchblutung über die vermehrte Bereitstellung von Substraten für den Energiestoffwechsel bis hin zu Änderungen der Verfügbarkeit von Vorstufen für die Katecholamin- und Serotoninsynthese. Durch ansteigende Spiegel zirkulierender Glucocorticoide kommt es nicht nur zu einer direkten Aktivierung der entsprechenden Rezeptoren im ZNS mit weitreichenden und oft langfristigen Konsequenzen für die Funktion der betreffenden Nerven- und Gliazellen (Duman 1995; Joels/DeKloet 1992; McEwen u. a. 1993). Mehr noch: Auch indirekte, durch Glucocorticoid vermittelte periphere Effekte (Absinken der Sexualhormonspiegel, Suppression der Synthese und Ausschüttung von Mediatoren der intrazellulären Kommunikation wie Prostaglandine und Zytokine, Änderungen der Substratversorgung etc.) können zu langfristigen Veränderungen der Struktur und Funktion neuronaler Verschaltungen im ZNS führen (McEwen/Sapolsky 1995).

Welche dieser Mechanismen im Zuge einer Stressbelastung aktiviert und welche langfristigen Veränderungen dadurch ausgelöst werden, hängt von der Art der Belastung ab, der sich eine bestimmte Person ausgesetzt sieht, also von der individuellen Bewertung der Kontrollierbarkeit des Stressors. Zu einer kontrollierbaren Stressreaktion kommt es immer dann, wenn die bisher angelegten Verschaltungen zwar prinzipiell zur Beseitigung der Störung geeignet, aber einfach noch nicht effizient genug sind, um diese vollständig und gewissermaßen routinemäßig zu beantworten. Eine derartige Stress-Belastung ist besser mit dem Begriff »Herausforderung« zu beschreiben. Sie beginnt, wie jede Reaktion auf einen psychischen Stressor, mit einer unspezifischen Aktivierung kortikaler und limbischer Hirnstrukturen, die zur Stimulation des zentralen und peripheren noradrenergen Systems führt (»arousal«). Sobald im Zuge dieser unspezifischen Aktivierung eine Möglichkeit zur Lösung der betreffenden Anforderung gefunden wird, kommt es mit der Aktivierung der an dieser Verhaltensreaktion beteiligten neuronalen Verschaltungen zum Erlöschen der initialen unspezifischen Aktivierung.

Vor allem die verstärkte Ausschüttung von Noradrenalin in den initial aktivierten kortikalen und limbischen Hirnregionen führt zu einer ganzen Reihe von funktionellen und metabolischen Veränderungen in Nerven- und Gliazellen, die direkt oder indirekt dazu beitragen, dass es zu einer Stabilisierung und einer Verbesserung der Effizienz der in die »Antwort« involvierten neuronalen Verschaltungen kommt (Boyeson/Krobert 1992; Cole/Robbins 1992; Stone u.a. 1992). Wiederholt auftretende, kontrollierbare psychosoziale Belastungen (oder besser: Herausforderungen) führen so zu einer sukzessiven Stabilisierung, Bahnung und verbesserten Effizienz der involvierten neuronalen Netzwerke und Verschaltungen. Dieser zentralnervöse Anpassungsprozess ist in gewisser Weise vergleichbar mit peripheren Anpassungen an physische Stressoren, etwa der durch Kältebelastung induzierten Verdichtung des Haarkleides. Sehr komplexe, verschiedenartige und vielseitige kontrollierbare Belastungen sind offenbar notwendig, um die individuellen genetischen Möglichkeiten zur Strukturierung eines entsprechend komplexen Gehirns nutzen zu können.

Wenn eine Belastung auftritt, für die eine Person keine Möglichkeit einer Lösung durch ihr eigenes Handeln sieht, an der sie mit all ihren bisher erworbenen Reaktionen und Strategien scheitert, so kommt es zu einer so genannten »unkontrollierbaren Stressreaktion«. Sie ist durch eine lang anhaltende Aktivierung kortikaler und limbischer Strukturen sowie des zentralen und peripheren noradrenergen Systems gekennzeichnet, die sich wechselseitig so weit aufschaukelt, dass es schließlich zur Aktivierung des HPA-Systems (hypothalamo-hypophyseo-adrenokortikales System) mit einer massiven und lang anhaltenden Stimulation der Cortisolausschüttung durch die Nebennierenrinde kommt. Solche unkontrollierbaren Belastungen haben andere, weitreichendere Konsequenzen auf die im Gehirn angelegten Verschaltungen als die soeben beschriebenen kontrollierbaren Stressreaktionen. Beobachtungen an Versuchstieren deuten darauf hin, dass vor allem die aus unkontrollierbaren Belastungen resultierenden massiven und lang anhaltenden Erhöhungen der Glucocorticoid-Spiegel zur Destabilisierung der bereits angelegten synaptischen Verbindungen und neuronalen Netzwerke führen (Uno u.a. 1989; Sapolsky 1990; Fuchs u.a. 1995). Bei Versuchstieren beobachtet man unter diesen Bedingungen ein Phänomen, das »behavioural inhibition« genannt wird. Die wiederholte

Konfrontation mit verschiedenen unkontrollierbaren Stressoren führt zu einem Zustand von »learned helplessness« und dient als Tiermodell für depressive Erkrankungen (Katz u.a. 1981).

Im Zuge unkontrollierbarer Belastungen werden die Noradrenalinausschüttung vermindert (Tsuda/Tanaka 1985), der cerebrale Energieumsatz gehemmt (Bryan/Lehmann 1988) und die Bildung neurotropher Faktoren unterdrückt (Smith u.a. 1995). Halten derartige Belastungen länger an, so kann es sogar zur Degeneration noradrenerger Axone im Kortex (Nakamura u.a. 1991) und zum Absterben von Pyramidenzellen im Hippocampus (Sapolsky u.a. 1985) kommen. Hohe Spiegel von Glucocorticoiden, wie sie physiologisch bei unkontrollierbarem Stress erreicht werden, fördern die Auslöschung von erlernten Verhaltensreaktionen und führen zur Elimination vor allem solcher Verhaltensweisen, die für eine erfolgreiche Beendigung des Stress-Reaktionsprozesses ungeeignet sind (van Wimersma-Greidanus/Rigter 1989).

Die Aneignung neuer Bewertungs- und Bewältigungsstrategien sowie grundlegende Veränderungen im Denken, Fühlen und Handeln werden durch die vorangehende Destabilisierung und Auslöschung unbrauchbar gewordener Muster erst ermöglicht. Es ist in diesem Zusammenhang bezeichnend, dass vor allem Umbruchphasen wie die Pubertät, die zu psychosozialen Neuorientierungen zwingen, besonders häufig mit lang anhaltenden, unkontrollierbaren psychischen Belastungen einhergehen. Damit tragen beide Arten von Stressreaktionen, also die kontrollierbaren Herausforderungen wie auch die unkontrollierbaren Belastungen, in jeweils spezifischer Art und Weise zur Strukturierung des Gehirns bei, d.h. zur Selbstorganisation neuronaler Verschaltungsmuster im Rahmen der jeweils vorgefundenen äußeren, psychosozialen Bedingungen.

Herausforderungen stimulieren die Spezialisierung und verbessern die Effizienz bereits bestehender Verschaltungen. Sie sind damit wesentlich an der Weiterentwicklung und Ausprägung bestimmter Persönlichkeitsmerkmale beteiligt. Schwere, unkontrollierbare Belastungen ermöglichen durch die Destabilisierung einmal entwickelter, aber unbrauchbar gewordener Verschaltungen die Neuorientierung und Reorganisation von bisherigen Verhaltensmustern.

Die von unkontrollierbaren Belastungen getriggerten lang anhaltenden neuroendokrinen Reaktionen können offenbar über die von ihnen ausgelöste Destabilisierung neuronaler Verschaltungsmuster in limbischen und kortikalen Hirnregionen zu sehr grundsätzlichen Veränderungen des Denkens, Fühlens und Handelns einer Person führen. Das Ersetzen eines alten, unter dem Einfluss bisheriger Anforderungen stabilisierten assoziativen Verschaltungsmusters durch ein neues kann dazu führen, dass bisher unkontrollierbare psychosoziale Konflikte kontrollierbar werden. Ein derartiger Reorganisationsprozess ist jedoch immer mit dem Risiko der Entgleisung und des unkompensierbaren Verlustes bestimmter Fähigkeiten im Bereich des Denkens, Fühlens oder Handelns behaftet (Huether u.a. 1999; Huether 1997).

Therapeutische Neubahnung

Die Gefahr der Bahnung sehr einseitiger, das Denken, Fühlen und Handeln eines Menschen bestimmender neuronaler Verschaltungsmuster ist um so größer, je häufiger ganz bestimmte Strategien der Angstbewältigung von einem Menschen im Lauf seiner Entwicklung immer wieder eingesetzt und subjektiv als besonders erfolgreich bewertet werden. Beispiele für derartige bis zur psychischen Abhängigkeit gebahnte Bewältigungsstrategien sind Karrieresucht, Erfolgssucht, Geltungssucht, Streitsucht, Prunksucht, Vergnügungssucht, Spielsucht. Häufig werden auch bestimmte, durch die Nahrungsaufnahme ausgelöste zentralnervöse Effekte zur Angstbewältigung genutzt und bis zur Abhängigkeit gebahnt (Esssucht, Magersucht). Das Gleiche gilt für Drogen und Medikamente, die auf Grund ihrer anxiolytischen, sedierenden oder euphorisierenden Wirkungen zur Angstbewältigung eingesetzt werden (Drogensucht).

Die diesen vielfältigen Abhängigkeiten jeweils zu Grunde liegende strukturelle Verankerung in Form tief gebahnter assoziativer Verschaltungsmuster ist durch therapeutische Interventionen nur schwer auflösbar. Die Abhängigen müssen dazu die wiederholte Erfahrung machen, dass sich ihre – zumeist aus psychosozialen Konflikten resultierenden – Ängste auch auf andere als die bisher »bewährte« Weise erfolgreich bewältigen lassen. Nur so lassen sich alternative Strategien des Denkens, Fühlens und Handelns allmählich strukturell verankern. Die Gefahr des automatischen Zurückgreifens auf die ursprünglichen und daher tiefer gebahnten Strategien bleibt jedoch vor allem in Zeiten psychischer Krisen ständig präsent. Eine Auflösung dieser bis zur Abhängigkeit gebahnten neuronalen Verschaltungen lässt sich wahrscheinlich erst durch die Veränderung der Stressreaktion selbst erreichen, die zur Destabilisierung bereits etablierter assoziativer Verschaltungen führt.

Schwere seelische Krisen, Verzweiflung, Ohnmacht und Hilflosigkeit bieten so eine Chance zur Reorganisation und zu einem Neuanfang. Misslingt er oder kann er nicht rechtzeitig genug eingeleitet werden, so wächst die Gefahr der Manifestation von stressbedingten Erkrankungen.

Das Gefühlshafte der Wirklichkeitserfahrung

HINDERK M. EMRICH

Jeder von uns hat schon einmal im Schlaf erlebt, wie es ist, wenn man sich im Traumzustande fragt: »Habe ich jetzt nicht das Gefühl, dies sei wirklich, dies sei Wirklichkeit, es könnte aber auch geträumt sein?« Die Verbindung von Gefühl und Wirklichkeitserfahrung ist etwas sehr Charakteristisches im Traum; und Descartes hat diese Zweifel, die sich bei den Gefühlslagen im Traumerleben im Hinblick auf die Wirklichkeit der Wirklichkeit ergeben, zum Ausgangspunkt seiner Philosophie des *cogito, ergo sum* gemacht.

Wahrnehmung: Erfahrungen oder Konstruktion?

In Philosophie, Psychologie und Tiefenpsychologie haben wir noch immer kein ausreichendes Verständnis dafür entwickelt, welche ungeheure Bedeutung das Gefühlserleben für die Konstitution von Wirklichkeit tatsächlich hat. Im Gegenwarts-Konstruktivismus wird die Frage gestellt, wie Wirklichkeit konstituiert ist: Wird sie »erfahren« oder wird sie »konstruiert«? Wie hängen diese beiden Zugehensweisen miteinander zusammen? F. H. Jacobi – ein Zeitgenosse und ursprünglich Freund Goethes – sprach von »vernehmender Vernunft«: Hier wird davon ausgegangen, dass Subjekte Transparenz aufweisen, dass sie etwas importieren können, dass wir tatsächlich »Botschaften« *empfangen* können. Im Konstruktivismus dagegen ist es so, dass die Systemgrenzen kognitiver Systeme nicht überwindbar scheinen: Wirklichkeit ist dann immer *innere* Wirklichkeit, die auf den Systemeigenschaften beruht und nur Analogien, aber nichts Fundamentales importieren kann.

In dieser unklaren Situation der Wirklichkeitskonstitution mit möglicherweise teilweise konstruktiven, teilweise Erfahrungsanteilen tritt nun die Hypothese auf, dass Wirklichkeit »gefühlt« wird; mit anderen Worten, dass »Wirklichkeit« auf dem Gefühlshaften unseres Erlebens beruht. Wenn beispielsweise A. R. Damasio in seinem Buch *Descartes Error* (1994) das cartesianische »cogito sum« enttrohnt und erklärt: »Ich fühle, also bin ich«, dann verweist er auf eine deutliche Analogie zwischen dem, was Damasio vom neurobiologischen Standpunkt im Rahmen einer Theorie des Bewusstseins vorschlägt, und der hier vorgeschlagenen Konzeption der gefühlshaften Wirklichkeitserfahrung.

Für den Vorschlag, das Gefühlshafte in der Wirklichkeitserfahrung als Kennzeichen der Subjektivität herauszustellen, sollen hier drei Argumente angeführt werden:

- Die philosophische Psychologie der Wirklichkeitserfahrung ist aufzufassen als ein Phänomen der Subjektivität.
- Es gibt neuere Überlegungen zur Neuropsychologie der »aisthetic cognition«, d. h. der kognitiv wahrnehmenden Leistungen des Menschen.
- Neurobiologische Befunde im Bereich der Synästhesie-Forschung zeigen die Bedeutung der gefühlshaften Wirklichkeitserfahrung auf.

Die Wirklichkeit des Wirklichen

In ihrem letzten groß angelegten literarischen Projekt, genannt »Todesarten«, hat Ingeborg Bachmann einen unvollendeten Roman hinterlassen: *Der Fall Franza*. Dieses Werk handelt von der Zerstückelung der »subjektiven« Wirklichkeit durch das Protokollieren. Der Täter, interessanterweise ein Professor für Psychiatrie, unterwirft alles Geschehen reduktiven Theorien, die dazu führen, dass das Leben »gewogen, zerlegt und pulverisiert, eingeteilt und untergebracht ... sterilisiert, an den richtigen Platz ... im Leben und mit dem richtigen Stellenwert versehen« wird. In diesem Roman findet sich an entscheidender Stelle ein philosophischer Satz: »Denn die Tatsachen, die die Welt ausmachen – sie brauchen das Nichttatsächliche, um von ihm aus erkannt zu werden.«

Wie soll man diesen Satz verstehen? Ist denn nicht alles, was ist, »wirklich«, »tatsächlich«? Wieso bedarf es eines zusätzlichen Ingrediens, eines Nichttatsächlichen, das gebraucht wird, damit Tatsachen überhaupt als Tatsachen erkennbar werden?

Die Frage »Was ist wirklich?« bedeutet eine weichenstellende Abzweigung der europäischen Kulturgeschichte. Oder stellt die Wirklichkeit des Wirklichen doch nur eine Illusion dar? Wieweit ist Wirklichkeit konstruiert?

Wir sind hier also in einer schwierigen Lage: Auf der einen Seite würden wir ganz gerne wissen, was es auf sich hat mit der Wirklichkeit in der Neurokognition. Wie machen es die Gehirne, dass aus neuronalen Erregungen »Tatsachen« werden, Tatsachen des Bewusstseins? Auf der anderen Seite müssen wir versuchen zu verstehen, was eigentlich dieser unverstandende Anteil, jenseits der Welt, jenseits der Tatsachen ist, der erst die eigentliche Illumination hervorruft, die das anthropische Prinzip ausmacht, das das Selbstsein von Subjekten fundiert. Es geht also um eine merkwürdig doppelläufige Forschungsbewegung, die einerseits im Sinne des naturwissenschaftlichen Reduktionismus Hirnmechanismen der Wahrnehmung von Realität aufklärt, andererseits aber die Fragen nach dem Selbstsein von Menschen offen hält.

Die Überlagerung der Wahrnehmung

Im täglichen Leben geht man in der Regel von einem Weltbild aus, das von Philosophen häufig als »naiver Realismus« bezeichnet wird. Hierbei wird stillschweigend vorausgesetzt, dass die äußere Wirklichkeit exakt so strukturiert sei, wie wir sie wahrnehmen, ganz so, als ob es genügen würde, die Welt, »wie sie wirklich ist«, einfach mit einer Kamera abzufotografieren bzw. abzufilmen. Dabei wäre das menschliche Subjekt, das Ich nichts anderes als eine Art Computer, der diese Sinnesdaten auswertet und in sich abbildet. Tatsächlich ist der Vorgang der Sinneswahrnehmung aber wesentlich komplizierter: Bevor Sinnesdaten ausgewertet, interpretiert und integriert werden können, bedarf es eines »Konzeptes«, eines Weltbildes, eines »mitlaufenden Weltmodells« (PRINZ 1983), in das die aktuellen Sinnesdaten eingefügt werden bzw. von dem aus sie verworfen werden können. Dies führt zu einem Vergleich von »erwarteter Wirklichkeit« mit »tatsächlicher« Wirklichkeit und damit offenbar zu einem Erlebnis, das man mit den Worten beschreiben könnte: »Dies geschieht jetzt wirklich.« (»Realitätsgefühl«)

I. Kant hat in der *Kritik der reinen Vernunft* zur Konstruktivität der Wahrnehmung einen sehr bezeichnenden Satz geschrieben: »Daß die Einbildungskraft ein nothwendiges Ingrediens der Wahrnehmung selbst sei, daran hat wohl noch kein Psychologe gedacht.« Und C. F. VON WEIZSÄCKER (1982) sagt hierzu in seiner geschichtlichen Anthropologie unter dem Titel *Zur Biologie des Subjekts*: »Der Empirismus hält Sinnesdaten als solche für gegeben ... er sieht nicht, dass Sinnesdaten schon unserer biologischen Ausstattung wegen gar nicht anders als unter einem mitwahrgenommenen Begriff gegeben sein können.«

Die Weise, in der Wirklichkeitserlebnisse in unserem Bewusstsein erzeugt werden, wurde in den letzten Jahren von den Hirnforschern einer Klärung wesentlich näher gebracht. Demnach gibt es im zentralen Nervensystem »Konvergenzzonen« (DAMASIO 1989), in denen, zum Beispiel im Hippocampus, als Gedächtnisinhalte gespeichertes Erfahrungswissen verglichen wird (in einem »Comparator«-System) mit den aktuellen Sinnesdaten, die das System im Moment erhält. Ein solches hippocampales Comparator-System, wie die Autoren J. A. Gray und J. N. P. Rawlins (1986) es beschrieben haben, vergleicht die »stored regularities«, d.h. die Regularitäten in der Geschichte des Systems, mit aktuellen Sinnesdaten-Mustern und kommt damit zu Voraussagen über wahrscheinliche Außenwirklichkeiten in nahen Zukunftsmomenten, damit aber auch zu Plänen für intentionales Handeln.

Diese Forschungsergebnisse zeigen, dass das, was für uns »wirklich« ist, in einem sehr komplexen internen Interaktionsprozess zwischen neuronalen Subsystemen regelrecht »ausgehandelt« wird. Interessant in diesem Zusammenhang ist die Wahrnehmung von Illusionen, wie man dies in der Abbildung eines »Necker'schen Würfels« feststellen kann: Die Sinnesdaten bleiben zwar unverändert, aber die Interpretation der Außenwirklichkeit ändert sich je nach der vorherigen Beanspruchung der einen Konzeptualisierung bzw. der hierzu inversen Alternative. Neuropsychologische Untersuchungen an komplexeren Wahrnehmungsobjekten, wie beispielsweise an menschlichen Hohlmasken, zeigen darüber hinaus, dass es noch andere interne neuronale Aktivitäten gibt, die die Wahrnehmungswirklichkeit bei komplizierteren illusionären Wahrnehmungen stabil halten im Sinne interner »Zensurleistungen« (3-Komponenten-Modell der Wahrnehmung). Unter der Wirkung psychedelischer Drogen und bei psychotischen Erkrankungen können diese stabilisierenden Aktivitäten des ZNS gestört sein, was zu einer psychotischen Dekompensation führt und abnorme Wirklichkeitserlebnisse hervorruft.

Die Frage nach internen Bewertungen

Aus diesem Forschungsansatz über die Neuropsychologie von Illusionen lässt sich eine umfassende physiologische Theorie der Hirnfunktionen und ihrer Störungen bei Psychosen und unter halluzinogenen Drogen entwickeln, die im Folgenden aber nur angedeutet sein kann.

Bei der Frage nach der Konstitution dieser internen, die subjektive Wirklichkeit stabilisierenden neuronalen Systeme wird deutlich, dass es hier um »Bewertungsfunktionen« geht, die die Manifestation interner Wertewelten bedeuten. Diese internen Wertungsprozesse werden in der Neurobiologie mit »limbischen« System-Zuständen identifiziert, d. h. mit Erregungsmustern in tiefer liegenden Schichten des menschlichen Gehirns. Man spricht auch von interner »Wirklichkeitsüberarbeitung«, die eben unter Drogen und in Psychosen gestört ist. Anhand der oben vorgestellten Hohlmasken-Illusionen kann man in ersten kleinen Ansätzen verstehen, wie es sich ereignet, dass aus Nicht-Tatsächlichem subjektive Tatsachen werden: Interne Bewertungssysteme tragen hierzu wesentlich bei. Diese inneren Zustände sind allerdings noch eine »terra incognita« in unserem Selbst. Sie werden von Subjekten als »Innenperspektiven« erlebt. Hierzu noch einmal ein Zitat aus dem Roman *Der Fall Franza*: »Es ist das Innen, in dem alle Dramen stattfinden, Kraft der Dimension, die wir oder imaginierte Personen diesem Leidenmachen und Erleiden verschaffen können. Es ist nicht wahr, daß wir in einer Zeit ohne Dramen leben.«

Dieses Innen, dessen Dramen sinnstiftenden oder auch sinnabweisenden Charakter haben, ist den oben beschriebenen neuropsychologischen Untersuchungsmethoden bestenfalls ansatzweise zugänglich. Vor einigen Jahren hat der Psychologe P. Watzlawick die Frage nach der Wirklichkeit des Wirklichen mit dem Gedanken verknüpft, dass es in der Verfasstheit unserer Welt einen Descartes'schen »genius malignus«, einen bösen Geist, geben könnte, der uns die Sinnhaftigkeit unserer Existenz lediglich vorspiegelt. So spricht P. Watzlawick in seinem Buch *Münchhausens Zopf oder Psychotherapie und Wirklichkeit* (1988) davon, das moderne wissenschaftliche Weltbild bedeute ein Ringen mit einem »irrwitzigen Dämon«, der möglicherweise den Menschen »narre«. In diesem Sinne geht es um die Frage, ob die »selbst erfundene Wirklichkeit« lediglich eine Illusion darstellt. Genau genommen wäre dann nichts wirklich; alles, was uns als »existent« erschiene, wäre nur eine Illusion, die auf neuronalen evolutiv bedingten Erregungszuständen beruhe.

Die Wirklichkeit des »Subjekts«

Wenn es richtig ist, dass der Neurokonstruktivismus der Wahrnehmung belegt, dass Wahrnehmen im Wesentlichen die Bestätigung systemeigener, systeminterner Wirklichkeitskonstruktionen bedeutet, dann stellt sich die Frage nach der Relevanz der Realität des »Außenstehenden« für die Wirklichkeit des Subjekts. Man könnte fragen: Inwiefern ist denn die Wirklichkeit des Wirklichen überhaupt ein so ernstes Problem für uns Menschen? Ist es denn nicht im Grunde gleichgültig, ob wir uns mit realen Gegenständen, realen Molekülen oder lediglich unseren systemeigenen Konstrukten dieser beschäftigen?

Beziehen wir allerdings diese Frage einmal auf uns selbst, fragen wir uns: Ist es für uns egal, ob wir uns mit Konstrukten von Menschen, Konstrukten unserer selbst beschäftigen oder ob wir wirklich mit Menschen, mit seelisch geistiger Realität zu tun haben, etwa in der Selbstreflexion, so kann uns die Antwort nicht ganz gleichgültig sein. Die berühmte Frage von

Thomas Nagel »Was heißt es, wie ist es, eine Fledermaus zu sein?« zielt letztlich darauf ab, was es heißt, ein Mensch zu sein, der andere zu sein, eine Innenperspektive zu haben und damit »ich selbst zu sein«. Wie ist dieses unser Seelenleben jenseits aller Konstruktionen, die wir über uns machen können, d. h., welche ist die reale Wirklichkeit des Subjekts? K. Jaspers hat zwei Zugehensweisen zur Realität des anderen unterschieden, und zwar als Psychiater, der er anfangs seiner philosophischen Karriere war, zwei Zugänge zur Psyche des Patienten: einerseits das »kausale Erklären«, andererseits das »einfühlende Verstehen«.

Die Empathie, die Einfühlung in den anderen, stellt den Versuch dar, eine nicht primär reduktive, eine ganzheitliche Sicht des anderen zuzulassen, in der der Betrachter vom andern gewissermaßen belehrt wird, bereichert wird, und zwar in dem Sinne von F. H. Jacobis Begriff des »Vernehmens«, der »vernehmenden Vernunft« jenseits ihrer Antithese, des Konstruktivismus.

Man könnte diese Frage, die Urfrage des Menschen, die Frage, mit der der Mensch zum Menschen wird: »Wer bin ich (wirklich)?«, als die Orakelfrage des Menschen überhaupt bezeichnen. Sie ist zugleich die Grundfrage der Psychoanalyse und der philosophischen Psychologie. So sagt M. Heidegger (1961) in seinen Nietzsche-Vorlesungen, es gehe darum, die Frage nach dem Menschen so zu stellen: *Wer* ist der Mensch?, jenseits der Was-Fragen, die auf unsere Konstruktionen, Rekonstruktionen und Dekonstruktionen abzielen. Diese Frage nach dem Sein des Menschen wird vom Orakel bekanntlich nicht eindeutig beantwortet. Die Antworten stammen einerseits aus psychedelischen Zuständen der Tempeldienerinnen, zum anderen aus Wissensbereichen von Religionen.

So kann es nicht verwundern, dass diese Frage auch in psychotherapeutischen, speziell psychoanalytischen Sitzungen immer wieder auftaucht (in den fünfziger Jahren im »Encounter«). Sie wird besonders drängend bei Patientinnen und Patienten mit Identitätsverlust, mit Borderline-Persönlichkeitsstörungen und mit Psychosen. Insofern sind psychisch kranke Menschen oft geradezu »Philosophen wider Willen«. Sie stellen die Frage nach der Wirklichkeit der Wirklichkeit ihres Subjektseins als metaphysisches Problem und häufig genug interessanterweise gerade auch als naturwissenschaftliches Problem. Ein Fallbeispiel:

> Eine Patientin mit einer schweren depressiven Angst- und Zwangsstörung mit präpsychotischen Zügen – Verwaltungsangestellte für Buchungsaufgaben in einer Firma – beschäftigte sich mit Hirnforschungsproblemen. Sie bittet eines Tages um einen Sondertermin, an dem sie offenbart, dass sie sich inzwischen – als völlige Laiin und unter dem inneren Druck ihrer Erlebnis-

se – zu einer Art privater Hirnphysiologin ausgebildet habe, da sie sich als Summe ihrer neuronalen Systeme erlebt und die Ursache ihrer Krankheit verstehen will. Sie meint, dass die Ionenkanäle ihres Gehirns durch die natürliche radioaktive Grundstrahlung so geschädigt würden, dass hierdurch ihre Symptomatik zustande kommt. In diesem Sinne werden Patienten oft durch ihre Symptomatik, ihre Besonderheit, regelrecht gezwungen, einen metatheoretischen Rahmen zu finden, der erklärt, wie es zu ihren Erlebnissen und Erfahrungen, ihrer eigentümlichen Wirklichkeit kommt.

Hier wird der Erfahrungsschatz der Psychiatrie zu einem Lehrmeister der Anthropologie und führt zu einem vertieften Verständnis der Frage nach subjektiven Innenperspektiven, nach der Einmaligkeit, nach dem, wenn man so will: »hermetischen« Charakter subjektiver Wirklichkeit. Interessanterweise ist es in derartigen therapeutischen Situationen oft durchaus hilfreich, eine hirnphysiologische Erklärung, etwa von psychotischer Dekompensation, anzubieten. Ich ging also darauf ein. Dies führte zur Entlastung der Patientin von ihren Selbstvorwürfen, die sonst ihre autonome Spontaneität für die Häufigkeit ihrer psychischen Zusammenbrüche verantwortlich machte.

An derartigen Fallbeispielen wird außerdem etwas deutlich, was auch für die uns vertraute Wahrnehmung von Illusionen und beispielsweise bei der Wahrnehmungswirklichkeit von Menschen mit synästhetischen Wahrnehmungen der Fall ist, nämlich der intersubjektiv schwer vermittelbare, ja, hermetische Charakter subjektiver Wirklichkeit. Gewisse Aspekte davon lassen sich heute bereits objektivieren, wie zum Beispiel bei Patienten mit »Farbenhören«, mit Synästhesie, die das, was sie hören, auch zugleich als Farben auf einem »inneren Monitor« wahrnehmen. Befunde mit funktionellen bildgebenden Verfahren zeigen, dass die Konzeptbildungen im Vorderhirn aktiviert werden und zudem assoziative Gehirnbereiche. Man vermutet heute, dass die Entstehung von Innenperspektiven mit der Weise zu tun hat, wie limbische Systemzustände und kortikale Erregungszustände aufeinander bezogen werden. Dies ist aber mit derzeitigen Methoden experimentell nicht darstellbar und erforschbar.

Nicht alles, was mit uns und in uns geschieht, lässt sich objektivieren, also in einen Raum von Allgemeingültigkeit ziehen. Dieser Tatsache, dass das Innen eines Subjekts von demjenigen eines anderen Menschen – auch bei scheinbar identischen Erlebnissen – völlig verschieden sein kann, sind wir uns aber häufig nicht bewusst – durch die amalgamierende, intersubjektiv vereinheitlichende Funktion der Sprache –, aber bei illusionären Wahrnehmungen und eben gerade auch bei Synästhesie-Erlebnissen wird dies sehr deutlich.

Der Tranzendentalphilosoph J. G. Fichte spricht von den »Tatsachen des

Bewußtseins«: Dies sind Tatsachen eines jeweiligen Innen, sie sind keine Physik, sie sind jenseits der Physik, Tatsachen der Metaphysik. Oder ist es nicht so? Können wir sagen, dass sie nichts anderes sind als die Folgen bestimmter biophysikalischer Erregungszustände unseres Nervensystems? Die kognitiven Neurowissenschaften versuchen dies auszuarbeiten, d.h. die Tatsachen des Bewusstseins als biophysikalische Tatsachen erscheinen zu lassen. Ist das möglich? Bereits der Spötter Lichtenberg hat vermutet, dass wir einen »falschen Materiebegriff« haben. Von einem erweiterten Materiebegriff aus wäre ein solches nichtreduktives Verständnis des Zusammenhangs zwischen Geist und Materie denkbar.

Da dies aber nicht ausformulierbar, nicht vorzeigbar scheint, ist es absolut notwendig, subjektive Erfahrung als realitätsstiftende Eigenwirklichkeit wirklich ernst zu nehmen und nicht ständig – wie es in der Psychiatrie leider häufig geschieht – reduktiv als »Epiphänomen« »wegzuerklären«. Dann aber stellt sich die Frage: Was ist dieses »Nichttatsächliche« in uns, das dazu führt, dass Tatsachen zu Tatsachen werden, als »Tatsachen, die die Welt ausmachen«, erkannt werden können, dass – um mit Ingeborg Bachmann zu sprechen, Wirklichkeit »wirklich« wird? Dies ist eine Welt des Innen, eine Welt von Fühlzuständen. Man könnte sagen: Wirklichkeit wird nicht eigentlich erkannt (das zwar auch), sondern Wirklichkeit wird wesentlich als wirklich *gefühlt*. Und die Philosophen haben herausgefunden, dass Wirklichkeit letztlich *geglaubt* wird.

Über die Paradoxie, dass wir die Tatsachen zu dem machen, was sie sind, und dass sie gleichwohl von uns unabhängig sind, darüber hat R. SPAEMANN (1985) eingehend veröffentlicht. Eine Auflösung dieser Paradoxie ist die Gottesvorstellung, welche besagt, dass dem, was Subjekte in sich vollziehen, etwas Reales entspricht, und dass die Eigenschaft des Göttlichen eben genau darin liegt, dass diese Korrespondenz möglich und wirklich ist.

Die von F. H. Jacobi formulierte »vernehmende Vernunft«, die wesentlich nicht konstruktivistisch, sondern im Sinne des Anerkennens aufnehmend ist, bezieht sich auf das Als-real-Auffassen eines »Innen«, von dem I. Bachmann sagt, es handele sich um eine Welt, in der Dramen noch als Dramen ernst genommen werden. Ihr Text steht für die Sichtweise, dass der heutige Reduktionismus nur scheinbar gesiegt hat. Die Dramen sind – wie sie sagt – nicht nicht vorhanden, sondern nur verdeckt. Die »Todesarten«, wie sie sagen würde, spielen sich weiterhin ab, aber sie werden nicht wahrgenommen, nicht angeklagt. Sie schreibt: »Diese Verbrechen sind so sublim, daß wir sie nicht zu sehen und zu begreifen vermögen, obwohl sie täglich in unserer Umgebung, in ihrer Nachbarschaft, also unter unseren Augen stattfinden.« Die Folgen dieser unerkannten Gewalt werden als psychische Prozesse im Sinne des Behaviorismus und Psychologismus wegerklärt. Die Autorin dagegen beharrt darauf, dass es eine Dimension gibt, in der Personen dem Leidenmachen und Erleiden Realität verschaffen können, eine Realität des Innen, eine Realität der »Dramen«.

Die Wirklichkeit des Traums

Wie kann man diesem Bereich unseres Selbst näher kommen? Er scheint irgendwie kognitiv und doch nicht kognitiv zu sein. In welchem Verhältnis steht dieser Bereich zu anderen Phänomenen, die wir vielleicht besser verstehen? Anders gefragt: Gibt es für dieses oben erläuterte »glaubende Fühlen« der Realität einen Beleg jenseits von Dichtung und Traum? Was sind das genau für Fühl- und Bewertungszustände, die darüber entscheiden, ob etwas für uns »wirklich« wird? Darüber weiß man noch sehr wenig. Überhaupt ist das »Innen«, das Fühlen, sind die Gefühlstöne, die Atmosphären, die Kontexte, die eigentlich unser Leben ausmachen, kaum erforscht, wie kürzlich eine Gruppe von Kognitionsforschern in den USA um F. Varela bekannte und sich der Phänomenologie zuwandte. E. GOFFMAN (1977) hat hierzu gesagt, dass Personen immer fragen: »Was ist los?« Sie wollen die »Situation« verstehen, und um sie zu verstehen, müssen sie den Rahmen, den »Frame«, wie Goffman in seinem Buch *Frame Analysis* gezeigt hat, verstehen, den Kontext, auf den sie das Ganze, »was los ist«, beziehen können. Der Kontext aber ergibt sich nicht aus den Daten selbst, denn die können simuliert sein, Zitate sein, sondern aus einem gefühlshaften, intern bewertenden Gesamtverständnis, das erst Realität schafft (also letztlich Vernunft).

Fragen wir in diesem Sinne nach der »Wirklichkeit des Traums«, so erkennen wir, wie sehr wir gerade ihn nicht aus der Realität ausschließen dürfen. Er bedeutet in mancher Hinsicht sogar »Hyper-Realität«. In welcher Weise ist dies so? Ingeborg Bachmann spricht im Hinblick auf einen Wachtraum, ein imaginatives Erlebnis, davon: »Aus der Finsternis ... rollen die Einbildungen und Nachbildungen, die Wahnbildungen und Wahrbildungen ans Licht, rollen heraus aus einem Kopf, kommen über einen Mund, der von ihnen spricht und behauptet und es verläßlich tut. (...) Ein Bild nur, von Zeit zu Zeit unter einer bestimmten Schädeldecke, die aufzuklappen auch wenig Sinn hätte, denn da wäre noch einmal nichts ...« In diesen wenigen Sätzen ist eine ganze Philosophie der Nichtreduzierbarkeit unserer Eigenwirklichkeit enthalten (siehe auch den Beitrag von Th. Bock zum Eigensinn).

Vom Traum sagt sie: »Meine Tagrätsel sind größer als meine Traumrätsel, du merkst dann, daß es keine Traumrätsel gibt, sondern nur Rätsel, Tagrätsel, unverlautbare chaotische Wirklichkeit, die sich im Traum zu artikulieren versucht, die dir dann manchmal genial zeigt, in einer Komposition, was mit dir ist, denn anders würdest du's nie begreifen ...« Dies als Beleg für die Orakelfunktion des Traumes.

Träume können auf diese Weise auch lebensbestimmend werden.

Eine etwa 50-jährige Patientin mit einer schweren Lebens- und Identitätskrise berichtet über einen Traum von einem »weißen Keller«. Dieser verändert ihr Leben vollständig. Das, was gewissermaßen vorher in den dunklen Keller gesperrt, verdrängt war, erscheint plötzlich weiß, erweitert sich zu einem umfassenden Lebensraum. Dadurch wandelt sich ihre Beziehung zu ihrer Familie und dem Ehemann, wobei sie glaubt, *dieser* habe sich völlig verändert, eine Auffassung, in der ich sie nur bestätigen konnte.

Die Innenweltlichkeit des Traums und seine symbolische und oft prophetische, für die Therapie prognostisch wichtige innere Wahrheit, sie bezieht sich als »via regia« – als Königsweg im Sinne Freuds zum Unbewussten – auf einen Bereich, der uns naturwissenschaftlich noch weithin verschlossen ist. Der Psychologe D. Dörner (2002) meint zwar, man könne diese »Innerlichkeit« im Computer simulieren. Man muss da aber wohl Zweifel haben: Es scheint so, als suche jede Zeit ihre geeignete Metapher für unser Selbstsein. Vor über 2000 Jahren war diese Metapher der Lehmkloß, aus dem Gott den Menschen schuf. Heute ist es der Computer. Menschliches Selbstsein und Computersein sind aber noch himmelweit voneinander entfernt.

Gibt es nun nicht aber doch eine Möglichkeit, den Weg zum Innen nachzuzeichnen, die Welt der Dramen zu erleuchten? Wenn Philosophie die Weise der »radikalen Selbstverständigung« (Spaemann) des Menschen ist, so muss sie doch gerade dieses »Innen« zu erfassen versuchen. Ich möchte deshalb vorschlagen, einen »mimetischen Weg zum Innen« zu beschreiten. Dazu möchte ich mich einer Passage aus einem Brief van Goghs bedienen. Im Juli 1880 schreibt er: »Mancher trägt ein großes Feuer in seiner Seele, und nie kommt jemand, um sich daran zu wärmen; die Vorübergehenden bemerken nichts weiter davon als ein kleines bißchen Rauch, der oben aus dem Schornstein quillt, und dann gehen sie ihres Weges. Was soll man da tun?« Dieses innere »Feuer« – ich wäre kein Psychiater und Psychotherapeut, wenn ich das nicht sagen würde – steht für das Psychische, das große Rätsel in uns, die menschliche Seele, über die wir so wenig wissen. Im Folgenden will ich den Versuch machen zu zeigen, in welcher Weise psychische Domänen, so genannte »Psychismen«, miteinander in Wechselwirkung stehen, und zwar mittels der »Mimesis«.

Der mimetische Weg zum Innen

Einer der großen modernen Theoretiker der Theorie der Mimesis ist René Girard, der in verschiedenen seiner Werke, insbesondere aber in *Das Heilige und die Gewalt* eine Theorie des mimetischen Geschehens entwickelt hat. Folgt man Girard, so ist die Pointe des Freud´schen ödipalen Geschehens nicht das Ödipale als solches, das Begehren der Mutter, sondern die »mimetische« Rivalität mit dem Vater.

In seinem Frühwerk von 1961 *Mensonge romantique et vérité romanesque* hat Girard eine, für seine gesamte Theorieentwicklung wesentliche Entdeckung ausgeführt, nämlich den Befund, in der Romanliteratur des 19. und 20. Jahrhunderts gebe es ein Phänomen des »mimetischen Begehrens«, das sich in Romanen von Stendhal über Flaubert bis Dostojewski und Proust (letztlich bis Camus) nachweisen lasse, wobei die betrachteten Romane eine eigentümliche Grundstruktur gemeinsam haben: Wie Gebauer und Wulf in ihrem Buch *Mimesis* referieren, begehren nach Girard die Hauptpersonen einen anderen, wobei ihre Gefühle auf eine dritte Person, einen Vermittler, einen »Mediateur« gerichtet sind. Dabei analysiert Girard Stendhal in folgender Weise: »In den meisten Fällen des Stendhalschen Begehrens begehrt der Vermittler selbst das Objekt oder könnte es begehren: genau dieses Begehren, ob wirklich oder angenommen, macht das Objekt in den Augen des Subjekts unendlich begehrenswert.« Bevorzugtes Opfer dieses Mechanismus ist derjenige, der von Eitelkeit (Vanité) besessen ist: »Denn damit ein Eitler (Vaniteux) ein Objekt begehrt, reicht es aus, ihn davon zu überzeugen, daß dieses Objekt schon von einem Dritten begehrt wird, dem ein gewisses Prestige zugeschrieben wird. Der Vermittler ist hier ein Rivale.« Wünsche, Bedürfnisse, Vorlieben, Sehnsüchte werden also dargestellt als nicht etwas genuin Gegebenes, etwas intern durch Triebe oder Konstitution Hervorgebrachtes, sondern sie werden vielmehr »abgelesen«, sie werden durch mimetische Abhängigkeit von einem Dritten übernommen.

Zusammenfassend lässt sich zum mimetischen Zugang zum Innen der Realität des anderen sagen: Vielleicht ist am wesentlichsten für die Realitätsauffassung (das Realitätsgefühl), dass das Tun, die konkrete Handlung, die darauf beruht, dass etwas gewollt, gewünscht wird, in Realität und damit in Befriedigung umgesetzt werden soll. Der Nachvollzug dieses Wünschens, dieses Wollens, ist der mimetische Zugang zum Andern im Sinne von Girard.

Der Wahn – ein Fenster zur Seele

CHRISTIAN SCHARFETTER

Wahn ist ein unerschöpfliches Thema, schon im engeren psychiatrischen Sprachgebrauch als psychopathologisches Symptom und noch mehr im übertragenen Gebrauch: »das ist ja wahnsinnig« für Abwegiges im Verhalten von Einzelnen oder der Gesellschaft.

Da ist die Sozialpathologie angesprochen und das tragisch Unzulängliche des Humanum, das Thema homo homini lupus, die zwischenmenschliche Destruktivität der so genannten Normalen, die Abwertung, Pathologisierung, Marginalisierung, gar Auslöschung von Non-Konformem. In der Antipsychiatrie wurde der Protest gegen die Verrücktheit (schließlich deklamiert in Pathogenität) der Normengesellschaft bis zur Umkehr getrieben, der Geisteskranke sei der eigentlich Gesunde in einer verrückten Gesellschaft.

Wahn im engeren psychopathologischen Sprachgebrauch entzieht sich immer wieder souverän den oft so hilflos wirkenden Versuchen, ihn terminologisch zu fassen, ihn eindeutig definitorisch abzugrenzen und in jenes Gebiet der Krankheit zu verbannen, von dem die, die sich selbst für geistesgesund halten, sich so gesichert weit weg zu sein wähnen.

Dieses Sich-Entziehen von der Gefangenschaft im Experten»wissen« lockt immer neue Autoren, sich daran zu versuchen – im weiten Spektrum zwischen Daseinsauslegung, biografischem Verstehen, psychopathologischem Beschreiben, neurowissenschaftlichem Korrelieren mit Hirnregionen, -bahnen, -stoffwechsel bis hin zum pharmakologischen Abtöten des Wahns, ohne zu fragen, was das Subjekt mit dem Wahn gewinnt, was für Bedürfnisse und Defizite sich im Wahn kundtun.

Wähnen ist kein ausschließlich einer Krankheit zuzuschreibendes mentales Geschehen. Wähnen scheint eine grundsätzlich menschenmögliche Weise der Selbst- und Welt-Deutung. Es zeigt, wie andere so genannte Positivsymptome der Psychopathologie auch, wie die Psyche arbeitet im kontinuierlichen Spektrum von »gesund« und »krank«. Die drei Grunddimensionen veränderter Wachbewusstseinszustände, die DIETRICH (1996) als ätiologieunabhängig zeigen konnte, die positiv erlebte Ich-Grenzaufhebung (kosmische, im religiösen Sinn mystische Union), die negative Ich-Auflösung (desintegrative Krise, bad oder horror trip) und die perzeptiv vermittelte Umgebungsveränderung haben ihre Parallelen in der Psychopathologie (Scharfetter 1996). Es sind allgemeinmenschliche Grundmuster, vor der (scharfen) Unterscheidung von gesund-krank. Ideler schrieb schon 1847: »Studium des Wahnsinns heißt Studium des Menschen auch im nicht-kranken Zustand (14)«. Und: »Die Seele als Archetypus wohnt allen Bildungsprozeßen im dunklen Bewußtsein inne.« (Ideler 1835, S. 76)

Deshalb konnte Ideler (1848, S. 180) auch »die Irrenhäuser als die Hochschulen der anthropologischen Forschung« erhoffen. Manche dieser Alienisten des 19. Jahrhunderts hatten eine weitere Perspektive auf die Krankheit als nur das Abweichungs- und Defizitmodell. In der Denklinie von Stahl lag die Einsicht in die autotherapeutische Anstrengung, die in Krankheitssymptomen zu sehen sei. Von Stahl kamen diese Gedanken über Langermann zu Ideler, der 1835 schrieb: »Krankheit ist nicht Leiden der unterliegenden, sondern heilkräftiges Streben der gegen Schädlichkeiten ankämpfenden Natur ... Krankheit als eigenmächtige und wohlgeregelte Abwehr der Natur gegen Störungen ... ihre unleugbare Heilkraft.« (ebd., S. 87)

Die Pathogenese wurde von diesen anthropologisch orientierten Autoren in der »Totalität der Bedingungen«, der Lebensgeschichte, hereditären, exogenen und endogenen Faktoren, die nur teilweise erkennbar waren, gesehen (Heinroth 1827, S. 174).

Die aktive (freilich nicht gezielt-intentional als bewusste Aktion) Leistung der Kreation von Wahn unter dem Druck unerträglicher Affekte (passiones, Leidenschaften) und des Untergangs des zertrümmerten Bewusstseins, die äußerste Anstrengung zur Reorganisation des Bewusstseins und die darin errungene Neugestaltung des Bildes von Selbst und Welt war einigen Psychiatern anerkennenswert.

Die tiefen personal-biografischen Einsichten in das dynamische Geschehen des Wähnens standen unter der bescheidenen Einsicht der verwandtschaftlichen Nähe von Gesunden und Kranken, von Psychologie und Psychopathologie, fernab der naiven Selbstsicherheit der Experten, sie seien sicher abgeschirmt im Reich der Gesunden (Ideler soll mehrere Phasen wahnbildender Depression erlitten haben, siehe Bonhoeffer 1940). Die menschliche Gemeinsamkeit (das human commune) des Patienten und seiner Betreuer, das nie endgültig zu stillende Bedürfnis zu verstehen, was in der menschlichen Psyche vor sich gehe, und dazu Interpretationen, Deutungsmodelle zu entwerfen, leiteten manche dieser Autoren.

Viele sind heute leider fast vergessen. E. Kraepelin und E. Bleuler, Gaupp und Kretschmer präsentierten sich als innovative Entdecker, ohne oder mit despektierlicher Erwähnung der Vorgenerationen der Alienisten wie E. Bleuler oder E. Kraepelin (Scharfetter 2001, S. 33 f.). Seither wähnen viele Psychiater, eine ernst zu nehmende »wissenschaftliche« Psychiatrie habe erst mit Kraepelin (und Bleuler) begonnen. Dazu gehört die seither dominante Nosologie. Sie stützt sich besonders im Bereich der so genannten endogenen Psychosen auf die krude Dichotomie, inklusive der ihr vorangehenden Union der affektdominanten und der nichtaffektiven Psychosen. Sie erhebt sich weltfremd über die Polymorphie und die neurobiologischen und genetischen Grundlagen, die sich nicht an die Nosologie halten, und verliert sich im 20. Jahrhundert wieder in einer immer weiter gehenden Aufsplitterungen, die an die nosografische Ära des 19. Jahrhunderts erinnert.

Diese Nosologie ist mit dem biologistischen Bekenntnis des Primats des Hirnorgans über die Psyche, das Bewusstsein, verbunden. Beide Orientierungen, die nosologische und die biologistische, sind gefährdet, die Person des Kranken in ihrer Werdensgeschichte, ihrem Charakter, ihrer Biografie, ihrem Ringen um Bestand, ihrem Niederbruch und den Selbstrettungsmaßnahmen sowie den soziokulturellen Einflüssen aus dem Gesichtsfeld zu verlieren. Wo Wahn nur mehr ein Symptom ist, das auf »unterbrochene Assoziationsbahnen« (Wernicke 1893) verweist oder heute auf Störungen in der Erregungsleitung und im Stoffwechsel bestimmter in Schleifen verbundener Hirnareale, wo Wahn mittels Neuroleptika ausgelöscht werden soll – was soll da die Person in ihrer Lebens-, in ihrer Zerbrechens-, in ihrer Selbstrettungsgeschichte? Bei dieser Gelegenheit möchte ich an die fast vergessene Schrift von J. Wyrsch von 1949 erinnern: *Die Person des Schizophrenen*.

Manche dieser Ideologien, die in der Geschichte der Psychiatrie dominierten, und nicht nur die Hirnmythologie (die noch nicht überwunden ist), muten als wahnverwandte Monomanien und autistische Welt- und Menschenfremdheit an. Ideologien können in ihrer Eingleisigkeit die »Sache« Mensch so sehr verfehlen, auch Ideologien können von »para-noetischen« Meinungen dominiert werden, deren charakterologisch-motivationale Grundlage hinterfragt werden könnte.

Psychopathologie erlaubt Einblicke in die Psyche. Da wird wie bei einem Steinbruch das Innere der Erde sichtbar, ihr Bau und ihre Bausteine. Was könnte es am alten Thema Wahn noch zu sehen geben (wovon nicht vieles schon gesagt worden ist)? Welche Mosaiksteinchen des Humanum dürfen (bei diesem Anlass und in dieser Zeitspanne) gezeigt werden?

Der Bedeutungshof von Wahn: »Die Wahn-Familie«

Zu der Festlegung, was »Wahn« genannt werden solle, dürfe – und zwar im Rahmen der Psychopathologie, nicht im losen populären Gebrauch –, gibt es viele Versuche, die meist die falsche Meinung, die Irrigkeit der Überzeugung der Person des Wahnträgers in Bezug zu seiner Welt hervorheben. Das mag in vielen Fällen auch als praktische Orientierung in Klinik, Diagnostik und Therapie, in Gutachten brauchbar sein. Aber die implizite Selbstpositionierung des Experten, er wisse, was richtig, was falsch sei, ist selbst nahe an einer wahnähnlichen Selbstzuschreibung. Das gilt auch für die von Voreingenommenheiten überladenen Versuche, echten von unechtem Wahn zu unterscheiden, verständlichen vom unverständlichen, Prozess und Entwicklung (Jaspers). Zu den trügerischen Definitionen gehören auch die Formulierungen »krankhaft entstandener Irrtum«, »falscher Glaube« u. Ä.

Wähnen wir zu wissen, was Wahn sei und was nicht? Er erscheint oft im Gewand des Wissens, ist aber nicht begründbares, argumentationsunzugängliches, korrekturfähiges Wissen (Episteme), Ergebnis von sorgfältig unterscheidendem Denken. Er wird zwar oft wie Gewissheit, Sicherheit präsentiert, bleibt aber auch im Vermuten, Argwöhnen, Misstrauen. Er kann als Glaube im populär weiten Sinn erscheinen, also wie ein Meinen, Annehmen, Vermuten, ist aber vom Glauben im engeren religiösen Sinn zu unterscheiden, mit all den Schwierigkeiten, an die uns das Stichwort »Aberglaube« erinnert.

Brauchbar erscheint mir die Formulierung: Wahn sei ein privates und privatives, d. h. der Gemeinschaft entrückendes Konstrukt von Selbst und Welt mit der Folge der Dysfunktionalität, Infirmität. Aber auch dazu bedarf es verschiedener Erläuterungen, auch dagegen gibt es manches »Aber«.

Wahn – eine idiosynkratische Annahme, also ein Meinen, Vermuten, Zuschreiben. Wähnen – ein präverbales Ahnen, das erst nachträglich mühsam eine begriffliche Sprachgestalt erhält und in eine bedeutungsträchtige Erzählung (Narration) überführt wird. Diese kann dann autistisch starr festgehalten, gar systematisch ausgebaut werden.

Bedenken wir genug die nachbarschaftlichen Phänomene im Umkreis des Wahns? Die Veränderung des leiblichen Selbsterlebens in der Zönästhesie, in der Grenzaufhebung, in der Konsistenz- und Kohärenzänderung, in der Metamorphose der Gechlechtsidentität, der morphologisch-physiognomischen Identität, in »gender dysphoria« und »body dysmorphic disorder«, die Einschätzung der eigenen Gestalt bei Anorexie – das alles sind private und privative Überzeugungen, die dysfunktional-infirm-krank machen. Ja, die Depersonalisation – warum nennt man sie nicht einen Wahn? Und die Derealisation, die Abblassung und Entrückung der Umwelt, gar die Bedeutungsveränderung der Umwelt in der Illusion? Die Missidentifikation, die falschen Identifizierungen, das vermeintliche Wiedererkennen – sie gehören zum Bedeutungshof von »Wahn«.

All die vielen möglichen Veränderungen des Selbstbildes, die hohe, tiefe Selbstbewertung und -einschätzung – gehören sie nicht auch in den Bedeutungshof des Wahns? Die Selbstentwertung bis zur Annihilation des Ichs in der Depression, die Nichtung von Selbst und Welt – sie gehören zum Paranoid. Die Umgestaltung der eigenen Geschichte – wo ist die Grenze zwischen einer wahnhaften Biografie und einer Konfabulose, einer Pseudologie, einem »pathologischen Lügen«? Was ist mit dem false-memory-syndrom, der irrigen Überzeugung, Opfer eines Missbrauchs zu sein, ohne dass das bewiesen werden könnte? Ist das eine wahnhafte Abwehr, eine paranoide Identität als Opfer?

Schwere Zwänge, ich-dystone Impulse, quälende Obsessionen – gelegentlich wächst eine Schizophrenie aus solchen Verläufen heraus, dann verformt sich die Ich-Dystonie zur Fremdbestimmung – da sind wir an solche Übergangsreihen gemahnt. Ähnliches gilt von der häufigen Vergemeinschaftung von Wahn und Halluzination. Sie sind auch im differenziellen Erfahrungsbewusstsein von introspektiv begabten Patienten oft sehr nahe beieinander; Wahn erhält Bestätigung von quasiperzeptiven Halluzinationen und Halluzinationen werden in narrativer Textualisierung als Wahn ausgestaltet.

Bei der dissoziativen Identitätsstörung ist vieles zum traditionellen Begriff des Wahns gehörig: wahnhafte Multiplikation, Identitätsaufsplittung, wahnhafte Konfabulationen, Scheinerinnerungen (z. T. bei Satanismus). Wahnverwandt erscheint zumindest manches im Umkreis von Ideologie, überwertiger Idee, Monomanie, Fanatismus, Orthodoxie. Die Selbstzuschreibung als »wissend«, gar verfügend über Eingreifmöglichkeiten in so genannten paranormalen, »übernatürlichen« Welten, die Begabung, davon zu wissen, zu künden, heilend damit umzugehen – wo ist die Grenze vom selbst ernannten Neoschamanen zur wahnhaften Identitätsformung, zur Leih-Identität? Wenn wir zu all dieser hoffentlich heilsamen (weil zu Vorsicht gemahnend) Verunsicherung noch die kulturell-subkulturellen Einflüsse auf das Selbst- und Weltbild, die Bedeutungsverleihung in Mythos, Glaube, Aberglaube, in der Selbst- und Fremdattribution (etwa als Bhagwan, Avatar, Buddha, Guru) als spirituell erwacht usw. bedenken, werden wir zögernder in der Anwendung des Ausdrucks »Wahn« an jene Phänomene, die uns befremden.

Die Eigenwelten parapsychologisch Begabter, ihre Fähigkeit, über räumliche und zeitliche Grenzen zu sehen (Telepathie) oder auch als Heiler zu wirken, die Entwicklung von kommunikativem Austausch mancher Medien mit Tieren (animal communication), mit Pflanzen, Steinen, Fluss und Wolken – das sind Sonderwelten, die nicht pathologisiert werden sollten. Das Berührt-, gar Ergriffenwerden vom Heiligen, die Hierophanie, die religiös-spirituell-mystische Erfahrung – wie viele Psychiater sind ihr gegenüber uninformiert, unerfahren, stumpfsinnig und neigen zu einer Pathologisierung solcher Erlebnisse, was wie eine entwertende Abwehr des als unheimlich, nicht verstanden, nicht verfügbar Empfundenen anmutet.

Oft wurde es gesagt: Es ist nicht der Inhalt einer Überzeugung allein, der als Wahnkriterium genommen werden darf, sondern es ist die Einbettung, das gesamte Lebensgefüge, der Kontext der Erlebnis- und Verhaltensweisen, das Syndrom, in welchem das Symptom Wahn vorkommt.

Konstitution von Selbst und Welt im Bewusstsein

Im Bewusstsein konstituiert sich die mentale Gestalt *Selbst* und die diesem Selbst zugehörige *Welt*. Dieses Bild von Selbst und Welt wird in sprachliche Gestalt gebracht, mit Bedeutung gefüllt und in einen (mehr oder weniger) kohärenten Text verbunden, vernetzt.

In dieser gestaltbildenden Kraft des Bewusstseins liegt die Möglichkeit, über einen interpersonellen und kulturellen Konsens eine »reale« Welt zu konstituieren – oder in eine privative, idiosynkratische, autistische, dereale, paranoetische, eben Wahn-Welt zu geraten. Mit anderen Worten: Der Mensch ist grundsätzlich wahnfähig auf Grund der Weise, wie ihm in seinem Bewusstsein Welt und Selbst gegeben sind.

Die eigentliche Wirklichkeit ist nicht erfassbar. Diese Linie geht wie ein roter Faden durch die jüngere abendländische Philosophiegeschichte: über die Anschauungsformen I. Kants, geschaffen von der Einbildungskraft unter der Kontrolle der Vernunft; über die Formulierung Husserls, die Welt sei »ein psychisches Gebilde, Ideengebilde«, jeder habe »sein Ideengebilde Welt«, bis hin zum epistemologischen Konstruktivismus (H. v. Foerster, E. v. Glasersfeld) und zur evolutionären Epistemologie (Lorenz, Riedel, Wuketits, Maturana und Varella), mit Einflüssen aus Ethologie, Ethnologie (Hallowell) und Psychologie (Piaget, Bateson, Watzlawick). Sie treffen sich in dem Bekenntnis: Wahrnehmung und Erkenntnis sind konstruktive Akte (Poiesis).

Das Spektrum der Erfahrungen, die die Bewusstseinsgestalten Selbst und Welt entstehen lassen, ist weit: externe, perzeptive, psychosoziale oder innerpsychische Momente, Selbstgefühl, Zönästhesie (also eigenleibliches Spüren), Emotion und Affekte, Einfälle, Vorstellungen, Fantasien. Alle diese Erfahrungen werden im Erleben des wachen, vollbewussten Menschen mittels der Funktion Erfahrungsbewusstsein kognitiv eingeordnet.

Erfahrungsbewusstsein ermöglicht Realitätsbewusstsein. Voraussetzung dieser Bewusstseinsfunktion sind eine mittelgradige Afferenz (Erregungsniveau, also weder sensorische Überflutung noch Deprivation), stabile Wachheit und eine ausgeglichene emotional-affektive Grundlage – sowie ein genügend stabiles zentrales Verarbeitungszentrum (das Selbst/Ich). Bei einem bedrohten, gar fragmentierten Ich-Bewusstsein geht Erfahrungs- und Realitätsbewusstsein in den Affekten Angst, Verzweiflung, Untergangsbedrohung verloren. Damit steht ein Weg in den Wahn offen.

Erfahrungen sind dem Menschen in unterschiedlichen Graden der Evidenz, der Intensität, der Lebhaftigkeit, der Realitätsbestimmung, der Gewissheit gegeben. Evidenz ist das, was von sich her als Gegebenheit dem Beobachter einleuchtet, sich ihm überzeugend darbietet: von der reinen Wahrnehmung, der Bedeutung (Schlüssigkeit, Klarheit, Eindeutigkeit, Plausibilität), den begleitenden Emotionen (= emotionale Erkenntnis) und von der sozialen, interpersonellen Bestätigung. Evidenz muss als Resultat der Interaktion von Beobachtetem und Beobachter (seiner Offenheit, Suchperspektive, Bedeutungsgebung, Auslegung etc.) gesehen werden. Gewissheit hingegen meint das Sicherheitsgefühl (Überzeugung), das ein Mensch betreffend seine Erfahrung und deren Deutung, betreffend seine Meinung, allenfalls seinen (religiösen) Glauben hat. Welt und Selbst sind dem Menschen als Erfahrung gegeben, in einer Weise, die in der biologischen Evolution und in der Kulturgeschichte, in persönlich-biografischer und zeitgeschichtlicher Prägung, gestaltet ist.

Auf Erfahrung stützt sich »Wissen« als argumentationszugängliches, korrigierbares, überprüfbares und interpersonell bestätigtes Wissen über externe (nicht ichhafte) Realität. Es gibt kein vergleichbares Wissen über Ich-Zustände, über das Selbstgefühl, über interiore Ereignisse wie Zönästhesie. Und doch werden solche Erfahrungen als Wirklichkeiten erlebt – und auch handlungsbestimmend. Dabei geht es um Wirklichkeiten als mentale Ereignisse in einem Subjekt, gegeben durch ein Erspüren, Gewahren, Vernehmen. Da gibt es keine Überprüfung, Bestätigung durch Verwerfung, unter Umständen wegen der Einzigartigkeit nicht einmal durch Wiederholung.

Wissen, das systematisch in der Wissenschaft angestrebt wird, kann richtig oder falsch sein: Es ist irrtumsanfällig und kann korrigiert werden, es ist nie letztgültig, es kann keine Aussagen über ein Absolutes tätigen (das ist

Sache des Glaubens, der Konfession, der Spekulation), es erfasst immer nur Partikuläres, nicht das Ganze. Wo Wissen gegeben ist, braucht es kein Meinen in unterschiedlichen Gewissheitsgraden: Meinen, Annehmen, Vermuten (Glauben im umgangssprachlichen Sinn im Gegensatz zu Wissen), kurz: »belief-system«, dies bezeichnet die subjektive Gegebenheit von Selbst und Welt zwischen Unsicherheit, Zweifel (im negativen Sinn Argwohn, Misstrauen) bis zur Gewissheit, Überzeugung.

Das meiste unserer Vorstellungen, Bilder, Annahmen von Selbst und Welt ist ein Meinen, kein Wissen. Das Spektrum des Meinens, der Annahmen, ist viel größer als das des Wissens. Meinen gibt sich nicht (wie Wissen) in überprüfbaren (gar falsifizierbaren) Sätzen kund und wird oft präverbal und nonexplizit verhaltenswirksam. Das Meinen im Sinne von Für-wahr-Halten kann argumentationszugänglich sein, muss es aber nicht (im Gegensatz zum Wissen).

Das Vermeinte, die Annahmen betreffend Selbst und Welt, sind Gebilde der Fantasie, der kreativen Gestaltung des Bewusstseins. Die mythopoetische Fantasie schafft mehr oder weniger kohärente Weltbilder. Sie kümmert sich nicht um Wahrheit (wie immer diese definiert werden mag), um Überprüfbarkeit. Wichtig ist, dass das Fantasiegebilde subjektiv stimmig ist, dass es befriedigt (sic Affekt), als plausibel erlebt wird.

Das Reich der Fantasie ist immun gegen und erhebt sich souverän über Argumente, Logik, die elementaren Anschauungsformen von Raum und Zeit. Es ist das Reich, das jeder für sich ohne Rücksicht auf Prüfbarkeit und intersubjektiven Konsens spielen lassen kann. Jeder kann für sich sein Weltbild ausformen: Privatmythologem, oder er sucht Anschluss an kulturell-subkulturell vorgegebene Muster der Weltdeutung. Ganz ohne Rückgriff auf Vorliegendes (u.U. nur implizit, unbewusst Gegebenes der eigenen Personifikation, Sozialisation, Enkulturation) geschieht kaum eine kreative Gestaltung, nicht in Kunst und Wissenschaft, nicht in sub- oder parakulturellen Weltanschauungen, nicht im Privatmythologem und auch nicht im Wahn (so genannte pathoplastische Einflüsse).

Erfahrungen konstituieren das Bild von Selbst und Welt. Diese werden als bedeutungserfüllt, sinnträchtig erlebt. Die Sinnherstellung (eine Poiesis) geschieht aus verschiedenen Quellen: Wahrnehmungen (exteriore und intrinsische, zönästhetische) werden mittels des Gedächtnisses mit früheren und begleitenden Erfahrungen, Erfahrungsmustern (persönlichen, familiären, soziokulturellen) verknüpft. Erfahrungen (und alle Erfahrungen tragen zur Selbsterfahrung bei) werden in vergleichbarer Weise verbunden, es werden ihnen Bedeutungen zugeschrieben, sie werden zu einem sinnhaften Gewebe verknüpft (Gewebe = Netz = Text = Tantra; zu

Kohärenztheorien siehe Barthelroth/Scholz 2001; Stenger 1993). Alle Erfahrungen haben einen emotional-affektiven Gehalt, welcher für den Prozess der Sinn-Gestaltung als Motiv wirksam wird: Sehnsucht, Wunsch, Trieb, Bedürfnis. Dafür stand im 19. Jahrhundert »Leidenschaft«, Passion (z.B. Esquirol, Ideler).

Wege in den Wahn

In dem angedeuteten kognitiv-affektiven Prozess der Bildung von Wissen, Meinen, Annehmen, Vermuten, Vorstellen und Fantasieren – und den Überwachungsfunktionen von Verstand und Vernunft, verschiedenen und repetierten Perzeptionen und sozial-interpersonellem Austausch – müssen wir die Weichenstellung hinein in das Wähnen suchen. Es sind von vornherein mehrere Verirr-Möglichkeiten in den Wahn in Betracht zu ziehen, in dieses autistisch-idiosynkratische, mit der Mitweltsicht inkompatible Konstrukt, diese private und privative, dysfunktionell-infirm machende Annahme von sich selbst in ihrem Bezug zur Welt.

Unter verschiedenen Bedingungen überbordet die fantastische Eigenwelt über die Alltagsrealität. Beim Dichter mit kreativer Gestaltungskraft wird daraus ein Roman, beim Kranken mit infirmem Selbst kann das zum Scheitern in der Lebensbewältigung führen, zur Dysfunktionalität und zur Deprivation von der Sozietät, zur Isolation und Alienation. Dann wird nicht mehr erkannt, dass die Wirklichkeit der Erfahrung nicht mehr den Schluss erlaubt, das Erfahrene sei real.

Wie wird aus einem privaten Meinen, einem Privatmythologem ein System von Meinungen, Ansichten, Vorstellungen, Bedeutungen, Gewichtungen (kognitive und affektive), ein Wahn im psychopathologischen Sinn? Ein de-lira-ire (delirium, delirio), ein para-noetisches Denken, ein idiosynkratisches realitätsinkompatibles Überzeugtsein, eine Delusion (Verschleierung der Realität), ein Abirren von der soziokulturell eingebetteten Intersubjektivität, die autistische Verrückung?

Ausgangssituation für die Wahnproduktion ist die Erfahrung der Betroffenheit: Es fehlt mir etwas, es ist etwas verändert in mir, in der Umwelt. Es ist zuerst ein vorsprachliches Angemutetwerden, kognitiv noch nicht zu fassen (vergleiche die »Tremaphase« bei Conrad). Daraus wird spontan oder durch Befragung in Sprache gefasster, mitgeteilter Wahn. Indem das Bewusstsein dem präreflexiven Erlebnis formend Sprachgestalt gibt, erfolgt eine Bestimmung und Fixierung: Wahn als mitgeteilter Wahninhalt ist anders eingebettet in das Subjekt als präreflexiv handlungswirksames Wähnen.

Eine weitere Stufe ist dann die »Verarbeitung« des Wahns, seines Inhaltes sowohl wie seines Daseins, durch den Wahnträger (Systematisierung). Einen narrativ ausgestalteten Wahn sehen wir am ausgeprägtesten bei den chronischen systematischen Wahnentwicklungen (vom Typ der Paranoia). Dagegen bleibt bei der Demenz mit ihren mnestischen und intellektuellen Werkzeugstörungen des Ich das Paranoide meist flüchtig – und ist dann nicht einfach von der Konfabulose abzugrenzen.

In der Wahrnehmung erhält ein unbestimmtes, protopathisches Zumutesein Profil, Gestalt, Physiognomie – und wird damit schon verändert (wie ein erzählter Traum nicht gleich ist dem Traumerlebnis). Gedanken werden in der Versprachlichung fixiert, das engt das Spektrum der Möglichkeiten ein. Ein Erlebnis wird in der Erzählung zur Geschichte, gewissermaßen hinausgegeben, externalisiert. Auch für die narrative Ausgestaltung der Wahnfabel gilt, was G. Böhme zur Wandlung vom Erlebnis zur Geschichte sagt: »Die Darstellung lässt das, was man darstellt, nicht unverändert ... Ein Erlebnis, das man erzählt, gerät einem zur Geschichte, es verliert den Kontingenzcharakter, mit dem es einen traf.« (Böhme 1994, S. 162). Eine Patientin sagte einmal: »Ich habe zwei Welten – aber man muss Ordnung machen.«

Das Wort »Wahn« hat etymologisch mit »Gewinn« zu tun. Und tatsächlich ist es auch in der Praxis der Klinik und Psychotherapie sinnvoll, nach der Funktion des Wahns im Gesamtbild des Lebensweges und der Entwicklung der Psychopathologie eines Patienten zu fragen. Auch da ist das Spektrum der funktionellen Bedeutungen von Wahn groß: Von der erleichternden Einsicht (»Aha, das geschieht mir da«, »Ich habe immer gedacht: Etwas stimmt nicht ... jetzt weiß ich«, »Das ist im Gange«, «Nicht ich bin geistesschwach und gedächtnisgestört, sondern man hat mich bestohlen«) bis zur plausiblen Deutung des Wahns als Flucht, Kampf, Abwehr unaushaltbarer Psychalgie, die das Ich zerbrechen lässt in Schmerz, Trauer, Verzweiflung, Angst, Einsamkeit, Wut, Ohnmacht (»Die Ohnmacht des Bewusstseins ... das Gehirn ist zertrümmert.«). Wahn als Selbstrettungsversuch – dies ist am deutlichsten sichtbar bei der Erhöhung, Erlösung, Sicherung des Ich und dort, wo in der »Reorganisation des Bewusstseins« (Ideler 1847, S. 11) eine neue Welt geschaffen wird mit einer neuen Stellung, Rolle, Identität des Wahnträgers (»Das ist mein Leben, meine Freiheit, mein Ziel ... ein schönes Weltbild.«).

Affekt(e) und Wahnentwicklungen zusammenzudenken, das ist eine Argumentationslinie, die mindestens bis zum 19. Jahrhundert zurückgeht: Esquirol, Ideler, Guislain, Hagen, Specht, E. Bleuler reihen sich hier ein (in neuerer Zeit Überlegungen zur Affektlogik von L. Ciompi und zum primordialen Rang von Affekten in der Schizophreniegenese von W. Machleidt). Aber: Affekte sind hinsichtlich Qualität und Quantität schwierig zu fassen. Gar von einer »Pathologie der Affekte« zu sprechen ist umso heikler. Die Affektintensität, die das Subjekt zur Dekompensation seines Selbst bringende übermäßige Stärke, ist relativ zur Stärke des »Gefäßes« von Affekten: dem Selbst. Noch schwieriger wird das Problem im Hinblick auf bestimmte Qualitäten von Affekten, die etwa auf Grund der Vorgeschichte der Person und ihres soziokulturellen, auch ethnischen Untergrundes unterschiedliche Belastungen für das Selbst und seine Copingkapazität bedeuten. Diese ist von anderen Begabungen oder Schwächen abhängig (Intellekt, Fantasie, Sprache) sowie vom sozialen Netz, in dem jemand eingebettet, geschützt oder von dem jemand ausgesetzt, abgetrennt ist. Da ist man argumentativ bald beim Globalverweis auf die »psychische Ökonomie« (Heinroth 1818, S. 189).

Die Kontexttheorie (Stenger 1993) verbindet epistemologischen Konstruktivismus und Sinnkonstruktion: Wie wird Sinn konstruiert und zur Grundlage subjektiver und intersubjektiver Realitätserfahrung gemacht? Die Sinnherstellung geschieht aus verschiedenen Quellen: Verknüpfungen von Perzeption mit bisherigen Erfahrungen und Verbindung von verwandten Erfahrungen. Erfahrungen tragen emotional-affektiven Gehalt: Sehnsucht, Wunsch, Trieb, Bedürfnisse, Befriedigung etc. Sie ergeben die Motive. Zum Zweck (final, telephren), also der Sinnkonstruktion werden diese Elemente verknüpft (Text, Gewebe, Tantra) zu einem dominanten Sinn als Relation von Bedeutungen. Der Sinnzusammenhang heißt Kontext. Ähnlich wie Stenger (1993) die Kontexttheorie zur Analyse der Konstruktion von Okkultismus einsetzt, kann man auch für die Konstruktion von Wahnwirklichkeit annehmen: Die Kontextualisierung (sinngebende Vernetzung) gestaltet aus Erfahrungen Wahn.

Aber da bleibt die Frage nach der Weichenstellung vom kulturell (allenfalls nur subkulturell) gemeinsamen Mythos zum Privatmythologem offen und von dort zum dysfunktional machenden Symptomverband um den Wahn. Diese Frage führt doch wieder zum Subjekt und seiner Kapazität zur Selbstorganisation in seiner Welt zurück.

Die Leidenschaften, das Leiden an der persönlichen Realität, bestimmen in der Relation der Intensität (Quantität) und Qualität der Affekte die Ich-Stärke, ob ein Individuum in eine unerträgliche, nicht mehr aushaltbare Lebenssituation gerät und wie es darauf antwortet: mit ausreichenden Copingstrategien, mit Depression, Suizid oder mit Dissoziation (von einzelnen dissoziativen Symptomen wie Depersonalisation über die Zersplitterung der Identität bis zur Fragmentierung des Ich/Selbst in der

Schizophrenie). Je nach Kohärenz oder Desintegration oder auch Auflösung des Selbst wird die Wahngestaltung differieren: Die bei erhaltenem Ich-Bewusstsein und kohärentem Selbst dominierenden Wahnformen der Depression und der Manie sind an dem einen Pol, am anderen befinden sich die »Zertrümmerung des Ich« (Ideler, Kahlbaum) und die »Reorganisation des Bewusstseins« mit einem neuen Bild von Selbst und Welt.

Doch es bleiben viele Fragen offen: Warum gelingt es einer ungeliebt Vereinsamten, einen Wahnpartner im Liebeswahn zu kreieren und diese Privatwirklichkeit über die konkrete Lebenskonstellation dominieren zu lassen? Unter welchen Bedingungen gelingt der »Überstieg« in einer »unendlichen Sehnsucht« (Ideler) vom Untergehenden zum Welterneuerer, zum Messias, von der Kinderlosen zur mehrfachen Mutter, von der niedrigen zur hohen Abstammung, von der einsam Alternden zur Geliebten eines Bildungsrepräsentanten und, wenn das scheitert, zur Erleuchteten nach dem Vorbild der Theresa von Avila? Solche Privatmythologeme sind recht verschieden in ihrer sowohl präsentischen wie auch longitudinalen Kohärenz. Manchmal passen sie sich den misslichen Realitäten schließlich doch an: Aus dem gescheiterten Liebeswahn wird ein Erleuchtungswahn, gar nur mehr ein negatives Wahnerlebnis von Zerstörung, Zerfall, Zertrümmertwerden.

Es gibt nicht einen Weg in den Wahn, nicht nur eine Weichenstellung in die paranoide Verirrung. Es ist vielmehr eine ganze Reihe von Abweichmöglichkeiten zu bedenken. Störungen:

- der nach außen und innen gerichteten Wahrnehmung,
- der Bedeutungsgebung, -entnahme, der Interpretation, der Zuordnung,
- des Realitätsbewusstseins und des Erfahrungsbewusstseins,
- des Schlussfolgerns, der Rationalität des Denkens,
- des sprachlichen Ausdrucks, der Symbolisation, des Symbol- und Metapherngebrauchs,
- der narrativen Konstruktion von Sinn und Kohärenz (Stimmigkeit),
- der Fantasie, der Kreativität, Vorstellung, Imagination,
- der Affekte, Affektdynamik, »Leidenschaften« (passiones),
- der kognitiv-affektiven Konsistenz vs. Inkongruenz,
- des Sozialbezugs im Sinn von Intersubjektivität und Interpersonalität,
- der Selbsterfahrung, des Ich-Bewusstseins.

Danach kann man Wahnformen ordnen zwischen den flüchtigen paranoiden Einfällen (»Man hat mich bestohlen.«), d. h. des mnestisch-kognitiv-intellektuell Beeinträchtigten, den Wunscherfüllungen von intellektuell Unterbegabten und von manchen Vereinsamten, den illusionär-paranoiden Erlebnissen im Delir (Dämmerzustand, Oneiroid) sowie den ausgeformten, mehr oder wenig stabilen Wahnformen bei den Pathologien des Selbst. Es ist also die Leitfrage nach dem Bildner des Weltbildes, die Frage nach dem Selbst: kohäsive Selbstpathologien in Depression und Manie, nonkohäsives, dissoziiertes bis fragmentiertes Selbsterleben in der dissoziierten Identitätsstörung (früher: multiple Persönlichkeit) und in den so genannten Schizophrenien.

Ein kohärentes Selbst schließt sich der Common-Sense-Realität an und beteiligt sich an einem gemeinsamen Mythos; das nennt die Gesellschaft und nennen mit ihr die Psychiater »normal« angepasst. Oder es kreiert ein eigenartiges, eigenwilliges, sonderlingsartiges Bild der Welt und seiner selbst in dieser Welt. In der schweren, aber kohärent bleibenden Selbstpathologie der so genannten Gemütskrankheiten kann der Kranke zum Wahnträger werden. Ein inkohärentes, dissoziiertes, fragmentiertes Selbst kann nur Bruchstücke von Wahn, Wahnfragmente schaffen – oder kann gar keinen Wahn mehr zustande bringen. Fragmente des Selbst, der erhalten gebliebene Ich-Rest kann auch einen über längere Zeit dauernden Wahn schaffen. Mit solchen Überlegungen ist die Wahngestaltung als produktive Leistung anerkannt.

Das Selbst – Gestalter des Wahns

Die kognitiv-affektive Betroffenheit des Selbsterlebens in seiner Welt entrückt (verrückt) das Subjekt aus der Intersubjektivität, der »Bewusstseinsvergemeinschaftung« (im Sinne von E. Husserl 1973, S. 546–547). Man kann in didaktischer Absicht eine Typologie defizienter Intersubjektivität und Interpersonalität aufstellen (Scharfetter 2000).

Auf jeder Stufe der Typologie gibt es die dazugehörigen Wahnarten:

- im Egozentrismus (u. U. des verbleibenden Rest-Ichs) die megalomane Selbsterhöhung;
- in der negativen Selbstbewertung manchmal Eigengeruchswahn und Eifersuchtswahn;
- in der Depression die zum Wahn gesteigerte Angst um das Seelenheil (Verdammnis), das Schulderlebnis, die Scham als vor sich und anderen angeprangerte Peinlichkeit des Eigenen, die Überlebenssorge (Verarmung), die Krankheitsfurcht (Hypochondrie);
- in der Manie die Selbstüberhöhung, Reichtums-, Unsterblichkeitswahn u. Ä.;
- bei der antisozialen Persönlichkeit gelegentlich die Haftpsychose, Begnadigungs-, Unschuldswahn im Sinne wahnhafter Umformung der historischen Biografie;

- bei Borderline-Störungen kommen mannigfache flüchtige paranoide Ängste und Vorstellungen vor (»mikroparanoid« im Klinikerjargon);
- bei der dissoziierten Identitätsstörung wechseln die jeweiligen Partialidentifikationen;
- der Wahn bei Schizophrenien ist in der Literatur von allen Formen am häufigsten diskutiert;
- bei der Demenz mit ihrem Verlust der alltäglich benötigten kognitiven und affektiven Werkzeuge ist das flüchtige Paranoid (als Erklärung für Verlorenes, Verlegtes, als Lückenfüller für der Erinnerung Entglittenes oder als Ausdruck der Lebensverunsicherung (Bedrohungswahn)) bekannt.

In allen Psychopathologien ist das Ich-Bewusstsein, das Ich/Selbst betroffen. Mit der in der Psychopathologie sich kundgebenden Störung der Person und ihres Ich-Selbst-Bewusstseins werden die Funktionen des Erfahrungs- und des Realitätsbewusstseins beeinträchtigt oder aufgehoben. Damit ist eine Weiche für die Irrfahrt in den Wahn gestellt. Dieser wird je nach dem Zustand des Selbst gestaltet – zwischen den Extremen eines flüchtigen Einfalls in der Demenz und dem ausgearbeiteten Wahnsystem bei relativ gut erhaltenem Selbst. Die kohäsiven Selbstpathologien liefern einheitliche Wahngestalten (der Wunscherfüllung, der Erhöhung oder Erniedrigung des Ichs), und zwar am deutlichsten bei den depressiven Wahnformen von Schuld, Scham, Armut, Körperkrankheit.

Die fluktuierenden Ich-Zustände der Borderline-Persönlichkeiten können manchmal mit flüchtigen Wahnerlebnissen einhergehen. Bei der Paranoia stellt ein oft rigid-stabiles kohärentes Selbst den Boden für die chronische Wahnentwicklung bereit. Bei den Schizophrenien hängt es vom Ausprägungsgrad der Pathologie des Selbst (Dissoziation, Fragmentation) ab, ob die Störung in einem Wahn, gar einer Megalomanie ihren Ausdruck finden kann oder ob kein Wahn mehr gelingt.

In den schwersten Fragmentierungen des Selbst ist keine Wahngestaltung mehr möglich: In der affektiv-kognitiven Desintegration der früher hebephren genannten Form der Schizophrenie kann kein Wahn mehr gesponnen werden. Ähnliches gilt für die Verworrenheit in extremen zerfahren-gehetzten Formen der Manie. Im Delirium dominiert die Halluzinose, dann wird keine Wahnfabel geschaffen. Die Oligophrenie und der Infantilismus erlauben manchmal naive Wunscherfüllungen im Wahn (z. B. »Wenn ich den Hof anzünde, bekommen wir einen neuen. Ich sehe schon, wie schönes Vieh durch die Luft zu uns gebracht wird.«). Die Dissoziationen des Ich-Bewusstseins, die Fragmentierung des Selbst erschließen wir aus der – auch leiblichen – Selbsterfahrung des Patienten: Ich bin in Auflösung, zersplittert, zerfallen, verrottet, tot – und aus den Reaktionen auf dieses Zerstörungserlebnis.

Meist ist die Erfahrung so negativ, dass auch nur negative Wahngestalten geschaffen werden können: Beeinträchtigung, Bedrohung, Störung, Vernichtung, Fremdsteuerung. Doch gelingt es manchmal, Teile des fragmentierten Ichs zu erhalten, die dann wie Inseln im chaotischen Meer der Zerstörung bestehen bleiben, sich von dem Widerfahrnis der Vernichtung frei zu halten, gar sich in grandiose Überhöhungen zu flüchten: Ich bin ein Erretter, Erlöser, Neuschöpfer der Welt, ich bin Gott, ein Obergott (Deifizierung des Selbst), ein allmächtiger Heiler.

Manche introspektionsbegabte Kranke können eine Verführung erkennen, sich im Größenwahn treiben zu lassen. Wenige wissen sogar von der Gefahr, sich in solchen Selbstüberhebungen ganz aus der menschengemeinsamen Welt zu entfernen. Da darf man einen Blick werfen in die selbstbewahrenden Kräfte der Psyche. Im psychotischen Erleben, das überwiegend sehr schwer auszuhalten ist (Ich- und Weltverlust, Realitätsverlust, Isolation etc.), locken Verführungen, sich noch weiter vom gemeinsamen Menschlichen zu entfernen – und erstehen Wächter, die vor solchem fantastischen Höhenflug in die Megalomanie warnen. Und der Ich-Rest kann sich danach richten!

Vom therapeutischen Umgang mit dem Wahn

Der therapeutisch-konstruktive Umgang mit dem Wahn beginnt mit der Ernstwertung und Anerkennung, dass sich im Wahn, auch im märchenhaften Wunscherfüllungswahn eines Oligophrenen oder im banalen Bestehlungswahn eines Amnestischen, nicht nur im Wahn als »Selbstexplikation der schizophrenen Existenz« (Kunz 1931) und im melancholischen Nichtungs-, Schuld-, Versagenswahn das Wirklichkeitserleiden eines Menschen und sein Ringen, diesem Erleben affektiv-kognitive Gestalt zu geben, austragen. Wahn ist anzuerkennen als subjektive Wirklichkeit.

Je nach der uns wahrscheinlichsten Motivation zum Wahn, je nach Präsentation und syndromatologischem Kontext, je nach dysfunktionellen Folgen, je nach persönlichem Gewinn und in Abwägung darin, ob der Wahn schädliche Folgen für den Wahnträger oder andere Menschen hat, gibt es viele Weisen, mit den Wahnkranken umzugehen. Einige Umgangsweisen sind jedenfalls abzulehnen: die Zertrümmerung durch Realitätskonfrontation, das Argumentieren sowie die Scheinakzeptanz zum Zwecke eines Bündnisses mit dem Kranken.

Manchen Wahn wird man als Ersatz für eine armselige Realität bestehen lassen – und mit dem Wahnträger erarbeiten, dass er mit dem Wahn, ihn still für sich behaltend, in doppelter Buchführung unangefochten leben darf. Das geht am ehesten bei dem allerdings seltenen Heiler-, manchmal auch Heilswahn.

Die genaue gemeinsame Betrachtung des Wahns und der ihm zu Grunde liegenden Erlebnisqualitäten, vielleicht sogar die Motivationsquellen, kann zu einem differenzierten Erfahrungsbewusstsein führen: unterscheiden lernen zwischen Wahnwirklichkeit und mitmenschlich gemeinsamer Realität. Dies ohne dem Kranken seine, von ihm ja oft gebrauchte, benötigte Wahnwirklichkeit wegnehmen zu wollen (was ohnehin meist nicht geht und zu Abwehr, Rückzug, Verfestigung im autistischen Bollwerk führt). Eine solche, heute als kognitiv-behaviorale Psychotherapie bezeichnete Strategie kann sehr hilfreich sein: Der Patient fühlt sich ernst gewertet, angenommen und verstanden – und kann dann mit dem Wahn anders umgehen, auch lockerer, nicht mehr so ängstlich gebunden.

In anderen Fällen kann eine treffende Deutung, was den Patienten in den Wahn getrieben habe, befreiend sein. Dazu ein Beispiel:

> Roman, ein in vielen schweren schizophrenen Episoden erfahrener Mann (sein schlimmstes Erlebnis: »Ich erlebte mich als amorphe zähflüssige Masse, die irregulär von der Couch abtropfte«), war wieder einmal reif zur Entlassung. Da er kein Zuhause hatte, nahm ein junges Paar ihn zu sich auf. Schon nach wenigen Wochen kam er aber wieder zur Aufnahme in einem schwer erregten, maniform-clownesken, blödelnden, manierierten, spuckenden, rotzenden und distanzlosen Verhalten. Dabei verkündete er, er sei Goethe, Schiller und Voltaire in einer Person.
>
> Die Deutung war, nach reiflicher Überlegung, sehr direkt: »Es ist auch für Ihren Therapeuten schmerzlich, dass Sie sich in diesem Verhalten aus jedem Kontakt herausnehmen. Sie fliehen, weichen vor etwas aus. Nach reiflicher Überlegung und Einfühlung in Ihre Situation und in die Ereignisse der letzten Wochen möchte ich Sie um den Mut zur Trauer bitten: Denn Trauer über Ihre Situation, Ihr Alleinsein, Ihre Beziehungs- und Partnerlosigkeit ist so schmerzlich stark in Ihnen, angesichts des Glücks der Gemeinsamkeit des Paares. Diesen Schmerz getrauen Sie sich nicht auszutragen. Hier in der therapeutischen Beziehung finden Sie hoffentlich den Mut, der Trauer in Ihnen stattzugeben.« Innerhalb von Sekunden ging ein erschütterndes Weinen durch Roman, die hebephrene Psychose war und blieb weg.
>
> Jahre später, er besuchte mich immer wieder mal, sagte er: »Ich möchte Ihnen gestehen, dass ich schon manchmal wütend auf Sie war, weil Sie mir die Möglichkeit genommen haben, mich in die Psychose fallen zu lassen.«

Es darf aber nicht verschwiegen werden, dass die autistische Barriere des

Wahns oft unaufhebbar bleibt, wirkliche Nähe zu gemeinsamer Bearbeitung der Psychose nicht zustande kommt. Da haben wir die Ferne zu respektieren und unsere Ohnmacht anzunehmen. Gerade da sind wir um die beruhigende Wirkung von Neuroleptika dankbar. Aber das therapeutische Beziehungsangebot muss aufrechterhalten bleiben. Wir dürfen den Patienten nicht zur Applikationsstätte von Chemikalien reduzieren.

Im vorsprachlichen Erleben, im Angemutetsein, in der schweren Pathologie des Selbst funktioniert das diskriminierende Erfahrungs- und Realitätsbewusstsein nicht. Es kann in der therapeutischen Beziehung zusammen mit dem Kohärenzgewinn des Selbst geweckt und gestärkt werden. Dann können Wahn und Halluzination als interpersonell kognitiv einzuordnende Erfahrungen ihre Herrschaft über das Subjekt wenigstens lockern, entweder sogar aufgeben oder sich wenigstens in einer »Positivierung der Psychopathologie« im Sinne G. Benedettis (1992) wandeln. Da können entwertende oder bedrohende Stimmen zu trostvollem Zuspruch werden, vielleicht als Stimme vom Therapeuten oder von Gott. Solche therapeutischen Halluzinationen sind ein eindrücklicher Beleg für die Selbstrettungsdynamik. Für den Therapeuten ist es ein schöner Dank für sein Sich-zur-Verfügung-Halten in Empathie, Sympathie und Verstehen, wenn das Selbst des Patienten wieder die Leitung des wohlabgegrenzten und beschützten Hauses übernimmt: wahnfrei.

Philosophie der Psychosen – vom Symptom zum Phänomen

ANDREA MOLDZIO

Klassischerweise ist die Medizin bzw. die Psychiatrie dafür prädestiniert, zu den Psychosen etwas zu sagen, zumal ihr auch die Therapie aufgetragen ist. Mit welcher Berechtigung nähern wir uns also jetzt auf philosophischen Wegen dem großen Thema der Psychosen? Ist es im psychiatrischen Alltag nicht völlig irrelevant, was die Philosophie zu medizinischen und psychologischen Fachgebieten zu sagen hat, und lediglich überflüssige Gedankenspielerei? Ich meine nicht! Ich finde sogar, dass philosophische Betrachtungen des Menschen eine unbedingt notwendige Ergänzung zu unserem betont naturwissenschaftlich geprägten Welt- und Menschenbild sein sollten.

Philosophie als Therapie

Die Philosophie ist nämlich seit der Antike der Versuch, zu Erkenntnissen über den Menschen in seiner Welt zu gelangen. Nach Kant lassen sich alle Grundfragen der Philosophie auf eine einzige reduzieren: Was ist der Mensch? Er ging sogar noch weiter und reklamierte die Behandlung von »Verrückten« als eigentliche Aufgabe der Philosophen, da er die Mediziner nicht für kompetent hielt, die Kranken wieder in die natürlichen Regeln geordneten Denkens zurückzuführen. Dass die Sorgen und Nöte des Menschen in den Zuständigkeitsbereich von Philosophen fallen, ist eine bereits bei den alten Griechen und besonders im hellenistischen Zeitalter vorkommende Überzeugung, die sich vereinzelt bis zur Philosophie des 20. Jahrhunderts hielt. Schon für Platon war der Philosoph der Arzt der Seele und die Philosophie (noch) allgemeine Lebensform und Lebenskunst, die in der Liebe zur Weisheit und der Suche danach gründete.

Die Philosophie hatte neben ihrem erkenntnistheoretischen Anliegen aber auch einen therapeutischen Anspruch: Sie verstand sich als Therapeutikum gegen Ängste, Sorgen, Schmerzen und zahlreiche andere Formen menschlichen Elends, als Trösterin der Seele (Boethius, Kierkegaard) oder als Anleitung zur Lebensführung bei den Stoikern (Seneca, Marc Aurel). Die Beseitigung dieser Sorgen, und mit ihr der Weg zur Gesundheit und Seelenruhe, konnte in der Antike auf unterschiedlichen Wegen erreicht werden: Die Kyniker machten beispielsweise die gesellschaftlichen Zwänge und Konventionen für die Sorgen der Menschen verantwortlich. Die Epikureer sahen als Ursache für Krankheiten und Sorgen das Streben nach falschem Lustgewinn an, die Stoiker die falschen Ansichten und Werturteile über die Wirklichkeit und die Skeptiker machten pauschal jegliche Urteile und Überzeugungen für die Störung unseres Seelenfriedens verantwortlich.

Schizophrenie als Spiegel

Vielleicht ist jetzt etwas klarer geworden, *dass* die Philosophie etwas mit dem Menschen im Allgemeinen zu tun hat, aber *was* hat sie denn ausgerechnet bei einem Menschen, der eine Psychose hat, zu suchen? Der Mensch als Thema der philosophischen Anthropologie ist nicht nur hinsichtlich seiner Befähigung zur Erkenntnis, Wahrheitsfindung oder Ethik interessant, sondern gerade dann, wenn dem Menschen sein ganzes Dasein zur Frage oder problematisch geworden ist. Diese Problematik des Daseins in Form einer »Ver-rückung« des Daseins verdeutlicht sich besonders an schizophrenen Psychosen. Die Schizophrenie führt dem Menschen wie ein Spiegel seine eigene Vulnerabilität und Zerbrechlichkeit vor Augen und stellt ihn vor die Gefahr, sich selbst oder die Welt zu verlieren. Die Suche des Menschen nach seinem Platz in der Welt ist für ihn umso existenzieller, je mehr er das Gefühl hat, sich selbst verloren zu haben, seine Position nicht mehr finden oder keinen Sinn mehr sehen zu können.

Der Mensch ist im Gegensatz zur tierischen Instinktgebundenheit hinausgeworfen in die Freiheit vielfältiger Daseinsmöglichkeiten und damit auch der Gefahr ausgesetzt sich darin zu verirren. Der schizophrene Mensch symbolisiert die Vielfalt und Abgründigkeit unseres menschlichen Daseins und wird dadurch zum Knotenpunkt des Interesses zwischen philosophischer Anthropologie und anthropologischer Psychiatrie.

In diesem Sinne betrachtet G. Benedetti die Schizophrenie als ein »überdimensioniertes Mikroskop, das verborgene menschliche Daseinsformen sichtbar macht«. Die Schizophrenie amplifiziert seiner Ansicht nach gewissermaßen allgemein menschliche Situationen, die wir dann mit dem von ihr geschärften Auge auch außerhalb des Krankheitsfeldes zu erkennen vermögen. Unser grundsätzlich menschliches Dasein würde dadurch transparenter. In diesem Sinne resümiert Benedetti, »dass die Schizophrenie eine riesige Introjektion allgemeinmenschlicher Irrationalität ist. Indem sie der Kranke auf sich nimmt, deckt er sie uns in höchst tragischer Weise auf«. Damit überführt der schizophrene Mensch die Irrationalität unserer Existenz in die Unverständlichkeit einer Psychose.

Genauso verstand auch M. Bleuler die Schizophrenie als Enthüllung eines durch sie grell beleuchteten und isolierten Ausschnitts normaler, aber meist verdeckter Menschlichkeit. Und auch Kretschmer betonte, der »Schlüssel zum schizophrenen Innenleben« sei »zugleich der Schlüssel (und der einzige Schlüssel) zu großen Teilgebieten normalen menschlichen Fühlens und Handelns«. Ich möchte mit den vorangegangenen Zitaten von Benedetti, Bleuler und Kretschmer verdeutlichen, dass das Faktum des Schizophren-werden-Könnens nicht als *Herausfall* aus dem Menschlichen zu verstehen ist, sondern als *eine* Möglichkeit, das Menschsein auf die Spitze zu treiben. Diese »zugespitzte« Existenzform verdeutlicht metaphorisch die Entfremdung des Menschen von sich und den Mitmenschen, seine Einsamkeit (hoch oben auf der Spitze), seinen reduzierten Spielraum und seine »Verstiegenheit«. Insofern ist der schizophrene Mensch eine Radikalisierung (und kein Verfall) unserer Menschlichkeit.

Anthropologische Psychiatrie

Mit den philosophischen Hintergründen von psychischen Krankheiten hat sich vor allem die anthropologische Psychiatrie beschäftigt. Sie war in der ersten Hälfte des 20. Jahrhunderts eine weitgehend anerkannte und verbreitete Richtung, wenngleich auch auf die phänomenologisch- hermeneutische Strömung eingeengt. Sie ist vor allem mit Namen wie Binswanger, v. Weizsäcker, M. Boss, Blankenburg, Zutt und Kulenkampff verbunden. Sie wurde vor allem durch Phänomenologen und Existenzphilosophen wie E. Husserl, M. Heidegger und J.-P. Sartre beeinflusst. Bedauerlicherweise spielt die anthropologische Psychiatrie in der heutigen Psychiatrie nur noch eine untergeordnete, fast schon historische Rolle. So ist sie auf psychiatrischen oder psychotherapeutischen Kongressen unterrepräsentiert und wenig besucht, ganz zu schweigen von den Publikationen auf diesem Gebiet.

Die phänomenologisch orientierte anthropologische Psychiatrie hat den Anspruch, Patienten mit adäquaten Kategorien zu beschreiben. Ihre These ist, dass sich in der Psychopathologie regelhafte Abwandlungen menschlichen Erlebens und Sichverhaltens widerspiegeln, die aus dem so genannten »Wesen« des Menschen heraus verstehbar sind. Die phänomenologischen

Methoden wollen nicht etwas auf etwas anderes zurückführen, sondern etwas als es selbst zum Vorschein bringen. Begegnendes soll aus sich selbst heraus »zur Sprache gebracht« werden. Daher war der Schlachtruf der Phänomenologen seit Husserl: »zu den Sachen selbst«. Nicht die Methode sei entscheidend, sondern die Phänomene des Menschseins sollten methodisch ausgelegt werden.

Die phänomenologische Sicht

Doch worin besteht eigentlich der Vorteil eines solchen phänomenologischen Zugangs? Meiner Meinung nach können philosophisch-phänomenologische Reflexionen das Verständnis für psychische Phänomene erweitern und vertiefen und den Blick für Phänomene schulen, die einer einseitigen naturwissenschaftlichen Betrachtung entgehen würden. Sie sollen kein Ersatz, sondern eine wertvolle Ergänzung zum klassisch medizinischen Verständnis sein.

Aber was ist eigentlich ein Phänomen? Ein Phänomen (griech. pheinestai: erscheinen) ist etwas, was sich von sich selbst her zeigt, d. h. in Erscheinung tritt. Ein Phänomen verbirgt nicht wie ein Schleier etwas, was eigentlich dahinter liegt, sondern ist selbst bereits das, worauf es ankommt. Für Heidegger ist ein Phänomen das Offenbare. Phänomene stellen die Gesamtheit dessen dar, was ans Licht gebracht werden kann, was die alten Griechen als das Seiende verstanden. Dieses Seiende kann sich nun in verschiedener Weise, je nach Zugangsart, von sich selbst her zeigen. Deswegen sind Phänomene aber noch lange nicht für jeden offensichtlich, sondern müssen oft erst aufgedeckt und entsprechend wahrgenommen werden. Zum einen kann ein Phänomen etwas sein, was sich bei entsprechender theoretischer Vorurteilslosigkeit von selbst zeigt, zum anderen aber auch etwas, was erst noch zum Erscheinen gebracht werden muss. Im ersten Fall ist das Phänomen Ausgangspunkt (terminus a quo), im zweiten Ziel (terminus ad quem).

Symptome hingegen (griech. symptomein: zeigen, hinweisen) verweisen auf etwas, was sie selbst nicht sind. Sie sind Erscheinungen von etwas, indizieren etwas, was sich selbst nicht zeigt. Fieber beispielsweise kann auf irgendeine entzündliche Erkrankung hinzeigen, die sich selbst aber nicht zeigt. Im Gegensatz zum Symptombegriff ist der Phänomenbegriff nicht eingeengt auf nur bestimmte Aspekte, die Krankhaftes anzeigen, sondern er hält sich sozusagen offen für alles, was ist. Die klassische Psychopathologie als Basis der Psychiatrie mit ihrer Reduktion auf Symptome oder Syndrome beinhaltet bereits eine Selektion der für wesentlich gehaltenen

Erscheinungen. Daher bevorzuge ich den Begriff des Phänomens gegenüber dem des Symptoms, um zu verdeutlichen, dass es nicht nur um selektierte Erscheinungen geht, die auf Pathologisches hinzeigen, sondern um eine nichtwertende, offene Haltung gegenüber allem Begegnenden.

Philosophische Haltung

Doch wie kann sich denn nun ein philosophisches Verständnis im praktischen Sinne gegenüber schizophrenen Menschen auswirken? Meiner Ansicht nach ist für ein Verständnis psychischer Phänomene sowie als Grundlage therapeutischer Bemühungen eine (wie ich sie nenne) »philosophische Haltung« grundlegend. Unter einer philosophischen Haltung verstehe ich die Einstellung einer generellen Achtsamkeit gegenüber dem Anderen und den Phänomenen, welche die jeweilige therapeutische Haltung zusätzlich fundiert. Sie umfasst subtile Formen der Feinfühligkeit, Empathie und vor allem Offenheit gegenüber dem Begegnenden in gemeinsamen Situationen.

Haltungen sind meist implizite, latente und nicht näher explizierte Prämissen therapeutischen Denkens und Handelns, welche konzeptionell unterentwickeltes Forschungsgebiet sind, obwohl sie alles auf ihr Aufbauende (z. B. Entscheidungen über diagnostische Maßnahmen und therapeutische Strategien) maßgeblich beeinflussen. Dadurch bleiben so manche therapeutische Möglichkeiten, wie sie eine solche philosophische Haltung bieten würde, weitgehend ungenutzt.

Die philosophische Haltung prägt die Möglichkeiten des Umgangs mit sich selbst und dem begegnenden Anderen und wird damit zur wichtigsten Grundlage für das Herstellen und Gelingen einer therapeutischen Beziehung. Die philosophische Haltung kommt *vor* der rationalen Erkenntnis und vor allem *vor* konkreten Handlungen, da sie bestimmt, worauf ich überhaupt achten und was ich wichtig nehmen soll. Eine Antwort auf die Frage, was ich überhaupt wichtig nehmen soll, führt zum affektiven Betroffensein und zur Subjektivität des Menschen, worauf ich gleich noch zurückkommen werde. Die philosophische Haltung basiert, nach meinem Verständnis, auf drei Faktoren, nämlich Wundern, Wahrnehmen und Würdigen.

Aufforderung zur therapeutischen Langsamkeit

Wundern: Für Aristoteles begann mit dem Sichwundern (griech.: thaumazein) die Philosophie. »Warum ist überhaupt Seiendes und nicht vielmehr Nichts?«, wunderte sich M. Heidegger (1953) in seiner Einführung in die Metaphysik. Ein Sichwundern ähnelt dem kindlichen Staunen, dem das Alltäglichste und Selbstverständlichste jenseits unseres erwachsenen »Schon-immer-Wissens« noch Anlass zur größten Verwunderung ist. Erst das Wundern ermöglicht uns eine affektgetragene Sehnsucht nach Wissen, ein engagiertes Interesse für uns und die Welt, eine staunende Neugierde auf Fremdes und begründet damit die Möglichkeit, Dinge »frag-würdig« zu finden.

Wir staunen oder wundern uns jedoch in erster Linie über Phänomene, die quer zu unserer gewohnten Erfahrung stehen und dadurch unsere Aufmerksamkeit erregen. Gerade psychotische Menschen regen unsere Fähigkeit des Wunderns und Staunens an, da sie aus der geordneten Alltäglichkeit herausfallen. Auf dieser Andersheit basiert ihre Erstaunlichkeit.

Wahrnehmen: Das Wahrnehmen von dem, was ist und wie es ist, meint ein »Sicheinlassen« auf den Anderen mit einer sensibilisierten Rezeptivität. Meist ist unsere Wahrnehmung sensualistisch auf unsere fünf Sinne reduziert, so dass Eindrücke, Atmosphären, Stimmungen oder leibliche Regungen unbeachtet bleiben. Diese gilt es wieder in den Blick zu nehmen, um den Horizont unserer Wahrnehmungsmöglichkeiten zu erweitern. Wahrnehmen meint ein primäres Gewahrwerden des Anderen in seiner gesamten Eigenart mit dem Verzicht auf diagnostische »Vor-Urteile«. Hierbei kommt es nicht darauf an, die Symptome zu *durchschauen*, sondern zuvor genau *hinzuschauen*, was für Phänomene sich einem möglichst offenen und vorurteilsfreien Blick von selbst zeigen.

Würdigen: Die Würdigung des Anderen meint eine Haltung des »Seinlassens«, welche sich dem »Sich-Einlassen« anschließt. Aus der Erstaunlichkeit des Begegnenden entspringt die Offenheit und Bereitschaft, diesen in seinem »So-und-nicht-anders-Sein« auch anzuerkennen und zu würdigen. Die Würdigung von Phänomenen in ihrer »Eigen-Sinnigkeit« verhindert vorschnelle Deutungen oder Rückführungen von etwas auf etwas anderes.

Insofern kann man die drei »Ws« auch als Aufforderung zur therapeutischen Langsamkeit verstehen, die vorschnellen Diagnosen, Deutungen und therapeutischen Interventionen den Wind aus den Segeln nimmt. Dem Willen zur Veränderung des kranken Menschen (d.h. der Wunsch, ein Sosein in ein Anderssein zu überführen), der jeder Therapie inhärent ist, muss eine elementare Wertschätzung und Würdigung seines momentanen Soseins vorausgehen. Mit einer solchen philosophischen Haltung der Achtsamkeit gegenüber Begegnendem ist im therapeutischen Umgang mit kranken Menschen schon viel gewonnen, zumal gerade psychotische Menschen feinste Antennen für die Haltung des Gegenübers haben.

Die Leiblichkeit des Menschen

Doch schauen wir uns einiges in der philosophischen Haltung genauer an: Wenn unsere Wahrnehmung auf die fünf Sinne sensualistisch verkürzt wird, geraten bestimmte Phänomene, wie Atmosphären oder leibliche Regungen, gar nicht erst in unseren Blick. So fällt durch das Netz der Naturwissenschaften, an dessen Eckpunkten traditionell der Körper und die Seele aufgespannt sind, der Leib als Phänomen. Die so genannte Leiblichkeit des Menschen ist ein großes Thema der Phänomenologie, insbesondere der Neuen Phänomenologie des Philosophen Herman Schmitz, und damit auch der anthropologischen Psychiatrie. Da die Leiblichkeit eng mit der Identität des Menschen verknüpft ist und diese besonders bei schizophrenen Psychosen auf dem Spiel steht, möchte ich die Leiblichkeit exemplarisch aus der Fülle möglicher philosophischer Ansatzpunkte näher betrachten.

Der cartesianische Dualismus mit seiner Trennung von Psyche und Soma prägt bis heute unser anthropologisches Grundverständnis und drängt den Leib, als ein diffuses, nicht zuordbares Etwas, in den Hintergrund. So wurde unser Leib nach Sartre das »*Unbeachtete*«, das »*mit Stillschweigen Übergangene*«. Der Leib ist im Unterschied zum Körper zwar nicht sichtbar oder fassbar, jedoch sehr wohl wahrnehmbar und spürbar. Eine differenzierte Phänomenologie der Leiblichkeit entwickelte Schmitz im Rahmen seiner Neuen Phänomenologie. Er versteht unter »leiblich« zum einen das Spüren am eigenen Körper ohne Zuhilfenahme der fünf Sinne oder des perzeptiven Körperschemas und zum anderen die leibliche Kommunikation, die über das Spüren des eigenen Leibes weit hinausreicht, um mit der Mitwelt in Kontakt zu treten. Damit ist der Leib nach Schmitz nicht etwas Statisches oder rein Privates, sondern etwas sehr Dynamisches, was mittels leiblicher Kommunikation über das Subjekt hinausgreift.

Wie ist das zu verstehen? Bereits wenn wir uns irgendwie unwohl fühlen, spüren wir eine ganzheitliche Ermattung, die sich als dumpfe Schwere »ganzleiblich« auf uns legt und die Resonanzfähigkeit auf Erfreuliches oder Erheiterndes erheblich reduziert. Dieses Unwohlsein des Gegenübers als leibliches Gestimmtsein ist von jemandem, der mit einer entsprechenden Sensibilität begabt ist, am eigenen Leib erfahrbar. Dieses eigenleibliche Spüren ermöglicht im Gegensatz zur verbalen Kommunikation einen direkten und unmittelbaren Zugang zum seelischen Erleben des Anderen. Es vollzieht sich als subtiles leibliches Mitschwingen mit den Ängsten, Stimmungen, Engungen und Weitungen des Anderen.

Psychose als Störung der Leiblichkeit

Bei Psychosen finden sich aber nicht nur Störungen des Denkens, der Affektivität oder der Wahrnehmung, sondern immer auch fundamentale Abwandlungen der Leiblichkeit. Diese Störungen der leiblichen Identität können beispielsweise zu einer veränderten Psychomotorik, zönästhetischen Missempfindungen, hypochondrischen Ängsten, leiblichen Beeinflussungsgefühlen oder katatonen Phänomenen führen. Die Gewissheit der eigenen Identität, bei der ich mich getrennt und verschieden vom anderen erlebe, ist vor allem auch leiblich verankert. Diese Gewissheit der eigenen Identität ist bei Menschen erschüttert, die sich z. B. von anderen beeinflusst fühlen, die ihre Gedanken schrankenlos auf andere übertragen bzw. umgekehrt oder gar sich mit einer anderen Person verwechseln.

Keineswegs ist jedoch die Gewissheit der eigenen Identität selbstverständlich oder die Verunsicherung darüber gar schizophreniespezifisch. Die Frage nach der eigenen Identität ist so alt wie die Menschheit selbst und wird von jedem Menschen stets neu gestellt, nur die Art des Fragens und der Umgang damit variieren. Die Frage »Woher weiß ich, dass ich *ich* bin und nicht ein anderer?« kann zu philosophischen Fragen überleiten (wie bei dem Philosophen J. G. Fichte) oder Ausgangspunkt einer tiefen existenziellen Verunsicherung werden (wie bei einem schizophrenen Patienten des japanischen Psychiaters Kimura:

Fichte fragte sich in seiner *Wissenschaftslehre*: »Ich schreibe, ich habe also eine Vorstellung von meinem Schreiben; es schreiben aber auch andere neben mir. Woher weiß ich nun, daß mein Schreiben nicht das Schreiben eines anderen ist?« (Fichte 1798, S. 574) Eine ähnliche Identitätsproblematik beschäftigte auch einen Patienten von Kimura: »Wenn ich in einen Spiegel sehe, weiß ich nicht mehr, ob ich mich dort im Spiegel sehe oder ich dort im Spiegel mich hier sehe. Stehe ich zwischen zwei Spiegeln, dann entsteht eine unendliche Kette des Mich-selbst-Sehens.« (Kimura 1994, S. 194)

Fragen nach der Identität

Hier wird deutlich, dass zwischen einem Philosophen und einem schizophrenen Patienten nur graduelle Unterschiede bestehen hinsichtlich der Frage der eigenen Identität. Die Frage nach der Grenze zwischen eigenem und fremdem Leib ist für den Philosophen eine theoretisch-abstrakte Herausforderung, für den schizophrenen Menschen hingegen eine praktisch-existenzielle Notwendigkeit.

Dass gerade der Blick in den Spiegel und damit das Gewahrwerden unserer eigenen Leiblichkeit identitätskonstituierend wirkt, beschrieb bereits Abély (1930) im so genannten Spiegelzeichen (signé du mirroir). Bei diesem pathologischen Zeichen der Schizophrenie, das seiner Ansicht nach besonders im Vorstadium hebephrener Schizophrenien zu beobachten sei, diene der Blick in den Spiegel der Suche nach einer einheitlichen Gestalt des Leibes und damit der Selbstvergewisserung. Auch für J. Lacan (1996) hat der Blick in den Spiegel eine wichtige Funktion für die Ich-Entwicklung. Im von ihm so benannten Spiegelstadium (stade du mirroir) entstehe zwischen dem 6. und 18. Lebensmonat durch Verinnerlichung des Spiegelbildes imaginär eine Identifikation mit dem eigenen Leib und dem Bewusstsein seiner Einheit. Seiner Ansicht nach wird erst durch Gewahrwerden des eigenen Spiegelbildes der Leib als imaginäre Ganzheit entdeckt. Erst dieses leiblich fundierte Selbsterleben im Spiegelerlebnis eröffne den Raum imaginärer Intersubjektivität. Der Blick in den Spiegel auf sich selbst verdeutliche modellhaft die Spiegelung seiner selbst in den Blicken der anderen.

Insgesamt erscheint mir Lacan die Bedeutsamkeit des Spiegelerlebens für die Identitätsentwicklung zu hoch anzusetzen, da es weder in unserer europäischen Kultur und noch viel weniger in so genannten primitiven Kulturen zu den obligatorischen Erfahrungen von Kleinkindern gehört, sich im Spiegel zu betrachten. Es handelt sich wohl eher um eine mögliche, aber nicht notwendige Form der Leiberfahrung.

Wenn man den Lacan'schen Gedanken aber weiter fortführt und auf schizophrene Psychosen anwendet, eröffnet das Bewusstwerden der Möglichkeit, von anderen gesehen zu werden, so wie ich mich im Spiegel sehe, auch die Chance, die Perspektive des anderen zu übernehmen. Gerade diese Fähigkeit der Perspektivenübernahme bei gleichzeitig sicherer Verankerung in der eigenen Identität versagt häufig bei schizophrenen Menschen. So kann die von K. Conrad (2003) beschriebene »Unfähigkeit zum Überstieg«, die er als konstitutiv für den Wahn ansah, auch als eine fundamental leibliche Störung des Schizophrenen verstanden werden. Die Unfähigkeit, sich mit den Augen des anderen zu betrachten, bedingt eine mangelnde Objektivierung und Relativierung des eigenen Standpunktes von einer exzentrischen Position aus und begünstigt somit wahnhafte Fixierungen.

»Sich erblickt fühlen«

Aber auch umgekehrt kann bei Störungen der leiblichen Identität und Kohärenz ein ins Krankhafte gesteigertes Gefühl des Ausgeliefertseins an den blickenden Anderen resultieren.

Eine graduelle Steigerung dieses »Sich-bereits-erblickt-Fühlens« manifestiert sich im paranoiden Wahn, bei dem der Wähnende überall und stets die Blicke auf sich bezogen fühlt oder durch die vermeintlich bannende Wirkung von Blicken dirigiert wird. Paranoide Beeinflussungsgefühle, wie z. B. das Gefühl, ferngesteuert oder von fremden Mächten marionettenartig dirigiert, durch Ultraschall elektrisiert oder »nur« beobachtet, von Kameras gefilmt oder von bösen Blicken verfolgt zu werden, sind leibliche Ausdrucksformen von Gefühlen des Ausgeliefertseins an den Anderen. Wenn die leibliche Identität bedroht oder fragmentiert ist, fühlen sich die Patienten nicht mehr als Herr ihrer eigenen Handlungen, sondern dem Willen anderer ohnmächtig ausgeliefert.

Eine fragmentierte leibliche Identität kann sich auch in Gefühlen des körperlichen Zerfalls oder der Umwandlung ausdrücken. Die Patienten haben dabei das Gefühl, dass ihr Körper in viele Teile zerfällt, sich langsam auflöst, sich verschiebt, verändert oder gänzlich umbildet.

Störungen der leiblichen Identität bedingen eine verminderte Abgrenzungsfähigkeit gegenüber Fremden. Das eigene Ich wird dadurch durchlässiger und vor allem vulnerabler gegenüber Begegnendem. Daher haben schizophrene Menschen auch eine erhöhte Empfänglichkeit für Atmosphären, Stimmungen, für Archaisch-Mythisches, Primärprozesshaftes, das im Unterschied zu Gesunden auch bei geringerer Intensitätsstärke wahrgenommen werden kann. Die bedeutungsvolle Zudringlichkeit von Atmosphären und Stimmungen beschrieb Conrad (1971) bei der beginnenden Schizophrenie als Stadien des Tremas und der Apophänie, bei der sich langsam die *Welt für sich* in eine *Welt für mich* verwandelt. Hier wird die Ein(ver)leibung der Welt anschaulich deutlich. So kann z. B. eine harmlose Berührung, ein zufälliger Blick, ein flüchtiger Duft, eine eigentümliche Atmosphäre »entharmlost« empfunden werden als erotisches Angebot, Zeichen einer Verschwörung oder göttlichen Weisung. Dieses Ausgeliefertsein an die atmosphärischen Eindrücke der Welt entsteht aus einer mangelnden Verankerung in einer in sich kohärenten leiblichen Identität, wodurch Fremdes als Eigenes einverleibt wird.

Das empathische Gespräch als »leibtherapeutische Übung«

Schließlich möchte ich an dem Phänomen der Leiblichkeit verdeutlichen, wie phänomenologische Reflexionen nicht nur das Verständnis schizophrener Phänomene bereichern können, sondern auch den therapeutischen Blickwinkel erweitern. So kann es *ein* therapeutisches Ziel sein, den Patienten wieder in seiner Leiblichkeit zu verankern und ihm zu helfen, seine leibliche Identität neu zu begründen. Hierfür entwickelte C. Scharfetter analog zu den fünf basalen Dimensionen des Ich-Bewusstseins (Ich-Identität, Ich-Aktivität, Ich-Demarkation, Ich-Vitalität, Ich-Konsistenz) differenzierte leiborientierte Ansätze, die sich mit phänomenologischen Überlegungen gut vereinbaren lassen.

Es ist meiner Meinung nach aber nicht unbedingt erforderlich – wenngleich auch hilfreich –, spezielle Techniken anzuwenden, wie Scharfetter sie vorschlägt. Das empathische Gespräch als solches ist bereits eine »leibtherapeutische Übung«. Im therapeutischen Gespräch sind nicht nur die Inhalte, sondern vor allem die zuvor beschriebene philosophische Haltung, aber auch Gebärden, Blick, Stimme sowie eine bestimmte Gesprächsatmosphäre prägend. Dadurch können Engung und Weitung entsprechend der Störung des Patienten wohldosiert übertragen werden. So können je nach Befindlichkeit des Patienten etwa Spannungsgefühle des akut geängstigten Patienten durch weitende leibliche Regungen beruhigend aufgefangen werden. Oder Fragmentierungsgefühle des Patienten durch engende, zentrierende leibliche Effekte aufgefangen werden. Antagonistische Effekte durch den Therapeuten vergrößern den Spielraum der Leiblichkeit des Patienten, so dass dem Patienten ermöglicht wird, diesen Spielraum selbst wiederzugewinnen. Ähnlich der »Hilfs-Ich-Funktion« erfüllt der Therapeut damit eine »Hilfs-Leib-Funktion«.

Dem geübten Therapeuten gelingt dies automatisch, ohne dass er sich seiner veränderten Haltung immer bewusst werden muss. Doch ermöglicht ein bewussteres Gewahrwerden von den subtilen Möglichkeiten des Gesprächs eine größere therapeutische Bandbreite und Reflexionsbasis.

Zusammenfassend möchte ich den schizophrenen Menschen als Symbol für die Vielfalt und Abgründigkeit unseres menschlichen Daseins verstehen, der dadurch Philosophie, Psychiatrie und Psychotherapie miteinander verbindet. Dabei ist der schizophrene Mensch nicht der ganz andere, von uns fundamental verschiedene, sondern derjenige, der den

Horizont unseres Daseins erweitern kann, indem er verdeckte Bereiche unseres eigenen Menschseins aufdeckt. Dadurch bringt er das Abseitige, Verzerrte und Widersprüchliche unserer Existenz mit seinen vielfältigen Dissonanzen wieder zurück in unser Menschenbild und ermöglicht somit eine größere Stimmigkeit für unser Selbst- und Weltverständnis.

Der Wunsch, der enormen und faszinierenden Komplexität des schizophrenen Menschen gerecht zu werden, macht einen interdisziplinären und methodenintegrierenden Zugang notwendig. Das zerrissene Band zwischen Philosophie und Therapie wieder zusammenzufügen, um im ganz konkreten Sinne dem Menschen hilfreich zu sein, ist meine Hoffnung für zukünftige Wege in der Philosophie und Psychiatrie.

Über den Nachteil eines Vorteils

Psychotische Reizoffenheit und menschliche Evolution

GERD MÖHLENKAMP

Belege für spezifische Gene bzw. Genanomalien als Ursache psychotischer Störungen konnten bislang nicht gefunden werden. Allerdings gibt es keinen Zweifel daran, dass eine genetische Disposition für die Entwicklung einer Schizophrenie mitverantwortlich ist. Vergleichende Untersuchungen bei Zwillingen und von Familien mit erkrankten Angehörigen sprechen eine eindeutige Sprache. Zum Beispiel ist das Risiko an einer Schizophrenie zu erkranken (Lebenszeitprävalenz) etwa 5- bis 15fach erhöht, wenn ein Angehöriger ersten Grades erkrankt ist (KENDLER/GARDNER 1997). Ohne die Annahme eines genetischen Faktors wäre auch nur schwer zu erklären, dass die Schizophrenie in den unterschiedlichsten Kulturen mit einer ganz ähnlichen Häufigkeit auftritt (JABLENSKY u. a. 1992). Offenbar gehört die Möglichkeit, psychotisch zu werden, zum Wesen des Menschen (BOCK 1993).

Die Genetik schizophrener Störungen erweist sich als unspezifisch und komplex. Nach dem heutigen Stand der Forschung ist davon auszugehen, dass eine Vielzahl von Genen beteiligt ist. Übertragen wird offenbar eine unspezifische Vulnerabilität, die nicht nur das Risiko erhöht, an einer Schizophrenie zu erkranken, sondern auch andere Störungen und Besonderheiten wahrscheinlicher macht (MAIER u. a. 1999). Umgebungsfaktoren spielen für die Ausprägung einer genetischen Risikoanlage eine wichtige Rolle, u. U. kommt es zu gar keinen pathologischen Auffälligkeiten trotz vorhandener erblicher Disposition.

Psychose als Produkt der menschlichen Evolution

Die fehlgeschlagene Suche nach einem im Genom liegenden spezifischen Krankheitsverursacher für Schizophrenie ist aus evolutionsbiologischer Sicht nicht überraschend, da sich ohnehin bei einem positiven Ergebnis die schwer zu beantwortende Frage stellen würde, warum die mit der Krankheit verbundenen Nachteile nicht dazu geführt haben, dass die beteiligten Gene im Laufe der Zeit eliminiert wurden. Eine nahe liegende Erklärung wäre dann, dass die Anlage zur Krankheit nur die Extremvariante einer an sich vorteilhaften genetischen Disposition des Menschen darstellt, die mit seiner besonderen Intelligenz oder seinem komplexen Sozialverhalten verbunden ist (KUTTNER u.a. 1967).

Der evolutionäre Prozess der Selektion, der im Zusammenhang mit der Entwicklung kognitiver und sozialer Fähigkeiten des Menschen stattfand, ist verbunden mit Vorteilen und Nachteilen, mit Nutzen und Kosten – und zu den Kosten könnte die Psychose gehören. Die Prädisposition für Fehlanpassung und Psychose ist aus dieser Sicht nicht in einem Defekt zu suchen, sie steht vielmehr in einem Zusammenhang mit der Verteilungsabweichung der gleichen Gene, die für normale Persönlichkeitseigenschaften verantwortlich sind (FARLEY 1976).

Die Theorie des »Social Brain«

Ein Erklärungsansatz der Schizophrenie aus darwinistisch-evolutionsbiologischer Sicht ist die Theorie des »Social Brain« von L. BROTHERS (1990). Er geht davon aus, dass es nicht physische Merkmale waren, die bei der Entwicklung der Primaten und des Menschen einen besonderen Anpassungsvorteil mit sich brachten, sondern zerebrale Strukturen, die die Fähigkeiten im Bereich sozialer Kognition verbesserten. Einen Selektionsvorteil hatten diejenigen Individuen, die zu einer besonders akkuraten Wahrnehmung von Befindlichkeiten und Intentionen anderer Individuen in der Lage waren.

Zu paranoiden Entwicklungen mit unangemessenen Intentionszuschreibungen und schwerwiegenden Beeinträchtigungen der sozialen Wahrnehmung kommt es nach Brothers, wenn diejenigen kortikalen Systeme geschädigt sind, denen die Organisation komplexer sozialer Informationsverarbeitung zugeschrieben wird. Letztlich bleibt L. Brothers damit bei einer Defekttheorie zerebraler Strukturen. Man könnte alternativ zu einer Defekthypothese auch eine übersteigerte soziale Wahrnehmung und eine Überempfindlichkeit in der sozialen Reagibilität postulieren, wobei nicht ein Strukturschaden, sondern eine Extremvariante der Fähigkeit zu sozialer Wahrnehmung ursächlich wäre.

Regression auf eine frühere Entwicklungsstufe

Eine originelle Erklärung insbesondere für das Stimmenhören entwickelte J. Jaynes (1990) in seiner Entwicklungstheorie des modernen Bewusstseins. Er unterscheidet das moderne Bewusstsein mit eigenem Willen und individueller Intentionalität vom »Bicamerial Mind«: Der Frühmensch hat sich danach bis vor nicht mehr als 5000 Jahren – vor allem unter Stress und Entscheidungsdruck – an den kommunikativen Signalen seiner Gruppe bzw. seines Gruppenführers orientiert. Auch ohne Kontakt zur Gruppe oder zum Gruppenführer richtete er sich nach sozialen Normen, die er als imperatives Stimmenhören oder als »Stimme Gottes« wahrnahm. Erst in einem zweiten Schritt lernte der moderne Mensch die halluzinierte soziale Stimme als »Gewissen« nach innen zu nehmen. J. Jaynes ist der Auffassung, dass Schizophrenie ein Rückfall in die frühere Entwicklungsstufe des Bewusstseins darstellt.

Als Nachklang der ursprünglichen sozialen Orientierung an halluzinierten Stimmen interpretiert er den Chor in der griechischen Tragödie, der die Entscheidung der Götter verkündet. Kritisch lässt sich zu der Theorie Jaynes' anmerken, dass es äußerst unwahrscheinlich ist, dass die Evolution in so kurzer Zeit derart gravierende Veränderungen in der strukturellen Abgrenzung von innerem Sprechen und Stimmenhören bewirken kann.

Verzögerte zerebrale Reifung (Neotenie)

Weniger spekulativ ist die Hypothese, dass Schizophrenie und weitere psychosenahe Psychopathologie mit Neotenie-Merkmalen bzw. mit Extremvarianten dieses Merkmalkomplexes in Zusammenhang stehen (Gould 1977; Bolk 1926). Neotenie wurde als Begriff 1884 vom Baseler Biologen J. Kollmann geprägt und meint im Kontext der Evolution der Primaten die Beibehaltung und lebenszeitliche Verlängerung juveniler Entwicklungsformen, d.h. die Verzögerung der Geschlechtsreife und insbesondere die noch deutlichere Verlangsamung der zerebralen Reifung in der Entwicklungsfolge vom Affen über den Menschenaffen bis zum Menschen. Zur Veranschaulichung: Affen können nach drei Jahren geschlechtsreif sein. Schimpansen, die dem Menschen genetisch am nächsten stehen, benötigen fast zehn Jahre und Menschen nochmals fast doppelt so lange (Harvey/Clutton-Brock 1985).

Der evolutionäre Fortschritt liegt sozusagen darin, dass die ontogenetischen Entwicklungsuhren langsamer gehen und mehr Zeit bleibt zum Lernen und Ausprobieren – mit dem Ergebnis größerer Verhaltensflexibilität und komplexer zerebraler Strukturen. Zu den Neotenieeffekten gehören das relativ zur Körpergröße größere Gehirnvolumen mit einer entsprechend größeren zerebralen Kapazität und die Ausdehnung weitgehender neuronaler Plastizität bis ins Erwachsenenalter hinein, sodass jugendliche Verspieltheit, Neugier und Offenheit für neue Erfahrungen besonders lange erhalten bleiben (Eiseley 1967; Calvin 1986). Nimmt man die Computer-Metapher zu Hilfe, so könnte man sagen, dass auf Grund von Neotenie das informationsverarbeitende System des Menschen über eine sehr lange Entwicklungsphase in weiten Bereichen noch frei programmierbar ist.

J. R. Bemporad (1991) und T. J. Crow (1995) nehmen nun an, dass Schizophrenie das Ergebnis fehlgeschlagener Neotenie ist. Nach Bemporad liegen Schizophrene im Variationsspektrum der Neotenie am unteren Ende, d.h., sie zeigen extrem wenig explorative Neugierde und haben eine relativ geringe Lernkapazität. Crow bringt zusätzlich die genetische Variation ins Spiel, die für eine mehr oder minder gelungene Spezialisierung der beiden Gehirnhemisphären verantwortlich ist. Die fehlende Dominanz der einen oder anderen Hemisphäre, die Crow aus geringen morphologischen Unterschieden der beiden Hemisphären bei Schizophrenen ableitet, ist aus seiner Sicht im Zusammenhang mit Extremvarianten der Neotenie für die besonderen Schwierigkeiten im Bereich von Kommunikation und Sozialverhalten verantwortlich, die im Sinne von Negativsymptomen bei schizophrenen Störungen auffallen.

Gegen diese Auslegung des Neotenie-Effektes lässt sich einwenden, dass die zum Ausgangspunkt genommene Negativsymptomatik (Apathie, Gefühlsarmut, sozialer Rückzug) keine durchgängig vorhandene Kernsymptomatik der Schizophrenie darstellt. Soweit Negativsymptome vorliegen, können diese auch im Sinne einer Sekundärsymptomatik Folge der einschneidenden sozialen Konsequenzen der Erkrankung oder der neuroleptischen Medikation sein (Wing 1986; Zubin 1986).

Die von Crow angeführte Zusatzhypothese eines Verlustes der normalen kortikalen Asymmetrie lässt sich im Übrigen empirisch nicht hinreichend belegen (Lautenbacher 1999).

Vulnerabilität als Ergebnis extrem ausgeprägter neotener Merkmale

Eine andere Arbeitshypothese ergibt sich, wenn die Ergebnisse der neuropsychologischen Forschung über schizophrenietypische kognitive Defizite mit hypothetischen Neotenieeffekten in Zusammenhang gebracht werden.

Zu prüfen wäre, ob nachgewiesene neuropsychologische Defizite bei Schizophrenen als besonders akzentuierte Ausprägungen neotener Merkmale verstanden werden können. Beeinträchtigungen im kognitiven Leistungsbereich finden sich bei Schizophrenen vor allem in den Bereichen Aufmerksamkeit und Gedächtnis sowie bei der Lösung komplexer Aufgaben.

Als ursächlich werden unzureichend stabile und differenzierte rezeptive Schemata angenommen, sodass die Wahrnehmung sich nicht regelhaft strukturiert, Informationsverarbeitungsprozesse bei geringsten Ablenkungen immer wieder neu angestoßen werden und Handlungen nicht automatisiert werden können. Neuere neuropsychologische Konzepte unterstützen die Hypothese eines Zusammenhangs von kognitiven Defiziten und Psychosegefährdung. Grundlegend sind danach Schwierigkeiten bei der Ausrichtung des Denkens und Fühlens nach selbst entwickelten Plänen und Zielen (Maher 1988; Klosterkötter 1992). L. Ciompi (1999) spricht von unklar strukturierten affektiv-kognitiven Bezugssystemen bzw. Fühl-, Denk- und Verhaltensprogrammen, die zu einem »Überschnappen« selbstorganisatorischer Anpassungsprozesse in psychotische Zustände führen können. Wenn es nicht gelingt, eine verunsichernde und reizüberflutende Welt zu ordnen und der Anpassungsdruck immer größer wird, drängen sich spontan wahnhafte Wirklichkeitskonstruktionen auf – sozusagen als letzte Rettung vor dem Chaos.

D.R. Hemsley (1990) entwickelt auf der Basis zahlreicher empirischer Befunde eine ganz ähnliche Theorie schizophrenietypischer Informationsverarbeitung. Danach kommt es zu einer Informationsüberflutung (»Information Overload«), weil Redundanz und damit Erwartungssicherheit erzeugende Konzeptualisierungsmöglichkeiten (Wahrnehmungsmöglichkeiten) fehlen. Die Informationsverarbeitung ist mehr durch den Stimulusinput als durch interne Assimilationsprozesse (Anpassungsprozesse) bestimmt.

Vergleicht man die neuropsychologischen Besonderheiten von Schizophrenen mit neotenen Merkmalen, so wird die Parallelität deutlich. Neotene Informationsverarbeitung, wie sie für Kindheit und Jugend typisch ist, zeichnet sich aus durch eine hohe Plastizität kognitiver Strukturen, durch einen lockeren Umgang mit Bedeutungszuweisungen und eine mehr ungerichtete als selektive Aufmerksamkeit. Neugierige Reizoffenheit und eine relativ geringe Prägnanz der kognitiven Ordnungsparameter schaffen die Voraussetzungen für ein maximales Lernpotenzial. Die Strukturähnlichkeit von schizophrener und neotener Informationsverarbeitung unterstützt die Hypothese, dass die kognitiven Beeinträchtigungen bei Schizophrenie nicht das Ergebnis eines Defektes sind, sondern mit einer extremen Ausprägung des neotenen Merkmalkomplexes im Zusammenhang stehen. Was in phylogenetischer Perspektive zu einem Quantensprung der geistigen Entwicklung führte und die besondere Anpassungsfähigkeit und Kreativität des Menschen begründet (Craik 1943), könnte gleichzeitig der Kern einer spezifischen Vulnerabilität sein, die unter ungünstigen Umständen zur Schizophrenie führt.

Die mentale Offenheit, die unter den beschützten Bedingungen von Kindheit und Jugend das Lernpotenzial enorm ausweitet, wird insbesondere in der Übergangsphase zum Erwachsensein zum Risiko, wenn veränderte Rollenerwartungen mehr Handlungssicherheit und kommunikative Eindeutigkeit abverlangen, jedoch auf differenzierte und relativ feste Einstellungen, Situationsbewertungen und Verhaltensmuster nicht zurückgegriffen werden kann. Diese Umstellungsphase der ontogenetischen Entwicklung ist die Sollbruchstelle für schizophrene und andere psychopathologische Entwicklungen.

Individuen mit einer starken Ausprägung neotener Persönlichkeitsmerkmale sind besonders gefährdet, einen nachhaltigen Abschluss in der Entwicklung stabiler kognitiver Schemata, die den Input sortieren und ordnen, zu verfehlen. Um eine Unterscheidung von D. A. Norman und P. G. Bobrow (1976) aufzunehmen, ist die Informationsverarbeitung unter solchen Umständen mehr »data driven« als »conceptually driven«. Informationsverarbeitungsprozesse laufen auf Hochtouren, weil wirksame Filter fehlen, die zwischen wichtigen und unwichtigen Daten unterscheiden. Kann die Datenflut nicht mehr verarbeitet werden, führt ein damit einhergehender kognitiver Leitbarkeitsverlust zur Psychose.

Unzureichend stabile und differenzierte rezeptive Schemata – mit dem Resultat hoher subjektiver Unsicherheit und starkem Inkonsistenzerleben – können aber selbstverständlich auch andere Gründe haben als eine extrem ausgeprägte Neotenieanlage, zum Beispiel frühkindliche, stressbedingte Lerndefizite (Möhlenkamp 1999) oder eine konfliktbedingte defensive Informationsabwehr.

Die wichtigsten »Ordner«, die für das gesamte weitere Leben die Art der Informationsverarbeitung bestimmen, werden in der frühen Kindheit angelegt. Stabile und differenzierte Ordner können jedoch nur erlernt werden, wenn die Erfahrungswelt des Kindes entsprechend stabil und geordnet ist. Neben einer neoteniebedingten Schwäche im Anlegen von Ordnern sind demnach immer auch die frühen Entwicklungsbedingungen zu berücksichtigen, die eine angeborene Vulnerabilität verstärken oder auch kompensieren können.

Exkurs: Neotenie und Borderline-Störung

Die wahnhafte Welt ist eine irreale, aber eindeutige Welt, die den Preis kostet, dass sie die Freiheitsgrade des Individuums und seine kommunikative Anschlussfähigkeit einschränkt. Der Wahn sichert einen Rest-Sinn, indem er das Selbst und die Umwelt narrativ (»erzählend«) in einen von außen durch Information nicht mehr korrigierbaren Bedeutungszusammenhang stellt. Als ein analoges Rückschalten auf ein weniger komplexes Niveau der Informationsverarbeitung lässt sich die Schwarz-Weiß-Polarisierung bei Borderline-Störungen interpretieren. Auf die Überforderung der affektiv-kognitiven Integrationsfähigkeit wird mit einem strukturell spezifischen Wahrnehmungsmodus (Spaltung) reagiert, um sich gegenüber einer verunsichernden Außenwelt abzugrenzen und sich subjektiv eine – wenn auch nur grobe – Grundorientierung zu bewahren. Die Schwarz-Weiß- bzw. Gut-Böse-Polarisierung hat den großen Vorteil, dass sie unmittelbar Klarheit und Handlungssicherheit schafft, wenn der Entscheidungsdruck groß ist und die für eine differenzierte Situationsbewertung notwendige emotionale Distanz nicht mehr vorhanden ist.

Im Unterschied zur Schizophrenie sind die kognitiven Störungen im Borderline-Störungsbereich weniger tiefgreifend und umfassend. Die polarisierende Wirklichkeitskonstruktion ist oft auf besonders sensible Erlebensbereiche begrenzt, was darauf hinweist, dass hier traumatische Erfahrungen eine größere Rolle spielen. Unabhängig von in der Biografie liegenden Ursachen könnten jedoch auch bei Borderline-Störungen besonders ausgeprägte angeborene Neoteniemerkmale von Bedeutung sein. Die genetische Forschung zeigt, dass es einen einheitlichen genetischen Faktor gibt, der zu verschiedensten schweren Psychopathologien führen kann – wenn auch nicht muss (MAIER u.a. 1999).

Es spricht nichts dagegen, über psychotische Störungen hinausgehend auch bei den schweren Persönlichkeitsstörungen einen analogen Anlagefaktor anzunehmen. Wenn es sich um die gleiche Anlage wie bei der Schizophrenie handelt, stellt sich die Frage, wieso nicht dasselbe Störungsbild entwickelt wird. Entweder gibt es bei Borderline-Störungen zusätzlich eine besondere psychogenetische Ätiologie, die ein spezifisches Muster im Erleben und Denken prägt, oder man geht davon aus, dass weitere genetisch verankerte Persönlichkeitsmerkmale kovariieren, die protektiv (schützend) wirken und auch bei einer Belastung durch stark ausgeprägte neotene Merkmale vor psychotischer Desintegration schützen.

Als protektiver Faktor könnte bei Borderline-Störungen eine dispositionell erhöhte Aggressionsbereitschaft (KERNBERG 1980) oder – positiv ausgedrückt – eine besondere Durchsetzungsstärke hinzukommen, die es ermöglicht, eine einseitige und simplifizierende Wirklichkeitskonstruktion gegen eine widerständige Umwelt durchzuhalten. Die permanente Verunsicherung auf Grund instabiler affektiv-kognitiver Strukturen wird durch kämpferische Selbstbehauptung zu kompensieren versucht. Der Preis für die hohe »affektenergetische Besetzung« (Ciompi 1999) einer polarisiert organisierten Wahrnehmung ist eine chronisch überhöhte emotionale Anspannung – ein Kernsymptom der Borderline-Störung (Linehan 1996; siehe auch den Beitrag von E. Rahn).

Synopse und Ausblick

Mit der Neoteniehypothese lässt sich ein Vulnerabilitätskonzept präzisieren, das ohne die üblichen Annahmen genetischer oder hirnorganischer Strukturanomalien auskommt und die entscheidende Disposition als Extremvariante eines evolutionsbiologischen Entwicklungsvorteils des Menschen begreift: der Reifungsverzögerung des Gehirns und einer damit verbundenen besonderen kognitiven Plastizität und Offenheit für neue Erfahrungen.

Der Nachteil dieses Vorteils kann darin liegen, dass Charaktere mit besonders stark ausgeprägten neotenen Merkmalen bei der Entwicklung ausreichend stabiler und geschlossener kognitiver Schemata scheitern, womit die Wahrscheinlichkeit schwerer Psychopathologie zunimmt.

Welche therapeutischen oder allgemein präventiven Konsequenzen ergeben sich aus diesem Ansatz? Zunächst einmal dürfte es für das Selbstbild von Betroffenen von Bedeutung sein, dass ein übergeordneter Sinnzusammenhang von Vulnerabilität und positivem Entwicklungspotenzial hergestellt wird, der entstigmatisiert und entpathologisiert. Neoteniemerkmale verweisen auf eine menschheitsgeschichtliche Erfolgsstory und können auch für den Einzelnen positive Aspekte im Sinne von Offenheit, Sensitivität und Kreativität beinhalten. Auf der anderen Seite steht das Gefährdungspotenzial ausgeprägter Neotenieeigenschaften, das zum einen durch ungünstige Entwicklungs- und Umwelteinflüsse verstärkt, andererseits durch Rücksichtnahme und kompensatorische Unterstützung reduziert werden kann. Letzteres setzt voraus, dass die zunächst noch ergebnisoffene Vulnerabilität wahrgenommen wird: von den Eltern, der Schule und im Rahmen von Berufsplanung und Arbeit. Menschen mit einem Zuwenig an strukturbildender Kraft benötigen haltgebende äußere Struktur und Raum, Anerkennung und Sicherheit für die Entwicklung der positiven Aspekte ihrer charakterlichen Besonderheiten – dann kann sich Vulnerabilität in Talent verwandeln. Die derzeitige gesellschaftliche Entwicklung mit ihren starren Hochleistungsnormen, der Wegrationalisierung von Nischenarbeitsplätzen und einer hohen Unsicherheitsbelastung bezogen auf Status und Existenzsicherung geht leider in eine andere Richtung.

Der Notfallkoffer aus der Steinzeit – über Psychopathologie und Evolution

MARKUS PREITER

Der österreichische Autor Egon Friedell hat einmal gesagt: »Kultur ist Reichtum an Problemen.« Ebenso könnte man sagen: »Psychiatrie ist Reichtum an Problemen.« Denn keine andere medizinische Disziplin ist anhaltend mit so fundamentalen Problemen konfrontiert wie die Psychiatrie. Was ist Gesundheit? Was ist normal? Wo beginnt das Psychopathologische? Wie erklärt sich das psychisch Andere? Was sind die Ursachen von Psychopathologie: Liegen sie in den Genen, in den Erfahrungen der ersten Lebensjahren oder in gesellschaftlichen Strukturen?

In der abendländischen Tradition mit über 100 Jahren Psychoanalyse ist allmählich der Konsens entstanden, dass für einen Menschen die ersten Lebensjahre und die dort gemachten Erfahrungen prägend sind und in gewissen Situationen im Erwachsenenalter zu bestimmten Krankheiten und somit Psychopathologien führen können. Obwohl die Psychoanalyse wertvolle strukturelle Aussagen über den Menschen trifft, bleibt sie doch wichtige Antworten schuldig. Warum fühlen sich oft nicht nur Menschen mit einer Schizophrenie verfolgt, sondern warum können auch Menschen mit einer Demenz einen Verfolgungswahn entwickeln und beispielsweise die Angehörigen beschuldigen, in ihre Wohnung einzudringen und Dinge zu entwenden, die der Demenzerkrankte selbst verlegt hat, woran er sich nur eben nicht mehr erinnert? Warum werden Menschen mit unterschiedlichsten hirnorganischen Erkrankungen unter Umständen depressiv? Warum werden andere unter einer Cortisonbehandlung gelegentlich manisch, obwohl es keinen Anhalt für eine gestörte Kindheitsentwicklung oder einen über die behandelte körperliche Erkrankung hinausgehenden Lebenskonflikt gibt? Warum sind akustische Halluzinationen bei so genannten Reizdeprivationsversuchen bei fast jedem Menschen auszulösen?

Zweifelsfrei ist der Ort des Geschehens psychischer Erkrankungen das Gehirn und zweifelsfrei ist das Gehirn das Produkt eines evolutionären

Geschehens. Evolution bedeutet Anpassung und in unserer evolutionären Entwicklung passte sich unser Gehirn an eine ganz bestimmte Herausforderung an. Dieser Beitrag möchte die Bedingungen und Folgen dieses Anpassungsprozesses aufzeigen und die Bedeutung für das so genannte Psychopathologische beleuchten.

Ich und die anderen

Nachdem sich die Dinosaurier vor rund 65 Millionen Jahren als zu wenig anpassungsfähig an die veränderten klimatischen Bedingungen zeigten und ausstarben, entstanden vor etwa 60 Millionen Jahren die ersten Primaten, die Klasse, zu denen auch unsere Art gezählt wird. Auf Grund der spärlichen fossilen Funde ist die Lebensweise dieser direkten Vorfahren unklar, man nimmt aber an, dass eine bis heute lebende Art diesen ersten Primaten in Aussehen und Lebensweise sehr nahe kommt: Es handelt sich dabei um den in Südostasien vorkommenden Zwergtupaja. Die Zoologen sind sich uneins, ob der Zwergtupaja noch zur Familie der Insektenfresser gehört oder bereits zu den Primaten zu zählen ist, weshalb er als Primatenprototyp angesehen werden könnte. Es handelt sich hierbei um einen ca. 45 Gramm schweren, spitzhörnchenartigen Baumbewohner, dem noch einige typische anatomische Merkmale der Primaten, wie zum Beispiel die zum dreidimensionalen Sehen befähigten, nach vorne gerichteten Augen, fehlen.

Der Zwergtupaja ist ein Einsiedler, das Männchen ein so genannter Reviermarkierer. Dies bedeutet, das Männchen setzt Duftstoffe ab, mit denen es anderen Männchen die Grenzen seines Reviers erkenntlich macht. Männliche Reviereindringlinge werden bekämpft und mitunter auf das Heftigste attackiert, Weibchen hingegen geduldet. Nach der Paarung nimmt das Männchen keinen Anteil an der Jungenaufzucht. Das Weibchen beschränkt sich auf den Nestbau, die Reinigung der Jungen nach der Geburt und das Stillen, wobei es manchmal für mehrere Tage das Nest verlässt und die Jungen als typische Nesthocker sich selbst überlässt. Nach drei bis vier Wochen verlassen die Jungen das Nest und suchen sich spätestens zur eigenen Geschlechtsreife, die sie mit sechs Monaten erreichen, neue Reviere, da sie vom eigenen Vater in dessen Revier nicht geduldet werden. Über die Paarungsbemühungen hinaus kennt der Zwergtupaja kein Sozialverhalten, die ersten Primaten, so vermutet man, lebten ebenfalls einzelgängerisch und bis auf die Revierverteidigung ohne Bezug zu anderen Artgenossen. Warum sollten sie auch Gemeinschaft gesucht haben?

Sozialverhalten hat ganz offensichtliche Nachteile: Es besteht ein erhöhtes Infektionsrisiko innerhalb von Gruppen, es entsteht Konkurrenz um das gemeinsam bevorzugte Nahrungsangebot und somit unausweichlich sozialer Stress. Auch die eigene Reproduktion ist gefährdet, wenn man die gleichen Weibchen bevorzugt wie die Männchen, mit denen man in einer Gruppe zusammenlebt. Es wird angenommen, dass die ersten Primaten sich trotz der aufgezählten Nachteile auf Grund eines bestimmten Druckes vor ca. 45 Millionen Jahren veränderten, ihre einzelgängerische Lebensweise aufgaben und begannen sich in Gruppen zusammenzuschließen (DUNBAR 1988). Wichtigster Auslöser könnte der anwachsende Raubdruck durch jagende Feinde gewesen sein. Vier Augen sehen mehr als zwei und vier Ohren hören einen herannahenden Feind früher als zwei Ohren. Weitere Vorteile waren die bessere Ressourcenverteidigung gegen andere gruppenbildende Nahrungskonkurrenten. Zudem vermag eine größere Gruppe auch ein größeres Gebiet zu durchstreifen und mehr Nahrung aufzutreiben als ein Einzelgänger.

Allmählich hatten die Vorteile der Gruppenbildung gegenüber den erwähnten Nachteilen überwogen und Sozialität bildete sich auf dieser Primatenstufe heraus (VOLAND 2000). In den nächsten 45 Millionen Jahren wurden die Fähigkeit und Bedürftigkeit zum sozialen Miteinander aus verschiedenen Gründen immer wichtiger. Deshalb durchdringt Sozialität, deren vielleicht wichtigste Facette die Bindungsfähigkeit ist, zutiefst unser Denken, Fühlen und Handeln.

Entwicklung der Emotionalität

Die Herausforderung des sozialen Miteinanders stellte auch neue Ansprüche an die Gehirnkapazitäten unserer äffischen Vorfahren. Wir hatten gesehen, dass der Zwergtupaja sich hochgradig intolerant gegenüber seinen männlichen Artgenossen verhält und diese, wie alle Revierverteidiger, bei Betreten seines Territoriums aktiv bekämpft. Vermutlich tut er dies nicht, weil sein Gehirn bei Anblick eines männlichen Artgenossen auf Angriff umschaltet, sondern weil er dessen Anwesenheit emotional nicht erträgt, darüber aggressiv wird und durch sein aggressives Verhalten den Auslöser seines emotional negativen Zustandes aktiv entfernen will.

Gruppenleben bedeutet aber bei Tieren mit höheren Gehirnleistungen zwar untereinander Konkurrent zu sein, aber eben auch unverzichtbarer Verbündeter, weshalb es zu Umstrukturierungen derjenigen Gehirnareale kommen musste, die für Emotionalität und Aggressivität zuständig sind, nämlich Strukturen im so genannten limbischen System. Es ist ein häufig geäußerter Irrtum, dass wir im Zuge unserer evolutionären Entwicklung über Millionen von Jahren vor allem klüger geworden seien. Dies zwar sicherlich auch, in entscheidendem Maße sind unsere Vorfahren aber emotionaler und in diesem Bereich differenzierter geworden (Eccles 1998). So nahm vermutlich die so genannte Amygdala oder der Mandelkern deutlich an Umfang zu. Der Mandelkern wird mit einer Reihe von emotionalen Aspekten, beispielsweise mit Angst in Verbindung gebracht. Versuche an Affen zeigten schon vor vielen Jahren, dass Affen, denen man den Mandelkern entfernt hatte, die Fähigkeit zum sozialen Miteinander verloren. Sie kletterten über ihre Artgenossen hinweg, als wären diese unbelebt Objekte, und wurden nicht selten auf Grund ihres ignorierenden und von den anderen als Provokation empfundenen Verhaltens durch diese getötet.

Ein anderer wichtiger Gehirnbereich, der im Zuge der Evolution deutlich an Größe gewann, ist der so genannte Hippocampus. Dieser Bereich ist für alle bewussten Lerninhalte unabdingbar. Menschen mit Schädigung des Hippocampus sind nicht in der Lage, bewusste Inhalte neu einzulernen und zu behalten, beispielsweise das Gespräch oder dessen Inhalt. Diese Störung spielt etwa bei der Alzheimer-Demenz eine Rolle. Im Zuge der Evolution war es aber bei einem immer dichter werdenden sozialen Netz auch immer wichtiger, sich merken zu können, mit wem man welche Erfahrung innerhalb der Gruppe gemacht hatte. Wer hat mich wann unterstützt? Wer hat mich wann im Stich gelassen? Auf wen kann ich bei einem Konflikt innerhalb der Gruppe am ehesten bauen? Dies kann nur beantwortet werden, wenn ich wichtige Erlebnisse mit anderen nicht vergessen habe. Die so genannte soziale Navigation, die Balance zwischen Kooperation und der Verfolgung eigener egoistischer Interessen, kann nur mit einem stimmigen episodischen Gedächtnis und einem funktionsfähigen Hippocampus gelingen.

Auch andere Bereiche, die nicht zum Großhirn gehören, vergrößerten sich über Millionen Jahre hinweg stetig. Zu diesen gehört das Kleinhirn, dessen Bedeutung für kognitive Prozesse wie für das Gedächtnis und die Emotionalität erst in den allerletzten Jahren verstanden worden ist. Was stellte das Gehirn mit dieser zunehmenden Komplexität an? Wozu diente dieser enorme Aufwand? Vereinfacht könnte man sagen, dass die Hauptaufgabe des Gehirns im Zuge der Evolution in einer immer schärferen Subjekt-Objekt-Trennung bestand. Vermutlich kann man sich diesen Prozess nicht so denken, als sei das Gehirn immer weiter angewachsen und als habe sich plötzlich ein Schalter umgelegt und als sei dadurch ein »Ich-Bewusstsein« entstanden. Wahrscheinlich ist vielmehr, dass sich die Trennung von anderen äußeren Objekten, von anderen Artgenossen, und somit die Entstehung von Bewusstsein eher mit einem Dimmerlicht vergleichen lässt, das zunächst ein nur sehr spärliches Licht scheinen lässt, dieses Licht aber allmählich immer heller und heller wurde und schließlich die Helligkeit unseres heutigen Bewusstseins entstehen ließ.

Unsere sich selbst zunehmend gewahr werdenden Vorfahren sahen sich aber trotz eines anwachsenden Bewusstseins einem Problem ausgesetzt, das alle intelligenten und in sozialen Verbänden lebenden Tiere teilen: Wie sind die Nachteile des sozialen Miteinanders für mich zu reduzieren, oder anders ausgedrückt: Wie wälze ich die Nachteile des sozialen Miteinanders auf andere ab? Wie kann das Bestreben eines jeden Gruppenmitgliedes, dies zu tun, geordnet werden? Hier findet die Natur regelmäßig die gleiche Antwort, die in der Bildung einer hierarchischen Struktur besteht. Allerdings ist das hierarchische Gefälle aus ganz bestimmten Gründen sehr unterschiedlich ausgeprägt.

Gehirnarchitektur

Hierarchie ist im Zuge der Evolution zunehmend ein dynamisches Geschehen geworden. Wir wissen dies, weil bei entfernteren äffischen Verwandten die Hierarchie relativ stabil entlang des mütterlichen Status verläuft und die Jungen den Status der Mutter erben. Bei unseren engsten Verwandten, den Schimpansen und Bonobos, wird dieser Status durch jeden Einzelnen »erarbeitet«, dadurch ändern sich der Status des Einzelnen und das Gruppennetz fortwährend. Vermutlich hat sich das Gehirn an diesen Umstand angepasst. Im Zuge der Evolution erfolgt dabei eine Ökonomisierung, dies bedeutet, dass bei wiederkehrendem Geschehen diejenigen einen Vorteil besitzen, die hierfür eine Antwort, eine Reaktion parat haben.

Die evolutionäre Psychologie geht dabei davon aus, dass sich in der Gehirnarchitektur bzw. im »Netzwerk Gehirn« Module ausgebildet haben, die eine solche Antwort auf ganz bestimmte Situationen der sozialen Umwelt zur Verfügung stellen (Cosmides/Tooby 1992). Ohne großes »Nachdenken« kann dann zeitnah die richtige Reaktion auf eine Herausforderung gefunden und angewendet werden. Auf physiologischer Ebene ist eine solche Reaktion lange bekannt. Die typischen physiologischen Reaktionen, die ausgelöst werden, wenn wir in eine Gefahrensituation geraten, sind unter anderem Herzrasen, Blutdrucksteigerung, Ausschüttung bestimmter Stresshormone und Angst. Die physiologischen Reaktionen dienen dabei dazu, den Körper auf eine Kampfsituation einzustellen oder ihn zur schnellen Flucht zu befähigen, weshalb Cannon von einer »fight or flight«-Reaktion sprach (Cannon 1929).

Ähnliches könnte nach Ansichten der evolutionären Psychiatrie auch für soziale Gefahren oder Herausforderungen gelten. In bestimmten sozialen

Situationen könnte es zur Erlangung sozialer Vorteile sinnvoll sein, sich innerhalb der Gruppe prahlerisch darzustellen, auf sich aufmerksam zu machen und durch Selbstdarstellung sich und andere davon zu überzeugen, dass man kompetent und leistungsstark sei. Dies entspräche einem sozial vorteilhaften, quasi manischen Verhalten. In einer anderen Situation ist es vielleicht eher sinnvoll, defensiv zu handeln. Von der Gruppe nichts zu fordern, abzuwarten, sich selbst und andere davon zu überzeugen, keine Ansprüche zu haben, sich nichts zuzutrauen. Dies entspräche einem sozial nützlichen, quasi depressiven Verhalten.

Beide Verhaltensmuster bringen drei Eigenschaften in Einklang: die Emotionalität, das Denken über die Welt und das Handeln, weshalb ich hier von der »Dreifaltigkeit der sozialen Module« des Gehirns spreche. In einer entsprechenden Situation, beispielsweise nach einem Verlust einer wichtigen und hohen Position durch »Revolte« der Jüngeren, wäre es für ein Affenmännchen fatal, lange über sein Handeln nachzudenken oder Fühlen, Denken und Handeln nicht in Einklang zu bringen, weil die anderen eine angemessene Unterwerfung erwarten. Besser ist es, diese Unterwerfung zu demonstrieren, Verhalten, das Ansprüche signalisiert, einzustellen und sich lieber »schlecht« zu fühlen, da dann nach einiger Zeit die Wiederannäherung durch die Nachfolger und die Wiedereingliederung erfolgt. Das depressive Verhalten verschwindet, wenn der betroffenen Affe seine neue Rolle annimmt. Therapeuten wissen, dass auch depressive Menschen sich häufig erst von einer manchmal unbewusst gehegten Wunschvorstellung lösen müssen, bevor sich die Depression zurückbilden kann. Es macht also Sinn, dass in unserem Gehirn depressive oder manische Reaktionsmodule bereitliegen, die uns in entsprechenden Situationen »die Entscheidung«, was zu fühlen ist, wie gedacht werden soll und wie zu handeln ist, »abnehmen«.

Eine weitere wichtige soziale Gefahr liegt bei einer hoch organisierten Sozialstruktur wie der unserigen in der Gefahr der Ausgrenzung. Vor allem durch die Sprache sind wir in der Lage, uns über andere zu verständigen, die nicht anwesend sind. Unsere hohe Bindungsfähigkeit und Kooperationsfreude beinhaltet also als Kehrseite den sozialen Ausschluss. Sozialer Ausschluss ist aber das Schlimmste, was einem sozialen Wesen geschehen kann, da es gerade vom sozialen Miteinander lebt und »gestillt« wird. Aus diesem Grunde wurde es auf unserem evolutionären Weg immer wichtiger, ein Gespür für die eigene Bedeutung innerhalb der Gruppe zu erlangen. Bin ich gut integriert? Braut sich vielleicht gegen mich etwas zusammen? Spricht man hinter meinem Rücken über mich? Werde ich geachtet oder finde ich im Verhalten der anderen Hinweise auf Ablehnung? Wie mit einem Radar versuchen wir immer wieder, die Gruppe zu »durchleuchten«. Das kann dazu beitragen, frühzeitig eine entsprechende Stimmung aufzufangen und angemessen, beispielsweise durch verstärkte Kooperation, darauf zu reagieren. Auch wenn dieses Radar paranoid eingeengt ist, ist es besser, hier übersensibel zu sein statt sozial »blauäugig«. Wir alle tragen also einen Notfallkoffer in uns, der für bestimmte soziale Konflikte evolutionär entwickelte Antworten bereithält. Dieser Notfallkoffer wird im Alltag kurz und präzise angewendet, im Pathologischen kann er aber eine eigene Dynamik gewinnen. Unter Umständen sind bei manchem Menschen die Werkzeuge dieses Notfallkoffers überempfindlich eingestellt und so werden sie bereits bei kleineren Anlässen mobilisiert. Diese Überempfindlichkeit könnte eine genetische Übersensibilität oder »Vulnerabilität« als Ursache haben. Bei anderen Menschen konnte vielleicht auf Grund ungünstiger Entwicklungsbedingungen in den ersten Lebensjahren kein angemessener Umgang mit diesen sozialen Werkzeugen des Notfallkoffers erlernt werden. Unter anderen Umständen kann aber auch eine Erkrankung oder Vergiftung des Gehirns den Notfallkoffer unnötigerweise aufspringen und die Werkzeuge zum Vorschein kommen lassen.

Symptom durch Evolution

Nach M. Nesse und G. Williams (1997) kann man sich bei somatischen wie auch psychischen Krankheitssymptomen fragen: Ist dieses Symptom Folge einer evolutionären Anpassung, ein Nebenprodukt der Evolution, ein überschießender, eigentlich positiver Mechanismus oder aber die Folge veränderter Umweltbedingungen? Im somatischen Bereich wäre ein Nebenprodukt des aufrechten Gangs die Neigung zur Varizenbildung. Diese Krankheit und ihre Symptome besitzen ganz sicher keinen evolutionären Vorteil, sind aber eine unausweichliche Folge der durch den aufrechten Gang entstehenden Blutfülle in den Beinen.

Nach M. Profet (1992) ist die bei vielen Frauen auftretende Übelkeit und Nahrungsaversion im ersten Drittel der Schwangerschaft ein Krankheitssymptom, welches sich aus positiven Gründen entwickelt hat. Sie konnte zeigen, dass diejenigen Frauen, die an diesen äußerst unangenehmen Problemen leiden, letztlich weniger Fehlbildungen hatten als die symptomfreien Frauen und erklärt dies durch die Vermeidung potenzieller Nahrungstoxine im Rahmen der unfreiwilligen »Diät«. Das Krankheitsbild der »Hyperemesis gravidarum«, der ausgeprägten Übelkeit mit rezidivierendem Erbrechen, ist hingegen für das ungeborene Leben und unter Umständen für die Mutter sehr gefährlich. M. Profet sieht hier einen eigentlich gesunden, bei einigen Menschen aber überschießenden Schutzmechanismus. Evolutionär gesehen ist es dabei wohl besser, die innere Sensibilitätsschwelle eher zu hoch als zu niedrig anzusetzen, also lieber Gefahr zu laufen, an Hyperemesis zu erkranken, als überhaupt auf diesen Schutzmechanismus »zu verzichten«.

Das genannte Symptom ist auch ein gutes Beispiel dafür, dass die Evolution sich nicht in Richtung positiver Befindlichkeit entwickelt, sondern in Richtung Fortpflanzungsnützlichkeit. Folge veränderter Umweltbedingungen sind die »Zivilisationskrankheiten« wie Fettleibigkeit und Diabetes. Nur weil wir durch unsere Überproduktion in der Lage sind, mit den Ernährungsvorlieben eines Steinzeitmenschen in Fülle einzukaufen, entsteht eine zu hohe Kalorien- und Fettaufnahme, die unter den kargen Umweltbedingungen unserer Vorfahren gar nicht möglich gewesen wäre.

Was bedeutet diese dargestellte darwinistische Sichtweise von Krankheitssymptomen für die Psychiatrie? In ihrem Buch *Evolutionary Psychiatry* unterteilen A. Steven und J. Price (1996) die psychiatrischen Krankheitsbilder in drei große Gruppen: 1. Krankheiten von Bindung und Hierarchie, 2. »Spacing Disorders« sowie 3. Krankheiten mit Borderline-Status.

1. Zu den Krankheiten von Bindung und Hierarchie zählen sie die affektiven Erkrankungen, also die Manie, die Depression und die bipolaren Krankheiten. Sie werden als überschießende, im Gesunden sinnvoll einzusetzende Module verstanden, ähnlich wie das erwähnte Schwangerschaftssymptom der Hyperemesis. Ebenso sind für die Autoren die Angst- und Panikstörungen zu dieser Kategorie hinzuzuzählen, des Weiteren manche Persönlichkeitsstörung. Gemeinsam ist allen ein Bindungs- und Hierarchieaspekt, der entweder in dem Versuch besteht, andere zu übervorteilen, oder sich durch Unterwerfung »sozial« verträglich zu verhalten und sich Zugehörigkeit und Schutz zu sichern.
2. Anders die Gruppe der »Spacing Disorders«. Hierzu zählen A. Steven und J. Price die paranoide Persönlichkeitsstörung, die schizotype Störung und die Schizophrenie. Menschen, die an einer Krankheit dieser Kategorie leiden, erleben sich nicht mehr in der Gruppe, sondern der Gruppe gegenüber ausgegrenzt und von dieser unter Umständen verfolgt. Auch hier ist meiner Ansicht nach ein eigentlich gesundes, evolutionär entstandenes Gehirnmodul »überschießend« am Werk, nämlich unser soziales Radar, das uns vor drohendem Ausschluss aus der Gruppe rechtzeitig warnt. Dieses Radar setzt nach meiner Überzeugung jeder Mensch ein, der sich in sozialen Gruppen bewegt. Es arbeitet aber in der Regel so reibungslos und treffsicher, dass wir uns über diese Fähigkeit nicht recht im Klaren sind. Eigentlich können wir alle das »soziale

Gras« wachsen hören und müssen diese Fähigkeit nicht erlernen, auch wenn die Feinabstimmung dieses Systems sicher durch gelungene Beziehungen zu wichtigen Bezugspersonen in der Kindheit gefördert wird – A. Steven und J. Price finden eine andere Erklärung für die Entstehung der »Spacing Disorders«, auf die ich hier verzichten möchte.

3. Die dritte Kategorie, der Borderline-Status, zeichnet sich dadurch aus, dass die betroffenen Menschen innerlich kein stimmiges Konzept besitzen, ob sie in der Gruppe sein wollen oder dürfen oder ob sie außerhalb der Gruppe sein wollen oder müssen. Aus diesem Grunde findet sich bei diesen Patientinnen und Patienten auch ein äußerst gemischtes psychopathologisches Bild, einmal eher ein manisches, dann wieder ein eher depressives, dann wieder ein persönlichkeitsgestörtes und schließlich sogar ein schizophrenes. Aus meiner Sicht könnte man also sagen, der Borderline-Patient hat auf Grund seiner unklaren Rolle zur Gruppe kein passendes Gehirnmodul zur Verfügung, um sich bei diesem »Grenzgang« auszubalancieren, und alle angewendeten Gehirnmodule lösen deshalb trotz wiederholter Versuche sein Problem nicht.

Wenn die anderen das Ich ausgrenzen

Der Mensch ist das sozialste, kooperativste und aggressivste Wesen dieses Planeten. Diese Eigenschaften sind Produkte der Evolution und bedingen sich gegenseitig. Auch bei anderen Tieren ist bekannt, dass diejenigen die stärksten Auseinandersetzungen im aggressiven Sinne mit benachbarten Gruppen führen, die innerhalb ihrer Gruppe am solidarischsten sind. Ausgrenzungsreaktionen sind im Tierreich selten, bei Affen bisher nur an körperlich behinderten beobachtet worden. Der Mensch besitzt die komplexeste Sprache. Dies erst macht sein Sozialsystem zu einem guten Teil undurchschaubar und ermöglicht die Gefahr der heimlichen Absprache sowie die anschließende Ausgrenzung und Verstoßung aus der Gruppe. Damit ist das sozialste Wesen gleichzeitig auch das gefährdetste. Damit ist das sozial bedürftigste Wesen auch das kränkbarste und verletzbarste.

In der Paläoanthropologie ist es ein alter Streit, womit eigentlich das Menschsein im engeren Sinne beginne (Schrenk 1998). War es der aufrechte Gang, der sich vor 4–6 Millionen Jahren entwickelte und uns von den Tieren »trennte«? Oder ist es der Gebrauch von Steinwerkzeugen, der seit ca. 2,6 Millionen Jahren belegt ist? Oder ist es der Beginn mit Bestattungsritualen, die die Neandertaler bereits vor 100.000 Jahren praktizierten? Oder ist vielleicht das Einmalige unserer Art die Kunst, die wir aus den Höhlenmalereien kennen und deren älteste Zeugnisse etwa 38.000

Jahre alt sind? Ich glaube, dies alles ist es nicht. Menschsein im Kern beginnt mit etwas anderem, nämlich mit dem ersten Suizid. Erst als der erste Mensch suizidal wurde, dies auf Grund seiner evolutionär entstandenen Gehirnarchitektur mit großen kognitiven wie emotionalen Kapazitäten werden konnte, waren uns unsere Vorfahren im Kern gleich: kooperativ, bindungsbedürftig, erwartungsvoll, verletzlich – und ausgrenzend.

Bei der Morgendämmerung der Menschheit wird nicht das »Normale« sichtbar, sondern das von uns als »pathologisch« Bezeichnete.

Antrieb, Motivation, Sinn – philosophische und medizinische Aspekte

FRANK-GERALD PAJONK

Die Beurteilung des Antriebs ist ein essenzieller und unverzichtbarer Bestandteil der psychiatrischen Anamnese und des psychopathologischen Befundes. Dennoch war Antrieb bzw. die Vorstellung, was damit gemeint ist, in den vergangenen 150 Jahren und bis heute im Fach Psychiatrie zumindest unscharf definiert, wenn nicht gar umstritten. In aktuellen psychiatrischen Fachbüchern wird Antrieb praktisch gar nicht definiert. Es findet sich lediglich die Erläuterung der Pathologie des Antriebs: Antriebshemmung, Antriebsminderung, Antriebssteigerung.

Was also hat es mit dem Antrieb auf sich?

Antrieb als psychische Grundfunktion

Die jüngsten Definitionsversuche finden sich etwa im *Wörterbuch der Psychiatrie und Medizinischen Psychologie*. Danach ist Antrieb die »einem jeden Verhalten zu Grunde liegende, ungerichtete Kraft, welche die allgemeinste Voraussetzung für Denken, Fühlen und Handeln darstellt« (PETERS 1990). W. Klages beschrieb den Antrieb in den 1960er Jahren als »das dynamische Moment, das in alle motorischen, sensorischen und assoziativen Leistungen einfließt, diese erst ermöglicht und in seiner qualitativen und quantitativen Verschiedenheit zur individuellen Persönlichkeitsstruktur des Menschen beiträgt« (KLAGES 1967). Noch früher äußerte sich G. E. STÖRRING (1916) zum Antrieb: »Der Antrieb ist als solcher nicht faßbar, sondern nur an seinen Wirkungen abzulesen. Der Antrieb stellt eine der psychischen Grundfunktionen dar, er durchzieht bis in die höchsten personalen Funktionen der Besinnung alle Bereiche menschlichen Erlebens.«

Diese Definitionen sind für einen psychiatrisch-psychotherapeutischen Fachbegriff im Zeitalter der Molekulargenetik, der funktionellen Bildgebung, der funktionell-topografischen Neuordnung des Gehirns und elaborierter psychotherapeutischer Verfahren nicht nur ausgesprochen vage und unpräzise, sondern zum Teil auch widersprüchlich und höchst problematisch. Alle zitierten Definitionen gehen davon aus, dass hinter dem Antrieb eine (Ur-)Kraft steht, die gleichwohl nicht näher bestimmbar ist und sich lediglich an ihren Ausformungen und -wirkungen festmachen lässt. Sie bestimmt letztlich die Persönlichkeit des Individuums. Problematisch ist jedoch bereits, dass diese Kraft bei U. Peters ungerichtet ist, während ihr von W. Klages eine Dynamik zugewiesen wird, die, wie jede Bewegung, zwangsläufig gerichtet sein muss.

Angesichts der begrifflichen Unschärfe, was unter Antrieb zu verstehen ist, ist es nicht verwunderlich, dass sich die moderne psychiatrische Forschung praktisch nicht mit diesem Phänomen beschäftigt. Ein weiterer Grund dafür ist sicherlich, dass es im angloamerikanischen Sprachraum keine einheitliche Übersetzung für »Antrieb« gibt. Der Begriff wird stattdessen zerlegt in die Worte »drive« und »impulse«, wobei »drive« eher im Sinne eines kontinuierlichen Schwungs, »impulse« eher im Sinne eines plötzlichen Aktivitätsbeginns zu verstehen ist.

Eine Datenbank-Recherche in *Medline* der letzten zwei Jahrzehnte bringt jedoch auch zu den englischen Stichworten nur spärliche Ergebnisse für die psychiatrische Forschung. Es gibt keine Studien, die den Antrieb als primären Zielparameter analysieren. Nur vereinzelt finden sich Untersuchungen oder Berichte, die die psychische Funktion des Antriebs bei der Beschreibung eines Krankheitsbildes oder als Resultat pharmakologischer Interventionen darstellen. Antrieb bzw. Veränderungen des Antriebs finden sich im allgemeinen Sprachgebrauch der Psychiatrie nur noch im Zusammenhang mit Antidepressiva im Rahmen der umstrittenen, aber die Zeit überdauernden Einteilung des Kielholz-Schemas in antriebssteigernde und antriebsmindernde Antidepressiva. Antriebsstörungen bei der Schizophrenie gehen nahezu vollständig, zusammen mit anderen Symptomen, im wenig differenzierten Begriff der Minussymptomatik unter. Auch bei anderen wichtigen psychiatrischen Störungen, zum Beispiel bei Manien, Demenzen oder Persönlichkeitsstörungen, leiten sich aus der Beurteilung des Antriebs in der Regel weder diagnostische noch therapeutische Konsequenzen ab.

Angesichts dieser Situation lohnt ein Blick in den kulturgeschichtlichen und philosophischen Hintergrund sowie in die Befunde der experimentellen Psychologie. Es sei nur vorsorglich darauf hingewiesen, dass dieser Überblick weder umfassend noch vollständig sein kann; stattdessen wurden die im Folgenden dargestellten Zusammenhänge im Hinblick auf ihre Bedeutung für die Psychiatrie ausgewählt.

Was bewegt den Menschen? – Antworten aus der Philosophie

Die Frage nach dem Antrieb, nach dem, was den Menschen bewegt, ist universell und zeitlos. Die Antworten, die unterschiedliche Kulturkreise gegeben haben, unterscheiden sich jedoch substanziell. Damit ist Antrieb zunächst kulturphilosophisch definiert. Aristoteles hat wahrscheinlich die erste Systematik entwickelt, die zu erklären versucht, wieso ein Mensch tut, was er tut, woher es kommt, dass ein Mensch sich in einer bestimmten Situation für ein bestimmtes Verhalten entscheidet und daran festhält.

Aristoteles ging davon aus, dass alle Teilchen ihren natürlichen Ort haben und dass jedem Körper ein Zielbild der Vollkommenheit innewohne. Er differenzierte darüber hinaus vier Ursachen, die das Handeln des Menschen bedingen (siehe Abbildung 1). Die causa materiales (Stoffursache) sei die Ur-Sache, das »Material« oder der Anlass, aus dem sich eine Handlungsaufforderung ergeben könnte. Damit daraus aber Handlung entsteht, bedarf es weiterhin der causa efficens (Wirkursache), mit der die Anstrengung oder Arbeit des Handelnden gemeint ist, der causa formales (Formursache), unter der das planerische Vorgehen zu verstehen ist, um der Handlung eine Form zu geben, um zum beabsichtigten Ergebnis zu gelangen, und schließlich der causa finales (Zweckursache), die den Sinn oder Nutzen der Handlung meint. Diese vier Ursachen bilden zusammen den Antrieb und müssen vorliegen, damit Verhalten entsteht (siehe Picht 1992).

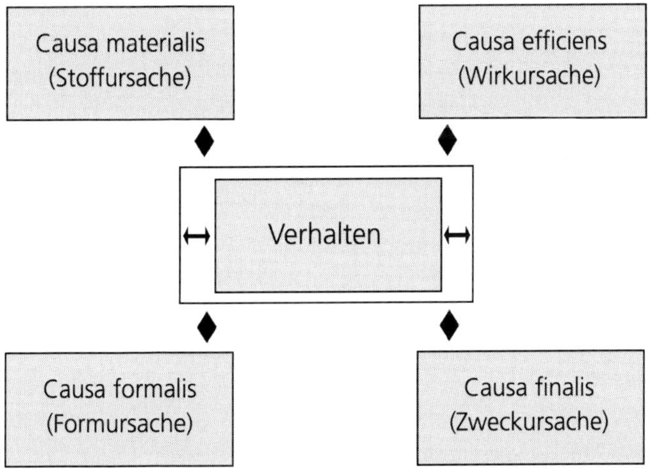

Abbildung: Aristoteles: Von der Ursache zum Handeln

Unter den Stoikern hat sich vor allem Epiktet mit dem Woher und Wozu des Handelns beschäftigt. Die Grundzüge seiner Lehre besagen etwa, dass es im Leben eine kategorische Ausrichtung auf das Wichtige gibt. Er unterscheidet dabei Dinge, über die der Mensch verfügt und über die er in freier Selbstbestimmung und in voller Verantwortlichkeit entscheiden kann (Vorstellungen, Triebe, Begierden oder Abneigungen des Menschen), von Dingen, über die er nicht verfügt und die damit sittlich gleichgültig sind (z. B. Leib, Ansehen, Besitz, Ehre, Krankheit, Schmerz und Tod).

Bezüglich der ersteren Dinge müsse der Mensch zunächst die so genannte »sittliche Grundentscheidung« treffen, die Entscheidung, sich um diese Dinge so zu kümmern, dass sie ihm gemäß sind. Diese Entscheidung ist grundlegende Voraussetzung, um die Kraft – und den Antrieb – zu besitzen, eins mit sich zu sein und sich in der eigenen Identität (Thelos) zu erfüllen. Die Dinge der zweiten Gruppe seien sittlich gleichgültig; daher müsse der Mensch sich nicht um sie kümmern, keinen Antrieb in sie investieren, sondern lernen, sie mit Gleichmut zu behandeln (siehe Schmidt 1954). Epiktet stimmt also einerseits dem aristotelischen Konzept der Entelechie zu, dem Ort, an dem sich Antrieb erfüllt und auflöst, selektiert jedoch bestimmte Dinge, für die ein Antrieb a priori sinnvoll ist und für den es auch zuvor einer bewussten Entscheidung bedarf.

Antrieb im Kontext der Entwicklung der Psychologie

Spätestens bei Epiktet wird deutlich, dass das, was unter Antrieb subsumiert ist, aus einer Vielzahl unterschiedlicher Einzelfaktoren besteht. Die Begriffe, die in der Folge am häufigsten mit Antrieb in Verbindung gebracht wurden, sind Trieb, Wille/das Wollen, Begierde und Motive. Einige Psychologen des ausgehenden 19. Jahrhunderts, darunter Th. Ziehen, H. Münsterberg und W. Wundt, lehnten das Wollen als Elementarvorgang entschieden ab. Nach ihrer Meinung seien Willensvorgänge auf Erkenntnis und Gefühl zurückzuführen. Nach Th. Ziehen ist der Willensakt eine »intensive, von starken Gefühlstönen begleitete Zielvorstellung«. W. Wundt (siehe Lindworsky 1922, S. 147–151) erklärte, dass der Willensvorgang ein Affekt sei, der in »seinem eigenen Verlauf seine Lösung findet«.

Der Streit, ob der Antrieb ein eigener psychischer Elementarvorgang sei, wurde von Vertretern der experimentellen Psychologie durch verschiedene Studien bejahend entschieden. J. Lindworsky (1922) unterscheidet in seinem Buch *Experimentelle Psychologie* verschiedene Qualitäten des Willensaktes (das Wollen und das Widerstreben) und verschiedene Intensitäten des Wollens (»das energische« oder »ausgeprägte primäre« vom »flauen« oder

»schwachen« Wollen). Er gibt aber zu bedenken, dass ein Willensakt nicht intensiver, sondern nur unbedingter werden kann, »das heißt, daß er sein Ziel nicht mit vermehrter Kraft, sondern um einen höheren Preis anstrebt« (ebd., S. 224–239). Wie N. Ach glaubte auch Lindworsky, dass die Willenskraft gemessen werden kann, indem der Verwirklichung der Absicht Hindernisse in den Weg gelegt werden.

Bei J. Lindworsky findet sich eine Übersicht über den Zusammenhang zwischen Wollen und Motiven. Er weist auch dem Begriff des Wertes erstmals eine zentrale Bedeutung zu: »Motiv des Willensaktes ist alles, was sich der Seele als ein durch den Willensakt zu verwirklichender Wert darstellt.« Er schränkt jedoch ein, wohl auch als Reaktion auf die Thesen von S. Freud: »Als allgemeinste Vorbedingung [für die Wirksamkeit von Motiven] ist das Bewußtwerden der Motive zu nennen. Werte, Vorteile sind keine Wirkursachen, ... ohne selbst bewußt zu sein.«

Ganz anders als Lindworsky stellte S. Freud gerade das Nicht-Bewusste in den Vordergrund seiner Trieblehre. Als Merkmale eines Triebes charakterisierte er die »Quelle« (somatischer Vorgang in einem Organ oder Körperteil), den »Drang« (Stärke, Impulsivität oder Maß an die Arbeitsanforderung eines Triebes), das »Ziel« (Befriedigung, die durch Aufhebung des Reizzustandes an der Triebquelle erreicht wird) und das »Objekt« (Mittel zur Zielerreichung des Triebes, zur Bedürfnisbefriedigung). Als wesentliche Triebarten identifizierte Freud den Sexualtrieb, den Selbsterhaltungstrieb, den Destruktionstrieb und den Aggressionstrieb. Später differenzierte er die beiden gegenpoligen hauptsächlichen Triebenergien Eros (libidinöse Energie) und Tannatos (Destruktionstrieb) (FREUD 1946). S. Freud verfolgte damit strikt das Konzept eines gerichteten Antriebs, wobei Handlung letztlich die resultierende Bewegung in einem Kraftfeld unterschiedlicher Antriebsvektoren sei. Im Gegensatz zu Aristoteles und Epiktet, die jeweils ein klar anzustrebendes Ziel postulierten, ist für Freud Antrieb auf ein Endziel nur eine Summe aus unterschiedlichen – unbewussten – Einzelantrieben.

Der Neurologe, Psychiater, Psychotherapeut und Philosoph V. E. Frankl entwickelte dagegen ein ganz anderes Konzept für den Antrieb. In seiner Anthropologie griff er auf den Begriff des »Wertes« zurück, der bereits bei Lindworsky Erwähnung fand, und ordnete ihm eine zentrale Bedeutung zu. Nach Frankl besteht das spezifisch Menschliche aus drei Dimensionen: der somatischen, der psychischen und der geistigen Dimension. Letztere unterscheidet ihn von allen anderen Lebewesen und ermöglicht es, Werte zu setzen und zu erkennen. Die geistige Dimension befähigt den Menschen, sich zu Situationen, Dingen oder Personen frei einzustellen, d. h. trotz möglicherweise auch widriger Umstände »ja zum Leben zu sagen« (Frankl 1993). Er übersieht dabei nicht, dass die Freiheit des Menschen endlich ist und dass er nicht frei von Bedingungen ist, aber er unterstreicht, dass der Mensch »frei [ist], zu ihnen Stellung zu nehmen«. Die spezifisch menschlichen Fähigkeiten der Selbst-Distanzierung und Selbst-Transzendenz schaffen Offenheit und richten ihn auf eine Sinnerfüllung aus, die Grundlage seines inneren Antriebs ist. Sinn und Werte sind die Gründe, die ihn zum jeweiligen Verhalten und Handeln bewegen (Frankl 1994).

Der Stand der psychiatrischen Erkenntnis

E. Kraepelin stellte bereits 1903 klar, dass Antriebsstörungen ein maßgebliches Symptom psychiatrischer Störungen sind. »Ihren letzten und wichtigsten Ausdruck finden alle Störungen, die das psychische Leben beeinflussen, im Wollen und Handeln des Kranken. Den Ausgangspunkt einer Willenshandlung bildet die Vorstellung eines bestimmten Zweckes, einer Veränderung an uns selbst oder an unserer Umgebung. Diese Vorstellung wird von Gefühlen begleitet, die sich in Antriebe zur Erreichung jenes Zweckes umsetzen.« Damit zeigt sich E. Kraepelin aristotelisch beeinflusst. Er geht einerseits von einer unmittelbaren Verknüpfung des Antriebs mit Wollen und Handeln aus, grenzt andererseits Antrieb nur unscharf von Gefühlen ab.

Die neurobiologische Forschung im engeren Sinne zum Antrieb begann 1949 mit G. Moruzzi und H. Magoun, die die Formatio reticularis als »Kraftwerk des Menschen« bezeichneten. Die neueren Ergebnisse weisen trotz teils widersprüchlicher Befunde konsistent auf eine funktionelle Alteration basalgangliärer Strukturen und des präfrontalen Kortexes hin. Entsprechende Daten liegen für die Schizophrenie, Depression, Abhängigkeitserkrankungen, Angst- und Zwangsstörungen und unterschiedliche Persönlichkeitsstörungen vor (Audenaert 2002), wobei diese Veränderungen sowohl Ursache als auch Wirkung der genannten Störungen sein können. Typische Befunde finden sich vor allem bei hirnorganischen Erkrankungen. Eine frontale Degeneration kombiniert mit einer bilateralen Basalganglienläsion zeigt sich klinisch vor allem durch Antriebsverlust und Anergie (Laplane 1989). Ein schweres apathisches, aspontanes, gleichgültiges Bild mit Verlust des motorischen und affektiven Antriebes kann sich auch beim bitalamischen Infarkt zeigen; hierbei müssen keine motorischen oder formalen neuropsychologischen Defekte vorliegen (Bogousslavsky 1991; Sayette 1992).

Ein gutes Modell für den Antrieb bzw. seine Störungen findet sich im so genannten Brain-Reward-System (BRS), das überwiegend dopaminerg vermittelt wird (Naranjo u. a. 2001). Es handelt sich um ein verzweigtes neuronales Netzwerk, das als Mediator von Gefallen, Wohlbefinden, Motivation und Antrieb gesehen werden kann und das den Einzelnen bzw. die Spezies auf das Überleben (z. B. durch Bedürfnisbefriedigung von Hunger und Durst, Reproduktion) ausrichtet. Innerhalb des BRS sind vor allem der Nucleus accumbens und das dorsale Striatum von Bedeutung; Ersterem wird eine motivational, Letzterem eine psychomotorisch bedeutsame Funktion zugeschrieben (ebd.). Andere Neurotransmitter wie Glutamat und Serotonin modulieren die Rewardfunktionen oder die Rewardschwelle, beispielsweise über eine Verminderung der dopaminergen Feuerungsrate.

Einige Befunde deuten darauf hin, dass es auch neurobiologisch einen Unterschied zwischen »Wollen« und »Mögen« gibt. Tierexperimentelle Befunde konnten zeigen, dass eine Aktivierung des Nucleus accumbens für primäre Bedürfnisse (z. B. Nahrungsaufnahme) vorwiegend in den Randbereichen geschieht, während komplexe und sekundäre Bedürfnisse im Zentrum und im präfrontalen Kortex aktivieren (ebd.). Damit findet sich auch auf neurobiologischer Ebene eine interessante Differenzierung, die in Analogie zu den Ergebnissen der wissenschaftlichen Philosophie und der experimentellen Psychologie steht.

Antrieb und Motivation in der Therapie

Die dargestellte Entwicklung des Antriebs im philosophisch-psychologischen Kontext bis hin zum heutigen psychiatrischen Verständnis lässt die Schwierigkeiten mit dieser wichtigen psychischen Grundfunktion besser verstehen. Quer durch alle Forschungsrichtungen können »innerer Antrieb« und »primäres Wollen« vom »äußeren Anreiz« und »Mögen« als äußere Motive abgegrenzt werden, die auch zerebral anders verarbeitet werden.

Wichtig erscheint abschließend ein Transfer dieser Erkenntnisse der Antriebsforschung auf die Therapie psychisch erkrankter Menschen. In der heutigen Gesellschaft scheint das Verständnis von Antrieb überwiegend »externalisiert«, d. h. auf den Anreiz ausgerichtet, zu sein. Während der Apostel Paulus im 1. Korintherbrief noch »Glaube, Hoffnung, Liebe« als den Antrieb der urchristlichen Gemeinde angesichts von Not, Bedrängnis und Zweifel der jungen Gemeinschaft bezeichnete (1. Kor. 13, 13), wird heute auf die Frage »Was treibt den Menschen an?« überwiegend mit der Trias »Geld, Macht, Sex« geantwortet.

Für die Therapie ergibt sich daraus die Notwendigkeit der Berücksichtigung der inneren und äußeren Motive, die die Patienten zu einer Behandlung bewegen, und der Fähigkeit der Patienten, überhaupt einen angemessenen Antrieb zur Therapie entwickeln zu können. Es entsteht für den Therapeuten unter anderem die Verantwortung, diesen Antrieb nicht durch therapeutische Maßnahmen zu unterdrücken. Dies ist zum Beispiel denkbar in der Therapie der Schizophrenie durch Gabe von Dopamin-Antagonisten, die zwar antipsychotisch wirksam sind, aber gleichzeitig den Antrieb zur notwendigen Langzeittherapie vermindern können. Ergebnis dieses verminderten Antriebs kann sein, dass die Patienten weder ihre Medikamente dauerhaft einnehmen noch an notwendigen psychoedukativen oder psychotherapeutischen Maßnahmen teilnehmen – und daraus ein Rezidiv resultiert.

Letztlich lässt sich auch auf die Therapie das aristotelische Modell anwenden, das vom Problem zur Lösung führt. Eine Therapie kann nur dann erfolgreich sein, wenn es eine Ursache für die Therapie (ein Problem) gibt, der Patient sich anstrengt, sein therapeutisches Ziel zu erreichen, der Therapeut gemeinsam mit dem Patienten einen Plan entwickelt, um zum Ergebnis zu gelangen, und beide, Patient wie Therapeut, den Sinn und Nutzen der Handlung einsehen. Es gibt jedoch auch andere Möglichkeiten zu behandeln, etwa nach dem Frankl'schen Modell: Über die Vermittlung der Wertschätzung in der therapeutischen Beziehung kann der Patient aus sich heraus wieder Vertrauen in sich und andere gewinnen und so Motivation und Antrieb aktivieren (Bock 2002).

Das Subjekt als Objekt – historische Betrachtungen aus aktuellem Anlass

PAUL HOFF

Wer die Subjekte psychiatrischer Forschung sind, das ist gemeinhin nicht allzu kontrovers: der Forscher etwa, eine bestimmte Institution oder auch eine Schule. Weit schwieriger wird es, wendet man sich dem vermeintlich objektiven Pol zu: Was erforschen wir denn? Eine psychische Krankheit oder den Kranken, der sie hat? Dessen Gehirn, Seele oder seine psychischen Funktionen wie die Affekte, das Denken oder die Willensäußerungen? Oder gar ihn als Ganzes, als Person? Kann eine Person, ein Subjekt, zum Gegenstand, also zum Objekt von Forschung gemacht werden? Und welche Methode wäre anzuwenden?

Begriffe, auch wissenschaftliche, haben nicht nur einen sachlichen, inhaltlichen Gehalt, sondern sie tragen immer auch ein Wertmoment in sich. Bei dem Begriffspaar »subjektiv« und »objektiv« gestaltet sich das so: Positiv bewertet, bedeutet »subjektiv«: individuell, auf das Erleben und verantwortliche Handeln eines Einzelnen ausgerichtet, woraus die idiographische Methode abgeleitet wird, also das Herleiten eines Phänomens aus einer einzelnen Geschichte. Abwertend, geradezu als wissenschaftliches Schimpfwort gilt es, wenn eine bestimmte Meinung, eine Beobachtung, ein Befund als »bloß subjektiv« hingestellt wird, was so viel heißen soll wie »zufällig«, »nicht messbar« und – für Forschung besonders wichtig – »nicht (beliebig) reproduzierbar«.

Dem Objektiven wird, positiv, Eindeutigkeit nachgesagt, es kann experimentell gemessen, kann reproduziert werden, es ist für den »nomothetischen« Wissenschaftsbegriff offen, der auf das Auffinden von Gesetzmäßigkeiten zielt. Gleichwohl wird eine objektivierende Psychologie als distanziert kritisiert, als »Psychologie ohne Seele«, wie es um die Jahrhundertwende hieß, sie verkenne die Individualität, sei bloß am äußerlich erkennbaren Verhalten, nicht aber am inneren Erleben interessiert – man denke an die langjährige Debatte um den Behaviorismus.

Hält man das Subjektive nur für schwammig, ungenau, störend und das

Objektive für stets klar und eindeutig, dann schüttet man das Kind mit dem Bade aus. Dann nämlich besteht die Gefahr, »dass die moderne Medizin bei ihrem Versuch, die wissenschaftlich unscharfe Subjektivität zu eliminieren, gleich das Subjekt als Ganzes mit ausschließt« (LEDER 1990; Übersetzung von P.H.). Anders formuliert: Die nicht nur berechtigte, sondern notwendige *methodische* Diskussion um subjektive und objektive Zugangsweisen kann ungewollt zu einer *inhaltlichen* werden – nur weil sich subjektive Phänomene der quantifizierend-empirischen Erfassung teilweise oder ganz entziehen, gelten sie als unwissenschaftlich, ja als gar nicht »wirklich« existent. »Subjekt«, »Person«, »Autonomie«, »Verantwortlichkeit« – diese Begriffe werden so zu Scheinbegriffen, zu bloßen Metaphern, denen vermeintlich nichts »Reales« entspricht.

Der folgende historische Abriss wird sich auf die wesentlichen für die aktuelle Debatte paradigmatischen Positionen beschränken müssen (siehe HOFF 1995).

Romantische Psychiatrie und »Gehirnpsychiatrie«

Im 19. Jahrhundert liegen wesentliche Wurzeln unseres heutigen Psychiatrieverständnisses. Zwei extreme Positionen seien herausgehoben: die Strömung der romantischen Psychiatrie und – ein halbes Jahrhundert später – die so genannte »Gehirnpsychiatrie«.

Die Romantik verstand sich als Gegenposition zum vernunftlastigen Rationalismus der Aufklärung, vor allem lehnte sie mechanistische und materialistische Konzepte als zu eng ab; sie seien dem Menschen grundsätzlich unangemessen. Die von der Aufklärung geradezu verachtete psychologisch-subjektive Dimension von Erfahrung wurde stark aufgewertet. Der lebende Organismus wurde zur Metapher für die ganze Natur, zum Beweis dafür, dass das Ganze mehr sei als die Summe seiner Teile. Man suchte nach der Einheit in der Differenz, nach dem übergeordneten Prinzip ansonsten polarer Gegensätze wie Licht und Dunkel, Gefühl und Verstand, Individuum und Kosmos, Vernunft und Trieb, auch Leib und Seele. Die so oft missverstandene romantische Psychiatrie spiegelt all dies wider: Die viel zitierten »Psychiker« und »Somatiker« waren nämlich keineswegs die erbitterten und in jeder Hinsicht uneinigen Gegner, als die sie immer wieder dargestellt werden. Vielmehr verbindet beide die Verankerung in romantischem Gedankengut (SCHMIDT-DEGENHARD 1983). Vor allem waren die Somatiker nicht etwa Materialisten, die dem Seelischen die Bedeutung oder gar die Existenz abgesprochen hätten. Im Falle seelischer Erkrankungen sei es der Leib, der erkranke: Funktionsgestörte Organe wirken schädigend auf das Gehirn zurück oder das Gehirn selbst entwickelt eine Störung und führt so psychische Auffälligkeiten herbei. Die Seele selbst repräsentierte für die Somatiker einen völlig anderen, einen metaphysisch-transzendenten, für manche sogar göttlichen Bereich, der daher »in sich« gar nicht erkranken könnte.

Für manche Psychiker waren die Entstehung seelischer Krankheiten und natürlich auch das seelisch kranke Individuum selbst vollständig eingebunden in eine spekulative Weltsicht: Das Individuum ist organischer Teil des Ganzen, des Kosmos. Wendet es sich gegen dieses Allgemeine, etwa durch eine rücksichtslose Durchsetzung bloß eigener Interessen, eigener Triebbefriedigung, so wird es krank, insbesondere auch psychisch krank. Oft kommt es zu einer heute nur schwer nachvollziehbaren Verbindung religiöser und psychopathologischer Gedanken, etwa wenn J. Chr. A. Heinroth (1773–1843) das Fehlverhalten, die Sünde als Ursache für eine seelische Erkrankung ansieht: Die Ausschweifung, ein Übermaß an Affekt, auch das Abrücken von gesellschaftlich-moralischen Normvorstellungen konnten in die Psychose führen, die so gleichzeitig als eine Art selbst verschuldetes Unglück verstanden wurde.

Die sich einer oberflächlichen Betrachtung verschließenden und dann bestenfalls als merkwürdig auffallenden Texte der romantischen Psychiater wurden und werden aber unterschätzt: Sie weisen bei aller naturphilosophischen Befrachtung eine differenzierte und humane Art des Verstehens der Patientinnen und Patienten in ihrem biografisch-situativen Kontext auf, also einen im besten Sinne subjektiven Zugang.

Hier setzte ab der Mitte des 19. Jahrhunderts die Kritik an: Der verstehende, sich in den einzelnen Patienten einfühlende und insoweit durchaus empirische Anteil an der romantischen Psychiatrie wurde übersehen, vergessen, bestritten. Der »Positivismus« forderte, ausschließlich »positiv« feststellbare, also messbare und überprüfbare Fakten als wissenschaftliche Daten anzuerkennen. In Deutschland entstanden gegen Ende des Jahrhunderts philosophisch eher grobe, aber auch und gerade bei vielen zeitgenössischen Naturwissenschaftlern populäre Theorien, die die Welt strikt materialistisch erklärten. Buchtitel wie etwa E. Haeckels 1899 veröffentlichte Studie *Die Welträthsel* charakterisieren den damaligen »Zeitgeist« recht gut; aus dieser Sicht war die Lösung aller wissenschaftlichen und – Stichwort Sozialdarwinismus – auch gesellschaftlichen Probleme auf dem Boden eines monistischen Materialismus nur eine Frage der Zeit.

In der Medizin sind als wichtige Faktoren die neu entwickelten anatomischen und physiologischen Forschungsmethoden zu nennen, die auch für die Nervenheilkunde einen erheblichen Wissenszuwachs brachten. So wie mancher Philosoph die Welträtsel in einem großen Wurf glaubte lösen zu können, so wurde in vergleichbarer Selbstüberschätzung für einige Psychiater die Identifikation von Gehirn und Seele zur unzweifelhaften Selbstverständlichkeit. Später sprach man von der Ära der »Gehirnpsychiatrie« (TRENCKMANN 1987). Für kompromisslose Vertreter dieses Ansatzes wie etwa für den Wiener Nervenarzt Th. Meynert (1833–1892) war die Psychose denn auch nichts als eine Gehirnkrankheit – er gab seinem einflussreichen Lehrbuch der Psychiatrie von 1884 konsequenterweise den Zusatztitel *Klinik der Erkrankungen des Vorderhirns*.

In schroffem und gewolltem Gegensatz zur subjektorientierten Romantik sollte jetzt alles zum wissenschaftlichen Objekt werden, nicht nur das Gehirn, sondern eben auch die Seele, der Geist, ja sogar gesellschaftliche Phänomene: Alles ist, so das zeitgenössische wissenschaftliche Credo, letzten Endes materieller Natur und daher kausaler, naturwissenschaftlicher Forschung zugänglich. Freilich gab es, etwa auf dem Gebiet der Neuroanatomie, rasante Fortschritte, doch übernahmen im Rahmen dieses Überschwanges oder, zurückhaltender, dieses »Wissenschaftsoptimismus«, viele Autoren völlig unkritisch den Materialismus als philosophische Grundlage und werteten den individuell-psychologischen Bereich krass ab. Später wurde das schon zitierte Wort von der »Psychiatrie ohne Seele« geprägt; auch Karl Jaspers verwendet mit Blick auf die spekulativen Anteile der Neuroanatomie den spöttischen Ausdruck »Hirnmythologien« (JASPERS 1946, S. 16).

Medizinische und phänomenologische Psychiatrie

Vor und in den beiden Jahrzehnten nach der Wende vom 19. zum 20. Jahrhundert kamen die klinisch-pragmatische und die hermeneutisch-phänomenologische Strömung verstärkt zur Geltung. Deren wesentlicher gemeinsamer Gedanke war die Kritik an den zuvor genannten dogmatischen Positionen.

Als Hauptvertreter einer klinisch-pragmatischen Konzeption kann E. Kraepelin (1856–1926) gelten. Ihm ging es um die Etablierung der Psychiatrie als selbstständige medizinische Disziplin. Philosophische Spekulation jedweder Art schätzte er gar nicht, daher rührte seine deutlich verkürzende Verurteilung der romantischen Psychiatrie, die er als »Herrschaft der theologisierenden und spekulierenden Psychologie« bezeichnete, in der »jeder Psychiater je nach Zufall und Neigung seine besondere psychologische Sprache redete« (KRAEPELIN 1920, S. 360). Aber, was oft verkannt wird, er wandte sich genauso scharf gegen die so populären naiv materialistischen Ansätze. Mit beißender Ironie sprach Kraepelin hier von »grobdrähtiger Hirnmythologie«, »die Vorstellungen und Zellen, Hirngebiete und Seelenvermögen, Rindenschichten und Bewußtseinsgebiete miteinander verquickte« (Kraepelin 1920, S. 360).

Mit der Benennung E. Kraepelins als »pragmatisch« wird auf die bei ihm vorherrschende Tendenz abgezielt, schwierige Grundsatzfragen entweder anderen zu überlassen oder sie ganz zu ignorieren. Nachdem er einmal von seinem Lehrer und jahrzehntelangem Förderer W. Wundt (1832–1920) das Ziel übernommen hatte, die psychiatrische Forschung, basierend auf der Annahme eines Parallelismus von Leib und Seele, auf eine experimentelle Grundlage zu stellen, glaubte sich E. Kraepelin auf sicherem Boden. Er stellte fortan (erkenntnis)theoretische Fragen in seinen Veröffentlichungen völlig zurück. Ganz pragmatisch ging er davon aus, dass die seelischen Störungen in der Natur real vorkommende Einheiten seien. Darin den Pflanzenfamilien vergleichbar, müssten sie von der psychiatrischen Forschung nicht etwa erfunden werden oder, wie man heute sagen würde, konstruiert, sondern aufgefunden, also im eigentlichen Wortsinn »entdeckt« werden. Psychiatrische Krankheiten, so Kraepelin, sind objektive Bestandteile der Natur – »natürliche Krankheitseinheiten« –, und unabhängig davon, welches Subjekt als Patient an ihnen leidet und wer und mit welcher Methodik sie als Wissenschaftler erfasst (Hoff 1994; Kraepelin 1896).

E. Kraepelin und viele seiner Zeitgenossen wollten also die vermeintliche oder tatsächliche Spekulation aus der »objektiven« Wissenschaft heraushalten, wollten nur »eindeutige« Daten anerkennen. »Möglichst wenig theoretische Vorannahmen« – so könnte man eine von Kraepelins Hauptforderungen an die psychiatrische Forschung zusammenfassen. Genau gegenläufig zu dieser Intention schlich sich aber bei ihm eine Reihe von unbemerkten oder in ihrer Wirkung unterschätzten philosophischen Prämissen in die psychiatrischen Konzepte ein. Beispielhaft zu nennen wären sein Naturalismus, der Leib-Seele-Parallelismus und die Überbetonung des Experiments als zentrales psychiatrisches Forschungsmittel. Folge war die Verlagerung des Forschungsschwerpunktes auf das Objektive. Das Subjektive, der Patient mit seiner jeweils einzigartigen Lebensgeschichte, hingegen erschien einem solchen Wissenschaftsverständnis eher hinderlich. K. Jaspers (1946) sprach in diesem Zusammenhang von der Gefahr der Entstehung wissenschaftlicher Vorurteile. Der angestrebte Schutz der Tatsachen vor der Spekulation wurde also von der klinisch-pragmatischen Richtung mit einer gewissen Einengung der wissenschaftlichen Perspektive recht teuer erkauft.

Die – im weitesten Sinne – hermeneutisch-phänomenologische Richtung stellte genau diese wertende Trennung von positiver Objektivität und »negativer« Subjektivität infrage. W. Dilthey (1833–1911) betonte, dass es eine rein objektive Psychologie gar nicht geben könne: Während nämlich die Naturwissenschaften kausal erklärten – und insoweit streng objektiv vorgingen –, arbeite die Geisteswissenschaft und eben auch die Psychologie zusätzlich und gleichberechtigt mit der Methode des Verstehens, der Hermeneutik. Diese wiederum ist für ihn gerade nichts Zweitrangiges, das man möglichst schnell durch objektive Verfahren zu ersetzen habe, sondern ganz im Gegenteil eine selbstständige und unersetzliche wissenschaftliche Erkenntnisquelle.

Für die klinische Psychiatrie fruchtbar gemacht wurde dieser Gedanke vor allem durch K. Jaspers (1883–1969). Ihm ging es um die Verteidigung des Seelischen als eines eigenständigen, nicht völlig auf das Körperliche reduzierbaren Bereichs. Hier, in diesem speziellen Kontext, liegt im Übrigen eine Übereinstimmung mit E. Kraepelin, der ja auch keinen dogmatisch-materialistischen Standpunkt vertreten hatte. Freilich hat Jaspers das Problem philosophisch viel weiter durchdacht und die Seele als etwas Umfassendes, immer auch Subjektives verstanden, das schon allein deswegen nicht völlig objektiviert, nicht nur als naturwissenschaftlicher Gegenstand betrachtet werden könne. In methodischer Hinsicht findet sich aber ein entscheidender Unterschied zu Kraepelin: Während dieser beide Bereiche, das Körperliche wie das Seelische, vorwiegend einer messenden, also an Maß und Zahl orientierten, dem Experiment verpflichteten Methodik unterwerfen wollte, übernahm K. Jaspers ganz konsequent die Dilthey'sche Zweiteilung in Verstehen und Erklären als gleichberechtigte Methoden. Er trennte die subjektive, auf das Erleben gerichtete Psychopathologie, die er Phänomenologie nennt, von der objektiven, die äußerlich Erkennbares registriert.

Verlängert man einige dieser Entwicklungslinien in das 20. Jahrhundert hinein, so gelangt man im Falle E. Kraepelins in den Bereich der aktuellen biologischen Psychiatrie. Maßgebliche Vertreter dieses Ansatzes, vor allem im englischsprachigen Raum, nennen sich oft »Neo-Kraepelinianer« (Blashfield 1984). Wesentlich unübersichtlicher ist der Verlauf der Linie bei der Phänomenologie und der Hermeneutik. Hier ist zum einen die Psychoanalyse S. Freuds (1856–1939) zu erwähnen, bei der das Verfahren der Deutung ganz im Mittelpunkt steht. Es geht um das Verständnis der individuellen Biografie unter deutlicher Schwerpunktsetzung auf die von jedem Individuum zu durchlaufenden Entwicklungsstufen in der Kindheit.

Einen anderen Weg ging die anthropologische Psychiatrie, die sich, etwa in den Werken L. Binswangers (1881–1966), eng an die Psychologie E. Husserls (1859–1938) und die Philosophie M. Heideggers (1889–1976) anlehnte. Sie verstand die Psychose als besondere Zuspitzung menschlicher Grunderfahrungen, als anthropologische Konstante wie Angst, Trennung, Sorge oder, ganz allgemein, das Zeiterleben. Die seelische Erkrankung, gerade auch die psychotische, ist so vor allem im Kern ein wesentlich geändertes »In-der-Welt-Sein« (Blankenburg 1977). Wegen seines komplexen philosophischen Hintergrundes, ohne den der ganze Ansatz nicht verständlich werden kann, aber auch wegen seiner zur aktuellen Operationalisierungsdebatte konträr verlaufenden Grundtendenz findet eine angemessene Rezeption dieses Entwurfes heute leider oft nicht statt. Dies ist umso bedauerlicher, als die in ihm thematisierten Grundfragen von zentraler Bedeutung für jedes psychiatrische Menschenbild und Wissenschaftsverständnis sind, auch und gerade dann, wenn *kein* Konsens bezüglich der Antworten besteht.

»Das Gespenst in der Maschine«

Ab den zwanziger Jahren des 20. Jahrhunderts legitimierte eine mächtige Gegenströmung ihre Kritik an der herkömmlichen Erkenntnisgewinnung in der Wissenschaft ganz allgemein, besonders aber auch in Psychologie und Psychiatrie, mit deren vermeintlicher oder tatsächlicher spekulativer Überfrachtung, Praxisferne und dogmatischer Unangreifbarkeit. Im Zentrum stand dabei die Abwendung von abstrakt-metaphysischen »Objekten« wie Wahrheit, Geist, Seele, Gerechtigkeit, Zweck und die Hinwendung zu deren sprachlicher Dimension: Im Rahmen der »linguistischen Wende« in der Philosophie wurde also etwa die Frage »Was sind Leib und Seele, und wie verhalten sie sich zueinander?« ersetzt durch die Frage »Wie sprechen wir, wie spricht die Wissenschaft über Leib und Seele?«.

Für R. Carnap muss sich jedes Problem in einer idealisierten, auf Tatsachen gestützten Wissenschaftssprache formulieren lassen. Gelingt das nicht, etwa bei der Leib-Seele-Frage, so ist das Problem nach seiner Auffassung gar nicht wirklich vorhanden; es ist ein »Scheinproblem«, das dadurch entsteht, dass uns die Sprache, hier: das Reden von Körper und Seele, eine Zweiteilung bloß vortäuscht, die gar nicht existiert (Carnap 1928). Der Philosoph G. Ryle spottete in seinem Buch *The concept of mind* (1949), man sei bei einer strikten Trennung von Leib und Seele ständig auf der Suche nach dem »Gespenst in der Maschine«, also nach dem Geistigen im Nervensystem.

Auch L. Wittgenstein ging es um die Frage der Unabhängigkeit des Objekts und der eigenständigen Leistung des Subjektes bei der wissenschaftlichen Arbeit. In seinem Spätwerk führte er die Metapher des »Sprachspiels« ein: Nicht der vom Untersucher isolierte Gegenstand bestimmt den Begriff, sondern der Begriff ist durch seinen Kontext, eben sein »Sprachspiel«, in dem er verwendet wird, nicht nur formal, sondern auch inhaltlich (!) bestimmt. Ins konkret Psychiatrische gewendet: Aussagen wie »Ich fühle dieses und jenes« oder, im Falle eines psychotischen Patienten, »Ich höre Stimmen« bezeichnen eben nicht bei jedem Patienten immer denselben Sachverhalt. Vielmehr besteht, wenn man so will, ihre Subjektivität gerade darin, dass sie je nach Sprecher, Adressat und Situation ganz Unterschiedliches bedeuten können.

Im Gefolge Carnaps, Wittgensteins und anderer entwickelte sich die – nicht mit der Psychoanalyse zu verwechselnde – »Analytische Philosophie des Geistes«, im Englischen meist als »Philosophy of Mind« bezeichnet. Sie hat in den letzten Jahren für die Erkenntnistheorie der Humanwissenschaften erheblich an Bedeutung gewonnen (Bieri 1981). Diese Richtung tritt nicht mit dem Anspruch auf, eine systematische philosophische Theorie entwickelt zu haben, vielmehr handelt es sich um sehr heterogene Denkanstöße von philosophischer, mathematischer und naturwissenschaftlicher Seite, denen es um eine sinnvolle Verbindung zwischen dem Pragmatismus der empirischen »Realwissenschaften« einerseits und den philosophischen Grundlagen andererseits geht.

Das Erscheinungsbild der »Philosophy of Mind« ist, trotz der Orientierung der Mehrzahl ihrer Autoren an einer – im philosophischen Sinne – realistischen Erkenntnistheorie, sehr facettenreich. Bemerkenswert ist, dass die grundsätzlichen Fragen unseres Faches, die ja manche als unwissenschaftlich aus der Diskussion verbannen wollten, in jüngster Zeit vermehrt erörtert werden, wenn auch oft in neuem Gewande, nämlich demjenigen der Informatik, der Neurobiologie oder der Sozialwissenschaft. Damit bricht auch wieder der alte, das Leib-Seele-Problem seit zwei Jahrtausenden dominierende Gegensatz von Materialismus und Mentalismus auf. So vertritt etwa eine einflussreiche, vor allem in den USA dominierende und jeder Spielart des Mentalismus diametral entgegengesetzte Strömung die »Identitätstheorie« von Leib und Seele. Am konsequentesten, ja radikalsten ist hier der »eliminative Materialismus« (Churchland 1986).

Ein Beispiel: Der subjektiven Wahrnehmung »ein Blatt Papier« entspricht nicht nur ein ganz bestimmter neuronaler Vorgang, sondern beide – subjektive Wahrnehmung und neuronaler Vorgang – sind miteinander schlicht identisch. Das Wissen um die materiellen Ereignisse im neuronalen Netzwerk wird – so das erklärte Ziel dieser Richtung – in absehbarer Zukunft den psychischen Bereich und seine Begriffe überflüssig machen, ihn »eliminieren«. Ins Psychiatrische gewendet: Eine seelische Störung wird durch die letztlich naturgesetzlich bestimmte Funktion und Störung des Gehirns vollständig erklärt: Sie ist dann eine Gehirnstörung und nichts anderes. Für Autoren, die dieses Konzept vertreten, ist der subjektive Bereich – also das individuelle Seelenleben einschließlich der erlebten Willensfreiheit und Verantwortlichkeit – allenfalls Gegenstand der von ihnen belächelten »Alltagspsychologie« (»folk psychology«), die mit Pseudobegriffen wie Fühlen, Motivation oder Entscheidungsfreiheit operiere.

Gewichtige Gegenstimmen innerhalb der analytischen Philosophie des Geistes wenden sich gegen diese extreme Form des Reduzierens vom Seelischen auf das Körperliche. Es werden seelische Eigenschaften herausgearbeitet, die zwar ein funktionierendes Nervensystem voraussetzen, aber qualitativ über die rein neuronale Leistung hinausgehen. Ein Beispiel ist die »Intentionalität« (Searle 1983), der Umstand also, dass jedes seelische Phänomen auf irgendetwas gerichtet ist, einen Zweck, einen Sinn, ein Ziel hat. Diese intentionalen Phänomene können, so der Einwand, nicht völlig aus der kausalen Gesetzmäßigkeit erklärt werden, sie seien etwas grundsätzlich anderes als das für die Naturwissenschaften ansonsten so entscheidende Ursache-Wirkungs-Verhältnis (siehe auch den Beitrag von G. Huether im vorliegenden Band). Ein weiterer Ansatz, die »Emergenztheorie« (Hastedt 1988), versucht das Entstehen eines qualitativ Neuen, nämlich des Mentalen, aus dem (neuro)biologischen Bereich greifbar zu machen – eben die »Emergenz« – ohne der naturwissenschaftlichen Erforschung des neuronalen Substrates in irgendeiner Weise Abbruch zu tun.

Perspektiven subjektorientierter Forschung

Als praxisrelevantes Beispiel für das Problem der Unhintergehbarkeit einer auch subjektiven Perspektive sei die aktuelle operationale psychiatrische Diagnostik genannt. Eine Diagnose stellen heißt in der Psychiatrie heute, sich möglichst genau an vorher festgelegte Kriterien zu halten. Angestrebt wird, sich von der unsicheren, »bloß subjektiven« Eindrucksdiagnose frei zu machen, also etwa von Aussagen wie: »Nach meinem Gefühl ist das eine beginnende Schizophrenie.« Bei der operationalen Diagnose geht es nicht um irgendeine Anmutung oder ein subjektives Gefühl, im Gegenteil: Die geforderten Kriterien liegen vor, d. h., der Patient zeigt »objektiv« das entsprechende Verhalten, dann muss ich die Diagnose stellen, dann hat er die betreffende Störung, auch wenn der klinische Eindruck in eine andere Richtung weist. Operationales Diagnostizieren fußt wissenschaftstheoretisch auf dem logischen Empirismus (SCHWARTZ/WIGGINS 1986).

Diese Entwicklung hat zweifellos zu einer sehr begrüßenswerten Erhöhung der Reliabilität psychiatrischer Diagnosen geführt, aber es können sich folgenreiche Missverständnisse einschleichen, etwa wenn der Anwender die operationalen Kriterien für »objektive«, in der Natur vorgegebene Realitäten hält. Depressiv zu sein, Stimmen zu hören oder Angst zu haben liegt dann scheinbar auf derselben Ebene wie Fieber oder ein zu hoher Blutdruck. Außerdem gibt es eine ganze Reihe von komplexen klinischen Sachverhalten, deren Operationalisierbarkeit durchaus infrage steht. Beispiele sind bestimmte Anmutungsqualitäten im Kontakt mit psychotischen Menschen, vielschichtige biografisch determinierte Erlebnisweisen, charakteristische Züge der Persönlichkeit und die jeweils einmalige Art der Arzt-Patient-Beziehung (PRIEBE 1989; SAß 1990).

Den Weg der ausdrücklichen Akzeptanz hochkomplexer, nicht geradlinig operationalisierbarer psychopathologischer Phänomene als Gegenstand wissenschaftlicher Untersuchung begeht W. JANZARIKS (1988) strukturdynamische Konzeption. Auch die Melancholielehre H. TELLENBACHS (1976) ist hier zu nennen: Deren tragende Begriffe, etwa die Inkludenz und Remanenz des Melancholikers, stoßen zwar zum psychopathologischen Kern des Problems vor, finden aber, zumindest in vergleichbarer gedanklicher Verdichtung, keinen Eingang in operationale Diagnosesysteme. Vor vergleichbaren Schwierigkeiten stehen die seit einigen Jahren stetig vorangetriebenen Bemühungen zur operationalen Erfassung psychodynamischer Aspekte (FREYBERGER u. a. 1996).

So muss das Fazit lauten: Eine unkritische Anwendung des operationalen Ansatzes wird das Vorurteil hervorrufen, psychiatrische Symptome, ja der psychisch kranke Mensch überhaupt seien völlig objektiv abzubilden, quasi mit fotografischer Präzision. Die scheinbar nur beschreibend-sachliche psychiatrische Diagnostik liefert dann im Sinne der »worst case«-Situation ein operational-behavioristisches Menschenbild mit. Damit aber wird der Arzt der Person des Patienten ebenso wenig gerecht wie durch das selbstzufriedene Stehenbleiben bei einer unbegründeten subjektiven Eindrucksdiagnose.

Die klinisch-diagnostische Forschung ebenso wie die Forschung im psychiatrisch-psychotherapeutischen Bereich sind in hohem Maße von theoretischen Vorannahmen abhängig. Nach meiner Auffassung wird dabei das Subjekt unabweisbarer Bestandteil psychiatrischer Forschung bleiben. Dies zielt freilich nicht auf die Abwertung des objektiven Bereiches. Vielmehr sind die Möglichkeiten und Grenzen beider Zugänge, des subjektorientierten wie des objektorientierten, kritisch in die Forschungspraxis zu integrieren.

Das spezifische Risiko objektivierender psychiatrischer Forschung ist dasjenige des naturalistischen Fehlschlusses: Empirisch-kausale, das materielle Substrat beschreibende Befunde werden zu vermeintlichen Gesamterklärungen des psycho(patho)logischen Gegenstandsbereiches. Die subjektiv orientierte Forschung hingegen sieht sich der Gefahr des psychologistischen und idealistischen Fehlschlusses ausgesetzt: Ersterer verwechselt die individuell-psychologische Ebene und ihre empirischen Befunde mit den anthropologischen Fundamenten; jeder Aspekt des Menschseins soll als psychologische Tatsache zu erklären sein. Letzterer überdehnt die Möglichkeiten der philosophischen Erkenntnistheorie und glaubt – zu Unrecht –, auf Grund apriorischer Bestimmungen inhaltliches Wissen über die Empirie zu erlangen.

Subjektivität kann, so meine ich, nicht vollständig zum Gegenstand »objektiver«, (nur) empirischer Forschung gemacht werden, insbesondere mit Blick auf die Ebene von personaler Freiheit und Verantwortlichkeit. Subjektivität ist auch eine notwendige Voraussetzung dafür, Forschungsfragen formulieren und Untersuchungen durchführen, interpretieren und verantworten zu können.

Das Psychoseerleben verstehen und integrieren statt bekämpfen – Heilung statt Symptomverdrängung

DOROTHEA BUCK

»Anthropologie« hat im Lexikon verschiedene Bedeutungen. Am passendsten scheint mir, was unter »philosophische Anthropologie« steht: die denkende Selbstbesinnung des Menschen (Knaur-Lexikon 1985). Selbstbesinnung gründet auf der Selbsterfahrung des Menschen. Wahrscheinlich bin ich in diesem Buch die einzige Autorin, die über Selbsterfahrung der Schizophrenie und über die Erfahrung verfügt, dass eine verstandene und ins normale Leben integrierte Psychose neue Psychosen unnötig macht und das Leben bereichert. Ich will dazu beitragen, dass wir aus der Geschichte der Psychiatrie die notwendigen Lehren ziehen. Dazu begründe ich mein Psychoseverständnis aus meiner eigenen Erfahrung heraus; anders als aus der eigenen Erfahrung lässt sich eine Psychose kaum verstehen. Auch für die Betroffenen ist ihre Erzählung der eigenen Erfahrung, die erst Distanz zum Erleben ermöglicht, eine Form der Verarbeitung.

Die Geschichte meiner Psychose

Ich bin in einem sozial engagierten Pfarrhaus als viertes von fünf Kindern aufgewachsen. Als ich 1917 im Ersten Weltkrieg geboren wurde, stand mein Vater »im Feld«, wie es damals hieß. Als der Krieg zu Ende war und er wieder nach Hause kam, war ich inzwischen eineinhalb Jahre alt. Darauf schob er die Fremdheit, die zwischen uns blieb. Seine ganze Liebe wandte er unserer jüngsten Schwester zu, die drei Jahre nach mir geboren wurde. Für mich blieb nicht genug übrig, fand ich, und hier saß mein Kummer, der meine ganze Kindheit überschattete und mich noch weit darüber hinaus begleitet hat. Weniger geliebt zu werden als meine jüngere Schwester hat mich sehr belastet. Noch mehr belastete mich, dass ich daraus folgern musste, auch weniger liebenswert zu sein. Ich selbst fand mich »katzig«, wie man damals sagte. Aber schon früh spürte ich, dass das auch mit meiner Stellung innerhalb der Familie zu tun hatte. Als kleines Kind hatte ich als besonders fröhlich gegolten. Ersatz suchte ich in einem besonders intensiven Spiel und spürte schon damals selber, dass ich im Spielen auch vor etwas floh.

Jeden Morgen dachte ich mir nach dem Aufwachen etwas aus, auf das ich mich am Tag freuen konnte. Als ich vierzehn war, half diese Methode nicht mehr. Das Spiel hatte seinen Reiz für mich verloren. Eine unbestimmte Traurigkeit erfüllte mich. Ich sprach mit meiner Mutter darüber. »Du darfst dich nicht so wichtig nehmen«, fand sie. Etwas *nicht* tun zu sollen konnte mir nicht helfen. Aber ich fand, was ich tun konnte, um wieder Freude zu haben. Seit ich zwölf war, wollte ich Kindergärtnerin werden, und so kam ich auf die Idee zu einem Spiel- und Bastelkreis für Kinder. Das war ziemlich kühn; denn ich war selbst gerade erst der Kindheit entwachsen. Meine Eltern stimmten dem Plan zu, und so fragte ich in einigen Familien eines Wohnlagers, ob ihre Kinder Sonnabendnachmittag zum Spielen und Basteln kommen wollten. Anfangs kamen 13, später 28 Kinder im Alter von vier bis vierzehn Jahren.

Ich erzähle das, weil es eine sich wiederholende Reaktionsweise war: das Gefühl des Mangels zuerst mit dem intensiven Spiel auszugleichen, später die Traurigkeit über das Ende der Kindheit, und noch später mit 18 Jahren den ersten ernsthaften Konflikt mit einer Psychose.

Wir waren inzwischen aus der Stadt Oldenburg auf die Nordseeinsel Wangerooge gezogen. Ein vorangegangenes Frauenschul-Internatsjahr am Bodensee, das zur Kindergärtnerinnenausbildung gehörte, hatte mein Selbstvertrauen gestärkt. Auch die Beziehung zu meinem Vater war durch den wöchentlichen Briefwechsel mit den Eltern enger geworden. Das Gefühl eines Mangels innerhalb der Familie brauchte ich jetzt nicht mehr zu haben. – Das zum Verständnis für die Situation, aus der meine erste Psychose im Frühjahr 1936 aufbrach.

Krise

Damals spielte die aus der Jugendbewegung hervorgegangene Singebewegung, die die alten Volkslieder bis hin zu gregorianischen Gesängen wieder ausgegraben hatte, auch in meinem Elternhaus eine große Rolle. Wir sangen viel mehr, als das heute üblich ist. Und so luden meine Eltern nach einer Singewoche im Herbst 1935 denselben Chorleiter zu einer Singetagung im Januar 1936 erneut ein. Vormittags gab er meiner Freundin und mir je eine halbe Stunde Einzelunterricht, nachmittags und abends wurde im Chor gesungen. Am vorletzten Abend gingen wir nach dem Chorsingen noch an den Strand, der Chorleiter, meine Freundin und ich. Das Meer leuchtete von Glühtierchen. Meeresleuchten in einer Januarnacht! Ich kannte es nur aus Sommernächten. Über uns der Sternenhimmel und neben uns das schimmernde Meer. Wir waren beschwingt und glücklich und sehr jung. Ich war 18, meine Freundin zwei Jahre älter, der Chorleiter 33. Eingehakt gingen wir am Meer entlang, und er redete zu uns von der Weite des Christentums, das so viel weiter als die enge Pastorenkirche sei. Ich war tief beeindruckt, wie lebendig Jesus für ihn war.

Am nächsten Morgen war mir der Boden unter den Füßen wie weggezogen. Das Wichtigste schien mir zu fehlen. »Ich kann nicht mehr singen«, sagte ich in der Singstunde, »es ist alles kaputt.« – »Und daran bin ich schuld«, meinte er. – »Schuld?« fragte ich. – »Sie sind nun schon die Vierte, der ich alles zusammengebrochen habe. Und dann fahre ich wieder ab und lasse Sie allein. Ich weiß nicht, ob ich das tun darf.« – »Sie müssen es wohl tun«, meinte ich. Denn es schien mir kaum in seiner Macht zu liegen, es zu lassen, da es nicht nur seine Worte waren, die mich ergriffen hatten, sondern der ganze Mensch. »Was ist aus den anderen geworden?«, wollte ich wissen. Sie waren alle älter gewesen als ich und standen schon im Beruf. »Wie kommt's, dass du so traurig bist / und gar nicht einmal lachst. / Ich seh dir's an den Augen an, / dass du geweinet hast ...« – dieses Lied lernte ich dann doch noch.

»Was heißt das, Christ zu sein?«, fragte ich ihn am letzten Morgen vor seiner Abfahrt. – »Die Hand Gottes ergreifen«, antwortete er. Diese Hand glaubte ich seit meiner frühesten Kindheit ergriffen zu haben. Aber zu Jesus fehlte mir eine Beziehung. Für meinen Vater war Jesus der Weg zu Gott, nicht das Ziel. Manches traute ich Jesus auch nicht zu. Zum Beispiel klingt der Humor seines Vaters in seiner Schöpfung in den Evangelien nicht nach. Vielleicht hielten ihn die Evangelisten nicht für berichtenswert. In seiner nur drei Jahre währenden Zeit des Lehrens und Wirkens könnte Jesus im Angesicht seines frühen Endes der Humor auch vergangen sein.

Wäre ich nicht überzeugt gewesen, dass mir tatsächlich etwas Entscheidendes fehlte, hätte ich alles sich wieder zusammenziehen lassen können, wie es vorher gewesen war. Das aber schien mir ein Rückzug in eine Form zu sein, die nun nicht mehr erfüllt sein konnte. Hinzu kam das Gefühl meiner inneren Abhängigkeit von dem mich so beeindruckenden Musiker. Ich musste wieder auf meinen eigenen Füßen stehen, und das hieß damals für mich, eine Beziehung zu Jesus zu finden, um vom Musiker unabhängig zu sein. Aber alle meine Bemühungen in den folgenden Wochen um eine unmittelbare Verbindung blieben erfolglos.

In der fünften Woche, nachdem mir der Boden unter den Füßen wie weggezogen war, ging mir morgens gleich nach dem Aufwachen einiges an der christlichen Botschaft auf, das mir bis dahin verschlossen gewesen war. Ich empfand diese Morgengedanken als »Eingebungen«, und zum ersten Mal glaubte ich zu verstehen, was Jesus mit der inneren Stimme, mit der Freiheit des Gewissens und dem Wort »Wenn ihr nicht werdet wie die Kinder ...« gemeint hatte. Es kam darauf an, sich führen zu lassen. Nie zuvor hatte ich Eingebungen erlebt. Mein Wille ist, nicht mehr zu wollen, sondern mich von Dir führen zu lassen, beschloss ich.

Am ersten Morgen der nächsten Woche – es war der 2. März 1936 – überfielen mich drei Sätze mit einer Wucht, die mich fast zu Boden drückte. Ich war in der Waschküche beim Vorbereiten der großen Wäsche und hatte mich gerade noch über die rosa Morgenwölkchen gefreut. Ich hörte keine Stimme; es war Gewissheit, die mich überwältigte, viel stärker und zwingender als die Eingebungen der vergangenen Woche:

- Ein ungeheuerlicher Krieg wird kommen.
- Ich bin die »Braut Christi«.
- Ich werde einmal etwas zu sagen haben, und die Worte kommen ganz von selbst.

Ich war so erschrocken, dass ich laut aufheulte. Ganz erregt lief ich zu meinen Eltern und erzählte ihnen, was mir soeben zugestoßen war. Sie suchten mich zu beruhigen: Ein Krieg würde nicht kommen. Mein Vater zeigte mir in der Konkordanz, dass die »Braut Christi« ein Ausdruck für die »Gemeinschaft der Heiligen« sei. Was aber den dritten Satz angehe, hätten junge Mädchen noch nichts zu sagen. Ich stimmte ihnen zu. Ich hätte auch gar nichts zu sagen gewusst, als dass Krieg kommen werde. Aber »einmal« hatte es geheißen, nicht jetzt.

Erschöpft von diesem Überfall legte ich mich ins Bett. Nicht nur der drohende Krieg erschreckte mich. Ich war auch keineswegs glücklich, »Braut Christi« zu sein. Ich wollte einmal einen richtigen Mann haben. Als ich alles in Ruhe überdachte, ging mir auf, dass die »Braut Christi« kein Unsinn war. Sie hatte etwas mit der Entwicklung meiner eigenen Natur zu tun. Ganz konkret stellte ich mir vor, wie ich Jesus langweilen würde, wenn ich ihm nachzueifern versuchte und durch die Überwindung meiner Natur erreichen wollte, was er ursprünglich war. Das war wie eine Erlösung. Ich brauchte nur ich selbst zu werden. All die anstrengenden Bemühungen der letzten Wochen, etwas anderes zu werden, als ich war, waren unnötig. Als erste Reaktion auf diese Befreiung holte ich das Grammophon meiner ältesten Schwester und ihre Schlagerplatten hervor. Schlager waren bei uns verpönt. Ich stellte auf volle Lautstärke und öffnete beide

Fenster. Erschrocken kam mein Vater herauf: »Schlager aus dem Pfarrhaus!« – »Schlager dürfen ruhig sein«, versicherte ich ihm. Die Fenster musste ich schließen.

Dann überlegte ich, was ich als »Braut Christi« einmal tun würde, und begann ein Kinderparadies einzurichten. Ich saß in einer Bude des himmlischen Jahrmarkts und führte den staunenden Kindern meine fantastischen Spieluhren vor. Kinderspiele, sagte ich mir, würden mir mehr liegen als Jesus, der mehr Sinn für Freuden gezeigt hatte als für Spaß. Auch die Heiligen waren an Spaß und Spiel offenbar weniger interessiert gewesen.

»Mit psychotischen Vorstellungen spielen«

Dieses Spielen mit den psychotischen Vorstellungen, die aus dem Unbewussten aufgebrochen sind, könnte wichtig und hilfreich sein. Man lässt sich auf sie ein, lernt sie genauer kennen und geht mit ihnen um. Sie verlieren so nicht nur etwas von ihrer Fremdheit; man kann sich auch leichter von ihnen lösen, wenn man sie nach allen Richtungen durchspielt und in der Fantasie verwirklicht hat. Wenn eine psychotische Vorstellung sich verfestigt, dann hat es wahrscheinlich am Ausleben in der Fantasie gefehlt. Der Psychiater müsste zu solchen spielerischen Fantasien anregen, anstatt sie zu bekämpfen.

Die »Braut Christi« war jedenfalls der Ersatz für die erkenntnismäßige Beziehung zu ihm, die ich vergeblich gesucht hatte. Noch etwas anderes hatte sich für mich geändert. Eine treibende Kraft, die ich vorher nicht gekannt hatte, war in mir aufgebrochen. Ich spürte sie bis in die alltäglichsten Dinge hinein. Beim Kochen zum Beispiel hatte ich sonst immer ins Kochbuch gucken müssen. Nie konnte ich Rezepte behalten. Jetzt überließ ich einfach meinen Händen, was sie an Zutaten griffen, und es schmeckte besser als sonst. Mit jedem meiner späteren vier Schübe brach dieser Instinkt auf, und die Gewissheit, mich auf die Impulse verlassen zu können, hatte nach der tiefen Verunsicherung durch das Stigma der »Geisteskrankheit« jedes Mal etwas Befreiendes für mich.

Mit dem Aufbruch dieser treibenden Impulse gewannen auch die Symbole an Bedeutung. Wie ein Weg auf der Insel zum Symbol meines Lebensweges wurde, will ich nun berichten: Ich ging am Meer entlang. Der Strand war hart; es ging sich leicht. Über dem hellgrauen Wasser mit den weit hinausgreifenden dunklen Buhnen schwebte hinter Nebeln das unbestimmte Licht der Sonne – ein schwereloser, fast heiterer Anblick. Ich wollte nicht zweimal denselben Weg gehen und stieg die Dünenkette hinauf, um am Watt entlang zurückzulaufen. Meer und Watt leben vom Himmel, den sie widerspiegeln. Je nach der Farbe der Wolken ist das oft ein großartiges Bild. Diesmal war es ein bestürzend düsterer Anblick. Wie eine tote Macht lag das Watt unbeweglich im grauen Nebel, in seltsamem Gegensatz zum Meer, unter dem schwebenden Licht der verhangenen Sonne. Mit jedem Schritt sackte ich in den weichen, feuchten Grasboden ein. Eine Möwe hob sich vom Boden und sank gleich darauf wieder herab. Eine andere lag tot an einem Tümpel zwischen den Binsen. Endlos zog sich der Weg dahin, entlang am schnurgeraden Deich.

Am nächsten Morgen hatte sich dieser Weg in Musik verwandelt. Es begann mit dem Nebelhorn. Geigenstimmen setzten ein mit dem Thema der hinter den Nebeln schwebenden Sonne. Die dunklen Buhnen klangen aus der Tiefe herauf, wie um das schwebende Licht zu halten. Ich konnte kaum so schnell mitschreiben, wie ich die Musik in mir hörte. Natürlich hatte ich keine passenden Noten dafür; ich zeichnete einfach die Melodienbögen mit dem Bleistift nach. Später wollte ich sie ins Reine zeichnen und jeder Stimme eine andere Farbe geben. Dann kam der Aufstieg auf die Dünenkette. Die drohende Macht des Todes lastete über dem Watt. Und gerade dieser Teil der Musik begeisterte mich: das Aufeinanderprallen zweier entgegengesetzter Mächte als Höhepunkt. Doch gerade hier, an der spannendsten Stelle, brach plötzlich, von einem Takt zum anderen, die Musik ab. Nichts, kein einziger Ton mehr. Ich war verzweifelt. Wahrscheinlich war es meine geheime Angst gewesen, mein Lebensweg könnte ebenso wie dieser Weg am schnurgeraden Deich in vorgeschriebenen Gewohnheiten ermüden, die die Musik an der spannendsten Stelle abbrechen lassen.

Zuspitzung

Dieser plötzliche Abbruch der Musik war schon ein Hinweis darauf, dass mein Lebensweg anders verlaufen würde als am schnurgeraden Deich entlang. Und so trieb es mich am 9. April 1936 in die Dünen hinaus. Es war am Gründonnerstag – an einem Gründonnerstag war ich vor 19 Jahren geboren worden. Die Nacht verbrachte ich in einer Dünenmulde. Es war kalt. Von Zeit zu Zeit stieg ich auf die Düne, um den Aufgang zuerst eines, danach eines zweiten Sternes über dem Horizont des Watts zu beobachten. Im Morgengrauen, als der Stern hoch am Himmel stand, zog ich mein Zeug aus, meinen liebsten Pullover und alles andere und verscharrte es im Sand. Ende meiner Eitelkeit. Nur den neuen Wintermantel behielt ich an. Dann ging ich dem Morgenstern nach, den Johannes am Ende seiner Offenbarungen mit Jesus identifiziert hat. Ich ging zuerst am Deich entlang, dann ins Watt hinein. Ich lief genau auf der Leuchtspur, die der Stern ins feuchte Watt warf, und erklärte mir den Sinn dieses Ganges als »vorausgeworfenes Zeichen einer einzuholenden Entwicklung«.

Ich kam an einen Priel, der auch bei tiefster Ebbe nicht austrocknete. Ich kannte ihn von einer sommerlichen Wattwanderung her; wir hatten ihn durchqueren müssen, und trotz tiefer Ebbe war uns das Wasser beide Male bis zur Hüfte gegangen. Jetzt musste ich den Priel durchschwimmen. Als ich am anderen Ufer angekommen war, verblasste der Morgenstern. Nur der Mond neben ihm war noch sichtbar. Ich war an eine Stelle mit tiefem Schlick geraten. Ich zog meinen Mantel aus und trat ihn unter mich. Da verblasste auch der Mond. Was sollte ich tun? Ich hatte mich von Anfang an ganz den treibenden Impulsen überlassen, die ich mir mit dem Pauluswort erklärt hatte: »Die der Geist Gottes treibt, die sind Gottes Kinder.« Ich wandte mich zur Insel um und fasste den Leuchtturm ins Auge. Aber da, wo ich kurz vorher noch hatte schwimmen müssen, war jetzt das Wasser verschwunden. Auf allen vieren kroch ich zurück durch das Prielbett, zog mich an einer großen eiförmigen Boje hoch, blickte noch einmal zurück, sah die Sonne aufgehen und verlor das Bewusstsein. Als ich aufwachte, lag ich unter dem Leuchtbogen meiner Mutter. Arbeiter hatten mich gefunden. Am wenigsten begriff ich das Prielbett ohne Wasser. Für meine Eltern war das natürlich völlig unverständlich und beunruhigend. Für mich war es der wichtigste Tag meines Lebens, den ich festlich mit einem Stück Torte begehen wollte, das meine Schwester sogleich vom Bäcker holte. Meine Wiedergeburt aus dem Wattenschlick. Als eingetrocknete schwarze Kruste trug ich den Schlick noch auf der Haut. Als er im Bad abgeschrubbt wurde, kamen darunter meine von den Muscheln zerschnittenen Knie zum Vorschein. Ein Beweis, dass ich zurückgekrochen und nicht geschwommen bin, dachte ich. An der großen Boje, die auf der Inselseite des Priels lag, musste ich gefunden worden sein, überzogen von der Schlickschicht, die beim Zurückschwimmen wieder abgespült worden wäre. Es ist wie bei einer richtigen Geburt, dachte ich: Statt des Fruchtwassers ist das Prielwasser abgegangen.

Diese symbolhafte Wirklichkeit, das in der Psychose veränderte Weltgefühl sonst nicht gespürter Sinnzusammenhänge, kennen viele Psychoseerfahrene. Auch Wiedergeburtssymbole brechen häufig auf. Wer aber möchte einem Psychiater, der solche Erfahrungen nur als »krank« bewertet, weil für ihn nur der Maßstab der *Norm* gilt, darüber etwas sagen? Ich tue das heute, um den Sinn solcher Erfahrungen zu vermitteln und um verständlich zu machen, dass die geforderte »Krankheitseinsicht« für Erfahrungen dieser Art ungeeignet ist. Wie gehen wir selber damit um, dass solche Erfahrungen, die in der Bibel als Wert überliefert sind, wie z. B. Abrahams Gehorsamsprobe oder das Wort vom Glauben, der Berge versetzt, in unserer Zeit als krank gelten? Was heißt z. B. die Wiedergeburt aus Wasser und Geist im Gespräch mit Jesus und Nikodemus: »Es sei denn, dass jemand geboren werde aus Wasser und Geist, sonst kann er nicht in das Reich Gottes kommen« (Joh. 3, 5). Wie stark das Verlangen des Menschen nach einem neuen Anfang von jeher war, zeigt die Initiation gerade auch bei den Naturvölkern, um als »neuer anderer Mensch« neu geboren zu werden; oftmals erlebt nach dem symbolischen Verschlingen durch den Schlund eines Masken-Ungeheuers, von dem wir im Völkerkunde-Museum mehrere Beispiele haben.

Mir scheint es wichtig zu sein, uns solche Erfahrungen als einen Wert zu erhalten, ungeachtet aller psychiatrischen und auch theologischen anderslautenden Auffassungen. Vielleicht ist es auch die Angst der Theologen vor den häufigen religiösen Psychoseerfahrungen, dass sie diesen Bereich auch in ihren eigenen kirchlichen Psychiatrien ganz den Psychiatern überließen und überlassen.

Aus den Fehlern der Vergangenheit lernen

Die schlimmsten Erfahrungen meines Lebens machte ich auf der »unruhigen Station« eines Betheler »Hauses für Nerven- und Gemütsleiden«, wie es damals hieß. Bethel und sein Leiter, Pastor Fritz v. Bodelschwingh, wurden in unserem Elternhaus und in der Öffentlichkeit als Inbegriff der Nächstenliebe verehrt. Nun lernte ich Bethel von einer ganz anderen Seite kennen, als wir Kinder es im »Boten von Bethel« gelesen hatten. Am meisten verwirrte und beunruhigte mich, dass niemand mit uns sprach. Der Chefarzt – einer der letzten Schüler von Emil Kraepelin (1856–1926) – sprach überhaupt nicht mit uns psychotischen Patientinnen, wohl aber mit den depressiven. An der hellgrünen Wand mir gegenüber stand in großer Schrift das Jesuswort »Kommet her zu mir, Alle, die Ihr mühselig und beladen seid. Ich will Euch erquicken«. Erquicken nicht mit einem freundlichen Wort, um uns unsere Angst vor der ungewohnten Einsperrung zu nehmen, oder durch ein Aufnahmegespräch, das es hier nicht gab. Auch nicht durch eine Beschäftigung, die gänzlich fehlte, sondern »erquicken« mit den hier üblichen Kaltwasserkopfgüssen, Dauerbädern, in dem ich unter einer über die Wanne gespannten Segeltuchplane 23 Stunden von einer Arztvisite zur nächsten lag. Mein Hals war in einem steifen Stehkragen der Segeltuchplane eingeschlossen. »Erquicken« mit der gefürchteten

»nassen Packung«, in kalte, nasse Tücher so fest eingebunden, dass man sich nicht mehr bewegen konnte. Die Tücher wurden durch die Körperwärme warm, dann heiß. Ich schrie vor Empörung über diese unsinnige Fesselung in den heißen Tüchern. Dass die sich als »christlich« verstehende Anstalt Bethel das Vernünftige und Natürliche wie Gespräche und Beschäftigung durch diese quälenden Beruhigungsmaßnahmen mit ausschließlichem Strafcharakter ersetzte, und das unter dem Jesuswort, fand ich so unheimlich, dass ich allen Ernstes glaubte, hier dem Teufel, den Jesus als den »Vater der Lüge« bezeichnet hatte, ausgeliefert zu sein. Ich schwor mir, lieber »geisteskrank«, wie es damals hieß, zu bleiben, als mir jemals diese uns vorgelebte unmenschliche »Vernunft« zu Eigen zu machen, die nicht einmal das Selbstverständliche begriffen hatte, dass eingesperrte Patientinnen ohne ein Gespräch und ohne eine Beschäftigung unruhig werden *müssen,* schon weil wir den Sinn der Einsperrung nicht verstanden. Bethels Forderung an uns: zur Vernunft zu kommen, schien mir zu bedeuten, ebenso unverständig werden zu sollen, wie es uns hier von den so genannten »Gesunden« vorgelebt wurde. Das wollte ich auf keinen Fall.

Die Wirkung des medizinischen Krankheitsmodells

Auch in den später von mir erlebten vier Psychiatrien: 1938, 1943, 1946 und 1959 sprachen die dortigen Psychiater und Psychiatrieprofessoren – Psychologen gab es in den Psychiatrien noch nicht – nicht mit uns. Ohne ein solches Gespräch über die unseren Psychosen vorausgegangenen Lebenskrisen und ihre Sinnzusammenhänge mit unseren Psychoseinhalten konnten sie daher nichts über die reinen Symptome hinaus von der seelischen Verursachung wissen. Nur so ist es zu erklären, dass sie sie als nicht seelisch, sondern körperlich und erblich verursacht bestimmten. In Bethel hatten die in unserem Haus gänzlich fehlenden Gespräche zu den rigorosen Zwangssterilisationen mit ihren lebenslangen Folgen für uns geführt. Menschen, mit denen man nicht spricht, lernt man auch nicht als Menschen kennen, man nimmt sie nicht als Menschen wahr. Deshalb konnten die Psychiater ab 1939 ihre Patientinnen und Patienten in Transporten von gleich Hunderten den sechs psychiatrischen Tötungsanstalten mit ihren Gaskammern und Krematorien als »lebensunwert« zur Vergasung überlassen und sie ab Ende August 1941 nach dem Vergasungsstopp auch selbst durch überhöhte Medikamente vergiften oder allmählich zu Tode hungern lassen. Wer so zerstörend in die Geschicke und in das Leben der ihnen anvertrauten Patientinnen und Patienten eingriff, ohne sich die Mühe eines Gespräches zu machen, konnte an Geist und Seele nicht gesund sein.

Denn zu einer geistigen Gesundheit gehört auch der Respekt vor dem Mitmenschen und ein intaktes Gewissen.

Die Psychiatrie macht sich zu wenig klar, wie abschreckend diese Art vorgelebter geistiger und seelischer Gesundheit auf die Patienten wirken muss. Das Anliegen unseres »Bundesverbandes Psychiatrie-Erfahrener« ist es daher, die damals und heute wieder dominierende psychiatrische Lehre der nicht seelisch, sondern erblich und körperlich verursachten und darum sinnlosen »endogenen« Psychosen – heute: die durch einen Gen-Defekt bedingte Hirnstoffwechselstörung – durch unsere Erfahrung zu ersetzen. Denn in der gesamten Medizin wird es keine Theorie geben, die sich so verhängnisvoll für uns ehemalige und für die heutigen Psychiatrie-Betroffenen auswirkte und auswirkt wie dieses »medizinische Krankheitsmodell«:

- für uns damals Betroffene durch die psychiatrischen Ausrottungsmaßnahmen der Zwangssterilisationen und der Patientenmorde der »Euthanasie«;
- für die heute Betroffenen, weil dieses Somatosen-Dogma immer noch Gespräche über die Inhalte der Psychosen und ihre Sinnzusammenhänge mit den vorausgegangenen Lebenskrisen und den Lebensgeschichten der Betroffenen verhindern kann;
- weil es den Psychopharmaka den höchsten therapeutischen Stellenwert einräumt, obwohl sie nur Symptome verdrängen, aber nicht heilen können;
- weil es die Betroffenen des Sinnes ihrer seelischen Erfahrungen in der Psychose beraubt und damit ihre Entwicklungs- und Reifungsmöglichkeit durch die Psychose verhindert;
- und weil es die Selbsthilfekräfte blockiert und die Betroffenen *ent-* statt ermutigt.

Dieses medizinische »Krankheitsmodell« verleitet biologistisch orientierte Psychiater dazu, ihren Patienten zu erklären, dass sie an einer »unheilbaren Schizophrenie« leiden würden und darum ihr Leben lang Medikamente nehmen müssten. Diese entmutigende Aussicht, als »unheilbar schizophren« stigmatisiert, lebenslang Gefühle und Initiative reduzierende Medikamente nehmen zu müssen, hat schon zu viele in den Suizid getrieben, die mit diesem Stigma und mit dieser Reduzierung nicht länger leben wollten.

Eigentlich müsste es selbstverständlich sein, von den Erfahrungen der Betroffenen auszugehen, sie zu erfragen und ernst zu nehmen. In der psychosomatischen Medizin ist das selbstverständlich.

Forschungsprojekt der Psychoseerfahrenen

Während die psychosomatische Medizin eine durch seelischen Stress verursachte körperliche Erkrankung selbstverständlich akzeptiert, bangt eine biologistisch orientierte Psychiatrie um ihre volle Anerkennung als Teildisziplin der Medizin, wenn sie eine seelisch verursachte Hirnstoffwechselstörung anerkennen würde. Darum beklagen sich Mitglieder unseres Bundesverbandes und der Landesverbände und unserer Selbsthilfegruppen darüber, dass sie nach den ihren Psychosen vorausgegangenen Lebenskrisen von ihren Psychiatern nicht gefragt worden seien.

Darum und weil 98 % der Forschungsgelder für die Psychiatrie in die so genannte somatische Forschung gehen, hat unser »Bundesverband Psychiatrie-Erfahrener« ein eigenes Forschungsprojekt in Arbeit: »Psychose- und Depressionserfahrene erforschen sich selbst«. Uns fehlt zwar jeder finanzielle Zuschuss, dafür aber beteiligen sich lauter Experten ihrer eigenen Psychosen. Ein psychoseerfahrener Diplompsychologe formulierte die Fragen, eine psychoseerfahrene Diplompsychologin wertet die Antworten aus. Obwohl alle am Projekt Beteiligte – und nicht nur sie – die seelischen Ursachen ihrer Psychosen z. B. als gestaute Gefühle und Impulse erlebten, die in der Psychose aufbrechen können, bezweifelt wohl niemand von uns, dass sie auch eine Veränderung im Gehirn bewirken: so wie z. B. der Zorn das Gehirn dazu alarmiert, uns die Zornesröte ins Gesicht zu treiben und heftig zu gestikulieren. Aber das sind die Folgen, nicht die Ursachen des Zornes als Gemütsbewegung.

Psychose und Traum

Ich hatte das Glück, in meinem vierten als »schizophren« diagnostizierten Schub 1946 durch eine Mitpatientin zu erkennen, dass in der Psychose Inhalte unseres eigenen Unbewussten ins Bewusstsein einbrechen. Ich teilte mit ihr das Zimmer. Mitten in der Nacht geriet sie aus ihrem nächtlichen Traum heraus in eine schwere Psychose mit sie ängstigenden Schlangenhalluzinationen. Sie sprach dabei eine fremde, französisch klingende Sprache. Sie hatte als Volksschülerin nie Französisch gelernt, ich wusste aber von ihr, dass sie aus einer Hugenottenfamilie stammte. Offensichtlich war mit ihrer Psychose dieser Sprachrhythmus ihrer Vorfahren aufgebrochen, der sie die zweite statt die erste Silbe wie im Deutschen betonen ließ. Aber was ist das Unbewusste? Was enthält es?

Erst nach meinem fünften und letzten Schub 1959 fiel mir auf, dass seit dem Ausbruch meiner Psychose meine Nachtträume ausgesetzt hatten. Ich konnte mir das nur so erklären, dass die psychotischen Vorstellungen an die Stelle meiner Nachtträume getreten waren. Sie mussten daher aus der gleichen Quelle kommen: aus meinem eigenen Unbewussten. Bisher hatte ich sie als von außen »eingegeben« erlebt und bewertet, weil sie sich von meinem normalen Denken und Vorstellen so völlig unterschieden. Ebenso wenig wie der Traum »geisteskrank« ist, kann es die psychotische Vorstellung sein, sagte ich mir. Unsere Krankheit kann nur darin liegen, dass wir unsere psychotischen Vorstellungen für wirklich halten – was wir im Traum nur tun, solange wir träumen. Verstand ich die Vorstellungen meiner abgeklungenen Psychose auf der Traumebene, konnte ich mir ihren *Sinn* erhalten, nur ihre Wirklichkeit nicht. Dieses Verstehen der Psychose als Aufbruch des eigenen Unbewussten, um eine vorausgegangene Lebenskrise zu lösen, die wir mit unseren bewussten Kräften nicht lösen konnten, befreite mich von der uns wohl alle schwer belastenden psychiatrischen Bestimmung der Schizophrenie als einer körperlich und erblich verursachten »unheilbaren« Geisteskrankheit. Heute ist es die genetisch bedingte Hirnstoffwechselstörung als primäre Ursache der Schizophrenie.

Ich machte mir die Parallelen zwischen Traum und Psychose klar. Die enge Verwandtschaft zwischen beiden liegt auch in der gleichen Technik, die Traum und Psychose anwenden. Denn ebenso wie wir des Nachts – oder wie sich des Nachts (denn es ist ein uns unbewusster Vorgang) – die Emotionen und Probleme des Tages in konkrete Vorstellungen, in als real erlebte Situationen bildhaft verwandeln, die sie uns zugänglicher machen, und in denen wir unsere Fantasien ausleben, verwandeln sich auch in unseren Psychosen vorausgegangene Lebenskrisen in fassbare, zumeist symbolisch bildhafte Vorstellungen. Das können beängstigende, aber auch befreiende Vorstellungen sein. Das Entscheidende ist aber wohl, dass das zuvor Ungestaltete, Ausweglose einer Lebenskrise, die wir nicht lösen konnten, in unseren Psychosen ebenso wie in unseren Nachtträumen Gestalt gewinnt.

Wege zur Genesung

Unbestimmte Ängste verwandeln sich in den Psychosen besonders häufig in konkrete Verfolger. Gleichzeitig hat der Verfolgte einen Wert für den Verfolger, sonst würde dieser sich die Mühe des Verfolgens nicht machen. Auch Schlangenhalluzinationen, wie meine Mitpatientin sie erlebte, gibt es häufiger. Gleichzeitig ist die sich häutende Schlange ein Symbol für die seelische Erneuerung, ein Entwicklungssymbol. Ich stelle mir vor, wie erschreckend eine solche leibhaftige Schlange für mich sein würde und wie dieser Schrecken durch das Wissen gemildert werden könnte, dass die sich häutende Schlange ein Symbol für jede Erneuerung des Menschen ist. Der Mensch und seine Symbole gehören auch zur »Anthropologischen Psychiatrie«. Wo aber finden wir in der Psychiatrie diese notwendigen Kenntnisse?

Auch das Symbol des Teufels kann in den Psychosen eine wichtige Rolle spielen, ebenso wie die anderen christlichen Symbole. Bei mir war es die Identifikation mit der »Braut Christi«. Bei anderen ist es die Identifikation mit Maria. Manche Anstaltspsychiater fragen ihre männlichen Patienten bei der Aufnahme, ob sie sich als Jesus fühlen. So häufig sind Identifikationen mit Jesus. Da kann es eine Hilfe zum Psychose- und Selbstverständnis sein, sich unsere Identifikationen aus unseren Nachtträumen klar zu machen. Denn die in unseren Träumen auftretenden und handelnden Personen meinen uns häufig selbst, wenn sie auch nicht in unserer Gestalt auftreten, es sind auch Identifikationen. Eine mit mir befreundete Betroffene sah in sich und dann auch wieder in ihrem Partner den Teufel. Wenn sogar der Teufel sich in ihre Beziehung einmischt, ist sie und ist der Partner schuldlos am Bruch der Verbindung.

Der vorausgegangene unlösbare Konflikt, die Belastung oder der emotionale Stress, wie es heute heißt, erfordert eine Befreiung aus der eigenen bewussten Verantwortung. Wir sind es nicht mehr selbst, die denken und handeln, sondern wir erleben unsere Gedanken und Impulse als von außen »eingegeben«. Wir lassen uns denken und handeln. Wir können diesen Entschluss, nicht mehr aus eigenem Willen zu leben, auch bewusst fassen, wie ich das zu Beginn meiner ersten Psychose in dem Beschluss tat: Mein Wille ist, nicht mehr zu wollen, sondern mich führen zu lassen. Dann entfallen die Ängste, die das nicht mehr selbstbestimmte Denken und Handeln machen kann.

Die gemeinsame Technik von Traum und Psychose: nämlich die Umwandlung von Gefühlen in *konkrete* Vorstellungen, in bildhafte Situationen, könnte man auch als ältestes gestalterisches Prinzip bezeichnen, aus dem auch unsere Welt und wir entstanden sind. Das lateinische Wort »konkret« wird im Duden mit »körperlich, gegenständlich, sinnfällig, anschaubar, greifbar« übersetzt. Der Umwandlung von Gefühlen wie Ängsten in konkrete Verfolger, in Schlangenhalluzinationen etc. in der Psychose liegt ebenso wie unseren Nachtträumen dieses gestalterische Prinzip zu Grunde. Wie ja in der Psychose überhaupt die gestalterischen Kräfte im Malen, Formen, Dichten etc. aufbrechen können.

Verändertes Weltgefühl

Zu dieser Veränderung durch den Aufbruch des normalerweise Unbewussten in der Psychose gehört auch das von vielen Psychoseerfahrenen erlebte veränderte Weltgefühl sonst nicht gespürter Sinnzusammenhänge. Das ist ein sehr anstrengendes Erleben und lässt uns auch Unmögliches zueinander in Beziehung setzen. Die Psychiatrie nennt das »Beziehungs- und Bedeutungswahn«. Ich nannte es »Zentralerleben«, weil alle Bereiche des Lebens wie bei einem Fächer von einer gemeinsamen Mitte auszugehen und miteinander verbunden zu sein schienen im Unterschied zur normalen Welterfahrung. Das verführt sehr leicht dazu, nicht sich auf das Ganze, sondern das Ganze auf sich bezogen zu erleben. Mit dem Gefühl der Angst kann das als persönliche Bedrohung erfahren werden und zu Verfolgungsideen führen. Im Vertrauen auf eine sinnvolle Führung überwiegt das Gefühl des engen Verwobenseins mit dem Ganzen. Diese im normalen Zustand nicht gespürten Sinnzusammenhänge führen nach meiner Erfahrung auch dazu, Wesentliches und Unwesentliches nicht mehr zu unterscheiden, weil alles einen geheimen Sinn zu haben scheint, Gleichnis für etwas ist.

Wichtig scheint mir zu sein, nach einer akuten Psychose zu überlegen, was sie uns zu sagen hat. Ich zog aus den in allen meinen fünf Psychosen aufgebrochenen starken treibenden Impulsen die Lehre, dass ich die nur noch schwachen inneren Impulse meiner abgeklungenen Psychose in mein normales Leben einbeziehen müsse, damit sie sich nicht mehr stauen können, um gewaltsam aufzubrechen. Ich lebe also immer aus diesen nur noch schwachen, inneren Impulsen, die man auch als innere, nicht gehörte Stimme bezeichnen kann, statt aus meinem Willen. Das setzt ein Vertrauen in diese innere Führung voraus, das ich aus meinen Psychosen gewonnen habe.

Bei angstvolleren Psychosen, als ich sie erlebte, und vor allem bei aggressivem Verhalten der Betroffenen, das aus diesen Ängsten resultieren kann, scheint es mir notwendig zu sein, nach der abgeklungenen Psychose neue Lebensperspektiven zu entwickeln. Wie würden wir uns verhalten, wenn wir von Kindheit an niemals das Gefühl von Geborgenheit und menschlicher Wärme erlebt hätten? Wenn mit der ersten Psychose als Jugendliche das Stigma der »Unberechenbarkeit«, der »Nichtbelastbarkeit« durch eine »seelische Erkrankung« und mit ihr der soziale Abstieg hinzukämen? Keine Berufsausbildung, keine Arbeit, die den Wert des Menschen in unserer Gesellschaft bestimmt. Würden uns nicht auch Wut und Aggressionen erfüllen? Umso mehr ist bei einer aggressiven Psychose das

Interesse der Psychiater gerade an diesen Menschen gefordert: das Interesse an ihrer Lebensgeschichte, an der Kindheit mit ihren Verletzungen, den Hoffnungen auf Partnerschaft, die sich vielleicht vorübergehend erfüllten und dann doch wieder durch neue Psychosen zerbrachen. Zu den in einer aggressiven Psychose sicher notwendigen Medikamenten muss die gemeinsame Überlegung hinzukommen: Wo liegen die Begabungen, wie kann man sie fördern, um das Selbstvertrauen zu stärken? Medikamente allein und kurze Gespräche genügen da sicher nicht.

Respekt vor dem Besonderen

Schizophrenie und Wirklichkeitserfahrung

MICHAEL HUPPERTZ

Wir sind es gewohnt, schizophrene Störungen des Realitätsbezugs im Rahmen der Innenwelt-Außenwelt-Metapher zu interpretieren. Wahn und Halluzinationen verstehen wir so, dass intern produzierte Vorstellungen der Außenwelt zugeschrieben werden. Eigenbeziehungs- und Bedrohungserlebnisse interpretieren wir als Überwältigtwerden durch andere Menschen, denen gegenüber sich der Patient nicht mehr richtig abgrenzen kann oder es nie konnte. Die Störungen der Meinhaftigkeit sehen wir als Verletzung einer Innen-außen-Grenze zwischen Subjekten an. Und der so genannte schizophrene Autismus gilt uns als übermäßiger Rückzug in eine eigene Welt. Scharfetter hat diesen Gesichtspunkt in seinem Begriff der »Ich-Demarkation« zusammengefasst als: »Unsicherheit, Schwäche oder Aufhebung der Ich-Nicht-Ich-Abgrenzung, Fehlen eines (privaten) Eigenbereichs im Leiblichen, im Denken und Fühlen. Störung der Innen-außen- und Eigen-fremd-Unterscheidung« (SCHARFETTER 1983, S. 32). Mehr oder weniger ausdrücklich findet sich diese Annahme einer gestörten Ich-Demarkation in vielen Schizophrenietheorien. Sie stand als »Autismus«, definiert als »Überwiegen des Binnenlebens« an der Wiege des Schizophreniebegriffs (BLEULER 1911/1988, S. 52) und begleitet ihn über das psychoanalytische Theorem der »mangelnden Selbst-Objekt-Differenzierung« bis zu den Vorstellungen einer »Filterstörung« oder einer »Störung des Self-Monitoring«.

Diesseits von »Innenwelt« und »Außenwelt«

Die Innenwelt-/Außenwelt-Metapher macht einige Aspekte der Subjektivität menschlichen Lebens sichtbar (LAKOFF/JOHNSON 1998). Zwei davon sind für unser Thema von besonderer Bedeutung: Die Privatheit des subjektiven Erlebens (es ist nur uns selbst unmittelbar zugänglich) und seine Kontrollierbarkeit (manche seelischen Vorgänge und unser eigenes Handeln können nur wir kontrollieren).

Die Innenwelt-/Außenwelt-Metapher verdeckt aber andererseits, dass menschliche Individuen mit ihrer sozialen und nichtsozialen Umwelt vielfältige interaktive Einheiten bilden, die diese Unterscheidung nicht voraussetzen. Meines Erachtens brauchen wir diese Erweiterung des Blicks, um die Veränderungen der Wirklichkeitserfahrung in der schizophrenen Erkrankung zu verstehen. Ich möchte diese unmittelbaren Interaktionen im Folgenden zeigen für:

- Alltagspraxis und Gewohnheiten,
- Gefühle,
- vorintentionale Kommunikation (HUPPERTZ 2000).

Ausführlicher möchte ich auf die »interaktiven Aspekte der Kognition« eingehen.

Alltagspraxis und Gewohnheiten

Unser alltägliches Leben besteht zu einem überwältigenden Anteil aus Fertigkeiten, Routinetätigkeiten und Gewohnheiten, die wir entweder in früher Zeit gelernt haben wie Gehen, das Handhaben einfacher Gegenstände, Sprechen oder später bewusst gelernt und dann automatisiert haben wie Schwimmen, Autofahren, Schreiben. Im Rahmen solcher Tätigkeiten organisieren wir den uns umgebenden Raum, die Dinge und die Zeit gemeinsam mit der Entfaltung unserer physischen Fertigkeiten. Wir bewegen uns in einer leiblich strukturierten Räumlichkeit und Zeitlichkeit, die keinen geometrischen Raum und keine soziale oder objektive Zeit und auch keine Unterscheidung von Vergangenheit, Gegenwart und Zukunft erfordert (NEUWEG 1999; 2000). Alltagspraxis ist durchdrungen von aktiv strukturierten Wahrnehmungen. Wahrnehmung und Denken lassen sich nicht zureichend als Aufnahme von Informationen aus der Umgebung und ihre Weiterverarbeitung im Gehirn beschreiben. Würde Kognition mit Informationsaufnahme beginnen und erst anschließend die Weiterverarbeitung erfolgen – so wie es bei Computern der Fall ist –, wäre das Gehirn trotz seiner enormen Kapazitäten überfordert und viel zu langsam. Zudem müssten in diesem Falle bereits interne Regeln oder andere Weiterverarbeitungsmuster existieren, die es erlauben, Informationen auszuwerten. Damit ergibt sich das Problem eines unendlichen Regresses (wer oder was im Gehirn interpretiert die Regeln und wendet sie an? Geschieht das nach neuen Regeln?) und es wäre kaum zu erklären, wie sich der Mensch in einer Umwelt zurechtfindet, die sich ständig verändert und ihn immer wieder mit Situationen und Objekten konfrontiert, die er so noch nie erlebt hat und die er als neu und nicht nur als bereits irgendwie bekannt verarbeiten muss (DREYFUS 2002; ENGEL/KÖNIG 1998; VARELA u. a. 1995).

Gefühle

Wir nehmen ständig an komplexen Situationen teil, ohne sie uns als solche vor Augen zu führen und ohne sie in einzelne Bestandteile aufzulösen. Wir erfahren diese Komplexität aber in Form von atmosphärischen Erfahrungen und Gefühlen. Atmosphären sind mehr oder weniger stimmige Ensembles, vor allem von amodalen Wahrnehmungen und Synästhesien in einem weiten Sinne sowie leiblichem Erleben, aber auch von Fantasien und Erinnerungen. Gefühle lassen sich als komplexe Szenarien (Sousa 1997) verstehen, in denen atmosphärische Erfahrungen und leibliche Beteiligung eine zentrale Rolle spielen (Schmitz 1998; Huppertz 1999/2000).

Vorintentionale Kommunikation

Wir können einen anderen Menschen als Teil der Außenwelt betrachten und tun dies auch ständig. Dies ist aber nur eine und eine sehr beschränkte Möglichkeit der Wahrnehmung des anderen. Zunächst treten wir in eine Beziehung mit anderen ein und diese besteht in einem praktischen kommunikativen Umgang, den ich »vorintentionale Kommunikation« genannt habe und der im Wesentlichen aus averbalen sowie paraverbalen Aspekten der Sprache besteht, also Nähe-Distanz-Regulierung, Körpersprache, Mimik, Stimmlage, Tonfall, aber auch Art der Sprache. Eine wesentliche Rolle spielen auch hier leibliche Kommunikation und zeitliche Aspekte wie Dauer, Tempo, Rhythmus, Dynamik, Synchronisierung und Desynchronisierung. Damit überhaupt Kommunikation möglich ist, müssen wir uns in irgendeiner Weise auf den anderen einstimmen oder einschwingen (Stern 1998; Knoblauch 2000).

Das Universum im Kopf – Wie entsteht Bewusstsein?

Im Januar 2001 lautete die Titelgeschichte des Spiegel: »Das Universum im Kopf«, Untertitel: »Hirnforschung: Wie Bewusstsein entsteht« (Der Spiegel, Nr. 1/2001). Der Titel spielt ambivalent mit einer Absurdität. Unter dem Scherz einer offensichtlichen Unmöglichkeit verbirgt sich eine Auffassung, an die wir uns schon so sehr gewöhnt haben, dass wir bereit sind, sie ohne weiteres ernst zu nehmen: die Auffassung, Wahrnehmung und Denken bestünden letztlich in der Verinnerlichung einer Außenwelt. Die Idee besagt, dass wir Informationen aus der Umwelt aufnehmen und in unserem Kopf zu einem Modell der Wirklichkeit weiterverarbeiten. Auf der Grundlage dieses Modells sollten wir dann zu Plänen, Entscheidungen und Handlungen kommen. Diese Auffassung ist für uns intuitiv einleuchtend, weil sie von einigen subjektiven Erfahrungen wie der Privatheit und der Kontrollierbarkeit mentaler Prozesse unterstützt wird (s. o.), und zum anderen, weil sie durch die Funktionstüchtigkeit technischer Vorbilder gestärkt wird, insbesondere Kameras und Computer. Vor allem das Computer-Vorbild hat die Vorstellungen von dem, was in unserem Kopf vorgeht, entscheidend beeinflusst.

Das »Universum-im-Kopf«-Modell ist aber in den letzten Jahrzehnten von verschiedenen Seiten infrage gestellt worden (Law 1998). Die Alternativen zu diesem Modell führen zu einer Rehabilitation der schlichten Auffassung, dass der Kopf zunächst zu einem Körper und der Körper ins Universum gehört, nicht umgekehrt. Anders gesagt, gegenläufige Modelle führen dazu, den Kopf eher so zu sehen wie die Hände, nicht wie einen Computer, nämlich als einen aktiven Bestandteil interaktiver, kooperativer und damit auch sozialer Prozesse. Daher spricht man von »situated cognition« und »embodied cognition« (ebd.).

Zu diesen Prozessen, die sich in erster Linie außerhalb des Kopfes in einem sozialen Universum abspielen, vermag der Kopf einen gewissen Beitrag zu leisten, so wie eben die Hände beteiligt sind, wenn mit Hilfe von Baggern eine Baugrube ausgehoben wird. Und so wie sich der Beitrag der Hände aus dem kooperativen und technischen Geschehen am Bauplatz verstehen und bestimmen lässt, so auch der Beitrag des Gehirns zur menschlichen Existenz aus kognitiven Prozessen, die sich im Wesentlichen als kooperative Prozesse mit Dingen und anderen Menschen abspielen. Anders gesagt, Kognition spielt sich zu einem wesentlichen Teil außerhalb des Gehirns ab und wird vermutlich nur teilweise (und nicht als »Repräsentation« im engeren Sinne einer Darstellung, sondern eher als Veränderung im Sinne einer Disposition) »internalisiert«. Dieser Ansatz erfordert ein Umdenken. Ich möchte ihn daher weiter begründen: Delphine können sich mit einer Geschwindigkeit fortbewegen, die sich durch die Muskelmasse, die ihnen zur Verfügung steht, nicht erklären lässt und ebenso wenig durch evtl. Wasserströmungen. Vermutlich sind Delphine und andere Fische in der Lage, mit ihren Schwanzflossen Wirbel im Wasser zu erzeugen, die sie dann zur Beschleunigung nutzen (Clark 1997).

Interaktive Kommunikation

Das Phänomen lässt sich auf menschliche Kognition übertragen: Menschen gestalten ihre Umwelt so, dass sie durch ihre Nutzung intelligenter erscheinen, als sie sind. Sie formen ihre Umwelt so um, dass sie intelligentes Verhalten und Kognition ermöglicht, und entlasten dadurch ihr Gehirn. Wir schaffen Werkzeuge und Vorrichtungen aller Art wie z. B. Verkehrsverbindungen, die uns zu nützlichem und abgestimmtem Verhalten zwingen, ohne dass wir darüber nachdenken müssen. Dieses Gestalten wiederum erfolgt nicht am grünen Tisch, sondern in einer Geschichte, die die Praxis schreibt, d.h. in einer allmählichen Verfertigung nützlicher Strukturen, in denen sich Gegenstände, Fertigkeiten und Ideen miteinander verbinden. Darüber hinaus nutzen wir die Umwelt unmittelbar als Informationsträger.

Ein einfaches Beispiel: Viele Menschen benutzen ihre Fingerknöchel, wenn sie bestimmen wollen, wie viele Tage z. B. der Juni hat. Damit benutzen sie eine Analogie, die ihnen die Umwelt zur Verfügung stellt. Ein anderes: Als ich die Zahl der Buchstaben einer Zeile dieses Manuskripts zählte, machte ich alle zehn Buchstaben einen Strich und zählte dann die Blöcke, nachdem ich beim ersten Zählen den Faden verloren hatte. Wir nutzen ständig Markierungen wie Verkehrszeichen zur Orientierung, d.h., wir schaffen Strukturen, die uns mit Informationen versorgen. Wir vereinfachen die Umwelt wie im Beispiel des Buchstaben-in-Blöcken-Zählens, erleichtern uns die Suche durch Schilder und delegieren unser Gedächtnis an unsere Umwelt und zwar nicht nur an dafür speziell geschaffene Medien wie Notizblätter, Bücher oder PC-Speicher, sondern auch an Schubladen, Werkzeuge und Kleidungsstücke. Dort wird unser Wissen abgelegt und wir greifen es mittels ordnender Hinweise auf, wenn wir es benötigen. Unser Gedächtnis ist sozusagen »außen«, unser Gehirn bleibt dadurch frei und bereit, neue Nutzungsprozesse zu lernen. Direkte Umsetzungen des Prinzips, dass der Mensch Informationen fixiert und sozial wie individuell verfügbar macht, sind natürlich Sprache und Schrift. In der Regel kooperieren Menschen, Dinge und symbolische Systeme so, dass komplexe informationstragende und -generierende Systeme entstehen, die als solche nicht mehr in irgendeiner Zentrale repräsentiert werden. Informationen werden in immer neue Medien übertragen und dort weiterverarbeitet. Der Mensch hat dabei eine eher koordinierende als eine repräsentierende Funktion (HUTCHINS 1995). Wir sind eher damit beschäftigt, informationsverarbeitende Prozesse in verschiedenen Medien zu koordinieren und ihre Umwandlung von einer Repräsentations- und Verarbeitungsform in eine andere zu steuern, als Informationen mental zu repräsentieren, zu erinnern und zu verarbeiten. Kognitive Prozesse umfassen Menschen und Dinge, Interaktions- und Repräsentationssysteme mit ihrer je eigenen Geschichte und lassen sich nicht einer Innen-außen-Unterscheidung unterordnen. Weder Handlungen noch gesprochene Sätze noch Gedanken können wir mit dieser Metaphorik charakterisieren. Alle diese Vorgänge setzen soziale und interaktive Kompetenzen voraus, die die Innen-außen-Metaphorik sprengen.

Schizophrenie und Wirklichkeitserfahrung

Die bisherige Darstellung sollte uns helfen, die Frage zu beantworten, was für uns »Wirklichkeit« bedeutet. »Wirklich« ist für uns etwas, womit wir in einer unmittelbaren Verbindung stehen, die nicht erst durch Reflexion hergestellt werden muss. Diese Verbindung kann praktischer, atmosphärischer, emotionaler, kommunikativer oder kognitiver Art sein.

Das, von dem wir nur wissen, dass es vorhanden ist, ist für uns noch nicht wirklich. Dinge werden erst »wirklich«, wenn sie uns einen praktischen Umgang ermöglichen, Situationen, wenn sie ein Mindestmaß an atmosphärischer Stimmigkeit beinhalten, und der andere wird erst für uns wirklich, wenn wir mit ihm eine Beziehung hergestellt haben (vgl. Buber; Levinas; v. Baeyer 1963).

Sehen wir uns den Verlauf schizophrener Erkrankungen an, so können wir feststellen, dass die meisten Patienten nur einen geringen Teil ihrer Erkrankungszeit an gravierenden, auf den ersten Blick feststellbaren und evtl. spektakulären Störungen der Wirklichkeitserfahrung, also Fehlinterpretationen, Wahnvorstellungen, Halluzinationen, Identitätsstörungen, Beeinflussungserlebnissen usw. leiden. Die weitaus längere Zeit leiden sie unter Negativsymptomen und wiederkehrenden Krisen, die nicht unbedingt zu deutlichen produktiven Symptomen führen. Dies wird in der Entwicklung theoretischer Modelle heutzutage auch so gesehen, und entsprechend konzentriert sich die Forschung auf Basisstörungen, subjektive Befindlichkeitsstörungen und kognitive Störungen, die die akute Symptomatik überdauern. Ein anderer Aspekt, der sich aus dieser zeitlichen Struktur der Symptomatik ergibt, ist aber merkwürdig unbeachtet geblieben: Die Tatsache, dass es sich bei der Schizophrenie um eine Erkrankung mit einer auffälligen Dynamik handelt. Die Erkrankung kommt und geht, die Symptomatik wechselt während der Erkrankung stark und manchmal rasch und bewegt sich noch dazu zwischen weit auseinander liegenden Polen, wie Überaktivität und Antriebsmangel, intensiven Emotionen und Teilnahmslosigkeit usw. Meine Vermutung ist, dass wir die schizophrene

Erkrankung besser verstehen, wenn wir uns mit der Dynamik der Erkrankung selbst beschäftigen. Für die Aufwertung dieses Gesichtspunktes sprechen auch die Entwicklung der psychiatrischen Praxis in den letzten Jahrzehnten und die sich daraus ergebenden therapeutischen und prophylaktischen Notwendigkeiten. Wenn wir also die Veränderung des Wirklichkeitsbezugs schizophrener Patienten verstehen wollen, so scheint es mir sinnvoll, sie bis in ihre Anfänge zurückzuverfolgen.

Um den dynamischen und prinzipiell offenen Charakter des schizophrenen Erkrankungsprozesses zu betonen, habe ich von »schizophrenen Krisen« gesprochen (Scharfetter 1983, S. 32; Huppertz 2000) und versucht, diesen Prozess in einem idealtypischen Modell darzustellen (s. Abb.). Unter »schizophrenen Krisen« verstehe ich einen Erkrankungsprozess, der zu einer typisch schizophrenen Symptomatik führen kann, es aber nicht tun muss, z. B. weil wir therapeutisch intervenieren oder der Patient selbst einen Ausweg findet. Das Modell beschreibt im Kern einen selbstorganisatorischen Prozess, in dem sich die Minderung situativer Teilnahme und intensivierte Bemühungen des Betroffenen zur Konstruktion von Realität wechselseitig immer mehr verstärken. Der emotionale Motor ist dabei das, was man »situative Angst« nennen kann, eine Angst, die dadurch entsteht, dass unsere teilnehmende Verankerung in alltäglichen Situationen schwindet. Diese Angst ist im Beginn der schizophrenen Erkrankung oft verborgen, tritt aber im Laufe des Erkrankungsprozesses regelmäßig zu Tage. Durch die gezielte Bemühung um ein stimmiges Konzept der Umwelt versucht der Patient, neue Sicherheit, Erklärungen und Handlungsorientierungen zu gewinnen, was aber zunächst eher dazu führt, dass er sich seine alltägliche Teilnahme am sozialen und praktischen Leben erschwert. Die Situationen, in denen wir uns befinden, verändern sich ständig. Wir sind daher unentwegt zu Synchronisierungsleistungen gezwungen, d. h., wir müssen unser Verhalten, unsere Wahrnehmungen, Handlungen, Überlegungen ständig mit anderen zeitlichen Prozessen abstimmen, was sehr deutlich wird, wenn wir mit anderen zusammenarbeiten oder kommunizieren müssen. Es gilt aber auch, wenn wir auf etwas warten, es betrifft unseren Schlaf-Wach-Rhythmus usw. Wenn wir versuchen die Sicherheit, die wir aus diesen Synchronisierungen beziehen, durch die Konstruktion von Plänen, Modellen und Ideen zu ersetzen, so kann dies nur misslingen und uns darüber hinaus an der notwendigen Synchronisierung hindern. Das liegt daran, dass der Aufbau solcher Konstruktionen schwerfällig ist. Er braucht mehr Zeit als die eher unmittelbare Abstimmung und ist auch auf längere Dauer angelegt. Dies macht auch die Attraktivität von Plänen und Modellen aus.

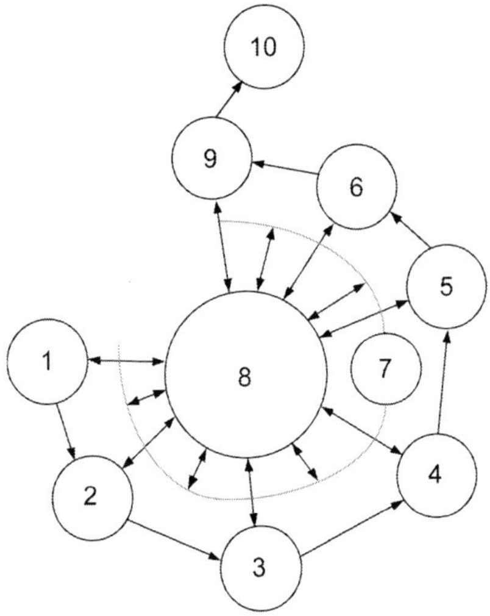

1 Einengung 2 Selbstthematisierung 3 Ausweitung 4 Zustrom 5 Partikularisierung 6 Notfallreaktionen 7 Beschleunigung 8 Destruktion der unmittelbar situativen Erfahrung, situative Angst 9 Wahnstimmung 10 manifeste Psychose
Abb.: Dynamik einer schizophrenen Krise

Schizophrene Krisen

Modelle versprechen Sicherheit und Stabilität, ein Versprechen, das sie aber nicht halten können, wenn sie dort eingesetzt werden, wo sie nichts zu suchen haben. Bei der Suche nach dieser Sicherheit als Ersatz für die Geborgenheit unmittelbarer Teilnahme ist der Patient im Gegenteil gezwungen, eine besondere und rastlose Aktivität an den Tag zu legen, um den unvermeidlichen Veränderungen, die das alltägliche Leben abverlangt, zuvorzukommen. Diese Beschleunigung führt dazu, dass die präschizophrene Entwicklung meist in ihrem Verlauf an Tempo zunimmt und in immer größeren Schritten vonstatten geht.

Kurz zu den einzelnen Momenten dieser Krisenentwicklung, die jeweils zu dieser zentralen Dynamik beitragen und selbst wiederum von ihr beeinflusst werden:

- Unter *Einengung* verstehe ich das Phänomen, dass die Patienten ihre Aufmerksamkeit und Energie auf ein mehr oder weniger nachvollziehbares Thema fokussieren. Sie wirken besorgt, absorbiert, fragend, suchend, angespannt. Dabei zeigt sich die Verunsicherung und die vermehrte Anstrengung, die für den gesamten Verlauf typisch ist. Der Einengung fehlt eine Präzision und Lösbarkeit des Problems. Dies unterscheidet sie von einer normalen vorübergehenden und flexiblen Konzentration.

- Diese fehlende Präzision ist auch dem Einfluss zweier anderer Komponenten schizophrener Krisen geschuldet, die ich *Selbstthematisierung* und *Ausweitung* genannt habe. Unter »Selbstthematisierung« verstehe ich, dass der Patient sich zunehmend mit sich selbst beschäftigt. Er wird besorgter um seinen Körper, seine Gedanken, seine Wirkung auf andere, seine Fähigkeiten oder seine Zukunft. Daher sind die Themen, auf die der Patient sich häufig fokussiert, auch Themen, die mit dem eigenen Selbst und mit Gefühlen wie Scham und Schuld verbunden sind. Oft werden dabei auch biografisch problematische Themen mobilisiert, ein Aspekt dessen, was ich mit »Ausweitung« meine. Wir beginnen uns vermehrt Sorgen um den Patienten zu machen – vor allem, wenn wir von einer früheren Erkrankung wissen –, wenn der Patient beginnt, zu generalisieren und zu dramatisieren. Der Patient beginnt, fundamentale Themen so zu behandeln, als wenn sie im nächsten Moment geklärt werden müssten, worin sich die zu Grunde liegende Beschleunigung zeigt. Der Patient beginnt, seine zwischenmenschlichen Beziehungen, seine Arbeit oder seinen Lebensentwurf in allgemeiner Weise infrage zu stellen. Neue Perspektiven entstehen. Der Patient wird abstrakter in seiner Kommunikation, beschäftigt sich unerwartet mit moralischen und politischen Problemen und entwirft Projekte, die er nicht ausreichend präzise und kommunizierbar machen kann. Die Ausweitungen wirken schwach fundiert und flüchtig, weil sie quasi gewaltsam geschehen und weil sie mit den Zweifeln und Fragen des Gesprächspartners schlecht vermittelt werden können. Es fehlt Kontinuität und es fehlen Anschlussmöglichkeiten zu alltäglichen Zusammenhängen. Um nicht gestört zu werden, versucht der Patient, Fragen und Einwände zu vermeiden. Umgekehrt verliert der Interaktionspartner das Gefühl der Beteiligung, fühlt sich mehr als Zuschauer oder jemand, der versucht, den Patienten in seinen Gedankengängen einzuholen. Da dies schwer gelingt, fühlt sich der Patient, der in der Regel in dieser Phase Bestätigung und Begleitung wünscht, zunehmend unverstanden und alleine. Dies verstärkt seine Angst.
- Auf der Suche nach Orientierung mobilisiert der Patient zunehmend Ideen, Einfälle, Erinnerungen, einen Teilprozess, den ich *Zustrom* genannt habe, weil es sich nicht um eine bewusste Aktivität handelt, sondern von den Patienten, aber auch der Umgebung als etwas erlebt wird, was dem Patienten geschieht (wir kommen mit dem Schema »Aktivität/Passivität« hier nicht weit). Auf Grund der Beschleunigung hat der Patient nicht

die Zeit, diese zuströmenden Einfälle zu verarbeiten und zu integrieren, so dass er sie oft selbst als überraschend und sogar fremd und unverständlich erlebt. Oft werden Erinnerungen mobilisiert und wie aktuelle oder kurz zurückliegende Ereignisse behandelt. Unsystematisch produziert der Patient Zusammenhänge, Erklärungen und Analogien. Manchmal ist dabei die Angst deutlicher, manchmal überwiegt ein kurzfristiges Erleben von Evidenz und Glück, das bald von der ruhelosen Krisenentwicklung überrannt wird.

- Der Patient sucht nach raschen Lösungen und er findet sie manchmal in einzelnen Wahrnehmungen und Erlebnissen. Das führt zu dem Teilprozess der Krisenentwicklung, der in meinem Modell *Partikularisierung* heißt: Einzelne Aspekte der Situation faszinieren und helfen scheinbar weiter: Wörter, Gesten, Gegenstände, Begebenheiten. Dadurch bekommen Situation und Kommunikation etwas Spielerisches, in der Regel aber ohne die Leichtigkeit, die zu einem wirklichen Spiel gehört. Die Angst bleibt spürbar. Andererseits vermissen Angehörige und Therapeuten oft die Ernsthaftigkeit, die nur entstehen kann, wenn genügend Kontinuität und Gemeinsamkeit gewährleistet sind.
- Schließlich treten *Notfallreaktionen* (D. Dörner 1983) auf. Selten bricht die Kontinuität psychischer Prozesse durch die Beschleunigung vollständig ab und der Patient reagiert mit reiner Panik. Normalerweise finden wir in der Krisenentwicklung auch gegenläufige Verlangsamungsprozesse, die diese Panik verhindern können, aber dadurch wiederum die Entwicklung einer typisch schizophrenen Symptomatik fördern. Es sind Versuche zur Rekonstruktion unter dem Einfluss von Angst und Beschleunigung: kurzschlüssiges Denken, v.a. in Analogien, Metaphern und Assoziationen, plötzliche Themenwechsel, Flucht in nebensächliche Themen, Reduktion eines Problems auf einen Faktor oder so genannte »Terminierungsreaktionen« wie das Beenden von Situationen durch Weglaufen oder Aggressivität.
- In der voll entwickelten schizophrenen Symptomatik dominieren solche Verlangsamungsprozesse, übergangsweise zunächst in der *Wahnstimmung*. In der Wahnstimmung wird nach der Destruktion aller gewohnten Atmosphären die unvermeidliche atmosphärische Dimension des alltäglichen Erlebens als vereinheitlicht, vage, unklar, inhaltsarm rekonstruiert. Die Wahnstimmung ist von der Angst und dem fortdauernden Suchprozess der schizophrenen Krise geprägt. Sie wird als Ausdruck der situativen Angst meist von Beginn an durch den fortdauernden Suchprozess in eine bedrohlich-bedeutsame Situation transformiert, wobei das Problem für den Patienten darin liegt, dass er die Bedeutung der

Situation nicht kennt. Er geht aber meist davon aus, dass es eine solche Bedeutung gibt und dass seine Mitmenschen oder wenigstens einige sie kennen. Hier spielt hinein, dass sich die normalen zwischenmenschlichen Beziehungen zu Interaktionen wandeln, die von wechselseitiger Objektivierung, Machtkampf und Bedrohung geprägt sind. Die Wahnstimmung stellt den Übergang zum eigentlichen Wahnerleben dar, in dem dann der Verlangsamungs- und Systematisierungsprozess eindeutig überwiegt. Der Wahn ist zeitlos und abgelöst von Alltagspraxis und interaktiver Kognition. Er ist meist ohne atmosphärische Kraft und auffällig gefühlsarm. Er ist selbstgenügsam und kann neben dem normalen Alltagsleben bestehen. Der Wahn führt ein Eigenleben jenseits der Alltagspraxis und Kommunikation und es ist daher fast tautologisch zu sagen, dass er gegen Einwände des gesunden Menschenverstandes immun ist. Im Wahn kommt der präschizophrene Suchprozess zu einem Ende.

Veränderung des Wirklichkeitserlebens

Das Wirklichkeitserleben des schizophrenen Patienten verwandelt sich also zunehmend in eine Modellierung der Wirklichkeit, die von einer Teilnahme an den konkreten veränderlichen Situationen abgelöst ist. Ohne diesen Hintergrund aber wird jedes Modell von Wirklichkeit unwirklich. Die Patienten berichten häufig von diesem zunehmenden Gefühl von »Unwirklichkeit«, ohne es näher beschreiben zu können. Von diesem Gefühl werden sowohl die Ereignisse in der Umwelt als auch die eigene Identität erfasst. »Unwirklich« lässt sich nun übersetzen als Reduktion von Wirklichkeit auf die reine »Vorhandenheit« (HEIDEGGER 1979/1929). Im Falle des Selbst bedeutet dies, dass das Identitätsgefühl, also das Spüren einer aktiven, leiblich wahrnehmenden, kommunizierenden Teilnahme reduziert ist. Das führt zu einer Verminderung der »Meinhaftigkeit« vor allem von Gedanken und Handlungen.

Das Wissen um die eigene raum-zeitliche Existenz in einem objektivierten Sinne ist davon nicht berührt – so wenig wie das Wissen um die Existenz von Dingen in Raum und Zeit, ihre Erinnerung usw. In gleicher Weise wird der andere »unwirklich«, d.h. reduziert auf sein Vorhandensein, seine Beschaffenheit. Was gemindert ist, ist die gemeinsame Existenz in einer vorintentionalen Beziehung, die den anderen erst als Gegenüber bedeutsam macht (KIMURA 1969; 1980; v. BAEYER 1963). Was aber ist ein unwirklicher Anderer? In erster Linie ein Beobachter und, wenn diese Erfahrung in einer Atmosphäre situativer Angst erfolgt, eine Bedrohung. Der Verlust von Wirklichkeit ist mit Angst verbunden – eine Erfahrung, die wohl zum menschlichen Dasein gehört und sogar von manchen Tieren geteilt wird (LORENZ 1972). In der reduzierten Begegnung ist das Erleben des anderen von dieser Angst bestimmt und wird die Kommunikation zu einer Verfolgung reorganisiert. Die paranoide Umformung der Subjektivität und die Ausdünnung des eigenen Selbsterlebens machen auch das Erleben des Beeinflusst-werden-Könnens plausibler. Die eigenen Entscheidungen und Handlungen werden als willkürlich erlebt und schweben quasi in einem freien Raum, zu dem auch der andere Zugriff hat.

Therapeutische Konsequenzen

Ich möchte noch einmal zu der Unterscheidung von Innenwelt und Außenwelt zurückkehren. Die Veränderung der Wirklichkeitserfahrung in schizophrenen Krisen ist damit verbunden, dass Eigenschaften des Erlebens, auf die die Innen-außen-Metapher die Aufmerksamkeit lenkt, verstärkt werden, insbesondere Privatheit und Kontrollierbarkeit. Zunächst lassen sich die neuen Modellierungen durchaus in dem Sinne als »innere« beschreiben, als es sich um die Ausarbeitung von Modellen handelt, die die entschwindende Wirklichkeit repräsentieren und verständlich machen sollen. Dies steht teilweise in der Verfügung des Individuums. Die Metaphorik des Innen trifft auf das schizophrene Erleben insofern zu, als der Patient verstärkt aktiv ist, um die Wirklichkeit zu interpretieren und zu einem schlüssigen Konstrukt einer vorhandenen Realität zu organisieren. Wie wenig hilfreich diese Sichtweise aber im Ganzen ist, wird deutlich, wenn wir uns klar machen, *was* als privat erlebt und kontrolliert wird. Der Prozess der zunehmenden Transformierung der Wirklichkeitserfahrung ist zunächst und vor allem eine Veränderung der unmittelbar situativen Erfahrungen und er lässt sich nur als Veränderung der Teilnahme an Situationen adäquat beschreiben. Der Patient versucht, unter dem Einfluss der Destruktion der unmittelbar situativen Erfahrung und der damit verbundenen situativen Angst, durch das, was ich als »Einengung«, »Selbstthematisierung«, »Ausweitung«, »Zustrom«, »Partikularisierung« und »Notfallreaktionen« beschrieben habe, neue Sicherheit zu gewinnen. Der Patient sucht, fragt, sammelt Informationen, mobilisiert Erinnerungen, deutet, stellt Verbindungen her, am Ende so abkürzend und spekulativ, dass wir von Wahnwahrnehmungen und Wahn sprechen. Die darin zu Tage tretende vermehrte organisierende Aktivität hat etwas von einer Verstärkung einer »Innenwelt«. Sie setzt die entsprechenden Aspekte von Subjektivität voraus und baut sie aus (SASS 1992; LEFERINK 1997). Die Schizophrenie gibt der Innenwelt-/Außenwelt-Metapher damit eine vordergründige Unterstützung. Wenn wir ihr aber zu sehr vertrauen, verschärfen wir das existenzielle Missverständnis, dem auch der Patient unterliegt. Zeitlich und systematisch zuerst verändert sich gerade all das, was der Metapher entgeht: Alltagspraxis, Atmosphären und Gefühle, vorintentionale Kommunikation und interaktive Kognition.

Wir werden dann durch die Innen-außen-Metaphorik in die Irre geleitet, wenn wir durch sie von der Erkenntnis unserer primären Teilnahme an Situationen abgelenkt werden. Diese Teilnahme ist eine mehr oder weniger, aber selten vollkommen gelingende Synchronisierungsleistung. Wir leben stets in der Unsicherheit, ob unsere verbalen oder averbalen Botschaften ankommen, ob der nächste Arbeitsschritt gelingt, welche Zufälle uns begegnen oder ob uns das Richtige einfällt. Die Angst kommt nicht erst durch die Antizipation unseres Todes in unser Leben, sondern sie begleitet uns, meist unbemerkt, in unserem Alltag. Sie ist für den schizophrenen oder den diesbezüglich vulnerablen Patienten dichter und aufdringlicher und wir spüren oft im Umgang mit diesen Menschen ihre stärkere Bedürftigkeit oder auch ihre Forderungen nach Bestätigung, Geborgenheit, Schutz, Versorgung. Der Patient und wir alle scheitern, wenn wir versuchen, durch die kurzfristige Sicherheit inneren Modellierens die langfristige unausweichliche Unsicherheit der vielfältigen unmittelbaren Teilnahme an den uns umfassenden Situationen ausgleichen zu können.

Der spirituelle, literarische oder einfach nachdenkliche »Weg nach Innen« hat gegenüber der Ungewissheit der täglichen unvermeidlichen Interaktivität immer etwas Tröstliches, Beruhigendes, weil wir eben über unser Erleben, unsere Gedanken und Erinnerungen leichter verfügen können als über andere Ereignisse oder die Folgen unserer Handlungen. Wir können sie ordnen, manches aussortieren und uns dabei Zeit lassen. Der Versuch, eine überschaubare, kontrollierbare, stabile und vertraute »Innenwelt« zu schaffen, ist daher zunächst viel versprechend. Der gezielte »Weg nach innen« des Nachdenklichen oder Meditierenden ist aber etwas anderes als die bemühte Suche schizophrener Patienten nach Orientierung, auch wenn beide sich der gleichen Fähigkeiten bedienen. Wer sich auf den »Weg nach innen« begibt, hat ein mehr oder weniger klares Ziel vor Augen. Der schizophrene oder präschizophrene Patient dagegen hat kein anderes Ziel, als die ausreichende Sicherheit wiederzufinden, die ihm auf der Ebene der unmittelbar situativen Erfahrung verloren gegangen ist. Derjenige, der die Wahrheit »innen« sucht, sorgt in der Regel für eine dazu passende Wirklichkeit, zieht sich in die Berge, ein Kloster, eine Psychotherapie oder wie Proust in sein Bett zurück. Der präschizophrene Patient dagegen tritt die Flucht nach vorne an. Er flüchtet vor der Unwirklichkeit in einen Irrgarten, aus dem er entweder – meist nur mit Hilfe – wieder herausfindet oder in dem er sich irgendwann, so gut es geht, einrichtet. Während also der Nachdenkliche und der Pilger auf dem Weg nach innen ihren Weg in ausreichendem Einklang mit ihrer Umgebung gehen, versucht der schizophrene Patient durch die Bildung einer repräsentierten Wirklichkeit, die sich mit der unmittelbar situativen Erfahrung verlierende Wirklichkeit wiederzugewinnen, und vermehrt gerade dadurch die Unwirklichkeit. Jede Bildung wirklichkeitsadäquater innerer Repräsentanzen ist auf einen Hintergrund unmittelbar situativer Erfahrungen angewiesen und muss auf diesen Hintergrund hin transparent bleiben.

Dieser gedrängte Beitrag zeigt natürlich mehr Fragen auf, als er auch nur zu beantworten versucht. Es wäre sicher hilfreich, wenn wir genauere Erkenntnisse über die verschiedenen Formen alltäglichen Wissens und Könnens im Bereich der Wahrnehmung, des Denkens, des Handelns und der Gefühle hätten und von diesen Erkenntnissen ausgehend einen neuen Blick auf die Psychopathologie verschiedener Krankheitsbilder werfen könnten. Aus dem dargestellten Ansatz ergeben sich aber auch therapeutische Anregungen. Er liefert Argumente gegen eine Vermittlung von dekontextualisiertem, explizitem Wissen in künstlichen therapeutischen Milieus und quasi-experimentellen Settings (Huppertz 2003b) und für eine Arbeit mit dem Patienten an seinen konkreten Lebensumständen, Fertigkeiten und alltäglichen Lebenseinstellungen, also an seiner potenziellen Wirklichkeit.

Verborgene Pforten unseres Daseins

Aspekte des Religiösen im schizophrenen und mystischen Erleben

RONALD MUNDHENK

»Und selbst, wenn es so sein sollte, dass in unserer Zeit echte religiöse Gläubigkeit nur noch im unserer alltäglichen Welt entrückten Schizophrenen wirklich wird, dann hätten wir uns doch wohl diesem Faktum zu beugen.« So sagt es der Psychiater H. Kunz im Jahr 1931 (KUNZ 1931). Echte religiöse Gläubigkeit nur noch in der entrückten Welt des Schizophrenen? Kunz' Vermutung klingt nüchtern und prophetisch zugleich: Die säkularisierte Durchschnittswelt verträgt den Glauben nicht mehr. Um glauben zu können, muss man entrückt, verrückt sein. Religiosität wäre demnach eine Sache nur noch der Aussteiger, die nicht mehr verstrickt sind in die alltäglichen Geschäfte der Welt.

Auch wenn man nicht so weit gehen will wie H. Kunz, sicher ist dies: Es lässt sich etwas lernen über den Glauben, wenn das religiöse Erleben schizophrener Menschen gehört und ernst genommen wird. Dabei haben wir keine Veranlassung, an der Echtheit dieser Religiosität zu zweifeln. Religiöse Erfahrung ist und bleibt religiöse Erfahrung, ob im Kontext einer Psychose oder nicht. Auffallend ist die Wucht und Urwüchsigkeit dieser Erfahrung. Vor allem in der initialen Situation der schizophrenen Entwicklung begegnet oft eine »frei schwebende«, ungezügelte, energiegeladene, in den Augen organisierter Religion eher unziemliche, ambivalent-spannungsvolle Religiosität.

Von einem »archaisch-primitiven Erleben und Denken der Schizophrenen« hat A. Storch (STORCH 1922) gesprochen. Die Berührung mit dieser »archaischen« Erlebniszone muss den Theologen (und den religiös Interessierten) ganz besonders reizen. Hier gibt es Anschauungsunterricht. Hier kann man etwas erfahren über mögliche Frühformen der Religiosität, oft noch im Vorfeld einer präzisen Gottesvorstellung. Vielleicht kann man hier sogar den Grundmustern religiösen Erlebens überhaupt auf die Spur kommen.

Th. Mann sagte einmal: »Wir sind vom ewigen Rätsel so dicht umdrängt, daß man ein Tier sein müßte, um es sich nur einen Tag lang aus dem Sinn zu schlagen« (Mann 1990, S. 424). An der Grenze seiner Verfügungsmöglichkeiten in der beginnenden Psychose stößt der schizophrene Mensch auf dieses Rätsel. Er gerät in einen Machtbereich, in dem er selbst zum Objekt überlegener Verfügungen wird und zugleich neue und ungeahnte Verfügungsmöglichkeiten für sein Leben gewinnen kann. Im Spannungsfeld zwischen Diesseits und Jenseits, zwischen Tod und Leben kommt es zu jenen aufwühlenden, bedrohlich-belebenden Konfrontationen mit »Mächten«, irdischen, himmlischen, mit Gott und Satan.

Es droht Lebensgefahr. In diesem Grenzbereich kann man nämlich sein Leben verlieren, man kann es aber auch neu gewinnen. Hier, zwischen Lebensgefährdung und Lebensermöglichung, wurzelt das Religiöse – und es erledigt sich die Unterscheidung zwischen schizophren und nichtschizophren, gesund und krank. Stattdessen tritt der mit den Grundfragen des Lebens und Sterbens unvermeidlich beschäftigte Mensch in Erscheinung, der »homo religiosus«.

In einem ersten Teil werde ich berichten über Formen und Merkmale des religiösen Erlebens schizophrener Menschen. Der zweite Teil gibt Auskunft über ähnliche Phänomene im Bereich der mystischen Erfahrung. Hier wird uns vor allem die Frage beschäftigen, ob – und wenn ja – in welcher Hinsicht sich das religiöse Erleben schizophrener Menschen von nichtschizophrener religiöser Erfahrung unterscheidet. Der dritte Teil dient der theologischen Zuordnung der beschriebenen Phänomene. Maßgeblich ist dabei die Frage nach den Möglichkeiten und Grenzen der »Vergottung« des Menschen im Rahmen der jüdisch-christlichen Tradition. Schließlich werde ich in Teil vier einige Hinweise zum Umgang mit den religiösen Erlebnissen schizophrener Menschen geben.

Das initiale Erleben in der Psychose

Ein Patient, stark von Versagensgefühlen bedrängt, berichtet, er habe bei einem Spaziergang plötzlich das Gefühl gehabt, als ob er schwebe. Alles habe er mit einem Moment durchschaut, zwischen allen Dingen wunderbare Verknüpfungen festgestellt, ja, er habe die ganze Welt verstanden. Zahlreiche Menschen seien ihm mit einer ungeheuren Freundlichkeit entgegengekommen und er habe eine tiefe Liebe für sie empfunden. Es sei ein Gefühl »wie Jesus« gewesen, mehr noch, er sei in diesen Augenblicken wirklich überzeugt gewesen, Jesus zu sein. Das habe ihn zugleich beglückt und beängstigt. Neben das Bewusstsein seiner Besonderheit trat die Sorge, er müsse nun auch zum Leiden und Martyrium bereit sein. Dass er es aber habe daran fehlen lassen, rechne er sich heute als Schuld an.

Ein anderes Beispiel. Ein junger gläubiger Mann berichtete: »Während des Betens erlebte ich einen sehr merkwürdigen ›Frieden‹. Gott teilte mir mit, dass er etwas Großes an mir habe geschehen lassen. Es war bei mir ein Rauschzustand. Ich war begeistert von dem ›religiösen‹ Erleben. Die weiteren Auswirkungen der geistlichen ›Segnung‹ traten bei Tagesbeginn immer mehr in Erscheinung. Es waren nicht nur schlechte und unwahre Aussagen, sondern auch sündige Handlungen nicht mehr ausführbar. Sogar die psychischen Funktionen wie Angst und Erschrecken wurden schon beim geringsten Ansatz des Auftretens im Keim erstickt. Ich fühlte mich nur noch körperlich in dieser Welt anwesend. Wenn ich jemanden grüßte, so war mir, als würde ich der Person vom Himmel aus zuwinken. Die Farbwahrnehmung war von völlig anderer Art: Ich sah die Umwelt wortwörtlich mit ganz anderen Augen, denn sie erschien mir verklärt. Alles hatte so etwas Helles, weiß Leuchtendes an sich. Ich fühlte mich wie neu geboren und sah mein bisheriges ›altes‹ Leben abgeschlossen hinter mir liegen. Ich glaubte, dass meine ›Wiedergeburt‹ jetzt geschehen wäre. Ich fühlte mich unterstützt von einer eigenartigen ›Kraft‹, die den Willen in einer überdimensionalen Weise antrieb.«

Und noch ein Fallbeispiel. H.-J. Weitbrecht berichtet von einer Patientin: »Es sei plötzlich eine Helligkeit hereingebrochen, gegen welche die leuchtenden tropischen Farben vor den Fenstern schattenhaft verblassten, sodass sie dieses Leuchten … gar nicht fassen konnte. Sie sah dann draußen einen unwahrscheinlich strahlenden, schimmernden Himmel voll strahlender Sterne und spürte die Strahlen, die ›aus dieser Offenbarung‹ herunterdrangen, wie breite Lichtbänder mit einem unbeschreiblichen Entzücken durch alles hindurchgehen … Sie habe nur noch stammeln können: ›Christus, Geliebter, Einziger, wie unaussprechlich schön bist Du, wie heilig … ich kann all diese Liebe gar nicht fassen‹.« (Weitbrecht 1968, S. 298)

Die Reihe entsprechender Beispiele aus therapeutischen Kontexten könnte beliebig fortgesetzt werden. Es stellt sich die Frage, warum solche Erlebnisse im klinischen Alltag weithin unsichtbar bleiben. An ihrer Seltenheit wird es nicht liegen. Im Gegenteil: Bei näherem Nachfragen leuchtet sehr oft durch alle späteren psychotischen Verdunklungen hindurch eine Erinnerung auf, die eben um dieses, oft positive, selten ganz negative, zuweilen allerdings schon früh mit Ambivalenzen gespickte Erleben kreist. Eine Psychiatrie-Erfahrene hat mir entsprechend bestätigt, dass nach ihrer Kenntnis und Beobachtung solche Erlebnisse für die beginnende psychotische Entwicklung praktisch konstitutiv seien.

Warum also nur wenig Berichte darüber? Zunächst: Dieses Erleben kann durch spätere Ereignisse (Hospitalisierung, Gabe von Medikamenten, Isolation, Kommunikationsmangel, bestimmte Krankheitsverläufe usw.) zumindest überlagert, manchmal ganz gelöscht werden. Wichtiger erscheint mir aber die Tatsache, dass ein solches Erleben sich der Versprachlichung weitgehend entzieht (hier zeigt sich eine wesentliche Parallele zur mystischen Erfahrung). Auffallend oft begegnen wir deshalb Formulierungen, die denen apokalyptischer Visionäre nahe stehen. Man habe unaussprechliche Worte gehört, die nicht wiedergegeben werden können. Es sei ein Anblick gewesen, »wie wenn …«. Die eigentliche Wahrheit, die – wenn überhaupt – nur intuitiv erfasst werden kann, aber kaum zu denken, geschweige denn auszusagen ist, bleibt verhüllt hinter Gleichnissen.

Hinzu kommt, dass Erfahrungen von Rausch, Verzückung, Ekstase einer hohen Verschwiegenheit unterliegen. Mag sein, dass sich der Betroffene an solche Erfahrungen retrospektiv nur noch mit Beschämung erinnert, mag sein, dass er sie nachträglich selbst entwertet, mag sein, dass er seiner Umgebung deren Würdigung nicht zutraut – in jedem Fall wird das Risiko einer Mitteilung deutlich empfunden. Die Ausnahmeerfahrung taugt kaum als Gegenstand eines differenzierenden Dialogs, zumal nicht mit Uneingeweihten. Prosaische Rede entzaubert, gefährdet das Unaussprechliche. Sagen zerstört. Das wussten schon die Mystiker.

Nun zurück zum Erleben selbst. Angesichts seiner Vielfalt und Buntheit fällt die Ordnung schwer. Fast immer ist eine »transpersonale«, »transpsychische« Qualität beteiligt. H. Wetzel hat einmal von der »Tendenz zum Religiösen, zum Kosmischen, zum Metaphysischen, zu den großen Zusammenhängen« gesprochen (Wetzel 1922, S. 411). In der initialen Situation gerät der Mensch in eine transzendente, menschliches Begreifen und Verstehen überbietende Wunderwelt. Er kann sich emportragen lassen zu bisher ungeahnten Möglichkeiten. Er kann sich fühlen »wie Gott«; er kann durchblicken auf das Wesentliche, den »Seelengrund«; er kann den verborgenen Zusammenhang aller Dinge erspüren, durchdringen, begreifen. Und zugleich kann er sich wie besessen fühlen, von Angst geschüttelt sein, an der Übermacht »dämonischer« Kräfte zerbrechen. Von einer zugleich furchterregenden und faszinierenden Wirkung hat R. Otto im Hinblick auf ein solches Erleben gesprochen (Otto 1927, S. 13 ff. u. 43 ff.). Gerade diese Ambivalenz scheint an eine Tiefenschicht religiöser Erfahrung zu rühren, die angesichts schonender religiöser Rituale kaum noch in Erscheinung tritt.

Nur selten wird sich da herum ein »reines« Erleben finden. Das initiale Erleben gestaltet sich zumeist uneinheitlich. Positive und negative Aspekte können sich durchdringen, aktive und passive Momente nebeneinander bestehen. Auch kann das Erleben schnell umschlagen: Wo eben noch tiefe Beglückung war, kann sich im nächsten Moment rettungslose Verzweiflung ausbreiten – und umgekehrt. Der Grat zwischen Himmel und Hölle, zwischen Gott und Satan ist schmal. Es kann vorkommen, dass ein Mensch beides zugleich in sich spürt. Auch manche mystische Zeugnisse belegen, dass hier die Unterscheidung schwierig ist. So bat die Mystikerin Jeanne de Cambray ihren Beichtvater, ihr zu sagen, ob sie von Gott oder von Satan versucht würde.

Schizophrene und mystische Erfahrung

Uns beschäftigt die Frage der inhaltlichen Zuordnung des initialen Erlebens. Inwieweit nun unterscheidet sich dieses Erleben inhaltlich von anderen – pathologisch unverdächtigen – religiösen Erlebnisweisen vor allem im Bereich mystischer Erfahrung? Ich beginne zur Klärung dieser Frage mit zwei Zitaten von H.-J. Weitbrecht, dessen Forschungsergebnisse ich im Blick auf diesen Zusammenhang für besonders wertvoll halte. Zum einen betont Weitbrecht, es gäbe keine Elemente der schizophrenen Ekstase, die ohne Kenntnis der weiteren Entwicklung »etwas Schizophrenes im Gegensatz zu Erfahrungen nichtschizophrener ›mystischer Ekstasis‹ aufzeigen«. Zum anderen weist er darauf hin, dass in schizophrenen Psychosen nahezu alles das gefunden wurde, »was von psychologischer, insbesondere religionspsychologischer Seite…bei Ekstasen beschrieben worden ist und wofür die Literatur der mystischen Erfahrung schier unübersehbare Zeugnisse bereithält« (Weitbrecht 1968, S. 116).

Damit ist die Antwort auf unsere Frage vorweggenommen: Es gibt praktisch keine Elemente im religiös geprägten schizophrenen Erleben, die sich formal oder inhaltlich von anderen religiösen Erlebnisweisen, vor allem im Bereich der mittelalterlichen Mystik, unterscheiden ließen.

Aus der Fülle der Belege gebe ich ein Erlebnis von H. Seuse, einem Mystiker des 14. Jahrhunderts, wieder. Von ihm wird berichtet:

»Um diese Zeit bedrängte ihn schweres seelisches Leid, das auf ihm lag. So stand er da ohne Trost, und niemand war bei ihm und um ihn. Da geriet die Seele in seinem Leibe in Verzückung, oder war sie entrückt aus seinem Leibe? Er sah und hörte, was allen Zungen unaussprechlich ist. Es war formlos und erscheinungslos und hatte doch aller Formen und Empfindungen freudenreicher Lust in sich. Sein Herz war gierig danach und doch gesättigt, sein Gefühl war froh erregt und wohl gestimmt … Er starrte nur hinein in einen Widerschein von Glanz und Helle. Dabei vergaß er sich selbst und alle Dinge. Ob es Tag war oder Nacht, wußte er nicht. Es war aber in ihm eine dem Ewigen Leben entquellende Süße, wobei er die Ruhe in einem Stillstehen der Gegenwart empfand … Ob die Seele im Leibe blieb oder ob sie sich von ihm getrennt hatte, wußte er nicht. Als er wieder zu sich gekommen war, da war es ihm in jeder Hinsicht wie einem Menschen, der von einer anderen Welt gekommen ist. Sein Körper schmerzte von dem kurzen Augenblick der Entrückung so, daß er meinte, keinem Menschen könne, außer im Tode, ein solcher Schmerz geschehen.« (Seuse 1971, S. 29 f.)

Lassen wir zusätzlich noch eine Mystikerin, Angela v. Foligno, zu Wort kommen: »Und alsbald wurde ich mit Liebe erfüllt und einer unaussprechlichen Sättigung, die, wiewohl sie mich auch sättigte, doch den größten Hunger in mir erzeugte, so unsäglich groß, daß alle meine Glieder sich lösten und die Seele schmachtete … Und ich sprach nicht. Aber meine Seele redete innen und schrie, daß die Liebe sie nicht in so großer Liebe schmachten lasse, denn ich achtete das Leben für einen Tod.« (Buber 1984, S. 135)

Nur in Stichworten soll an dieser Stelle festgehalten werden, welche Analogien zum initialen Erleben des schizophrenen Menschen hier auftauchen: Wir sehen Motive von Einsamkeit, Plötzlichkeit (bei Seuse heißt es »der geswinde Ker«, die plötzliche Bekehrung), Körperlosigkeit, Sprachlosigkeit. Wir stoßen auf pantheistische Motive (»aller Formen und Empfindungen freudenreiche Lust«), auf Ambivalenzen (Sättigung und Hunger; Leben und Tod), auf wunderbare Lichterlebnisse, auf Zeitlosigkeit. Auch ohne Anfügung weiterer Belege dürfte deutlich werden, dass die »Erlebnisatmosphäre« in Mystik und beginnender Psychose praktisch übereinstimmt und dass auch die Motive im Einzelnen kaum unterscheidbar sind.

Wo nun liegen die Unterschiede? Sie liegen vor allem in der Nachwirkung des Ausnahmeerlebens. Während das Erleben des Mystikers in der Regel der Festigung seiner geistlichen und persönlichen Existenz diente, beobachten wir – retrospektiv – beim schizophrenen Menschen nicht selten das Gegenteil, nämlich eine auffallende Destabilisierung seines Lebens. Mir scheint, dass diese »Nachwirkung« im psychotischen Erleben stärker ausgeprägt ist als im mystischen. Hier wie dort kann sich der Mensch von Gott zutiefst berührt, ja verwundet fühlen. In der Schizophrenie aber verläuft der Heilungs- und Reifungsprozess – wenn er überhaupt gelingt – meist ungleich problematischer als in der Mystik.

Wie das Ausnahmeerleben wirkt und ob es sich als dauerhafte Bereicherung des Lebens gestaltet oder nicht, ist abhängig von dem Umfeld, in dem der Erfahrende zu Hause ist. Trotz aller (selbst gewählten) Abgeschirmtheit des Mystikers bleibt dieser doch fast immer eingebettet in ein spezifisches, tragfähiges Umfeld. In den meisten Fällen war es das schützende Kloster, dessen kultische und spirituelle Vorgaben Entscheidendes zur positiven Verwertung des Erlebten beitrugen. Oder es war der Seelsorger bzw. Beichtvater (dem wir mystische Zeugnisse oft verdanken), dem man in höchster Diskretion von seinen Erlebnissen berichtete und von dem man konstruktive Wegweisung erhoffen durfte. Oder – um einen großen Sprung in die »Gegenwartsmystik« zu machen – es sind Gemeinschaften pfingstlicher Prägung, deren Frömmigkeit »spirituelle Spitzenerlebnisse« ausdrücklich vorsieht und die darum ein adäquates Umfeld zur Aufnahme und Nutzung solcher Erlebnisse darstellen können.

Dies alles scheint in der psychotischen Erfahrung nicht oder nur innerhalb enger Grenzen gegeben zu sein. Manchmal scheitert die angemessene Bearbeitung des Erlebnismaterials an der Unkenntnis und Ignoranz der psychiatrischen Umgebung, in der sich der schizophrene Mensch Unterstützung erhofft. Aber auch außerhalb der psychiatrischen Welt fehlt es oft an qualifizierter Begleitung. Der psychotische Mensch ist mit seinem Erleben weitgehend allein und deshalb tendenziell überfordert. Angesichts unzuverlässiger Lebensumstände kann das Ausnahmeerleben zu einem bleibenden Störfaktor werden. Mehr noch: Es kann zu einer dauerhaften sozialen und psychischen Desintegration führen.

Ich wage in diesem Zusammenhang die These, dass vielleicht schon manche Umschwünge des Erlebens in der initialen Situation, vor allem aber der psychotische »Zusammenbruch« sowie die Selbstrestauration in Gestalt des Wahns zurückgehen auf einen gravierenden Kommunikationsmangel. So verstanden, beginnt die pathologische Entwicklung im engeren Sinne erst dort, wo sich das Erleben einer kommunikativen Einbindung entzieht und sich als »Privatreligion« zunehmend verselbstständigt und unangreifbar macht.

Sein wie Gott?!

»Ihr werdet mitnichten des Todes sterben, sondern Gott weiß: an dem Tage, da ihr davon esset [nämlich von der Frucht des Baumes der Erkenntnis], werden eure Augen aufgetan, und ihr werdet *sein wie Gott* und wissen, was gut und böse ist.« So steht es im 1. Buch Mose im 3. Kapitel. Das Betörende dieser Verheißung besteht darin, dass sie anspielt auf die offenbar grundlegende Sehnsucht des Menschen, sich aus dem engen Gehäuse seiner Menschlichkeit zu befreien und durchzustoßen zu einer neuen, göttlichen Qualität des Seins.

Die Verheißung macht Appetit. Adam und Eva greifen nach der Frucht, verzehren sie – und wirklich: Die Augen unserer Ur-Eltern werden aufgetan. Aber was sie zu sehen bekommen, ist etwas ganz anderes als das Erhoffte. Nicht Göttlichkeit erschließt den suchenden Blick, sondern die eigene, nackte, verwundbare, die einem merkwürdig fremd gewordenen Gott ausgelieferte Menschlichkeit. Schmerzhaft ist die Erkenntnis der Geschöpflichkeit und folgenreich. Die paradiesische Idylle, in der Gott und Mensch auf freundschaftlichem Fuß miteinander verkehrten, ist zerbrochen. Gott und Mensch passen nicht mehr zusammen, das ehemals gemeinsame Land trägt sie nicht mehr.

Die Erkenntnis Gottes als Gott und die Selbsterkenntnis des Menschen als Mensch ist unausweichlich geworden. Demgemäß spricht der Theologe K. Barth von dem »unendlichen qualitativen Unterschied« zwischen Gott und Mensch. Es kommt zur Trennung der beiden. Die Vertreibung aus dem Paradies ist zugleich der Exodus in die widrige, lustarme, zu äußerstem Fleiß bei kargem Ertrag verpflichtende Wirklichkeit. Das ist die Existenzform »jenseits von Eden« (Zahrnt 1978, S. 25).

Warum ist die Paradies-Geschichte entstanden? Vermutlich – neben anderen Gründen – deshalb, weil es doch irgendeinen Grund geben muss für die unausrottbare Sehnsucht des Menschen nach dem Göttlichen, nach Gott. Sie erzählt deshalb von dem, was einmal, ganz am Anfang, war und was sich darum dem menschlichen Geschlecht im Zuge einer ungebrochenen Erbfolge bis heute eingeprägt hat. Es ist die Erinnerung an jenen »Urzustand«, wo Gott und Mensch sich noch einig (vielleicht sogar eins) waren, wo der Mensch göttliche Qualitäten in sich trug und Gott – man denke an die Ebenbildlichkeit – menschliche. Diese Erinnerung könnte als Teil eines »kollektiven Unbewussten« (C. G. Jung) verstanden werden. Vor allem in Zeiten äußerer und innerer Bedrängnis können diese Inhalte zum Gegenstand der sehr lebendigen und bewussten Sehnsucht werden, unter Ausschluss des Todes und aller irdischen Mühsal die Nähe Gottes wieder unmittelbar zu erfahren und zu genießen. Die Mystiker sprechen hier vom »Gottesgenuss« (fruitio dei).

Was die Bibel auf den vielen Seiten zwischen der Paradiesgeschichte und dem Bild des »Neuen Jerusalem« (dort geht es um die endzeitliche Belebung jenes verlorenen Paradieses) beschäftigt, ist dieses merkwürdig vielschichtige Gott-Mensch-Verhältnis. Sensibel, begehrend, riskant, lockend, zerstörerisch, lebensspendend kann sich dieses Verhältnis gestalten. Es ist ein Verhältnis von Anziehung und Abstoßung, Gnadenerweisen und Gerichten. Der katastrophale Untergang des alten davidischen Königreiches etwa wird als überfälliges Gericht eines bis dahin unbegreiflich langmütigen Gottes gedeutet. Es bildet den konsequenten Schlusspunkt einer Geschichte menschlicher Treulosigkeiten, einer Geschichte fortschreitender Entfremdung zwischen Gott und Mensch.

Und doch gibt es Versuche, jenen »unendlich-qualitativen Unterschied« einzuebnen. Zwei Geschichten aus der frühesten Zeit geben Auskunft über entsprechende Experimente – beide gehen schlecht aus. So wird in 1. Mose 6 von »Gottessöhnen« berichtet, die Gefallen an Menschentöchtern finden und sich mit ihnen vermischen – die Folge ist das göttliche Strafgericht in Gestalt der Sintflut. Dass dieses Gott-Mensch-Gemisch nicht zuträglich sein kann, hat vor allem die apokalyptische Literatur empfunden und darin die Wurzel aller dämonischen Verwicklungen in der Welt gesehen. In 1. Mose 11 sind es die Menschen, die einen Turm bauen wollen, der an den Himmel reicht, »damit wir uns einen Namen machen«. Hier ahndet Gott das kühne Vorhaben mit der Verwirrung der Sprache und der Zerstreuung der Völker.

Die Botschaft des Neuen Testamentes zielt auf die Aufhebung dieser Entfremdung, auf die Versöhnung mit Gott. »Als die Zeit erfüllt war, sandte Gott seinen Sohn ...« (Gal. 4, 4). Aber der Gedanke, dass mit dieser Versöhnung eine Wesensverwandtschaft restauriert werden könnte, wird im Neuen Testament nur zögerlich ins Auge gefasst. Immerhin gibt es manche Hinweise auf ein »Mitsein« mit Christus, eine weit reichende Partizipation, die zumindest einen Anhaltspunkt bieten könnte für die Wiederherstellung der ursprünglichen Gottesgemeinschaft (Röm. 6, 3 ff.; Kol. 2, 12 f.).

In denselben Zusammenhang gehört das Motiv der Gotteskindschaft (Röm. 8, 14 ff.). Es ist der Geist Gottes, der die ursprüngliche Verwandtschaft zwischen Gott und Mensch neu belebt. Das »Abba, lieber Vater« (Röm. 8, 15) zielt auf die Wiederherstellung einer Liebesbeziehung, die in der Erwartung gipfelt, dass wir als »Miterben Christi« »auch mit zur Herrlichkeit erhoben werden« (Röm. 8, 17). Abgesehen davon jedoch wird auch in der neutestamentlichen Tradition ein »Sein wie Gott« nur selten zum Thema. Man hat immer etwas gewusst von dem besonderen Risiko eines solchen Verlangens. Nicht umsonst hatte das Alte Testament betont, dass Gott sei wie ein »verzehrendes Feuer« und dass die unmittelbare Konfrontation mit ihm (die sich im Paradies so unbefangen gestalten konnte) jenseits von Eden unweigerlich den Tod bringt.

Viel bedeutsamer erscheint im Neuen Testament das Wunder der »Menschwerdung Gottes«. Dass das »Wort Fleisch« wird, dass Gott in Christus selbst Fleisch und Blut annimmt, dass er sich in ihm seiner Gottheit entäußert und den Menschen gleich wird (Phil. 2, 7), das ist das eigentliche Wunder. Es begründet gleichsam eine neue Form der Gottesgemeinschaft, nämlich »von unten«. Die Erniedrigung Gottes, nicht die Erhöhung des Menschen, bildet das Kernstück der neutestamentlichen Botschaft. Dass aber infolge dieser Gotteserniedrigung sich der Mensch neu gewinnen kann, dass er als Gotteskind neu ins Recht gesetzt wird, dass er als gerechtfertigter Sünder Teil hat an der Erhabenheit Gottes – dies ist die Zielperspektive des Evangeliums.

Im Hinblick auf diesen Befund wird deutlich, dass sich in der schizophrenen wie in der mystischen Erfahrung – abseits von theologischen Reflexionen – ein spirituelles Grundbedürfnis artikuliert und befriedigt. »Zu sein wie Gott« – dies ist Gegenstand einer zutiefst menschlichen Sehnsucht nach dem »Eigentlichen« des Lebens, nach dem Ur- und Letztzustand, nach Realitäts- und Selbstüberwindung durch die Teilhabe an einem »großen Ganzen«, einer unverlierbaren Lebensfülle. Wir haben gesehen, dass das biblische Zeugnis mit dieser »grenzenlosen Sehnsucht nach dem Göttlichen« (Ideler 1847, S. 11) eher vorsichtig umgeht. Zu sehr haftete an dem »Sein wie Gott« der Geruch des Sündenfalls als einer unbilligen und empörenden Überschreitung der von Gott gesetzten Grenze. Gleichwohl: Die Bibel wäre kaum geschrieben worden, wenn sie nicht etwas gewusst hätte von jener »Ur«-Sehnsucht. Gerade angesichts sündigheilloser Wirklichkeiten zielt sie auf die ultimative Heilung des Gott-Mensch-Verhältnisses, die ihren Höhepunkt findet in der Erfahrung jenes Gottes, »... der da ist über allen und durch alle und in allen« (Eph. 4, 6).

Vor allem in der Mystik wird diese Vereinigung nicht nur ersehnt und theoretisch durchdacht, sondern auch durchlebt, manchmal durchlitten. Die mystische Literatur bietet zahllose Beispiele einer neuen, sprachlich kaum greifbaren Einigung von Gott und Mensch, der »unio mystica«. In ihr, in der Teilhabe am göttlichen Wesen, wird der Mensch zu Gott. Er wird »Gott durch Teilhabe« (J. v. Kreuz). Der Barockdichter J. Scheffler (alias Angelus Silesius) preist diese Gottesgemeinschaft mit dem verwegenen Satz: »Ich weiß, daß ohne mich Gott nicht ein Nu kann leben. Wird ich zu nicht, er muss vor Not den Geist aufgeben.« (Silesius 1979, S. 35)

In ähnlicher Weise kann ein solches Einheitserleben in der initialen schizophrenen Situation erreicht werden. Verglichen mit der mystischen Erfahrung liegt die besondere Pointe dieses Erlebens oft darin, dass der schizophrene Mensch über das »Sein wie Gott« und entsprechende Partizipationen hinaus ein »real« durchlebtes »Gottsein« für sich reklamieren kann. Die Unbefangenheit, mit der er sich selbst als Gott, Jesus, Heiliger Geist etc. bezeichnen kann, ist so in der Mystik nicht anzutreffen. Hinsichtlich der sprachlichen Umschreibung des Erlebten scheint es gewisse Nuancen zu geben. Die Qualität des Erlebens aber dürfte weitgehend übereinstimmen.

Zum Umgang mit religiösen Phänomenen in der Psychose

Fragen danach, wie mit den beschriebenen religiösen Phänomenen im Rahmen der Psychose umzugehen sei, machen mich einigermaßen ratlos. Selbstkritisch muss ich bekennen, dass bei mir das Problem eines adäquaten Umgangs manchmal zurücktritt hinter die Faszination des »schönen Falls«. Demgegenüber ergibt sich der Umgang mit solchen Menschen meist intuitiv und ich glaube, es ist gut so. Grundsätzlich muss ich unterscheiden zwischen einem Menschen im Zustand religiöser Ergriffenheit und einem Menschen, der sich aus einer solchen Ergriffenheit – etwa auf Grund einer klinischen Behandlung – bereits wieder teilweise oder ganz gelöst hat. Für den ersten Fall kann ich leider kaum Ratschläge geben. Ich weiß schlechterdings nicht, ob und – wenn ja – inwieweit ein »Ergriffener« überhaupt erreichbar ist für irgendwelche therapeutischen Interventionen von außen.

Wichtiger erscheint mir der zweite Fall. Wie begegnet man einem Menschen, der vielleicht noch ganz stark unter dem Eindruck des Erlebten steht, aber schon wieder kommunikationsbereit und -fähig ist? Hier ein paar Anregungen:

- Ich habe eben von der Faszination des »schönen Falls« gesprochen. Ich finde, sie hat ihr Recht. Alles wirklich Bedeutsame ruft zunächst *Staunen* hervor, ungläubiges Staunen vielleicht, also kein Wegsehen, Wegreden, kein Ausweichen, sondern Standhalten und sich zumindest für einige Momente einlassen auf dieses »Ganz-Andere«, das sich hier zu Wort meldet.
- Mein zweites Stichwort lautet: *Würdigung*. Was wir zu sehen bekommen, ist ein Erleben eigener Qualität und Art, »sui generis«. Als solches ist es zu würdigen. Also es nicht kleinreden, nicht entwerten, nicht deuten, sondern ein außergewöhnliches Erleben als menschliches Erleben zur Kenntnis nehmen und achten.
- Ein weiteres Stichwort heißt *Vertrauen*. Mein Gegenüber schenkt mir Vertrauen. Das ist eine beachtliche Vorleistung angesichts der Brisanz des Erlebnisfeldes. Für mich bedeutet dies, dass ich alles daransetzen werde, das mir geschenkte Vertrauen nicht zu enttäuschen, sondern meinerseits mit Vertrauen im weitesten Sinne zu beantworten. Also: keine Unterstellungen, keine Verdächtigungen, keine Maßregelungen, sondern Vertrauen auf Gegenseitigkeit, vielleicht sogar – angesichts eines »Urphänomens« – die Ausbildung eines »Urvertrauens« (basic confidence) in die Tragfähigkeit der einmaligen Begegnung und ihrer Möglichkeiten.

- Zum Vertrauen gehört *Ehrlichkeit*. Es kann nicht darum gehen, zu allem ja zu sagen, was mitgeteilt wird. Ehrlichkeit könnte hingegen etwa so aussehen, dass man auch sagt: Ich finde das ganz faszinierend, was Sie mir da erzählen, außergewöhnlich, fast beneidenswert. Aber ganz offen: Mir ist auch ein bisschen mulmig. Teilweise hab ich richtig Angst bekommen. Für mich wäre das, was Sie erlebt haben, irgendwie nicht das Richtige. Es wäre mir zu nervenaufreibend, zu anstrengend. Ich hätte Angst, einen Preis dafür zahlen zu müssen.
- Damit liegt ein weiteres Stichwort nahe. Ich spreche von *Moderation*. Es kann nicht darum gehen, das gesamte Erfahrungsmaterial unterschiedslos als gleich wertvoll einzustufen. Vielmehr darf – zumindest nach einer Zeit – durchaus differenziert werden zwischen lebensförderlichen und lebensbeschränkenden Inhalten. Auch Wucherungen des Erlebens, die mehr irritierend als erbaulich wirken, sollten als solche benannt werden. Hier ist unter Umständen eine klare Positionierung am Platz. Es geht darum, dem Erlebnisganzen eine zentrale, konstruktive und nach Möglichkeit kommunikable Botschaft zu entnehmen. Dann könnte sich ein Kommunikationsfeld erschließen, auf dem man trotz aller Unterschiedlichkeit gemeinsam zu Hause ist.
- Mein letztes und entscheidendes Stichwort lautet *Gemeinschaft*. Es macht einen guten Sinn, dass nahezu alle Religionen Rituale entwickelt haben, die die Wucht ungeschützter Gottesbegegnung mildern und ihre heilsamen Aspekte fördern. In ihnen tritt die Bedeutung des Einzelnen zurück zugunsten kollektiver Vollzüge. Vorbereitungen auf das besondere Erlebnis, Festrausch, Verzückung und Verarbeitung des gemeinsam Erlebten – all dies sind Lebensäußerungen einer Kultgemeinschaft, in der der Einzelne aufgehoben ist.

Darüber gäbe es noch manches zu sagen: Mir ist vor allem wichtig, eine solche Gemeinschaft als Therapeutikum im Wortsinn zu verstehen. Dies bedeutet: Die gemeinschaftslose, unmittelbare Berührung mit der Welt des Religiösen schmälert – zumindest auf Dauer – den Gottesgenuss und bringt zudem spezifische Risiken mit sich. Man kann sich selbst in dieser Welt verlieren, man kann verloren gehen, ganz gleich, ob gesund oder krank, psychotisch oder nicht. Und man kann dauerhaft viel gewinnen in einer Gemeinschaft, ganz gleich, ob gesund oder krank, psychotisch oder nicht; nämlich: Halt, Trost, Orientierung, Ermutigung, das Gefühl, gebraucht und wichtig zu sein, Aufhebung von Einsamkeit, Hilfen zum Sterben und: zum Leben.

Der Scham begegnen

Anthropologisches Verstehen der Depression

BOLKO PFAU

Depressive Menschen leiden unter einem verminderten Selbstwertgefühl. Sie erleben sich als Versager, als hässlich und wenig begehrenswert, als dumm und leistungsschwach. Im Gegenüber erkennen sie den erfolgreichen und durchsetzungsfähigen Menschen. Der andere ist dann schön und wird von seinen Mitmenschen gemocht, er ist intelligent und ihm gelingt alles. Diese Daseinserfahrung beinhaltet Verlassenheits- und Versagensängste und führt oft zu Schuldgefühlen. Sie erzeugt im depressiven Menschen aber auch Scham. Dieses Moment depressiven Krankseins hat seltsamerweise wenig Eingang in die medizinische und psychiatrische Literatur gefunden – dabei stellt der Schamaffekt ebenso wie Angst, Schmerz und Schuld eine leidensgemäße Seinsverfassung dar, die wohl jedem Menschen zu Eigen ist. Nachfolgend sollen einige Gedanken über das Schamerleben depressiver Menschen erläutert werden, wobei ich versuchen möchte, philosophische Theorien in Beziehung zur Scham depressiver Menschen zu setzen, um somit die anthropologische Bedeutung des Schamaffektes herauszustellen.

Das althochdeutsche Wort *Scama* bedeutet »Schande« und »Schamgefühl«. *Scama* leitet sich aus dem indogermanischen *Skem* ab, was »bedecken« und »verhüllen« heißt. Das germanische *Hama*, aus dem sich *Skem* ableitet, heißt »Hülle, Haut und äußere Gestalt« (Grimm/Grimm 1993).

Begrifflich stellt die Scham also eine Grenze zwischen Innen und Außen dar. Die Hülle schützt vor Verletzungen und dem durchdringenden Blick anderer Menschen. Wie eng die Hülle (Haut) mit dem Schamgefühl verbunden ist, zeigen die vegetativen Reaktionen der Haut: Der Mensch erblasst oder errötet vor Scham. In dieser leiblich-seelischen Gleichzeitigkeit begründet sich der Schamaffekt und zeigt in der Leiblichkeit seine Nähe zur Befindlichkeit.

Jeder Mensch versucht seine innere Verletzbarkeit zu verbergen und entzieht sich gewissermaßen dem durchdringenden Blick der anderen, den abwertenden Worten, der Kritik, indem er bemüht ist, in bestimmten Situationen der »Unerkennbare« zu bleiben. Dieses Verbergen ist nach E. Levinas die »Schamhaftigkeit« (1989, S. 58). Wird die Grenze der Schamhaftigkeit durchbrochen, erlebt der Mensch Scham. Bedecken und Verhüllen schließen also immer potenziell das Entdeckt- bzw. Enthülltwerden als dialektisches Prinzip ein. Das aktive Verhüllen beinhaltet gleichzeitig die Gefahr des Enthülltwerdens. Wenn der Mensch vor Scham errötet und in diesem Augenblick nicht gesehen werden möchte, zieht er gerade durch die leibnahe vegetative Reaktion die Blicke auf sich. Scham ist mithin immer auch eine Haltung, die die Person spezifisch und notwendigerweise sich selbst gegenüber einnimmt: Sie ist reflexiv (Wollheim 2001, S. 192).

Scham als Ausdruck der Objekthaftigkeit des Menschen

J. P. Sartre begründet in seiner Definition der Scham eine Ontologie der Intersubjektivität: Er macht diese an dem grundsätzlichen Erleben des Erblicktwerdens fest: Nehmen wir an, ich sei aus Eifersucht, aus Neugier, aus Verdorbenheit so weit gekommen, mein Ohr an eine Tür zu legen, durch ein Schlüsselloch zu schauen. In diesem Augenblick bin ich allein und befinde mich auf der Ebene des nichtthetischen (d. h. nicht festgelegten) Bewusstseins (von mir selbst). Das bedeutet zunächst, dass es kein Ich gibt, das mein Bewusstsein bewohnt. Jetzt höre ich Schritte im Flur: Man sieht mich! (Sartre 1991, S. 471). Indem der andere mich erkennt, macht er mich zum Objekt: Ich bin Ziel, d. h. Objekt des Blickes eines anderen. Die Scham aber ist Scham über sich selbst, sie ist die Anerkennung dessen, dass ich wirklich dieses Objekt bin, das der andere erblickt und beurteilt (ebd., S. 471). In diesem Zusammenhang definiert J. P. Sartre auch den anderen: Er ist grundsätzlich der, der mich ansieht (ebd., S. 465). Im Blick des anderen konstituiert sich nach Sartre das Ich, weil ich angesehen und damit auf mich zurückgeworfen werde. Durch meine Objekthaftigkeit erfahre und erlebe ich mich selbst in meinem Subjektsein, was sich insbesondere an der oben beschriebenen Leibhaftigkeit des Schamerlebens erfahrbar macht.

Auch M. Foucault (1976, S. 179) betont die Objekthaftigkeit im Schamerleben. Als Beispiel nennt er den ärztlichen Blick. In der *Geburt der Klinik – eine Archäologie des ärztlichen Blickes* beschreibt er die ärztliche Diagnose (diagnoscein – durchblicken) als ein Spiel von Erhellungen und Enthüllungen. Für ihn besteht im Blick die Gefahr, dass der »zwingende Blick« (ebd., S. 180) zu einem verallgemeinerungsfähigen Funktionsmodell wird, das »die Beziehungen der Macht zum Alltagsleben der Menschen definiert« (ebd., S. 122). Foucault beschreibt hier sozialpsychologische Erfahrungen des Alltagslebens, etwa das Spiel: Wer hält dem Blick des Gegenübers wie lange stand, Überwachungen durch Videokameras, zentral gesteuerte Funktionseinheiten in Gefängnissen, Wachstationen im Krankenhaus etc. Der zwingende Blick, der alles durchschaut und sichtbar zu machen versucht, erinnert an die Vorstellung vom »gläsernen Menschen«. Dieser ist nach U. Jeggle »der Vertreter einer Anthropologie, die nur das Sichtbare und Messbare sehen kann und gerade dadurch vor dem schwer Durchschaubaren kapituliert, weil alles so einfach scheint, wird auch das Komplizierte zum rein technischen Problem« (1990, S. 125–134).

Erkenntnistheoretisch bedeutet Schamerleben, dass sich der Betroffene seines Selbst bewusst wird, exemplarisch der Sündenfall (1. Mose 3, 7). Nachdem Adam und Eva vom Apfel gegessen hatten, »wurden ihnen die Augen aufgetan, und sie wurden gewahr, dass sie nackt waren, und flochten Feigenblätter zusammen und machten sich Schurze«. Im Erkenntnisprozess erfolgen gleichzeitig die erlebnismäßige Rückwendung auf den Leib (z.B. Erröten) und die Infragestellung bzw. das Erleben einer Gefährdung der eigenen Identität. Hier manifestiert sich die tiefe anthropologische Bedeutung des Schamaffektes. Der Affekt ist die Antwort auf einen Blick: Das Angesehenwerden bedingt Schamerleben sowie die Angst, dass das »An-sehen« sinkt (Wollheim 2001, S. 189).

Das Erleben depressiver Menschen

Es ist eine allgemeine klinische Erfahrung, dass mit zunehmendem Verlust von Selbstwertgefühl die Verletzbarkeit des Menschen steigt. Depressive Menschen erleben sich in ihrem verminderten Selbstgefühl häufig und schnell bloßgestellt, etwa durch eigentlich berechtigte Fragen zur Klarstellung eines Themas. Auch sachliche Kritik bedeutet für sie oft eine Verletzung ihrer Persönlichkeit. Der andere ist immer derjenige, der stark und intelligent genug ist, ihre Schwächen zu sehen, und sie fürchten das kategorische Ein- und Zuordnen ihrer Fehler und Unsicherheiten. Daher erleben diese Menschen im anderen oft denjenigen, der sie enthüllt, der ihre verborgene Schwäche sichtbar macht und diese dann diagnostiziert. Möglicherweise fällt es gerade Depressiven deshalb so schwer, die Diagnose einer Depression anzuerkennen, weil sie darin ihre Objekthaftigkeit wahrnehmen, indem »der andere sie anblickt und beurteilt« (Sartre 1991, S. 471).

Die auftretende Scham stellt gleichsam die Hilflosigkeit dessen dar, der sich ausgeliefert und schwach erlebt. Die subjektiv erlebte Macht der

Mitwelt gefährdet die Autonomie des depressiven Menschen und kann zu krisenhaften Zuspitzungen in Form von Selbstgefährdung und Suizidgedanken führen. Dieses Selbsterleben ist meiner Meinung nach dann besonders virulent, wenn der Patient in seinem Kranksein unter massiven Schamgefühlen leidet. Ich erinnere in diesem Zusammenhang an die Redewendung: »vor Scham im Boden versinken«. Der Wunsch, nicht mehr »da sein« zu wollen, ist sicherlich oft mit Todeswünschen gleichzusetzen.

> Ein 45-jähriger Mann mit einer neurotischen Depression litt immer wieder unter massiven Selbstunsicherheitsgefühlen, die er jedoch auf der Leistungsebene relativ gut kompensierte. Im Rahmen einer sehr hohen beruflichen Belastung kam es dann allerdings zu einer Dekompensation. Während einer Betriebskonferenz wurde von Seiten seiner Vorgesetzten zudem beschlossen, dass er innerhalb der Firma eine geringerwertige Tätigkeit ausüben solle. Am selben Abend tötete sich der Mann. In einem Abschiedsbrief äußerte er, dass er seine Versetzung als »tiefe Schande« mit »unendlicher Scham« erlebt habe. Für ihn sei es deshalb unmöglich, weiter den Mitarbeitern »unter die Augen zu treten«. Die »ungeheure Verletzung« habe in ihm das Gefühl ausgelöst, dass er »unendlich tief falle«.

Da depressive Menschen durch ihre Schamgefühle tief verunsichert werden, möchte ich an dieser Stelle darauf verweisen, wie wichtig es im therapeutischen Kontakt ist, mögliche Schamprobleme anzusprechen bzw. als Arzt und Therapeut darauf zu achten, dass keine Situationen entstehen, die ein Schamproblem im Patienten auslösen bzw. verstärken können. Der Blick des Arztes muss nicht zwingend-verobjektivierend sein, er muss nicht von dem Wunsch zu »durchschauen« geprägt sein und damit die von J.-P. Sartre beschriebene Objekthaftigkeit des Gegenübers erzwingen: Er kann auch liebevoll sein, Verständnis ausdrücken und dem Patienten das Gefühl geben, dass er in seiner »Subjektivität« anerkannt und angenommen wird.

Scham als Schutz

Während J.-P. Sartre und M. Foucault die Objekthaftigkeit des Menschen und das Gefährdetsein seiner Subjektivität beschreiben, erkennt M. Scheler im Schamaffekt einen Schutz, indem er in der Scham »die Rückwendung des Individuums auf sich selbst und (das) Gefühl einer Notwendigkeit des individuellen Selbstschutzes vor aller Sphäre des Allgemeinen« (Scheler 1986, S. 90) sieht. Scham ist bei ihm ein »Schutzgefühl des Individuums und seines individuellen Wertes« (ebd., S. 80).

M. Scheler beschreibt diese Besinnung auf sich selbst an dem Beispiel einer

Frau, die aus einem brennenden Haus ihr Kind rettet. Nackt flieht sie mit dem Kind auf dem Arm vor den Flammen. Die anderen Menschen nimmt sie in dieser Situation nicht wahr. Erst als sie das Kind gerettet hat, besinnt sie sich auf sich selbst und erlebt Scham (ebd., S. 70). Die Reaktion der Frau weist auf das reflexive Erlebnismoment der Scham hin. Die sich schämende Frau bemerkt ihre Hüllenlosigkeit und erlebt ihre Verletzbarkeit, nachdem sie die existenzielle Bedrohung überlebt und ihr Kind gerettet hat. Der hüllenlose Leib, die Nacktheit, signalisiert ihr im Blick der anderen die eigene Verletzbarkeit und löst den Schamaffekt aus. Scheler sieht aber hier nicht primär, dass die Frau ihre Objekthaftigkeit erlebt, sondern er interpretiert die Scham als Schutz des Individuums vor den anderen, vor der Allgemeinheit: Sie ist Schutz des »Principium individuationis« gegen die Objekthaftigkeit. In der Scham erlebt diese Frau, dass sie sich verhüllen und damit schützen muss. Insofern kommt nach M. Scheler der Scham ein existenz- und identitätssichernder Charakter zu.

Schon Sophokles betont in seiner Tragödie *Aias* den lebenssichernden Aspekt der Scham, wenn er Minelaos sagen lässt: »Wem nämlich Angst und Schamgefühl zugleich zu eigen ist, der findet Sicherheit, das wisse gut.« (Sophokles 1990, Vers 1079f.) Ebenso erkennt K. Jaspers der Scham eine tiefe Bedeutung für das Wesen des Menschseins überhaupt zu. Er sieht die Möglichkeit zum Schamerleben als essenziell für den Menschen an und begreift sie als Antrieb zur philosophischen Existenzerhellung. Jaspers definiert ebenfalls die Scham des Einzelnen im Verhältnis zu anderen, er beschreibt sie aber als Erkenntnismoment »in der Welt der Objektivitäten, wo nur das Allgemeine gilt«. Hier erkennt er die Gefahr, dass das Selbst des Menschen durch andere (und durch sich selbst) inadäquat wahrgenommen wird. Scham ist für ihn der Schutz vor der verfälschenden Auffassung durch den anderen, sie ist die Sorge »um Unwahrheit und Missverstehbarkeit vor anderer Existenz« (Jaspers 1948, S. 541).

Die Scham ist für K. Jaspers also ein Affekt, der regulierend zwischen der fremdgesteuerten Vorstellung, wie ein Mensch sein soll, und seinem faktischen So-Sein wirkt. Jaspers beschreibt hier philosophisch das intrapsychische Problem der Beziehung zwischen Ideal- und Real-Selbst.

Versucht man, die existenzsichernde und -erhellende Seite der Scham auf das Selbsterleben depressiver Menschen zu übertragen, so ist auffällig, dass viele von ihnen Schamerleben zunächst als quälend erfahren. Sie schämen sich ihrer eigenen Kleinheit, ihrer Wertlosigkeit, sie schämen sich, dass sie ihren eigenen hohen Erwartungen und den vermuteten Wünschen der Mitwelt nicht gerecht werden. Ihr Kranksein erleben sie als Kränkung, als Störung der Integrität und Identität. Für Jaspers ist nun das Menschsein grundsätzlich dadurch gekennzeichnet, dass die Existenz »stets auch das Bewusstsein der Schwäche hat« (ebd., S. 541). Im Schamerleben nimmt der Mensch diese »Schwäche« wahr und kann gerade auf Grund dieser Schwäche bzw. des Erlebens der eigenen Scham Veränderungen bewirken. Schamerleben mit Anerkennung der eigenen Schwäche stellt also letztendlich eine Stärke dar, die essenziell im Menschen Veränderung bewirken kann. Zur Verdeutlichung ein klinisches Beispiel:

> Ein 34-jähriger Mann kam wegen einer neurotischen Depression in meine ambulante Behandlung. Seine Kindheit war von Abwertung, wenig Wärme und Geborgenheit und schon damals auftretenden Schamgefühlen geprägt. Das Autonomieverhalten des Kindes wurde von Seiten der Mutter sanktioniert. Sie äußerte immer wieder: »Das Ärmchen, das die Mutter schlägt, wird im Himmel abgesägt.« Den Vater erlebte der Patient als emotional kühl, zurückhaltend und ständig Leistung fordernd. Als Kind wurde der Patient auf Grund seines »schmächtigen« Aussehens als »Spinnenbein« gehänselt. Den vier Jahre älteren Bruder erlebte er als einen Menschen, der alles schaffte, der ständig von anderen belohnt wurde. Der Bruder war anerkannt und hatte viele Freunde. Seine eigene Unfähigkeit erlebte der Patient als: »permanentes Schamgefühl«.

Die klinische Symptomatik war geprägt durch massive depressive Verstimmungen, eine Inaktivität, Lust- und Interesselosigkeit sowie ständige Selbstabwertung. In der Familie und in der Gesellschaft sah er sich als »wertlos und nichtig« an. Er zog sich aus sozialen Kontakten zurück, weil er immer Angst davor hatte, er könnte von anderen bloßgestellt werden. Dies führte dazu, dass er nicht mehr ins Schwimmbad ging. Sein Bruder wurde zum Ideal-Objekt, dem er ständig nacheifern wollte. Berufswünsche, die denen des Bruders ähnelten, konnte der Patient allerdings nie verwirklichen. Zwei Jahre, bevor er zu mir in die Behandlung kam, hatte er angefangen, eine fanatische Vorliebe für das Billardspiel zu entwickeln, weil dies »keiner in der Familie tat«. Solange er Erfolg hatte, kam es zu einer deutlichen Besserung der depressiven Symptomatik. Das Schamerleben und die daraus resultierende Anerkenntnis eigener Schwäche stellten für ihn zumindest kurzfristig einen Modus dar, sein Leben neu zu gestalten.

Diesen Vorgang der Veränderung im Schamerleben hat der Psychoanalytiker L. Wurmser wie folgt beschrieben: »Ich möchte mich messen, rivalisieren, aber ich sehe voraus, dass ich unterlegen sein werde und mich als der Verlierer erweise. Entweder gebe ich das Rivalisieren ganz auf oder versinke in hoffnungsloser Erniedrigung und Wertlosigkeit, oder ich verlege den Wettstreit auf ein anderes Gebiet, auf dem ich unschlagbar bin, und wo ich zeigen kann, dass ich nichts zu verbergen habe.« (Wurmser

1990, S. 300) Das Schamerleben kann erträglicher gemacht werden, indem der Mensch versucht, die Art, wie er ist, zu verändern (Schuldgefühle hingegen erfordern Wiedergutmachung und ggf. Sühne). Die Dialektik der Scham besteht darin, dass sie einmal Ausdruck der eigenen Unzulänglichkeit und Gefährdung ist, andererseits ist sie in Anerkenntnis der Schwäche und der Angst vor dem Bloßgestelltwerden möglicherweise Antrieb dafür, etwas zu verändern, das Selbstgefühl zu stärken.
Wie schon angemerkt ist auffällig, dass die medizinische Literatur sich bisher nur selten mit dem Schamaffekt auseinander gesetzt hat. Möglicherweise liegt dies in der schambesetzten Unfähigkeit der Ärzte und Wissenschaftler begründet, eigene Schwäche anzuerkennen, Hilflosigkeit zu ertragen sowie zu akzeptieren, dass sie »nicht alles durchblicken« – diagnostizieren – können. Dabei übertreten Ärzte in ihrem Beruf ständig Schamgrenzen, es werden innere wie äußere Hüllen und Häute verletzt. In diesem Sinne dürfte fast jeder ärztliche Kontakt zumindest der Gefahr unterliegen, den anderen zu beschämen. Gleichzeitig ist zu vermuten, dass wir Ärzte selbst häufig Scham erleben, wenn unser eigenes Handeln nicht dem Ideal der ärztlichen Tätigkeit entspricht, wenn wir Fehler machen, anderen nicht helfen können, vielleicht sogar andere schädigen: Vielleicht haben wir Angst davor, die eigene Bedingtheit anzuerkennen. Die Auseinandersetzung mit der eigenen Scham »enthüllt« unsere Schwäche und macht Angst vor der Meinung anderer, die wir dann als diejenigen erleben, die uns zum Objekt ihrer Kritik machen.

Der andere in der Begegnung

Die bisher vorgestellten philosophischen Richtungen haben die Scham fundamental-ontologisch begriffen (Sartre). Die zitierten Autoren betonten – und dies ist auch meine eigene Erfahrung – bei der Beschreibung des Schamaffektes immer wieder die Wechselwirkung der Beziehung zwischen den Menschen.

Auch für E. Levinas stellt sich Scham als Modus zwischenmenschlicher Begegnung dar. Er begreift den Schamaffekt aber nicht ontologisch, sondern ethisch: In der zwischenmenschlichen Beziehung ist es für ihn schlechterdings nicht möglich, den anderen zu verstehen (Heidegger), ohne ihn zum Objekt zu machen. Beziehungen sind für ihn so komplex, dass der andere in seiner Andersheit ontologisch weder verstehbar noch begreifbar ist. Levinas ermöglicht mit seinem Denkansatz, dass gerade die Beziehung zwischen Krankem und Arzt als eine Begegnung verstanden werden muss, die keine endgültige Beurteilung zulässt und die nur so die Subjektivität des jeweils anderen garantiert. Der andere ist der, der sich mir zum Beispiel im Rahmen eines Autoritätsverhältnisses entzieht. In seiner Schamhaftigkeit versucht er sich zu verbergen, um der »Unerkennbare« zu bleiben. Der manifeste Schamaffekt ist für Levinas Ausdruck dessen, dass die Grenzen des Individuums überschritten und verletzt wurden: Der Mensch erlebt sich in seiner Integrität und Identität gefährdet. Für Levinas folgt daraus, dass wir Menschen uns frei, offen, ohne Vor-Urteile und ohne dogmatische Festlegung begegnen sollen. Seine Ethik der wahren Begegnung schließt aus, dass das Subjekt verobjektiviert werden kann, während Sartres ontologisch begründetes Verständnis von Intersubjektivität darin besteht, dass der andere mich zunächst nicht anders als ein Objekt wahrnehmen kann.

Levinas' These stellt sicherlich für die ärztliche Tätigkeit eine fortwährende Aufgabe dar. In dem Bemühen, Diagnosen zu sichern, mit Röntgenapparaten, Endoskopen usw. in den Patienten einzudringen, ihn in seinem Kranksein durch Laborparameter zu begreifen und psychische Erkrankungen wesentlich durch neurobiologische Vorgänge zu verstehen, setzt sich der Arzt der Gefahr aus, den Patienten auf seine Objekthaftigkeit hin zu reduzieren. Diese »Verallgemeinerung« des Individuums, welche seine Einzigartigkeit gefährdet, beinhaltet die essenzielle Gefahr, dass der andere der Uneigentlichkeit des »man« (Heidegger) verfällt.

Dieser Gefahr tritt Levinas mit dem Konzept der Begegnung entgegen. In Beziehungen sieht der Mensch das Gesicht des anderen, kann seine Struktur (Mimik, Blick, Haut) wahrnehmen. Was hinter der Struktur des Gesichtes liegt, ist für uns nicht einsehbar. Dieses »Verborgene« bezeichnet Levinas als das »Antlitz«. Die Begegnung, »in der das Ereignis einem Subjekt widerfährt, das es nicht übernimmt, einem Subjekt, das hinsichtlich dieses Ereignisses nichts können kann, in der es jedoch gleichwohl auf eine bestimmte Weise diesem Ereignis gegenübersteht, diese Situation ist das Verhältnis zu dem Anderen, das Von-Angesicht-zu-Angesicht mit dem Anderen, die Begegnung mit dem Antlitz, das zugleich den Anderen gibt und entzieht. Das ›übernommene Andere‹ – das ist der Andere« (Levinas 1989, S. 50). Während also der Blick das Gesicht erfasst, entzieht sich das Antlitz diesem Blick: Das Antlitz des anderen weist über meine Idee, die ich von ihm habe, hinaus: Ich kann mich dem anderen nur nähern, kann ihn aber nicht vereinnahmen.

Während J.-P. Sartre in seiner Ontologie die Scham als unabdingbare Realität jeglicher Begegnung ansieht, beschreibt E. Levinas, dass das »Antlitz des Anderen unendlich viele Seinsmöglichkeiten beinhaltet, die dazu zwingen, die ›Andersheit‹ des Gegenüber anzuerkennen«. Dadurch kann der andere von mir nicht »enthüllt« werden, nicht entdeckt werden. Aus diesem Grund ist es nachvollziehbar, dass die Möglichkeit des Verbergens durch den Modus der Schamhaftigkeit für Levinas eine zentrale Aussage seiner ethischen Betrachtung der zwischenmenschlichen Beziehung darstellt. Sie ist der vorbeugende Schutz gegen das tatsächliche Erleben des Schamaffektes. Die existenzsichernde Bedeutung der Schamhaftigkeit entspricht den Vorstellungen M. Schelers, der – wie oben beschrieben – Scham als Schutz auffasst. Angemerkt sei hier, dass L. Wurmser in der Schamhaftigkeit einen Charakterzug bzw. eine Abwehr erkennt.

Der depressive Mensch und sein Therapeut – eine Begegnung

Auf Grund meiner klinischen Erfahrungen wird der Schamaffekt insbesondere in Grenzsituationen virulent. Demütigung und das Sich-bloßgestellt-Fühlen als Folge einer kühl-objektivierenden Haltung – etwa eines Therapeuten – oder tatsächliche Kränkungen lösen Schamaffekte aus, die bei einem depressiv erkrankten Menschen existenzgefährdende Situationen bedingen können. Nicht selten verlieren die Patienten dann »den Boden unter den Füßen«, möchten versinken.

Eine 30-jährige Patientin litt zwei Jahre unter diffusen Schwindelgefühlen. Objektivierende bildgebende Verfahren und neurophysiologische Untersuchungen konnten die Symptomatik nicht erklären. In der Lebensgeschichte der Frau fiel ihre extrem hohe Unsicherheit und Kränkbarkeit auf. Eigene – insbesondere berufliche – Erfolge konnte die Patientin nie ohne massive Selbstkritik würdigen. Immer wieder geriet die Frau in Situationen, in denen sie sich subjektiv »erwischt« fühlte und ihre eigene Unzulänglichkeit durch andere erkannt sah. In diesen Augenblicken traten sofort diffuse Schwindelgefühle auf und die Patientin glaubte hilflos »im Boden zu versinken«.

Die Scham, verbunden mit einer unkontrollierbaren leiblichen Symptomatik, symbolisiert – wie bei der Patientin erkennbar –, dass es zu einer Desintegration der Selbstwahrnehmung und des Erlebens kommt. Der sich schämende Mensch ist der Gefahr ausgeliefert, sich nicht mehr exzentrisch-positional (Plessner) verhalten zu können. Er kann eigenes Erleben nicht mehr kritisch-distanziert wahrnehmen und sich bewusst-reflektierend zu sich verhalten. Diese Form des Autonomieverlustes intensiviert in der Regel den Schamaffekt und die daraus resultierende Gefährdung des Menschen.

Das Schamerleben beinhaltet den Modus des passiven Versinkens in der Scham und führt gleichzeitig zu einer autoaggressiven Wut, welche aus psychoanalytischer Sicht als narzisstische Wut zu interpretieren ist. L.

Wurmser beschreibt deshalb die Scham auch als einen narzisstischen Affekt. Menschen, die Scham erleben, neigen häufig dazu, diesen Affekt abzuwehren, was zu einem hochmütig anmutenden Verhalten und zu Unverletzbarkeitsfantasien führt. Das krisenhafte Erleben in der Scham kann zur Selbstvernichtung führen oder mit der Verletzung des beschämenden Objektes enden.

Eine Gefährdung des Patienten kann zum Beispiel entstehen, wenn der Arzt das Kranksein seines Gegenübers lediglich als eine Dysbalance von Neurotransmittern versteht. Eine solch einengende Krankheitsvorstellung lässt die Begegnung im Sinne Levinas nicht entstehen. Gerade in der Vorstellung der Andersheit sehe ich eine Hilfe, wie wir als Ärzte und Therapeuten den Umgang mit unseren Patienten, und besonders mit depressiven Menschen, sinnvoll gestalten können. Das Anerkennen der Unmöglichkeit vollständigen Verstehens erlaubt es dem Arzt, im Gegenüber das Subjekt zu erkennen und die Patient-Arzt-Kontakte jeweils als einzigartiges Ereignis zu gestalten. Es kann uns dadurch leichter gelingen, dem Patienten zu helfen, seine *Subjekthaftigkeit zu bewahren* und sich selbst als *in seiner Einzigartigkeit angenommen* zu erleben. Die Gefahr, dass sich depressive Menschen entwertet fühlen, kann dadurch reduziert oder vermieden werden. Erkenne ich als Arzt die Tatsache an, dass ich den anderen nie ganz verstehen werde, reduziert sich der Wunsch auf Vollständigkeit des Verstehens und Erkennens und Diagnostizierens.

Die Gefahr, die »Hüllen« meines Gegenübers zu beschädigen, ihn zu verletzen oder gar zu beschämen und ihm seine Würde zu nehmen, dürfte durch eine solche Haltung gemindert werden. Indem der Arzt die »Andersheit« des Patienten akzeptiert, lässt er sich auf den expliziten Anspruch an Verantwortlichkeit für den Mitmenschen ein. Der andere wird nicht als etwas Gegebenes, sondern Aufgegebenes (Sloterdijk) begriffen: Der andere wird in seinen vielfältigen Möglichkeiten und Fähigkeiten anerkannt und angenommen.

Vielleicht ist E. Levinas in diesem Sinn zu verstehen, wenn er die Subjektivierung empirischer Realitäten nicht als Gegebenheiten begreift und nicht als endgültig gegebene Qualitäten ansieht, sondern jede Qualität als eine Beziehung beschreibt, die intentional und damit offen ist (Levinas 1998, S. 102). Diese ethische Forderung schließt das Anerkennen der Gefühle und Affekte mit ein: »Unsere Situation im Wirklichen verstehen heißt nicht, sie definieren, sondern sich in einer affektiven Gestimmtheit befinden; das Sein verstehen heißt existieren« (ebd. 1998, S. 106). Das Anerkennen dieser ethischen Forderung schützt auch den Arzt davor, seine »innere Haut« durch überhöhte Ansprüche bzw. irreale wissenschaftliche

Vorstellungen zu verletzen. Möglicherweise gelingt es uns Ärzten dann, Scham und Schamhaftigkeit zu akzeptieren, anzunehmen und sie beispielsweise gegenüber Patienten und Kollegen zu verbalisieren.

Depression als Desynchronisierung

Ein Beitrag zu einer Psychopathologie der intersubjektiven Zeit

THOMAS FUCHS

Der holländische Psychiater P. Kuiper, der mit 60 Jahren an einer schweren Depression erkrankte, schreibt in seiner Autobiografie: »Was geschehen ist, kann man nicht ungeschehen machen. Nicht nur die Dinge vergehen, sondern auch die Möglichkeiten verstreichen ungenutzt. Wenn man etwas nicht zur rechten Zeit tut, tut man es niemals mehr. (...) Das eigentliche Wesen der Zeit ist untilgbare Schuld.« (KUIPER 1991, S. 58) Und später: »Der tiefste Abgrund, in den ich stürze, ist der Gedanke, dass selbst Gott mir nicht helfen kann, denn Er kann nichts ungeschehen machen.« (ebd., S.162)

Der Gedanke, dass Depressionen etwas mit der Zeitlichkeit des Menschen zu tun haben, ist nicht neu. Bereits A. Dürers berühmte Darstellung der Melancholie von 1514 bringt den Stillstand der Zeit und die Erstarrung der Welt in der schwer melancholischen Gemütsverfassung zum Ausdruck. Die anthropologische Psychiatrie hat dem Zusammenhang von Zeit- und Schulderleben in der Depression seit jeher besondere Aufmerksamkeit gewidmet.

Nach E. Straus kommt die »erlebnisimmanente« Zeit der eigenen Lebensbewegung in der Melancholie ins Stocken; gleichzeitig läuft aber die äußere Welt-Zeit weiter und vergeht, ohne dass der Kranke noch aktiv in sie eingreifen könnte. Man könnte sagen: Der Depressive lebt nicht mehr *in* seiner Zeit, stattdessen kommt sie ihm als äußere entgegen und läuft über ihn hinweg. Die Stockung der inneren Zeit erlaubt ihm kein Fortschreiten in die Zukunft mehr, damit kann er aber auch negative Erlebnisse nicht mehr abschließen und hinter sich lassen. »Mit dem Verlangsamen, Stocken, schließlich Stillstehen der inneren Zeit verändert sich auch die Struktur des Vergangenen. (...) Je mehr sich die Hemmung verstärkt, das Tempo der inneren Zeit verlangsamt, um so deutlicher wird die determinierende

Gewalt der Vergangenheit erlebt.« (STRAUS 1928) Das Geschehene bleibt als Verfehlung oder Versäumnis, als ständig wachsende Schuld im Bewusstsein bestehen. In der Melancholie verwandelt sich Zeit fortwährend in Schuld, die nicht mehr abgetragen werden kann.

Ich möchte an die Zeitanalysen der anthropologischen Psychiatrie anknüpfen, dabei aber die Zeitpathologie der Depression nicht nur als individuelle Hemmung auffassen, sondern als Störung einer sonst synchronisierten Beziehung, d.h. als Desynchronisierung. Meine These lautet: Depression bedeutet eine Desynchronisierung oder partielle zeitliche Entkoppelung von Organismus und Umwelt bzw. von Individuum und Gemeinschaft.

Diese Konzeption erlaubt, (1) chronobiologische und psychosoziale Forschungen in einen Zusammenhang zu bringen. Sie gibt (2) die Möglichkeit, auch die Auslösung melancholischer Phasen und nicht nur ihre Psychopathologie als eine Störung der Zeitlichkeit zu begreifen, sowie (3) erweitert sie den Blickwinkel über das Individuum hinaus auf das Verhältnis von individueller und sozialer Zeit. Dies scheint mir bedeutsam gerade unter dem Aspekt einer zunehmenden Beschleunigung und permanenten Revolutionierung der Lebenswelt in der Informationsgesellschaft. Wir müssen uns angesichts dieser Entwicklung immer mehr die Frage stellen, ob die Pathologie noch beim Einzelnen liegt, der diesem Tempo nicht mehr gewachsen ist, oder ob sie nicht eher in einer Art kollektiver Manie zu suchen ist.

Ich untersuche im Folgenden zunächst die Synchronisierungsprozesse, die unser Leben auf biologischer und psychosozialer Ebene kennzeichnen. Dazu gehören, wie sich zeigen wird, wesentlich Regenerationsvorgänge, in denen gewissermaßen Rückstände aufgearbeitet, kompensiert und vorübergehende »Entsynchronisierungen« wieder aufgehoben werden. Im zweiten Teil beschreibe ich dann die Depression als ein Versagen der ständigen Synchronisierungsprozesse, als eine Entkoppelung von interner und externer Zeit.

Leben als Ringen um zeitliche Übereinstimmung

Biologische Systeme verändern sich in der Zeit, allerdings nicht linear, sondern meist in Form von Zyklen. Dabei besteht eine Abstimmung zwischen endogenen und exogenen Rhythmen oder Zeitgebern, also eine Synchronisierung mit der kosmischen Periodik von Tag, Monat, Jahr. So ist der 24-stündige Schlaf-Wach-Rhythmus bekanntlich das Ergebnis einer Synchronisierung zwischen endogenen und exogenen Zeitgebern. Der frei laufende Rhythmus, wie er sich bei Experimenten mit mehrwöchiger

Bunker-Isolation einstellt, beträgt etwa 25 Stunden, die innere Uhr geht also »nach« und wird durch äußere Zeitgeber ständig vorgestellt.

Dabei ist die Periodik selbst die Art und Weise des Organismus, seine innere Ordnung gegenüber den Zerfallsprozessen der anorganischen Natur aufrechtzuerhalten. Die Homöostase ist kein statischer Zustand, sondern gekennzeichnet durch den periodischen Wechsel von Aufnahme und Ausscheidung, von Verausgabung und Regeneration, Wachen und Schlafen oder ergotropen und trophotropen Phasen, aber auch beeinträchtigt durch Störungen, Mangelzustände und entsprechende Gegenregulationen. Wenn wir auf physiologischer Ebene davon sprechen, dass der Organismus *Sollwerte* reguliere oder dass er bei akuter Leistungsanforderung eine »Sauerstoff*schuld*« eingehe, um sie nachträglich wieder auszugleichen, so finden wir hier bereits ein Pendant zu den Austausch- und Ausgleichsprozessen auf der sozialen Ebene, wo ja die Schuld ihren Platz hat.

Diese periodisch auftretenden Diskrepanzen oder Imbalancen erscheinen nun im subjektiven Erleben in Form von Drang- oder Unlustzuständen: als Triebbedürfnis in Appetit, Hunger oder Sexualität, als Müdigkeit, Erschöpfung, Schmerz oder Krankheitsgefühl – Zustände, die auf ihre Aufhebung durch ein geeignetes Verhalten gegenüber der Umwelt drängen. In Mangel und Schmerz, Aufwand und Mühe besteht sozusagen der Preis, den das Leben für seine Innenordnung gegenüber der physikalischen Welt entrichtet.

Damit verbunden ist nun aber auch das ursprüngliche Zeiterleben, das immer auf die Zukunft gerichtet ist (Scheler 1976, S. 227 f.; Fuchs 1997). Die Pflanze lebt in unmittelbarem Austausch mit der Umwelt, ohne zeitliche Diskrepanzen. Das Tier aber erlebt Ungleichzeitigkeiten, es erfährt den Mangel als »Noch-nicht«. Es erleidet die Trennung von Trieberleben und Befriedigung. Mit dieser Diskrepanz entsteht jeweils eine appetitive Gespanntheit, ein »Aussein auf etwas« (die noch nicht ergriffene Beute, den noch nicht erreichten Geschlechtspartner). Die Triebspannung begründet auch eine »Zeitspanne«, ein ursprüngliches Zeitdifferenzial im Modus des »Noch-nicht-Habens«. Die erlebte Zeit resultiert also aus periodischen Ungleichzeitigkeiten oder Diskrepanzen. Sie ist charakterisiert durch die zyklische Wiederkehr von Triebregungen, Bedürfnissen, Interessen und ihre Ausrichtung »nach vorne«, auf einen Ausgleich in der Zukunft.

Eigenzeit und soziale Zeit

Gehen wir nun über zum Verhältnis des Menschen zu seiner sozialen Umwelt, so treffen wir auch hier auf vielfältige Formen der Synchronisierung. Bereits der alltägliche Kontakt zu den anderen beinhaltet eine ständige Feinabstimmung der emotionalen und leiblichen Kommunikation, ein »Mitschwingen« oder eine *Resonanz* (Fuchs 2000, S. 244 ff.) Die Säuglingsforschung hat gezeigt, wie dieser sympathetische Kontakt unser primäres Erleben entscheidend bestimmt: Die Kommunikation von Säugling und Mutter ist charakterisiert durch rhythmisch-melodische Interaktionen, wechselseitige Resonanz von Mimik und Gestik, »Affektabstimmung«, wie D. Stern (1998) es genannt hat. Weist man umgekehrt Mütter an, ihre Mimik stillzustellen und starr am Kind vorbeizusehen, so versuchen schon zwei Monate alte Säuglinge mit den verschiedensten Mitteln, die Mutter wieder zum normalen Kontakt zu bewegen. Wenn sie nach wiederholtem Gestikulieren und Vokalisieren keinen Erfolg haben, zeigen sie Zeichen von Resignation und Verzweiflung, beginnen zu schreien und sich zurückzuziehen (»still-face«-Versuch; siehe Dornes 1993, S. 52).

Die Mikrodynamik des alltäglichen Umgangs bedeutet also eine von Anfang an eingeschliffene Synchronisierung, die uns als solche gar nicht mehr bewusst wird. Aus solchen Prozessen bildet sich schließlich ein sehr elementares Empfinden dafür, in einem Einklang mit der Zeit der anderen zu sein, mit ihnen in derselben, intersubjektiven Zeit zu leben. Eigenzeit und Weltzeit sind aufeinander eingestimmt. E. Minkowski (1971, S. 72) hat von einem »gelebten Synchronismus« gesprochen.

Dieser grundlegenden Synchronie mit den anderen werden wir freilich in der Regel kaum gewahr. Spürbarer – oft unangenehm spürbar – werden die Prozesse sozialer Synchronisierung in den vielfältigen Formen des »Timings«: in der Tages- und Wochenregulierung, der Terminabstimmung und Pünktlichkeit, der Stechuhren – in einem weiteren Sinn überhaupt in allen wechselseitigen Verpflichtungen, Absprachen, Koordinationen, die mittels Selbstzwang und Normierung eingehalten werden. Diese seit der Neuzeit zunehmend institutionalisierten und internalisierten Verkoppelungen der Individualzeiten ermöglichen schließlich die nahezu perfekte Synchronisation aller Mitglieder und Abläufe innerhalb der Industriegesellschaft, ohne die sie bei ihrer Komplexität in ein funktionelles Chaos versinken würde (Elias 1984, S. 116–131).

Dabei wirken die sozialen Zeitgeber auch auf den Organismus zurück, dessen Tagesperiodik (Schlaf-Wach-Rhythmus etc.) wesentlich von der sozialen Synchronisierung mitbestimmt wird, wie insbesondere die Untersuchungen an isolierten Probandengruppen in den Bunker-Experimenten gezeigt haben: Es stellte sich dabei nach einiger Zeit ein neuer, gemeinsamer Tagesrhythmus ein (Heimann 1990). Biologische und soziale Zeitlichkeit lassen sich also nicht voneinander trennen.

Synchronisierungen prägen schließlich auch unsere lebensphasischen Veränderungen und Entwicklungen. Die wesentlichen biografischen Übergänge und Rollenwechsel (Schul-, Berufseintritt, Heiratsalter, Karrierestufen, Berentung usw.) sind mehr oder minder stark normiert; festgelegte Mindest- und Höchstalter markieren den Ein- und Austritt in gemeinsame soziale Zeit-Räume. Das Individuum orientiert sich in seinen Entscheidungen auf dem Lebensweg maßgeblich an den Altersgenossen (»Wo stehe ich im Vergleich zu meiner Altersgruppe?«). Auch diese »Lebens-Zeitgeber« wirken auf die biologische Ebene zurück, wie das Phänomen der Akzeleration, der Vorverlagerung der sexuellen Reifung in den westlichen Industrienationen, zeigt.

Schließlich sei noch die kulturelle Synchronisierung erwähnt, die Menschen der gleichen Altersgruppe durch gemeinsame Haltungen, Moden, Stile, Werte und Erinnerungen verbindet und damit eine grundlegende »Zeitgenossenschaft« (Kontemporarität) herstellt. Deren Bedeutung erfahren besonders alte Menschen in schmerzlicher Weise, wenn sie nach und nach die anderen aus ihrer Generation und damit ihre »Erinnerungsgemeinschaft« verlieren.

Reaktionen auf Ungleichzeitigkeit

Die Lebenswelt ist also dadurch charakterisiert, dass in ihr ständig »Zeitgenossenschaft« und Gleichzeitigkeit hergestellt werden. Wie auf der biologischen Ebene sind auch diese Synchronisierungen keineswegs konstant:

Retardierung ←	Synchronie	→ Akzeleration
	VERWEILEN/RESONANZ	
ZEITDRUCK		WARTEN
KRANKHEIT		LANGEWEILE/UNGEDULD
TRAUER/SCHULD		GETRIEBENHEIT
DEPRESSION		MANIE

Abbildung: Desynchronisierungen von Eigenzeit und intersubjektiver Zeit

Wir erleben also periodisch Ungleichzeitigkeiten oder Desynchronisierungen, d. h. Situationen, in denen wir uns äußeren Veränderungen anpassen sowie Störungen und Rückstände ausgleichen müssen, oder auch Situationen, in denen die sozial vorgegebenen Stufen der Biografie Entwicklungen von uns fordern. Unbewältigtes, Unerledigtes häuft sich an, Belastungen, Konflikte und Rollenwechsel erschweren oder verhindern ein unbefangenes Weiterschreiten. Am einschneidendsten wirken sich traumatische Ereignisse und gravierende Erfahrungen von Schuld, Verlust oder Trennung auf das Zeiterleben aus. Sie verstricken den Betroffenen in das Vergangene und er verliert vorübergehend die gelebte Synchronie mit den anderen.

Damit tritt in Verlust oder Schuld ein neuartiges Zeiterleben auf: Zur Zeit des »Noch-nicht«, des in die Zukunft gerichteten Begehrens und des Wunsches tritt die Zeit des »Nicht-mehr«, der irreversiblen Vergangenheit, als Herausfallen aus der gemeinsamen Zeit, die weiterläuft, während ich mich von etwas Erlebtem oder Getanem nicht lösen kann. Die Unumkehrbarkeit und Herrschaft der Zeit erfahren wir in Unterbrechungen des Lebensflusses, vor allem durch die Trennung von anderen, auf die unsere gelebte Zeit primär bezogen ist. Solche Diskrepanzen zur Gegenwart, also die periodischen Anhäufungen von Unerledigtem, Versäumtem oder Verlorenem, erfordern nun, analog zur biologischen Ebene, spezifische Bewältigungs- oder *Resynchronisierungsprozesse*. In ihnen gewinnt die Eigenzeit des Individuums wieder Anschluss an die gemeinsame, intersubjektive Zeit. Ich will einige solcher Prozesse nennen:

Vergessen und Verdrängen. Erinnerung bindet an Vergangenes. Aus der Feldpsychologie ist der Zeigarnik-Effekt bekannt, wonach unerledigte, nicht zu Ende gebrachte Handlungen eher erinnert werden als abgeschlossene (ZEIGARNIK 1927). Der Fehler, das Versäumnis, die Schuld schreiben sich dauerhaft ins Gedächtnis ein als statische Engramme: »ein Blick in die Vergangenheit genügt, um wieder auf sie zu stoßen« (MINKOWSKI 1972, S. 29). Auf den engen Zusammenhang von Gedächtnis und Gewissen wies bereits F. Nietzsche hin und formulierte pointiert: »Nur was nicht aufhört, *wehzutun*, bleibt im Gedächtnis.« (NIETZSCHE 1968, S. 311) Wohl als Erster sah er daher im Vergessen nicht einen Verlust, sondern ein positiv zu bewertendes Hemmungsvermögen, und stellte fest, dass es »keine *Gegenwart* geben könnte ohne Vergeßlichkeit« (ebd., S. 292).

Schlaf und Traum. Schlaf bedeutet nicht nur physische Regeneration, sondern stellt ein wesentliches Mittel der Resynchronisierung, des Vergessens und Erledigens dar. Daher der »Schlaf des Gerechten«, also dessen, der sein soziales Soll und Haben ausgeglichen hat, bzw. umgekehrt die Erfahrung, dass eine schlaflose Nacht alle Sorgen und Probleme des Tages in Erinnerung ruft. Ebenso betonte S. FREUD in seiner Traumdeutung (1900, bes. S. 528 ff.), dass Trauminhalte sich auf Unerledigtes beziehen, das im Traum zur Lösung, Umwandlung und Einschmelzung gelangen soll. Die Posttraumatischen Belastungsstörungen illustrieren das Versagen dieser Resynchronisierungsvorgänge: Die Patientinnen und Patienten können im Schlaf kein Vergessen finden, ihre Träume wiederholen nur immer wieder die erlebten Schrecken.

Reue und Trauer. Die Reue ist nicht nur äußerlich auf einen sozialen Ausgleich, auf Sühne gerichtet, sondern auch ein innerer, schmerzhafter Prozess der Schuldbewältigung. Gelingt er, so ist der Schuldige wieder an die gemeinsame Zeit, an den Fortgang des Lebens angeschlossen. Ähnlich löst sich im Prozess der Trauer eine seelische Bindung, die nicht mehr der sozialen Gegenwart entspricht. Wer hingegen nicht zu trauern vermag, gerät in eine dauerhafte Ungleichzeitigkeit.

Lebenskrisen. Krisen entstehen als gravierende Reaktion auf eine Desynchronisierung: Bisherige Orientierungen, Rollen und Bindungen sind anachronistisch geworden. Die anstehende Entwicklung ist jedoch gestaut; eine neue Homöostase ist nicht bruchlos zu erreichen, sondern nur über eine »Auszeit«, eine Phase der Desorientierung und des Absterbens von Vergangenem. Durch verschiedene, meist schmerzhafte Leistungen wie Trauer, Verzicht, Umbewertung und Umdeutung kann der Betreffende wieder Anschluss an die Gegenwart gewinnen und seine Vergangenheit »hinter sich lassen«. Wir sehen daran, dass Desynchronisierungen auch durchaus notwendige Stimuli für die persönliche Entwicklung darstellen.

Das Verhältnis von Individuum und Umwelt ist durch eine zeitliche Verkoppelung charakterisiert. Auf der biologischen Ebene sind innere und äußere Rhythmen aufeinander abgestimmt. Auf der emotionalen und sozialen Ebene sind wir durch vielfältige Resonanz- und Synchronisierungsprozesse mit den anderen verbunden. Diese Verkoppelungen sind nicht statisch, sondern durchlaufen periodisch Phasen von Balance und Imbalance, von Störung und Ausgleich oder eben von Desynchronisierung und Resynchronisierung. Verschiedene organische und seelische Prozesse dienen dazu, immer wieder Gegenwart herzustellen, das Individuum gewissermaßen auf den Stand der Zeit zu bringen. Dazu gehört die Periodik der vitalen Funktionen, der Ausgleich von Mangel durch Triebbefriedigung ebenso wie die wiederkehrenden Prozesse der Bewältigung von Unerledigtem in Vergessen, Schlaf, Traum, Reue, Trauer oder Krise. Die vergehende Zeit wird dem Menschen erst bewusst, wenn er gegenüber den Veränderungen der Umwelt zurückbleibt.

Depression als Verlust zeitlicher Übereinstimmung

Eine vollständige Desynchronisierung zwischen Individuum und Umwelt ist nun das, was die schwere, melancholische Depression charakterisiert. Sie entsteht, wenn die Bewältigung einer wesentlichen Veränderung nicht gelingt, also die individuellen Resynchronisierungsleistungen versagen; und sie ist in ihrer Symptomatik selbst Ausdruck einer Entkoppelung der Zeitlichkeit und Resonanz von Individuum und Umwelt.

Der melancholische Mensch fühlt sich dem Tempo äußerer Veränderungen oder notwendigen Entwicklungen nicht gewachsen. Er kapituliert vor schmerzhaften Ablösungsprozessen, vor einem anstehenden Rollenwechsel, letztlich vor der existenziellen Konfrontation mit den Grundtatsachen des Daseins: Alleinsein, Endlichkeit, Schuld. Die wichtigste Rolle dürfte dabei das Unvermögen spielen, in einen wirklichen Trauerprozess einzutreten. Die erforderte Auflösung von Bindungen erscheint zu bedrohlich und zu schmerzhaft, der Verlust wird nicht anerkannt, der Primäraffekt unterdrückt.

Damit aber entfallen wesentliche Resynchronisierungsleistungen. Dem entspricht prämorbid das Bestreben des Typus Melancholicus, Diskrepanzen zu seiner Umwelt um jeden Preis zu vermeiden. Die Hypernomie (Überanpassung), die A. Kraus (1987) als wesentliches Merkmal der sozialen Identität des Melancholikers herausgearbeitet hat, ist auch eine »Hypersynchronie«. Bis in die Mikrodynamik des alltäglichen Verhaltens hinein ist der melancholische Mensch bemüht um fortlaufende Resonanz in Form von Entgegenkommen und Freundlichkeit, um Pünktlichkeit, um zeitgerechtes Erledigen seiner Aufgaben, um soziale Abstimmung. Er darf niemand etwas schuldig bleiben, gerade weil er spürt, dass er die inneren Prozesse der Erledigung und Überwindung von Diskrepanzen nicht zu leisten vermag – das Vergessen des Unerledigten, die Ent-Schuldung, die Weiterentwicklung und Befreiung zur Autonomie. Dieses Unvermögen, Desynchronisierungen zu bewältigen, hemmt ihn in seiner Reifung und macht ihn umso verletzlicher gegenüber unausweichlichen biografischen Brüchen und Rollenwechseln.

Physiologische Desynchronisierung

Die Kapitulation gegenüber einer anstehenden Bewältigungs- und Entwicklungsleistung führt nun gerade zu dem, was der Melancholische am meisten fürchtet, nämlich zum Bruch der Kohärenz und Resonanz mit der Umwelt, zur Depression. Versagen die Resynchronisierungsprozesse, so wird offenbar ein evolutionär älterer Schutzmechanismus ausgelöst, der in einer Blockade und Lähmung, in passiv-submissivem oder Demutsverhalten gegenüber Stammesgenossen besteht und der an den biologischen Totstellreflex erinnert. Dem entspricht ein Umschlag von der sozialen in eine biologische Desynchronisierung. Die Auslösung von Depressionen durch allgemeine Erschöpfung oder schwere körperliche Krankheit weist darauf hin, dass eine vitale Desynchronisierung auch eine primär ursächliche Rolle spielen kann.

Die physiologische Desynchronisierung ist in ihren Erscheinungen genügend bekannt, wenngleich in ihren Mechanismen noch nicht aufgeklärt. Bekannt ist die Tagesperiodik der Depression mit dem Morgentief, ferner die Störungen der neuroendokrinen und der Temperatur-Periodik, des Schlaf-Wach-Rhythmus, des weiblichen Zyklus. Ich erinnere auch an die Antriebs-, Appetit- und Sexualitätsstörung oder an die saisonalen Depressionen, in denen die Synchronisierung endogener und exogener Rhythmen gestört zu sein scheint. Gestört sind auch die psychophysischen Regenerationsleistungen im Schlaf. Depressive wachen frühmorgens nach einem zerhackten, oberflächlichen Schlaf auf. Die Störung der Schlafarchitektur, insbesondere die verkürzte REM-Latenz und die Verminderung oder das Fehlen des synchronisierten Schlafes (»slow wave« oder »delta sleep«) lassen sich neurophysiologisch nachweisen (Papousek 1975). Die Traumphasen sind reduziert, die Traumerinnerungen verringert oder überwiegend negativ (Riemann u. a. 1990; Barrett/Loeffler 1992), d. h., die psychohygienische Wirkung des Schlafs geht verloren. Zahlreiche rhythmische Funktionen des Organismus sind also desynchronisiert. Hingegen führt der therapeutische Schlafentzug offenbar zu einer vorübergehenden Resynchronisierung, und zwar mit unmittelbarer Auswirkung auf die Stimmung.

Die Entkoppelung von Organismus und Umwelt kommt auch in einem Hervortreten des Körpers zum Ausdruck, der sich immer da bemerkbar macht, wo die Selbstverständlichkeit des leiblichen Agierens im Umraum verloren geht (Fuchs 1996; 1998). Bleierne Schwere, Erschöpfung, Beengung und Panzergefühl machen gewissermaßen die reine, sonst im Lebensvollzug aufgehobene Materialität des Körpers spürbar. Hinzu tritt der Verlust an Vitalität und Dynamik in zahlreichen, auch vegetativen Organsystemen. In schweren Fällen kommt es zu einer regelrechten Erstarrung und Verdinglichung des gelebten Leibes, der zur Resonanz und Verbindung mit der Umgebung nicht mehr fähig ist.

Psychosoziale Desynchronisierung

Betrachten wir nun die Desynchronisierung in Bezug auf die intersubjektive Zeit. Sie äußert sich zunächst im Rückzug von sozialen Verpflichtungen: Depressive Patienten meiden die Umgebung mit ihren sozialen oder physikalischen Zeitgebern. Sie stehen nicht mehr rechtzeitig auf, ihre Arbeiten werden von anderen übernommen, wichtige familiäre Entscheidungen ohne sie getroffen. Vergebliche Versuche des Nachholens und Ausgleichens verstärken das Gefühl des Zurückbleibens. Dazu kommt der Verlust der Schwingungsfähigkeit. Während Gespräche sonst von einer ständigen Synchronisierung leiblicher Gesten und Blicke begleitet sind (KRAUSE/LÜTOLF 1989), erstarrt der Ausdruck des Depressiven und verliert seine Modulation. Die Affektabstimmung mit den anderen misslingt.

Damit verbunden ist das Unvermögen, an den Menschen und Dingen emotional teilzunehmen, von ihnen angesprochen oder betroffen zu werden. Besonders schmerzhaft erlebt der Kranke seine Erstarrung im Kontrast zur Lebensdynamik der Umwelt; Feste, Sonnenschein, das Wachstum der Natur oder die Leistungskraft der anderen führen ihm seine eigene stockende Lebensbewegung vor Augen.

Die Desynchronisierung äußert sich schließlich in einem Versagen des Vergessens (EMRICH 1994). »Alles geht mir immer weiter im Kopf herum, ich muss immer daran denken, ob ich es richtig gemacht habe. Ich kann abends nicht einschlafen, weil ich noch beim abgelaufenen Tag bin, und morgens fällt mir alles mit Schrecken wieder ein« – so ein Patient unserer Klinik. Es ist die Qual, nicht mehr vergessen zu können, sich ständig erinnern zu müssen und daher nie mehr in die Gegenwart zu gelangen. Die Herrschaft der Vergangenheit ist dabei nur die Kehrseite der erlahmenden Protensivität, des Mangels an Antrieb, an Bedürfnissen und Interessen, die sonst in die Zukunft weisen. Mit fortschreitender Hemmung kommt schließlich die basale Lebensbewegung zum Erliegen, wie es die anthropologische Psychopathologie beschrieben hat (STRAUS 1928; v. GEBSATTEL 1954).

Der Depressive ist aus der gemeinsamen Zeit herausgefallen, gleichsam ein lebender Anachronismus geworden. Er lebt buchstäblich in einer anderen, einer zähflüssigen Zeit. Dennoch läuft die äußere, intersubjektive Zeit für ihn weiter, d.h. über ihn hinweg. Durch diese Abkoppelung wird sie für ihn zur leeren, nur noch vergehenden Zeit, die er nicht mehr erfüllen und gestalten kann, wie ein fortwährender Zuruf: »Vorbei!« Depressive erleben eine Zeitdehnung, d.h., sie schätzen vorgegebene Zeitintervalle länger ein, als der tatsächlich gemessenen Zeit entspricht (MUNDT u.a. 1998).

Mit der Abkoppelung von der intersubjektiven Zeit ist dem Depressiven die Zukunft versperrt, d. h., er kann das Gewordene nicht mehr überschreiten und hinter sich lassen. Damit aber liegt die Vergangenheit ein für allemal fest; sie lässt sich nicht mehr durch zukünftiges Leben verwandeln, ausgleichen und aufheben. Nun wird alle Schuld, alles Versäumnis mit einem Mal aktualisiert.

Es verhält sich ähnlich wie beim Tod eines nahen Menschen, der unvermutet Schuldgefühle auslöst, für die zunächst kein greifbarer Anlass vorzuliegen scheint. Solange er lebte, rechneten wir nämlich implizit mit der Möglichkeit, das ihm gegenüber Versäumte immer noch nachholen zu können. Dieser Spielraum aber ist durch seinen Tod unwiderruflich verloren gegangen. Unsere gemeinsame Zeit ist gänzlich zu Vergangenheit geronnen, unkorrigierbar durch gemeinsame Zukunft. Der Depressive ist nun in genau dieser Lage, aber nicht nur diesem einen, sondern allen anderen Menschen gegenüber. Er ist schon als Lebender zur Vergangenheit geworden; sein Leben ist in allen Einzelheiten endgültig fixiert. Nun drängen sich all die zahllosen Fehler und Versäumnisse ins Bewusstsein, die wir uns alle unvermeidlich zuschulden kommen lassen. »Man hat Sachen gesagt, die kann man nicht aus der Welt schaffen ..., man kommt nicht mehr raus aus dem, was man gemacht hat,« formulierte es einmal ein Patient.

Nicht die Intensität der Schuldgefühle, sondern die prinzipielle Unwiderruflichkeit der Schuld macht also das Melancholische aus. Die Schuldeingeständnisse des Kranken sind gar nicht mehr auf Resynchronisierung mit den anderen etwa durch Reue oder Ausgleich gerichtet, denn deren Voraussetzung, die gemeinsame Zeitdimension, existiert nicht mehr. Seine Schuld ist damit an sich irreparabel. Die vollständige Desynchronisierung wird durch den Übergang zum melancholischen Wahn markiert. Die Rückkehr zu einer gemeinsamen intersubjektiven Zeit ist unvorstellbar, die Determination durch die Vergangenheit »total« geworden. Im nihilistischen Wahn erreicht die Ungleichzeitigkeit das Extrem des Realitätsverlusts, des Nebeneinanders zweier Welten. Eine meiner Patientinnen war der Überzeugung, ihre Angehörigen seien alle gestorben. Sie sei nun ganz allein auf der Welt und müsse ewig weiterleben.

Zur Therapie der Depression

Die Therapie der Depression hat unter einem zeitlichen Aspekt die Aufgabe, die Resynchronisierungsprozesse wieder in Gang zu bringen und zu unterstützen. Psychotherapeutisch ergeben sich aus diesen Überlegungen folgende Notwendigkeiten:

1. Es ist ein räumlicher und zeitlicher Rahmen zu schaffen, der für die Patienten eine definierte und legitimierte Schonzeit oder »Auszeit« darstellt, in der er sich soweit möglich ohne Zeit- und Sollensdruck wieder an die gemeinsamen sozialen Zeitabläufe herantasten kann.
2. Wichtig ist die Rhythmisierung des Lebens, die Betonung von Wiederholung und Regelmäßigkeit im Tages- und Wochenverlauf, da sie den Patienten Halt gibt gegenüber der ständig vergehenden Zeit.
3. Drittes Prinzip einer »Resynchronisierungstherapie« ist die Ausrichtung des Patienten auf Ziele hin, seien sie noch so kurzfristig und bescheiden. Dies ist anfangs belastend, da zum einen die eigentliche, appetitive Motivierung des Patienten ja noch fehlt und zum anderen jede Handlung sofort in die Gefahr gerät, seinen Qualitätsansprüchen nicht zu genügen. Es ist daher entscheidend wichtig, dem Patienten zu vermitteln, dass allein der intentionale Bogen, den er in Vorhaben und Ausführung spannt, schon genügt, um der gegen ihn laufenden Zeit wieder seinen eigenen Zeitpfeil entgegenzusetzen und damit die Protensivität wieder in Gang zu bringen.
4. Daraus ergibt sich das Prinzip der »optimalen Resynchronisierung«: Der Patient soll ein jeweils seinem Zustand angemessenes Maß an Betätigung und Stimulierung erleben, damit einerseits die leer laufende wieder zur erfüllten Zeit wird, andererseits eine zu rasche Rehabilitation nicht einen Rückfall in die Zeitentkoppelung auslöst. Das Bild der Gangschaltung bietet sich hier an, bei der ja auch jeweils unterschiedliche Synchronisierungsstufen entsprechend der momentanen Belastung gewählt werden.
5. Schließlich wird es nach Besserung der akuten Depression wichtig, die seelischen und sozialen Resynchronisierungen zu fördern, deren Ausfall zur Erkrankung beigetragen hat, das sind in erster Linie Trauerprozesse und die Bewältigung von Rollenwechseln.

Herrschaft der Zeit?

Das technische und ökonomische Innovationstempo wächst ebenso wie die Veraltungsgeschwindigkeit von Tradition. Es ist abzusehen, dass die permanente Revolutionierung unserer Lebenswelt immer häufiger zu Desynchronisierungen führen wird, die die Anpassungsfähigkeit der Individuen überfordern. Wir erleben dies als Psychiater aus nächster Nähe, denn immer öfter kommen Menschen in unsere Klinik, die den beschleunigten Modernisierungen nicht mehr gewachsen sind und in die Entkoppelung der Depression fallen. Ihr Leiden zeigt uns, dass die biologischen und seelischen Resynchronisierungsleistungen des Menschen, wie variabel seine Natur auch sein mag, eben nicht beliebig zu steigern sind.

Der Sozialphilosoph M. THEUNISSEN (1991) hat von einer »negativen Theologie«, einer »Herrschaft« der Zeit als eines objektiven Prozesses gesprochen, dem wir alle unterliegen, den der Melancholische aber ohnmächtig und ungeschützt über sich ergehen lassen müsse. Ich denke, dass M. Theunissen hier einer Mystifikation unterliegt. Wir selbst sind es, die die Herrschaft der Zeit errichtet haben, der wir dann als einer scheinbar objektiven erliegen. Es ist die gleiche Mystifikation, die der zu Unrecht totgesagte K. Marx bereits vor 140 Jahren an den Akkumulations- und Beschleunigungsprozessen des Kapitals aufgezeigt hat, in dessen Bewegung die gesellschaftlichen Subjekte ihr eigenes Tun nicht wiedererkennen. Ebenso ist es die entfremdete und verdinglichte Zeit, die in der Melancholie auf den Menschen von außen her zurückfällt.

Der Depressive zeigt uns stellvertretend, dass wir als Individuen ebenso wie als Gesellschaft vor der Aufgabe stehen, die Zeit, der wir uns selbst zum Feind gemacht haben, immer wieder anzueignen und sie uns zum Freund zu machen.

Rausch und Sucht als konstitutive Merkmale der postmodernen Gesellschaft

Über Freiheit und Rauschtrinken

MARTIN REKER

»Alkohol war die Muttermilch unserer Zivilisation«, so titelt im August 1998 B. Vallee im *Spektrum der Wissenschaft.* Auch Trinklieder wie »Schnaps, das war sein letztes Wort ...« erwecken ja ganz den Eindruck, als ob das Trinken von Alkohol dazu angetan ist, einem allzu trockenen Leben etwas entgegenzuhalten. Gleichzeitig kommen amerikanische Studien zu dem Ergebnis, dass heute rund 25 Prozent aller Todesfälle im mittelbaren oder unmittelbaren Zusammenhang mit Suchtmittelkonsum stehen (McGinnes/Foege 1993). Ein eigentümliches Spannungsfeld tut sich hier auf – zwischen Ausgelassenheit und Heiterkeit im Rausch auf der einen Seite und Krankheit und frühzeitigem Tod auf der anderen.

Aber wie verbinden sich Alkoholrausch und Trunksucht als Krankheit? Anders als die »üblichen« Krankheiten erscheint die Alkoholkrankheit nicht als eine zu tragende »Pflicht« menschlichen Seins. Als sich der Mensch mit der Welt vertraut gemacht hatte, muss er die Wahl gehabt haben, ob Alkohol Bestandteil menschlicher Existenz werden soll oder nicht. Hier scheint der Mensch nicht »geworfen« (Heidegger) zu sein, er hat gewählt. Oder nicht?

Wenn man sich heutige Krankenstatistiken anschaut, haben Suchterkrankungen einen kaum zu überschätzenden Stellenwert. Aktuelle Erhebungen gehen davon aus, dass 3 Prozent der erwachsenen deutschen Bevölkerung alkoholabhängig sind und weitere 5 Prozent einen Alkoholabusus betreiben (Kraus/Bauernfeind 1998). Damit dürfen also 8 Prozent der deutschen Bevölkerung im Hinblick auf ihren Alkoholkonsum als behandlungsbedürftig gelten! Insofern ist Alkoholismus zu einem prägenden Merkmal menschlichen Daseins in unserer Zeit geworden. Was sagt uns das über den Menschen von heute? Wie hat sich diese Entwicklung vollzogen? Und: Kann Trunksucht Sinn stiften?

Der Siegeszug des Alkohols

Der Alkoholrausch ist älter als der Mensch. Mit einem gewissen inneren Vergnügen wird immer mal wieder davon berichtet, dass seit alter Zeit Elefanten die Stellen zu finden wissen, an denen gärendes Obst sich sammelt, dessen Genuss die findigen Tiere in einen Rauschzustand versetzt, den auch die Elefanten schätzen (Siegel 1982). Der Mensch dürfte also den Alkohol ebenfalls nicht er-funden, sondern ge-funden haben.

Das geschah allerdings auch schon in weit vorchristlicher Zeit. Bei den Ägyptern, bei den alten Griechen und anderen ist der Genuss von alkoholischen Getränken dokumentiert, allerdings nur von Bier und Wein. Die natürliche alkoholische Gärung erlaubt lediglich einen Alkoholgehalt der Getränke von maximal 14 bis 15 Vol.-Prozent. Erst die von den Arabern erfundene und etwa im 11./12. Jahrhundert in Europa bekannt gewordene Destillation gestattete die Produktion hochprozentigen Alkohols, zum Beispiel von Branntwein und Gin.

Bis ins Mittelalter hinein waren alkoholhaltige Getränke, insbesondere Bier und Wein, im Wesentlichen ein Nahrungs- und Alltagsgenussmittel. Dabei waren Rauschzustände im Zusammenhang mit Alkoholkonsum natürlich bekannt, wurden aber kaum als Problem erlebt (Legnaro 1982). Zudem war die Verfügbarkeit von Alkohol begrenzt und kontinuierliches abhängiges Trinken kaum möglich. Hochprozentiger Alkohol wurde im Mittelalter vorrangig als Medizin und Lösungsmittel eingesetzt. Die sich ab dem 13. Jahrhundert in Westeuropa verbreitende Kenntnis von der Destillation blieb zunächst in den Händen von Klöstern und Apotheken (Austin 1987). Erst Ende des 15. Jahrhunderts wurde der regelmäßige Konsum hochprozentiger alkoholischer Getränke im Europa gebräuchlich. Luthers »Predigt von Nüchternheit und Mäßigkeit wider Völlerei und Trunkenheit« aus dem Jahr 1542 legt Zeugnis davon ab, welche sozialen Probleme sich für die frühneuzeitliche Gesellschaft daraus ergaben (WA 47 XXI 757–711).

Spätestens seit dem 16. Jahrhundert wurde der übermäßige Konsum von Alkohol in Europa als gesellschaftliches Problem wahrgenommen, allerdings in erster Linie als ein moralisches Problem. Die in ihrer Zeit viel beachtete englische Darstellung von der »beer street« und der »gin lane« verdeutlicht zudem, dass der entstehende soziale Schaden primär dem hochprozentigen Alkohol zugerechnet wurde, während Bier – selbst im Vergleich zu so gefährdenden Substanzen wie Kaffee oder anderen rauschhaften Genüssen – als ganz harmlos angesehen wurde – übrigens lässt sich eine ähnliche Bewertung von Bier und Schnaps auch bei osteuropäischen

Migranten beobachten. Die Idee, übermäßigen Alkoholkonsum als Krankheit zu verstehen, kam erst an der Wende zum 19. Jahrhundert auf (Rush 1772/1810; Brühl-Cramer 1821). Im 19. Jahrhundert entwickelten sich in der westlichen Welt zwei unterschiedliche Haltungen, nämlich die Mäßigungs- und die Abstinenzbewegung, allerdings mit dem gemeinsamen Ziel, das Alkoholproblem in den Griff zu bekommen.

Anfang des 19. Jahrhunderts war es regional noch üblich, den Arbeitern ihren Lohn in alkoholischer Währung auszuzahlen. Gleichzeitig wuchs die Erkenntnis, dass Animation zu fortwährendem Alkoholkonsum die Leistungsbereitschaft und -fähigkeit senkt und zu einer Reihe von sozialen Problemen führt. So fanden sich staats- und industrienahe sozialreformerische Kräfte verschiedener Parteien zusammen, um die sozialen Folgen des Alkoholkonsums insbesondere auf die Arbeiterklasse besser in den Griff zu bekommen (Spode 2000), und organisierten sich 1883 im *Deutschen Verein gegen den Mißbrauch geistiger Getränke e. V.*

Die Mäßigkeitsbewegung war der Überzeugung, dass Alkohol nicht an sich von Übel sei, sondern nur der übermäßige Konsum. Insofern war es Ziel dieser Bewegung, sich mit den betroffenen Personen auseinander zu setzen und Mäßigung zu üben.

Die Abstinenzbewegung hingegen war der Überzeugung, dass das Problem nicht beim einzelnen alkoholischen Menschen lag, sondern in der verführerischen Substanz des Alkohols. Aus ihrer Sicht konnte kein Individuum einschätzen, ob sich aus einem zunächst gesteuerten ein später ungesteuerter Konsum entwickeln würde. Insofern war es die einzige Konsequenz, den Alkohol grundsätzlich aus allen gesellschaftlichen Zusammenhängen zu verbannen (Levien 1982). Ende des 19. Jahrhunderts gründeten sich in Deutschland verschiedene Abstinenzvereine: 1889 die Großloge Deutschlands des Guttempler-Ordens, 1890 das Nationale Hauptquartier der Heilsarmee, 1892 der Deutsche Hauptverein des (protestantischen) Blauen Kreuzes und 1896 der (katholische) Kreuzbund.

Nach Jahrzehnten der Hilflosigkeit gegenüber dem Alkoholproblem entstand der Eindruck, dass die Abstinenztherapie letztlich die einzige Maßnahme war, die wirklich anhaltenden Erfolg versprach. Insofern setzte sich in den folgenden Jahrzehnten die Abstinenzbewegung vielerorts durch. Erst in jüngerer Zeit wurde die Tradition der Mäßigkeitsvereine wieder aufgegriffen, allerdings unter anderen Vorzeichen: Die Ermutigung zum Erlernen »kontrollierten Trinkens«, zuletzt oft mit dem Namen J. Körkel verbunden, ist für die abstinenzorientierte traditionelle Suchtkrankenhilfe eine Provokation. Für die Vertreter des kontrollierten Trinkens ist sie Teil einer Strategie, die aus rigiden Zwängen befreien und zu autonomer Lebensgestaltung aufrufen will. Wie lässt sich diese ständig wechselnde Haltung zum Alkohol verstehen?

Was bedeutet Alkohol dem Menschen?

Bei der Deutung jugendlichen Alkoholkonsums gilt heute ein Gedanke als besonders bedeutsam: Durch Alkohol nähmen sich Jugendliche den Freiraum der Erwachsenenrolle, die ihnen von der Erwachsenenwelt sonst noch nicht zugesprochen wird. Jugendliche befreien sich damit aus der als einengend empfundenen Rolle des bevormundeten Kindes (Silberreisen 1999). Später trinken Männer, um den Mut zu finden, soziale Situationen besser zu meistern. Am Stammtisch erleichtert Alkohol, in Parolen offen die inneren Haltungen zu formulieren, die außerhalb dieses »Settings« als platt und anrüchig angesehen würden. Auf dem Fußballplatz lassen alkoholisierte Fans ihren Emotionen freien Lauf und nutzen den Rahmen als selbst gewähltes Irrenhaus. Alkoholeinfluss lässt die kontrollierte Distanz zwischen den Geschlechtern verschwinden und erleichtert den ungeschützten Kontakt. Alkohol sprengt die gesellschaftlich aufgestellten Schranken und erlaubt dem domestizierten Menschen einen Freilauf der Affekte, der außerhalb des Alkoholrausches kaum zu tolerieren wäre. 15 Prozent der Verkehrsunfälle mit Personenschaden (Haas u. a. 1999), 25 bis 35 Prozent aller Gewaltdelikte werden unter Alkoholeinfluss begangen (Soyka 1995; Athanasiadis 1999).

Wie war das vor 100 Jahren? N. Elias (1985) beschreibt in seinem Buch über die Entstehung der Zivilisation, dass Menschen vor 1000 Jahren ungehemmt »pupsen« und »rülpsen«, ungehemmt prügeln und schlagen konnten – und ungehemmt »saufen«, ohne gesellschaftlich geächtet oder sanktioniert zu werden. Die Menschen waren grausam und leidensfähig. Das Individuum galt wenig. Es wurde viel und früh gestorben. Das Leben im Stamm und in der Gemeinschaft prägte das Selbsterleben.

N. Elias beschreibt, wie im Prozess der gesellschaftlich erforderlichen Aufgabenteilung im wirtschaftlichen Wandel jeder Mann und jede Frau eine Rolle zugewiesen bekam, die ausgefüllt werden musste. Die Reformation hat im Beginn dieses Prozesses bedeutsame Impulse gegeben. Den Menschen der frühen Neuzeit machte dies notwendigerweise zunehmend unfrei. Er musste sich einfügen. Als Marx und Engels im 19. Jahrhundert von der Entfremdung von der Arbeit sprachen, war ein Punkt erreicht, an dem der Mensch zum geleiteten Objekt wirtschaftlicher Produktionsprozesse geworden war.

Zu Beginn des 19. Jahrhunderts wurde kontinuierlicher Alkoholkonsum auch erstmals als »Krankheit« definiert und damit normativ als »Krankheit des Willens« außerhalb der Gesellschaft gestellt. Dabei wurde den Alkoholkonsumenten zugute gehalten, sie wollten eigentlich das Trinken aufgeben, können aber ihrem Willen nicht folgen. Dabei galt es als selbstverständlich, dass jeder das Trinken aufgeben *wollte*, das doch im gesellschaftlichen Rahmen mit so viel Problemen belastet ist (Brühl-Cramer 1821). Vor allem die Medizin der Romantik wollte das so nicht sehen müssen: Für sie war fortgesetzter rauschhafter Alkoholkonsum Sünde, ein moralisches Laster, für das der sündigende Mensch selbst verantwortlich war. Aus dieser Verantwortung vor Gott durfte der Betroffene nicht durch einen verschleiernden Krankheitsbegriff entlassen werden (Heinroth 1825).

Verschiedene Untersuchungen zeigen heute, dass viele abhängige Suchtmittelkonsumenten – Krankheit hin oder her – ihren Konsum tatsächlich gar nicht aufgeben, sondern allenfalls kontrollieren und steuern wollen (Orford 1991). Liegt dann also die Krankheit des Willens darin, dass die Betroffenen einfach nur etwas Falsches wollen?! Betrachtet man die Formulierung des Krankheitsbegriffes im Zusammenhang mit unkontrolliertem Alkoholkonsum vor dem Hintergrund des von N. Elias formulierten Zivilisationsbegriffes, der dem Menschen in wachsendem Umfang Vorgaben für alle Lebensbereiche gemacht hat, dann sind Alkoholiker nicht einfach nur »Abhängige«, »Gefangene ihrer Sucht«, sondern fast so etwas wie Revolutionäre, die über den Alkoholkonsum die normativen Fesseln der Gesellschaft abwerfen und eigentlich nur ein kleines Stück Freiheit durchsetzen: Freiheit gegen den normativen Druck der zivilisierten Gesellschaft.

Alkoholkonsum als Freiheit

Der ungezügelte Alkoholkonsum des in der zivilisierten Gesellschaft domestizierten Menschen ist eigentlich ein Stück Freiheit. Der Zivilisationsprozess hat aber nicht nur die Gesellschaft in ihrer Struktur verändert. Sie hat auch das Verhältnis des Einzelnen zur Welt einerseits und zur Transzendenz andererseits geprägt. Die Zivilisation hat über die von Elias beschriebene Normierung menschlicher Lebensweise zu einer Individualisierung, Institutionalisierung und Standardisierung von Lebenslagen und Biografienmustern geführt. Obgleich der moderne Mensch normativ sehr viel stärker eingebunden ist, stehen auf der subjektiven Ebene die Herauslösung aus historisch vorgegebenen Sozialformen und -bindungen sowie der Verlust von traditionellen Sicherheiten im Vordergrund.

U. Beck hat diesen Prozess in seinem Buch aus dem Jahre 1986 *Risikogesellschaft: Auf dem Weg in eine andere Moderne* sehr anschaulich beschrieben. Er verweist darauf, dass der Übergang von der Klassengesellschaft zu dem, was er Risikogesellschaft nennt, die Qualität von Gemeinsamkeit verändert habe. Während die Klassengesellschaft dem Ideal der Gleichheit entgegengestrebt habe, suche die Risikogesellschaft nach Sicherheit. Beck fasst die Entwicklung etwas plakativ so zusammen: Während die treibende Kraft der Klassengesellschaft sich unter dem Satz zusammenfassen lasse: »Ich habe Hunger!«, komme die Bewegung, die mit der Risikogesellschaft in Gang gesetzt werde, in der Aussage zum Ausdruck: »Ich habe Angst!«

Diese Ängstigung betrifft den modernen Menschen in einer Situation, die P. Sloterdijk (1993, S. 137) als »metaphysische Obdachlosigkeit« bezeichnet hat. Das »Verstummen der Götter« kennzeichne den Prozess gesellschaftlicher Modernisierung. Das Recht auf Selbstbestimmung wird nur für den Selbstbewussten zum Aufbruch in die Freiheit. Allen anderen »Obdachlosen« wird die Freiheit eine täglich zu bewältigende Herausforderung, oft auch Überforderung. In diesem Alltag geht es um so banale wie anstrengende Dinge wie Sauberkeit, Termine einhalten, freundlich sein, beständig sein, wach, präsent und aufmerksam sein, den Tag planen, die Woche einteilen, nicht zu viel und nicht zu wenig essen, Konflikte bewältigen, leistungsbereit sein, jung sein, offen und authentisch sein, weiterleben wollen. Weiterleben wollen – das Leben selbst ist in der modernen Gesellschaft nicht nur ein Recht, sondern eine Pflicht.

Die Ausführungen verdeutlichen, dass dieser modernen Seinsweise ein Zumutungscharakter innewohnt, der im Einzelnen das Bedürfnis wecken mag, einmal »nicht sein« zu dürfen. P. Sloterdijk hat in seinem Buch *Weltfremdheit* (1993) versucht, das Phänomen Sucht vor diesem Hintergrund zu verstehen. Er interpretiert Rauschmittelkonsum eindrücklich als »eine individualisierte, das heißt vom Mit-Wissen der Kulturmitglieder abgespaltene Revolte gegen die Zumutung des Daseins«. Durch entritualisierten Privatgebrauch der Drogen bahnten sich die Subjekte sozusagen wilde Rückwege in die Inexistenz. Sloterdijk verweist mit diesem Gedankengang zu Recht darauf, dass es eine Reihe chronisch Süchtiger gibt, die zu glauben scheinen, ausdrücklich ein Recht auf solche Ausflüge zu haben, als »wären sie in einem Winkel ihres Bewusstseins von der Überzeugung durchdrungen, dass sie zu souverän sind, um sich die Plumpheit des Daseins zumuten lassen zu müssen«. P. Sloterdijk spricht in der Terminologie ihm bekannter Drogentherapeuten von einer »Koketterie der Unheilbarkeit«.

Der Alkoholiker – ein Deserteur?

»Ein Deserteur, der sich unerlaubt von der Realitätstruppe entfernt«, so betrachte diese Gesellschaft einen Süchtigen, meint Sloterdijk. »Wenn er nicht will, kann man ihm nicht helfen!«, so meinen es viele Kolleginnen und Kollegen. Sloterdijk selbst kommentiert: »Die Droge bezieht ihre Macht, die Psyche zu überwältigen, nicht aus ihren chemischen Wirkungen allein. Der Wiederholungszwang, der das süchtige Nervensystem kommandiert, kann nur übermächtig werden in dem Maß, wie sich die Droge einem Unwillen zu sein unentbehrlich werden konnte.« Zur Herrin der Seele werde die Droge nur als private und heimliche Dienerin der Nichtseins-Tendenz.

Aus dieser ontologischen Deutungsweise verwundert es wenig, dass ausdrücklich christliche, im Speziellen auch anthroposophische Hilfeangebote, die dem Obdachlosen Heimat offerieren, zum Teil mit eindrücklichen »Erfolgen«, um in der gesellschaftlich-therapeutischen Terminologie zu bleiben, gerade bei Schwerstabhängigen aufwarten können. Unter den Therapeuten werden diese Therapien – »Religion statt Suchtmittel« – mit großer Skepsis betrachtet. Die Patienten gerieten eher – »Opium fürs Volk« – von einer Abhängigkeit in eine andere. Die Therapeuten als Vertreter der gesellschaftlichen Realitätsdefinition verlangen das autonome Subjekt, das sich von transzendenten Bedürfnissen frei gemacht hat – und stellen damit gleichzeitig eine Verbindung her zwischen den Bedürfnissen des Rauschmittelkonsumenten nach Transzendenz und der Funktion der Substanz als Substitut in einer Welt, in der die Götter verstummt sind.

An dieser Stelle scheint es angemessen, Alkohol als Suchtmittel von anderen Substanzen abzugrenzen. Alkohol ist als Medium zur Transzendenz weitgehend ungeeignet und insofern von anderen Rauschmitteln wie Opiaten, Halluzinogenen oder Cannabis zu unterscheiden, die in ritualisierter Form in vielen Kulturen Anwendung gefunden haben. Transzendente Erfahrungen vermittelt Alkohol in aller Regel nicht. So verwundert es nicht, dass übermäßiger Alkoholkonsum gerade in streng christlichen Gemeinschaften als Sünde betrachtet wird und zu Stigmatisierung und Ausgrenzung führt. Der Ausschluss alkoholabhängiger Migranten aus Osteuropa aus den mennonitischen Gemeinden im Einwanderungsland Deutschland ist ein Beispiel dafür.

Wenn auch Alkohol als Rauschmittel untauglich ist, im Rausch transzendente Erfahrungen zu vermitteln, so führt doch gerade exzessives Trinken in Zustände der passageren Nicht-Existenz von existenziellem Charakter, wovon schon P. Sloterdijk gesprochen hatte. Zu bedenken ist zudem der erheblich selbstschädigende Charakter ausgeprägten Alkoholkonsums, über den sich das Thema Tod im Suchtmittelkonsum gleichfalls thematisiert (Möhl 1993). Bezogen auf die Beziehungsgestaltung zwischen Therapeut und Rauschmittelkonsument wird hier für einen Moment der Zumutungscharakter deutlich, den das Leben für Einzelne bedeutet. Indem der Therapeut sich diese Sichtweise nachvollziehbar macht, entsteht die Solidarität mit diesen Menschen, häufig am Rande der Gesellschaft, die für die Arbeit zum Thema Alkoholismus grundlegend ist (siehe auch den Beitrag von K. Dörner in diesem Buch).

Aus anthropologischer Sicht folgt aus diesem Denken das Verständnis für die dem Betroffenen gestellte Lebensaufgabe. Wird diese Lebensaufgabe in christlicher Tradition als göttlich gestellt erachtet, muss der Betroffene, der die Lösung dieser Aufgabe verweigert, tatsächlich wie ein Deserteur angesehen werden. In dieser Denktradition ist die Flucht in die temporäre Inexistenz so zu verachten wie der Suizid: von der Kirche verbannt an den Rand des Friedhofs, ohne christliche Beerdigung, ohne Zugangsberechtigung ins Himmelreich. Der ungezügelte Alkoholkonsum ist in einer säkularisierten Welt voller Anforderungen und Gefahren ein Ort der Zuflucht, des Nicht-sein-Dürfens.

Alkoholkonsum als Zuflucht

Der ungezügelte Alkoholkonsum ist in der modernen Risikogesellschaft, in der »die Stimmen der Götter verstummt sind«, ein Ort der Zuflucht, des temporären »Nicht-sein-Dürfens«, und wird damit zur Lebensgrundlage für all die von der gesellschaftlich definierten Freiheit überanstrengten Menschen. Dieser Aspekt zeigt sich sehr deutlich, wenn man den modernen Menschen als eigenverantwortlichen Konsumenten betrachtet. In dem Individualisierungsprozess ist der einzelne Konsument Tag für Tag persönlich gefordert, sein zuvor erwirtschaftetes Geld einzuteilen, preisbewusst einzukaufen und sich von den Fallstricken und Verführungen der Konsumgesellschaft nicht aus der Balance bringen zu lassen. Die Marktwirtschaft lebt von dieser Eigenverantwortlichkeit. Im Alkoholismus – wie die bestehenden Klassifikationssysteme ihn definieren – geht die eigenverantwortliche Steuerung des Konsums verloren. Der betroffene Mensch ist dadurch einem erheblichen Entwertungsprozess ausgeliefert, weil er mit diesem Steuerungsverlust die Basiskompetenz im wirtschaftlichen Gefüge eingebüßt hat.

Die gesellschaftlichen Rahmenbedingungen basieren darauf, dass die Teilhaber am Wirtschaftsprozess sich den »Spielregeln« gewachsen fühlen.

Die Verfügungsgewalt über eigene Finanzmittel ist zu einem Definitionskriterium von Freiheit in unserer Gesellschaft geworden. Konsequent fordert die professionelle Suchtkrankenhilfe in zunehmendem Maße, Suchtmittelkonsum nicht zu verteufeln, sondern insbesondere Jugendliche als werdende Teilhaber der Konsumgesellschaft an einen gesteuerten Umgang auch mit Suchtmitteln schrittweise und eigenverantwortlich heranzuführen. Suchtkranke Menschen können mit der Zeit an diesem Prozess nicht mehr eigenverantwortlich teilnehmen, sodass zumindest für sie das Gesellschaftssystem seine Tragfähigkeit verliert. Marktwirtschaft lebt also davon, den Menschen als Verbraucher schrittweise in seine Rolle einzuführen, ihn zum Konsum anzuregen und gleichzeitig zu verhindern, dass ein ungesteuerter Konsum zu Störungen führt.

Der Feldzug der Therapeuten

Das in höchst manipulativer Weise auf Konsum und Wachstum ausgerichtete marktwirtschaftliche System stigmatisiert den Süchtigen als Versager. In der Sozialgesetzgebung kommt diese darin zum Ausdruck, dass die Trunksucht seit 1968 als Krankheit anerkannt ist.

Inzwischen sterben 25 Prozent aller Menschen mittelbar oder unmittelbar an Folgen von Suchtmittelkonsum:
- vom Tabakkonsum: 19 Prozent,
- vom Alkoholkonsum: 5 Prozent,
- von illegalen Drogen: 1 Prozent.

Viele weitere Todesfälle sind auf ernährungsbedingte Zivilisationserkrankungen zurückzuführen, insbesondere Übergewicht, Herz- und Gefäßerkrankungen, Stoffwechselerkrankungen wie Diabetes u. v. m. Diese Zusammenstellung verdeutlicht, dass viele Teilhaber der individualisierten postindustrialisierten Gesellschaft der gewonnenen Freiheit Tribut zollen, nicht nur die gesellschaftlich stigmatisierten Trunksüchtigen.

Wenn aber Süchtigkeit ein Strukturmerkmal unserer Wirtschaftsform ist, wenn Süchtigkeit sich als ein säkularisiertes, letztlich entseeltes Relikt einer von Transzendenz entwöhnten Gesellschaft betrachten lässt, wenn Süchtigkeit die Antithese einer sich unaufhaltsam normierenden, standardisierenden Gesellschaft ist, wenn sich Süchtigkeit für die zivilisierte domestizierte Gesellschaft als ein Stück revolutionäre Freiheit begreifen lässt, dann greift die zunehmende Medizinisierung der (Trunk-)Sucht sicher zu kurz.

Die weitgehende Delegation der Sucht-Problematik in Arztpraxen und Krankenhäuser wirkt dem notwendigen gesellschaftlichen Verstehensprozess des Themas Sucht sicher entgegen und lässt sich als kollektiver Widerstand gegen ein Problemfeld deuten, das für unsere gesamtgesellschaftliche Entwicklung vielleicht so bedeutsam geworden ist wie Umweltschutz und bewusste Ernährung. Als Einstieg in diesen Verstehensprozess möchte ich zum Ende die unterschiedlichen Erlebnisweisen ungesteuerten Suchtverhaltens noch einmal gegenüberstellen:

Was bedeutet für den Süchtigen Freiheit? Süchtiges Trinken verschafft die Freiheit:

- die eigenen Affekte im Rausch frei ausleben zu können,
- in der eigenen Lebensgestaltung nicht auf andere Rücksicht nehmen zu müssen,
- sich nicht durch Vorgaben aus Arbeitsprozessen reglementieren zu lassen,
- sich vom Gedanken an Geld und Vermögen unabhängiger zu machen,
- die Verbindlichkeiten und Verpflichtungen einer eigenen Wohnung ggf. aufgeben zu können,
- sich die Freiheit zu nehmen, das Leben rauschhaft und ohne Rücksicht auf eigene Begrenztheiten auszuleben – zumindest bis es sich selbst limitiert.

In Therapieprozessen wird sehr viel Aufwand betrieben, um trunksüchtigen Menschen, die für sich kein Problem sehen, dazu zu »motivieren«, die gesamtgesellschaftliche Sichtweise zu übernehmen. Sie sollen zunächst ihr Trinkverhalten ändern, um dann auch ihr Sozialverhalten zu verändern und sich in das bestehende Regelwerk einzufügen.

Wenn trunksüchtige Menschen das nicht wollen, ziehen sie sehr viel Ärger auf sich. Es gelingt selten, die Entscheidung des Süchtigen für sein süchtiges Trinken – ein Widerspruch in sich? – zu akzeptieren. Vielmehr wird der trunksüchtige Patient entweder diszipliniert oder über das Betreuungsrecht entmündigt. In jedem Fall gilt die Person als krank, verbunden mit der Bewertung, dass die Entscheidung zum unkontrollierten Trinken eben nicht als eine Entscheidung für die eigene Freiheit, sondern als Ausdruck der offensichtlichen Unfreiheit (»Krankheit des Willens«) zu betrachten ist. Der oben genannte Widerspruch – die eigentlich unnötige *Entscheidung* des Süchtigen zum Konsum – wird dadurch aufgehoben.

Was macht diese Diskussion so schwierig? Die zivilisierte, individualisierte Gesellschaft hat uns allen, rechtlich verbrieft, ein Recht auf Krankheit gegeben. Warum darf nicht jeder für sich entscheiden, ob er trunksüchtig sein will oder nicht?

Wen bedroht der Alkoholkonsum?

Es gibt eine Reihe von Hinweisen darauf, dass gerade die tragenden Strukturen unserer Gesellschaft in den stoffgebundenen Süchten und im rezidivierenden Rauschzustand eine massive Bedrohung des Systems erleben.

Überall, wo die Gesellschaft ihre Mitglieder in Aufgaben mit hohem Verbindlichkeitsgrad einbindet, sind Räusche und Trunksucht strengstens untersagt, also zum Beispiel in der Schule, bei der Arbeit in Institutionen, insbesondere Ordnungsbehörden etc. Stattdessen werden gesellschaftliche Orte und Zeiten definiert, die rauschhaftes Trinken gestatten, wie das Oktoberfest oder der Karneval. Ort und Zeitraum sind genau definiert. Auf diese Weise ist es gelungen, den Umgang mit Alkohol zu domestizieren (Kriener/Saller 2000).

Für den Umgang mit anderen Suchtstoffen, etwa Heroin, ist das bislang kaum gelungen, wird jetzt aber doch in der Schweiz mit hohem Regelungsbedarf praktiziert. Freizügige Feste allerdings – analog dem Oktoberfest – mit harten Drogen gelten auch weiterhin per definitionem als unmöglich. Es wird die Überzeugung vertreten, wer einmal Heroin konsumiert habe, werde in jedem Fall süchtig. Illegale Drogen sind umgeben von einem Schleier des Mystischen und Geheimnisvollen, des unwiderstehlich Sirenenhaften und rücksichtslos Destruktiven und Gefährlichen. Der Heroinentzug gilt der Öffentlichkeit als quälende, kaum zu ertragende Tortur, als scheinbar unentrinnbare Verfallenheit. Viele dieser Annahmen sind irreal, werden von den Vertretern dieser Theorie auch gar nicht überprüft und bedienen ein Klischee, das den Konsum von rauschinduzierenden Drogen so stigmatisiert, dass der Konsum dieser Substanzen quasi zum Ausschluss aus den bestehenden sozialen Zusammenhängen führt. Die meisten Konsumenten illegaler Drogen landen über kurz oder lang im Gefängnis.

Dieses gesellschaftlich mit umfangreichen professionellen Ressourcen ausgestattete therapeutische System reagiert in hohem Maße allergisch darauf, wenn sich ungezügelt alkoholkranke Menschen nicht diesem System unterordnen, »uneinsichtig« und »nicht compliant« sind. Über Jahrzehnte hinweg wurde ihnen ein unaufhaltsamer Niedergang zugeschrieben, der in der Gosse enden werde und der schließlich zum Untergang oder zur Umkehr führen werde. Alkoholkranken Menschen, die sich nicht behandeln lassen wollten, wurde mit einem Ausmaß an aggressiver Restriktion begegnet, die innerhalb der Medizin ihresgleichen sucht. Es gibt kein anderes Krankheitsbild, dem mit ähnlichen Gegenübertragungen begegnet wird (Kriener/Saller 2000). Wenn Diabetiker im Übermaß Süßigkeiten essen, verunglückte Motorradfahrer nach einer Restitution wieder aufs Motorrad steigen, wenn Menschen mit Bandscheibenschäden im Garten arbeiten und schwer erkältete und damit infektiöse Kollegen am Arbeitsplatz auftauchen, löst das nicht annähernd so viel Affekte aus wie Alkoholiker ohne Behandlungswunsch. Warum kann man Alkoholiker, die weiter Alkohol trinken wollen, nicht einfach weitertrinken lassen? Warum drängen wir vielen dieser Alkoholkonsumenten einen Krankheitsbegriff auf, in dem sich viele von ihnen gar nicht wiederfinden?

Das medizinische Krankheitsmodell der Alkoholabhängigkeit beinhaltet eine unzulässige Verkürzung des Phänomens Sucht. Gleichzeitig markiert es eine Zeitepoche, die von Individualisierung, Säkularisierung, Rationalisierung, aber auch Angst vor Kontrollverlust gekennzeichnet ist. Alkohol als Fahrkarte für gesteuerten Kontrollverlust, als Definitionsraum sozial desintegrierter Personengruppen, als Betäubungsmittel und als Initiationsmittel junger Menschen, die Anteil haben wollen an der Erwachsenenwelt, bleibt in diesem Modell unberücksichtigt.

Trunksucht bedeutet nicht nur Gefangenschaft und Zwang, sondern auch Freiheit, Trunksucht ist nicht nur Krankheit, sondern auch individualisierter Lebensstil, Trunksucht ist nicht nur ein häufig auftretendes individuelles Problem, sondern ein Anknüpfungspunkt, die Zeit zu verstehen, in der wir leben.

In unserer Zeit wird in zunehmendem Maße – man mag dazu stehen, wie man will – dem Recht auf den eigenen Tod und dem Recht auf ein temporäres Nicht-da-sein-Dürfen, dem so genannten »Recht auf Rausch«, ein eigener Platz eingeräumt. Eine gewagte These?

Anthropologische Dimensionen des Borderline-Syndroms

Entwicklungsaufgaben von Borderline-Patienten

EWALD RAHN

Borderline-Störung und Gesellschaft

Nimmt man die Zahl der Internet-Foren zum Thema Borderline als Maßstab, dann ist das öffentliche Interesse an diesem Thema enorm gewachsen. Abgesehen von einem gewissen Reiz, sich durch die Betrachtung des Leids anderer selbst zu bestätigen, geraten Phänomene seelischen Krankseins dann in den Blick, wenn es vermeintlich oder tatsächlich Analogien zwischen Aspekten des Krankseins und gesellschaftlichen Entwicklungen gibt. Auf diese Art und Weise wurde bereits das Zeitalter der Depression eingeläutet oder verhalten sich Aufsichtsräte »schizophren« (FINZEN 1996). Seelische Erkrankungen werden auf diese Weise zu Symbolen gesellschaftlicher Prozesse und Konflikte. In der Folge werden seelisch Kranke oft genug zu Opfern, weil in der Regel die negativen Aspekte eines Themas mit der seelischen Krankheit in Verbindung gebracht werden. So ist etwa das Schicksal vieler »Querulanten« in autoritären Gesellschaftsstrukturen nachzuvollziehen.

In einer Situation, in der eine Reihe von gesellschaftlichen Fundamenten, wie die Familie oder wie weltanschauliche Orientierungen, und berufliche Entwicklungen einem starken Wandel unterworfen zu sein scheinen, ist es nicht verwunderlich, dass gerade eine Erkrankung Beachtung findet, die durch eine schwierige Identitätsentwicklung, durch Wechselhaftigkeit und Verunsicherung gekennzeichnet ist. Die Metapher, sich »auf der Grenze« zu befinden, bedeutet dann so viel wie: vor einem Abgrund zu stehen. Der gesellschaftliche Wandel wird aber auch in einem postmodernen Sinne mit einer Erweiterung der Lebensmöglichkeiten in Verbindung gebracht, die den Menschen rat- und orientierungslos machen kann. Aspekte dieser Entwicklung finden unter anderem in der öffentlichen Diskussion über die *Multiple Persönlichkeit* ihren Ausdruck, die von vielen für eine Variante der Borderline-Persönlichkeitsstörung gehalten wird. Nicht zuletzt wird im gleichen gesellschaftlichen Kontext die mögliche Zunahme von Gewalt und Missbrauch diskutiert und die daraus resultierende Unterscheidung von Tätern und Opfern. Kein Wunder also, dass eine Krankheit in den Blick gerät, bei der Traumatisierung zu einem konstitutionellen Merkmal gehört.

Auffällig ist, dass bei einer derartigen Diskussion die Phänomene einer Krankheit in der Regel dramatisiert werden und damit den Charakter des Fremden und Monströsen bekommen. Auf diese Weise können Ängste projiziert und Sündenböcke gefunden werden. Aber auch ein gegenteiliger Effekt ist denkbar. Das Attribut »krank« kann auch zu einer scheinbaren Lösung von Konflikten beitragen und individuelle oder gesellschaftliche Spannungen reduzieren. Die Krankheit hat dann eine Art gesellschaftliche Funktion, mit der sich viele auf unterschiedliche Art und Weise (etwa als Patient oder Helfer) identifizieren. All dies ist quasi modischen Trends unterworfen. Das gilt sicherlich auch für das Interesse an der Borderline-Störung. So könnte ebenso das Thema »Mitmenschlichkeit« im Rahmen der dissozialen Persönlichkeitsstörung, das Thema »Gerechtigkeit« im Rahmen der paranoiden Persönlichkeitsstörung und das Thema »Aussteigen« im Rahmen der schizotypen Störung diskutiert werden.

Allerdings verbergen sich unter einer solchen Oberfläche oft strukturelle Aspekte. Seelische Erkrankung ist immer auch Ausdruck einer existenziellen Notlage eines Individuums, bei der Grenzen und Brüche in der menschlichen Natur im Kontext der jeweiligen Umwelt deutlich werden. Dieser Verweisungszusammenhang auf spezifische Fragen der menschlichen Existenz beunruhigt dabei sehr viel mehr als »das Fremde« in der Erscheinungsform einer seelischen Erkrankung. Welche allgemeinen Themen aber sind durch das Borderline-Syndrom angesprochen? Dieser Frage soll im Folgenden in dreierlei Hinsicht nachgegangen werden:

- Kennzeichnet das Borderline-Syndrom einen Wandel im grundsätzlichen Verständnis seelischen Krankseins,
- auf welche Aufgaben im Zusammenhang mit der Identitätsentwicklung weist das Borderline-Syndrom hin und
- welche Auswirkungen hat das Borderline-Syndrom auf die Beziehungsgestaltung, etwa zwischen Betroffenen und Helfern?

Borderline-Syndrom und Organisationsentwicklung der psychiatrischen Hilfe

Die Diskussion über das Konstrukt Borderline hat die jüngere Entwicklung der psychiatrischen Versorgung begleitet und teilweise geprägt. Insbesondere der Bedeutungswandel des Begriffs ist somit auch eine Geschichte über die Entwicklung der Psychiatrie in den letzten Jahrzehnten. Dabei ist die Stellung der Psychiatrie in der Gesellschaft ebenso tangiert wie die Haltung gegenüber seelischem Kranksein überhaupt.

Die Geschichte des Begriffs

Der Borderline-Begriff hat im Laufe der Zeit einen erheblichen Bedeutungswandel erfahren. Ursprünglich diente er der Beschreibung von Übergangsphänomenen zwischen den Konstrukten »Schizophrenie« und »Neurose«. Eine derartige Definition machte es möglich, die konzeptionellen Schwächen des nosologischen Krankheitsmodells wenigstens teilweise zu überdecken. Das Herausarbeiten einer eigenen Nosologie im Sinne einer *frühen Störung* gelang allerdings nicht wirklich, sodass insbesondere in der psychiatrischen Praxis ein wenig kohärentes Krankheitskonzept die Basis der Borderline-Diagnose bildete. Diesem Umstand war »zu verdanken«, dass die Diagnose oft inflationär und im Rahmen unterschiedlichster Problemstellungen in einem wenig objektiven Sinn Verwendung fand. Immerhin entwickelten sich in diesem Zusammenhang etwa im Rahmen der psychoanalytischen Bewegung viele Initiativen, die Psychose der *Psychotherapie* zugänglich zu machen. Es sind allerdings Zweifel angebracht, ob diese Versuche tatsächlich dazu geführt haben, die Hilfe für die betroffenen Menschen zu verbessern, zumal hiermit abermals der Versuch unternommen wurde, zwischen *guten* (weil der Psychotherapie zugänglich) und *schlechten* (weil endogenen) Psychosen zu unterscheiden.

Für die Entwicklung der Organisation Psychiatrie war diese Diskussion über das Konstrukt Borderline dagegen ein bedeutsamer Baustein bei der Integration psychotherapeutischer Techniken in die psychiatrische Versorgung. Nach anfänglicher Euphorie stellten sich jedoch erhebliche Schwierigkeiten bei der Anwendung psychotherapeutischer Techniken innerhalb der psychiatrischen Versorgungspraxis ein. Da Psychotherapie grundsätzlich *gut* ist, lag es nahe, den betroffenen Menschen für die Schwierigkeiten verantwortlich zu machen. Der Begriff Borderline wurde so zum Synonym für »den schwierigen Patienten«, der all seine destruktive Energie aufbringt, die psychiatrische Hilfe zu untergraben und zu zerstören. So liest sich mancher Text im Zusammenhang mit dem Borderline-Konstrukt wie eine Art Kampfansage. Wenn es etwa heißt: »Insofern müsste man genau genommen nicht vom Ende des humanistischen Denkens und Handelns sprechen, sondern davon, dass Menschen mit Borderline-Störungen noch weit davon entfernt sind, humanistisch denken und handeln zu können.« Oder: »... dass diese Menschen wegen fehlender Konsistenz, fehlender authochtoner Entwicklungsmöglichkeiten in ihren Persönlichkeiten kaum eine Chance haben, vom Menschbild der Humanistischen Psychologie erfasst zu werden«. So und ähnlich werden Menschen mit Borderline-Störungen weitgehende Defizite in ihrer Persönlichkeit attestiert.

Daraus werden entsprechende Mängel in der Beziehungsfähigkeit geschlossen, etwa in dieser Art: »Borderline-Patienten können gar nicht anders, als ihre Struktur- und Beziehungsdefizite in Beziehung zu anderen Menschen immer wieder zu inszenieren.« Es ist in diesem Kontext nicht verwunderlich, dass auf Grund dieser *Vor*urteilsbildung im Laufe der Zeit eine Reihe von historischen Figuren als Borderline-Kranke identifiziert wurden, denen in der Regel ein weitgehend negatives Image anhaftet, wie etwa Adolf Hitler.

Diese historisch gewachsenen Zugänge zum Borderline-Problem sind auch heute noch an vielen Stellen wirksam und begründen die Kritik, dass es sich bei dem Konstrukt Borderline-Erkrankung um ein unausgegorenes und damit verzichtbares Konzept handle. Es ist erstaunlich, dass sich die Borderline-Diagnose trotz dieser ungünstigen Voraussetzung etabliert hat. Dies hat verschiedene Gründe:

1. Die Entwicklung der psychiatrischen Versorgung führt dazu, dass sich die Probleme der betroffenen Menschen qualitativ verändern und damit vielfältiger werden. In Wechselwirkung dazu nehmen Menschen psychiatrische Hilfe in Anspruch, für die zuvor ein Kontakt zur Psychiatrie nicht infrage gekommen wäre. Dies macht die Entwicklung neuer Krankheitsmodelle und Diagnosen erforderlich.
2. Mittlerweile hat sich weitgehend ein Krankheitsmodell durchgesetzt, bei dem von einer mehrfaktoriellen Verursachung ausgegangen wird. Damit wird ein streng nosologisches Modell verlassen. Diese Sichtweise hat auch die Konzeption der Persönlichkeitsstörungen beeinflusst und machte eine neue Struktur bei der Systematik der Persönlichkeitsstörungen erforderlich. Durch die damit mögliche Überwindung des Psychopathie-Konzeptes war der Weg frei, eine Reihe von Phänomenen unter diesem Oberbegriff zusammenzufassen.
3. Menschen mit Verhaltensstörungen sind schon immer im psychiatrischen Versorgungssystem »gelandet«, ohne dass für sie angemessene Konzepte und Haltungen entwickelt wurden. Die zuvor beschriebenen

Veränderungen der Krankheitskonzeptionen machte es daher möglich, diesen Phänomenen zumindest einen Namen zu geben.

Auf dieser Basis konnte sich das gegenwärtig gültige Konzept entwickeln, das Borderline-Syndrom als Persönlichkeitsstörung zu definieren und relativ verbindliche diagnostische Kriterien zu vereinbaren. Immerhin ist damit erreicht worden, die Diagnose auf eine definierte Zielgruppe zu beschränken und damit eine Voraussetzung für die Entwicklung zielgerichteter therapeutischer Strategien zu schaffen. Allerdings weist das gegenwärtig gültige Konzept noch erhebliche Mängel auf und wahrscheinlich verbergen sich dahinter nach wie vor unterschiedliche Problemstellungen. Daher ist in der Zukunft eine weitere diagnostische Differenzierung zu erwarten, etwa in Richtung einer Unterscheidung zwischen traumatisierten und nichttraumatisierten Betroffenen. In diesem Sinne ist der Borderline-Begriff weiterhin »vorläufig« geblieben.

Zwischen Paternalismus und humanistischem Menschenbild

Die Erfahrungen mit der Konzeption einer Borderline-Störung sind in der Praxis eng mit den Veränderungen der Haltung gegenüber psychiatrischen Erkrankungen und mehr noch gegenüber dem psychisch Kranken selbst verbunden. Die Beschäftigung mit der Borderline-Störung hat somit auch eine ethische Dimension. Die Psychiatrie ist dabei zunächst mit einer vorwiegend paternalistischen Haltung gestartet. Aus dieser Perspektive wird die seelische Erkrankung als ein Irrweg betrachtet, aus dem der betroffene Mensch nicht mehr allein herausfindet. Deswegen braucht der psychisch Kranke Fürsorge und Leitung – notfalls auch gegen seinen Willen. Schließlich muss der Kranke aber auch vor sich selbst geschützt und gelegentlich muss sogar die Gesellschaft vor Gefahren bewahrt werden.

Auch heute noch ist an vielen Stellen die Grundhaltung gegenüber seelisch Erkrankten paternalistisch geprägt. Solche Elemente lassen sich bei der aktuellen Diskussion über psychisch kranke Straftäter finden wie auch in den Betrachtungen des *Compliance-Problems.* Ohnehin ist die ethische Beurteilung des Paternalismus in der Psychiatrie schwierig, weil sie eng an die Beschäftigung mit Verantwortung geknüpft ist. So kann die Ablehnung einer paternalistischen Haltung im psychiatrischen Alltag eine subtile Form der Verantwortungslosigkeit darstellen. Zweifellos hat aber der Paternalismus entscheidend zu Fehlentwicklungen in der psychiatrischen Versorgung beigetragen, insbesondere bei der Schaffung asymmetrischer Herrschaftsverhältnisse, die, wenn auch in subtilerer Form, auch heute noch an vielen Stellen fortbestehen und dazu beitragen, dass sich viele seelisch Kranke nach wie vor ausgeliefert und hilflos fühlen.

Das humanistische Menschenbild in der Psychiatrie war auf Grund dieser Entwicklung in Teilen als eine Art Gegenmodell zur paternalistischen Psychiatrie angelegt. Ausgangspunkt war der selbstbestimmte, seine Interessen wahrende Patient, mit einer eigenen subjektiven Haltung, dem mit Wertschätzung zu begegnen sei. Die psychiatrisch-psychotherapeutische Behandlung reicht aus dieser Perspektive genauso weit, wie es der Betroffene zulässt (informed consent). Bekanntlich waren mit dem humanistischen Menschenbild auch Regeln für die Beziehungsgestaltung verbunden. Der Therapeut hat in jedem Fall Verständnis aufzubringen, sollte bereit sein, sich in die subjektive Welt des Patienten einzufühlen, und hat eigene Gefühle und Ansprüche möglichst zurückzustellen. Kurz gesagt, der Therapeut hatte ein weitgehend guter Mensch zu sein. Das humanistische Menschenbild hat im Laufe der Geschichte ganze Generationen von Helfern geprägt und ist als Grundhaltung mittlerweile zu einer Art Gemeingut geworden. Auch heute sind so genannte Leitbilder, wie sie in vielen psychiatrischen Kliniken gerahmt an den Wänden hängen, von diesem Ansatz durchdrungen.

Das humanistische Menschenbild und die paternalistische Haltung wirken wie Gegensätze. In der psychiatrischen Praxis werden sie allerdings nur selten idealtypisch umgesetzt, sodass ihr durchaus etwas Inkonsequentes, gelegentlich sogar Verlogenes anhaftet. Auf diese Weise sind die Herrschaftsverhältnisse subtiler und manches Verständnis ist zur leeren Geste geworden.

Welches Schicksal nun erleiden in einem solchen Spannungsfeld Patientinnen und Patienten, bei deren Störung Widersprüchlichkeit ein zentrales Symptom darstellt? Zunächst ist zu erwarten, dass, angesichts der Analogie zur Symptomatik, Widersprüche deutlicher zu Tage treten und nicht mehr so leicht ignoriert werden können. Tatsächlich decken Borderline-Patienten durch ihr So-Sein in gelegentlich schmerzhafter Weise die Widersprüche im psychiatrischen Versorgungssystem und bei den psychiatrisch Tätigen auf. So entgleist der Umgang mit den Betroffenen mitunter in maßlose Gewalt (etwa in Form wochenlanger Fixierungen oder unangemessener Disziplinierung) oder fühlen sich »gute« Therapeuten gedemütigt und missverstanden. Die Reaktion auf diese Leistung der Borderline-Patienten kann abhängig vom grundsätzlichen Umgang mit Widersprüchen unterschiedlich ausfallen. Günstig ist, wenn die Aufdeckung von Widersprüchen als Entwicklungschance verstanden wird. Aber selbst dann kann der Umgang mit Borderline-Patienten als mühevoll und belastend empfunden werden.

Aber wie kann der Umgang mit Patienten gestaltet werden, die dem

Therapeuten in diesem Sinne Grenzen aufzeigen? In den letzten Jahren haben sich die therapeutischen Strategien zur Behandlung der Borderline-Störung stark ausdifferenziert und sicherlich auch professionalisiert. Zur Erkrankung passt, dass dabei unterschiedliche und im Kern sich widersprechende Krankheitsmodelle zu Grunde gelegt werden. So bevorzugen manche ein objektpsychologisches Modell der Störung, andere stellen eher die emotionale Instabilität in den Vordergrund. Fast unbemerkt haben diese verschiedenen Ansätze nebeneinander als Kriterien Einzug in die Diagnostik genommen. Erstaunlich ist, dass es bei dieser Unterschiedlichkeit ein großes Maß an Übereinstimmung bei der praktischen Gestaltung der Therapie gibt.

Diese Übereinstimmung beinhaltet in erster Linie die Bevorzugung einer *Verhandlungsethik* im Umgang mit Borderline-Patienten. Patient und Therapeut werden dabei aufgefordert, vor und während der Zusammenarbeit sorgfältig die Ziele, Bedingungen und Grenzen des gemeinsamen Handelns zu besprechen und auszuhandeln. Das Ergebnis einer solchen Verhandlung ist dabei die Aufteilung der Verantwortung für die gemeinsame Arbeit, wobei jeder vor allem zunächst die Verantwortung für sein eigenes Handeln übernimmt.

Die Konsequenzen eines solchen Ansatzes lassen sich am Beispiel des Umgangs mit selbstverletzendem Verhalten deutlich machen. Zunächst kann das selbstverletzende Verhalten als Selbstgefährdung aufgefasst werden, die es mit allen Mitteln zu verhindern gilt, bis hin zur Durchführung von Zwangsmaßnahmen. Da dem selbstverletzenden Verhalten von allen Seiten eine außerordentliche Aufmerksamkeit geschenkt wird, kann dieses Verhalten zum zentralen Element der therapeutischen Beziehung werden. Unter solchen Bedingungen ist sogar eine Zunahme des selbstverletztenden Verhaltens möglich. Selbstverletzendes Verhalten kann aber auch als therapiegefährdendes Verhalten verstanden werden oder sogar als Ausschlusskriterium für eine Therapie. Ambulant tätige Therapeuten argumentieren nicht selten damit, dass sie die Verantwortung für den Betroffenen unter solchen Bedingungen nicht übernehmen können. Eine *Verhandlungslösung* bei einer solchen Konstellation kann darin bestehen, dass der Therapeut sehr wohl die Verantwortung für die Behandlung, nicht jedoch jene für das selbstverletzende Verhalten übernimmt, die damit ausschließlich beim Betroffenen verbleibt.

Ein solches Verhandlungsergebnis kann insbesondere im stationär-psychiatrischen Bereich auf völliges Unverständnis stoßen und verunsichern, ist aber oft genug die einzige Möglichkeit, zu einer konstruktiven Zusammenarbeit zu gelangen.

Die Bedeutung der Unterschiede für die Entwicklung

Die Charakteristika der Borderline-Störung korrespondieren noch in einem weiteren Bereich mit den Entwicklungsaufgaben innerhalb der psychiatrisch psychotherapeutischen Versorgung. Ausgehend von den Ideen der *therapeutischen Gemeinschaft* hat sich in der Psychiatrie die Idee des *Teams* weitgehend durchgesetzt. Gemeint sind dabei nicht lediglich Regeln der Zusammenarbeit, sondern eine weiterreichende Form der gegenseitigen Unterstützung und Solidarität. Das Team vermittelt dadurch Sicherheit, Orientierung und Identität und auf diese Weise Übereinstimmung. Wird diese Übereinstimmung infrage gestellt, erfolgen fast reflexartig Manöver, um diese Übereinstimmung wiederherzustellen. Immerhin möchte man ja »an einem Strang ziehen«.

Das Team war sicherlich als Idee eine wichtige Voraussetzung für eine weitgehende Differenzierung der psychiatrischen Versorgungslandschaft. Mittlerweile ist diese Differenzierung so weit fortgeschritten, dass Fragen der Koordination gegenüber denen der Kooperation in ihrer Bedeutung zurücktreten. Heute entstehen Teams häufig spontan aufgaben- oder auf einen Fall bezogen und setzen sich zudem aus Mitarbeitern verschiedener Institutionen zusammen. Auf diesem Weg hat sich die Komplexität vergrößert und das Herstellen von Übereinstimmung erschwert. So steht vielerorts dem Ideal einer solidarischen Zusammenarbeit eine durch allerlei Konkurrenzkämpfe, Interessenkonflikte und durch gegenseitige Abwertung gekennzeichnete Praxis entgegen.

Gerade bei der Betreuung von als problematisch identifizierten Nutzern des Systems hat sich oft eine Art *Sankt-Florians-Prinzip* etabliert. Wen wundert es, dass es an dieser Stelle gerade Borderline-Patienten sind, die allein durch ihr So-Sein die Finger in diese Wunde legen? Das galt bereits für die klassische Idee des Teams, denn eine vermeintliche Einigkeit eines Teams kann die Tatsache nicht verwischen, dass Unterschiede zwischen den einzelnen Mitgliedern bestehen, etwa in den Bereichen Toleranz, soziale Kompetenz und Risikobereitschaft. Da gerade Borderline-Patienten in einer Art traumwandlerischer Sicherheit diese Unterschiede aufdecken, wurden sie oft geradezu als Feinde des Teams wahrgenommen.

Auch heute wird daher Borderline-Patienten nachgesagt, sie würden dazu neigen, »das Team zu spalten«. Diese Tendenz kann sich in einer weitgehend differenzierten Versorgungslandschaft potenziell verstärken, sodass sich die Gruppe der so genannten *Drehtür-Patienten* mittlerweile zu einem wesentlichen Anteil aus Menschen mit einer Borderline-Störung rekrutiert. Aus diesen Erfahrungen lässt sich schließen, dass die Begegnung mit der Borderline-Störung nur dann wirklich gelingen kann, wenn zuvor eine andere Idee des Teams entwickelt wird, bei der die Unterschiede zwischen den Teammitgliedern nicht als Störung, sondern als Ressourcen verstanden und genutzt werden. Darüber hinaus müssen diese Unterschiede den Betroffenen gegenüber verdeutlicht und muss ein Weg gefunden werden, diese Unterschiede nutzbar zu machen. Dazu ist meist eine offene Debatte vonnöten. Eine derartige Teamidee setzt besondere Umgangsformen und ein hohes Maß an gegenseitigem Respekt voraus. Bedeutsam sind außerdem die Dimensionen, bei denen die Unterschiede identifiziert und entsprechend genutzt werden können.

Bei der Borderline-Persönlichkeitsstörung kommt in einem solchen Prozess sicherlich den Emotionen eine zentrale Rolle zu, denn die emotionalen Probleme von Borderline-Kranken lösen im Rahmen der projektiven Identifizierung auch bei den Helfern zum Teil heftigen Emotionen aus. Es sind die Emotionen, die es einzelnen Helfern schwer machen, sich an der für eine echte Verhandlung notwendigen Debatte angemessen zu beteiligen. Immerhin erlaubt eine solche Teamidee einen anderen Umgang mit Emotionen, denn um Unterschiede bei den emotionalen Reaktionen nutzen zu können, müssen ja zunächst Emotionen überhaupt entwickelt und wahrgenommen werden. Das gilt für positive wie auch für negative Affekte.

Damit wird selbstverständlich das Neutralitätsgebot für Therapeuten und Helfer relativiert, sogar teilweise verlassen. Der Helfer muss aus dieser Perspektive Emotionen entwickeln und sie auszudrücken lernen. Der eigentliche therapeutische Akt liegt darin, diese Emotionen dem Patienten nutzbar zu machen, gelegentlich sogar in der Form einer radikalen Akzeptanz.

Das Trauma und die Identität als Opfer

Gleichzeitig mit dem Interesse an der Borderline-Störung haben auch die psychischen Traumatisierungen größere Beachtung gefunden. Überall entstehen dazu neue stationäre und ambulante Angebote. Da Borderline-Patienten in etwa 70 Prozent der Fälle in ihrer Entwicklung Traumatisierungen (insbesondere sexuelle Traumatisierungen) erlebt haben, wird von einer Reihe von Autorinnen und Autoren die Borderline-Störung als eine Posttraumatische Belastungsstörung aufgefasst. Löste die neuerliche Beschäftigung mit seelischen Traumatisierungen zunächst ein fast detektivisch anmutendes Aufklärungsbedürfnis aus, dominieren gegenwärtig eher auf Schutz und Sicherheit basierende Umgangsstile mit diesen traumatisierten Patientinnen und Patienten. Auf diese Art und Weise mutierten viele Borderline-Patientinnen von ungeliebten Störenfrieden zu bedauernswerten Opfern.

Es bleibt zunächst unklar, warum das Interesse an seelischen Traumatisierungen von Patienten, mehr jedoch noch von Helfern und Therapeuten so gewachsen ist. Versuchen die Helfer damit vielleicht doch noch ihr Selbstbild vom *guten Menschen* zu retten? Oder soll damit etwa ein Kausalitätsbedürfnis gestillt werden, im Zeitalter der multifaktoriellen Krankheitskonzepte? Hilft die Beschäftigung mit Traumatisierung gar bei der Gestaltung der therapeutischen Beziehung? Immerhin gelingt es über diesen Zugang manchem Helfer, das innere Feindbild Borderline abzubauen und emotional mildere und verbindlichere Töne anzuschlagen. Oft genug ermöglicht eine Fokussierung auf Traumata aber allenfalls eine oberflächliche und vorübergehende Lösung der emotionalen und interaktionellen Probleme, denn die Suche nach den Tätern der Vergangenheit klärt nicht, wer die Verantwortung für die Zukunft und noch weniger für die Gegenwart trägt. Gerade bei der Übernahme von Verantwortung für die Gegenwart kann die Beschäftigung mit einer Traumatisierung in der Vergangenheit eine Lösung erschweren.

Angesichts dieser Verwerfungen scheint daher gegenwärtig die Integration des Umgangs mit der Posttraumatischen Belastungsstörung und der Gestaltung der Arbeitsbeziehung im Rahmen der Borderline-Störung therapeutisch gesehen noch nicht zufrieden stellend gelöst zu sein. Daher kommt es nicht von ungefähr, dass etwa M. Linehan (1996) bei ihrem Entwurf einer dialektisch behavioralen Therapie eine zeitliche Trennung der Behandlung des Borderline-Syndroms und der Posttraumatischen Belastungsstörung vorschlägt. O. F. Kernberg (1992) geht bei seinen Vorschlägen überhaupt nicht explizit auf die Posttraumatische Belastungsstörung ein, sondern spricht lieber von Beziehungsmustern, die durch eine chronische Aggressivität gekennzeichnet sind, mit den dazu gekoppelten Affekten Wut, Hass und Neid.

Nun gehört das Thema Opfer und Täter heute ohnehin zu einer auch auf gesellschaftlicher Ebene oft geführten Debatte, wobei wir eine Art wundersame Metamorphose von einer eher täter- zu einer mehr opferbezogenen Sichtweise erleben. Gerade am Beispiel der Borderline-Störung lässt sich in der Praxis beobachten, welchen emotionalen Zwiespalt diese Dynamik auslösen kann. Gerade aus der Erfahrung mit diesen Patientinnen und Patienten und ihrem Umgang mit Traumatisierung lässt sich lernen, dass ein aktiver, ehrlicher und selbstbewusster Umgang mit der eigenen Vergangenheit notwendig ist, um die erlittenen Verletzungen zu bewältigen.

Beziehungsgestaltung: Konsequenzen

An den angesprochenen Themen wird deutlich, wie sehr die zentralen Fragen der Borderline-Störung mit der gegenwärtigen Entwicklung der psychiatrischen Versorgung korrespondieren. Die Beschäftigung mit dem Thema dient daher nicht nur der Suche nach günstigen Formen der individuellen Problemlösung des betroffenen Menschen, sondern verdeutlicht auch Entwicklungsaufgaben, die sich heute in der psychiatrischen Versorgungslandschaft den dort tätigen Menschen stellen. So sind etwa gegenwärtig die Grenzen und Denkmuster einer Psychiatrie neu zu definieren, die ihren Außenseiterstatus weitgehend verliert und aus einer sozialen Nische heraustritt. Dabei ist die Frage neu zu beantworten, für wen und was die Verantwortung übernommen werden soll.

In diesem Sinne ist die Beschäftigung mit der Borderline-Störung auch ein zutiefst sozialpsychiatrisches Thema, denn am Beispiel dieser Störung wird in besonderer Weise deutlich, dass sich seelische Krankheit im Spannungsfeld zwischen Individuum und Umgebung ereignet. Dabei ist die Grenze zwischen dem »Ich« und dem »Anderen« fließend und voller Widersprüche und hat eine dialektische Struktur. Wenn psychotische Menschen mitunter aufgegeben haben, diese Widersprüche zu integrieren, wird an der Borderline-Störung deutlich, wie sehr Menschen an diesen Widersprüchen leiden können. Der Umgang mit Widersprüchen und Übergangsphänomenen ist damit das verbindende Thema zwischen der Identitätsentwicklung betroffener Menschen und der Situation der Helfer in ihrem Arbeitskontext. Für den Helfer stellen sich diese Fragen in einer zunehmend differenzierten Versorgungslandschaft und mit fortschreitender gesellschaftlicher Integration in einer neuen und sicher auch verwirrenden Weise.

So könnte der Kritiker anmerken, der Versuch des Helfers, Widersprüche zu überwinden, führe zu nichts anderem, als auf einem anderen Niveau neue Widersprüche zu erzeugen. Der Helfer kann auf diese Kritik verletzt reagieren und an seiner Professionalität zweifeln. Von Borderline-Kranken könnte er lernen, diese Kritik als Hinweis auf »Lebendigkeit« zu werten.

Stimmenhören bei Kindern und Jugendlichen

SANDRA ESCHER UND MARIUS ROMME

Stimmenhören bei Kindern und Jugendlichen taucht in der Fachliteratur meist im Zusammenhang mit Störungen wie Schizophrenie, Angst und Depression, Migräne, Traumata, dissoziativen Prozessen und reaktiven psychotischen Episoden auf. Die Untersuchungen beziehen sich meist auf klinische Gruppen von geringer Größe. Die Langzeitstudien zeigen voneinander abweichende Ergebnisse, die vermutlich auf die sehr unterschiedlichen Störungsbilder zurückzuführen sind, die in den verschiedenen Studien erfasst wurden. Eine neuere Untersuchung über den Verbreitungsgrad des Stimmenhörens in der Allgemeinbevölkerung fand eine Prävalenzrate von 8 Prozent für Stimmenhören bei Kindern, nur ein Drittel von ihnen hatte eine psychiatrische Diagnose (McGee 2000). Das heißt, Stimmenhören scheint bei dem größeren Teil der Kinder keine krank machende Erfahrung darzustellen. Andere Arbeiten lassen vermuten, dass besonders andauerndes kindliches Stimmenhören das Risiko für eine spätere psychotische Erkrankung erhöhen kann (Fennig 1997).

Die kindliche Erfahrung des Stimmenhörens

Die bisherige Forschung zeigt unterschiedliche mögliche Konsequenzen bei pathologischem und nichtpathologischem kindlichem Stimmenhören, und obgleich das Risiko, an einer Psychose zu erkranken, erhöht zu sein scheint, entwickelt tatsächlich nur ein sehr kleiner Teil dieser Kinder später eine Psychose. Im Verlauf unserer Untersuchungen an erwachsenen Stimmenhörern wurde deutlich, dass Stimmenhören an sich keine Krankheit darstellt, dass Stimmenhören aber krank machen kann. Da bisher keine Langzeituntersuchungen über die Einflussfaktoren auf die Art des Stimmenhörens und auf den Verlauf des Stimmenhörens bei Kindern vorlagen, entschieden wir uns, Kinder zu untersuchen. Wir wollten 80 Stimmen hörende Kinder drei Jahre lang mit jährlichen Kontakten begleiten, um erst einmal zu erfassen, in welchem Umfang Stimmenhören bei Kindern schlicht irgendwann wieder aufhört. Darüber hinaus wollten wir herausfinden, welche Bedingungen es ermöglichen, dass die Stimmen wieder verstummen, d. h.: Welche Bedingungen könnten Prädiktoren sein?

Kriterien für eine Teilnahme waren:

- Auftreten des Stimmenhörens, das den Kriterien des akustischen Halluzinierens entspricht und seit mindestens einem halben Jahr besteht.
- Teilnahme an schulischer Ausbildung (75 Prozent der Kinder gingen auf eine normale Schule, 25 Prozent auf eine Sonderschule). Dieser Prozentsatz ist etwas höher als in der durchschnittlichen holländischen Bevölkerung.
- 50 Prozent der erfassten Kinder waren wegen des Stimmenhörens Patienten, die meisten auf ambulanter Basis, einige wenige waren in stationärer psychiatrischer Behandlung. Die andere Hälfte setzte sich aus Kindern und Jugendlichen zusammen, die niemals professionelle Hilfe aufgesucht hatten.

Im Verlauf eines Jahres wurden vorrangig durch Öffentlichkeitsarbeit 80 Kinder, die über die Niederlande verteilt wohnten, für die Untersuchung gefunden. Sie wurden in einer Voruntersuchung und anschließend in jährlichen Intervallen drei Jahre lang gesehen, sodass insgesamt jedes Kind viermal interviewt werden konnte. Wenn ein Kind allerdings bei der ersten Nachfolgeuntersuchung mitteilte, dass seine Stimmen verschwunden waren, wurde die Nachfolgebefragung nicht durchgeführt, um eine unnötige Fokussierung auf zurückliegende – oft aufwühlende – Erfahrungen zu vermeiden. Um aber ein eventuelles Wiederauftauchen von Stimmen zu erfassen, wurde der Versuch unternommen, alle 80 Kinder der Voruntersuchung bei der abschließenden Untersuchung nach drei Jahren wieder zu befragen, und zwar unabhängig davon, ob sie zu dem Zeitpunkt noch Stimmen hörten oder nicht.

Die ungefähr gleichmäßig auf beide Geschlechter verteilten (53 Prozent Mädchen) 80 Stimmen hörenden Kinder im Alter von 12–19 Jahren (Durchschnittsalter 12,9) wurden wiederholt mit folgenden vier Testverfahren untersucht.

- Maastrichter Interview für Kinder (MIC) von S. Escher und M. Romme (1995), mit dem wir die Wahrnehmung und die Charakteristika der Stimmen, ihre Geschichte und Auslöser, ihren Einfluss sowie die Bewältigungsstrategien des Stimmen hörenden Kindes sowie sein soziales Netzwerk erfassen wollen.
- Brief Psychiatric Rating Scale (BPRS) zur Einschätzung von Angst/Depressivität, Vorhandensein positiver und negativer psychotischer Symptome, Disorganisation, Manie u. a.
- Youth Self Report (YSR) von Achenbach (1982): Lebensereignisse der

Vergangenheit wie Tod, Krankheit, Unfälle, Umzug von Freunden, Schulwechsel, erste Menstruation, Schwangerschaft, unerwiderte Liebe, Scheidung der Eltern, Sitzenbleiben etc. wurden mit der Häufigkeit des Auftretens erfasst. Ein Gesamtwert für das Ausmaß ungünstiger Kindheitserfahrungen wurde durch die An- oder Abwesenheit bestimmter Erfahrungen erfasst, zum Beispiel: fühlte sich nicht sicher zu Hause, auf der Straße, in der Schule, erfuhr absonderliche Strafmaßnahmen, wurde regelmäßig geschlagen, fühlte sich ungewünscht, Zeuge körperlichen Missbrauchs, Zeuge sexuellen Missbrauchs, erfuhr selbst sexuelle Belästigung oder sexuellen Missbrauch.
- Dissociative Experience Scale (DES) von Bernstein und Puttman (1986) – nur im ersten und letzten Interview.

Außerdem wurde danach gefragt, ob die Erfahrung des Stimmenhörens zum Aufsuchen professioneller Hilfe geführt hatte und auch nach dem Vorhandensein von Personen des sozialen Netzwerks, mit denen das Kind über das Stimmenhören reden kann. Während der Interviews wurde Wert darauf gelegt, besonders die kindlichen Erfahrungen und weniger die Wahrnehmungen der Eltern zu erfassen. Es wurden keine therapeutischen Einschätzungen oder Deutungen gegeben.

Eine befristete Erfahrung?

Eine der zentralen Fragen, die uns beschäftigte, war: Wie häufig hört Stimmenhören einfach wieder auf? Im ersten Jahr der Untersuchung berichteten 19 Kinder, dass ihre Stimmen verschwunden seien, im zweiten Jahr kamen 13 Kinder dazu und im dritten Jahr hörten nachweislich insgesamt 48 Kinder (60 Prozent) keine Stimmen mehr (von den 13 Kindern, die im dritten Jahr nicht mehr erreicht werden konnten, ist nicht bekannt, bei wie vielen von ihnen die Stimmen verstummt sind, sie werden daher in der Statistik vorsichtshalber als weiterhin Stimmen hörende Kinder geführt). 18 von den Kindern, deren Stimmen verstummt waren, wurden ein Jahr nach dem Aufhören erneut befragt, nur bei vier von ihnen waren die Stimmen wieder aufgetaucht.

Die mächtigsten Prädiktoren für das Bestehenbleiben des Stimmenhörens waren:
- Häufigkeit der Stimmen,
- Angst,
- Depressivität,
- Ausmaß der Dissoziation.

Nicht die Anzahl der Stimmen, sondern die Häufigkeit des Stimmenhörens erwies sich als bedeutsam für das Fortbestehen der Stimmen. Je höher die Werte der Angst-, der Depressivitäts- und der Dissoziationsmessungen waren, umso wahrscheinlicher blieben die Stimmen bestehen. Statistische Analysen zeigen, dass Angst, Depression und Dissoziation in enger Beziehung zueinander stehen und dass sie wahrscheinlich Reaktionen auf das Stimmenhören darstellen. Das hieße, je besser jemand lernt, mit Angst, Depressivität und Dissoziation klarzukommen, umso besser wird er auch mit dem Stimmenhören zurechtkommen.

Ein Vergleich von Patienten mit Nicht-Patienten brachte folgende Ergebnisse: Im Allgemeinen zeigten Kinder, die professionelle Hilfe aufsuchten, mehr soziale und psychopathologische Störungen als solche, die keine professionelle Hilfe aufsuchten. So erreichten die kindlichen Patienten höhere Werte bei der Messung von Angst und Depressivität, zeigten mehr negative Symptome, waren unangepasster, berichteten von mehr unglücklichen Ereignissen in der Kindheit, erzählten häufiger von emotionalen Auslösern des Stimmenhörens, erlebten die Stimmen häufiger als »vorwiegend negativ« und vor allem fühlten sie sich in ihrem Verhalten und ihren Gefühlen stärker unter der Kontrolle der Stimmen. In ihrem Problemlöseverhalten nutzten sie eher passive Strategien.

Was hilft? – Fallgeschichten

50 Prozent der von uns erfassten Kinder befanden sich zu Beginn der Untersuchung in Behandlung. Es wurde kein systematischer Zusammenhang zwischen Verschwinden der Stimmen und Behandlung gefunden. Dieses Ergebnis trifft nicht nur für psychosoziale Behandlungsformen, sondern auch für medikamentöse Behandlungen zu.

Nur vier der Kinder und ihre Eltern waren mit den angebotenen Behandlungen zufrieden. Wir vermuten, dass diese niedrige Quote etwas mit gängigen psychiatrischen Theorien zum Stimmenhören zu tun hat, die sich nicht ausreichend mit den Erfahrungen der Stimmen hörenden Menschen bzw. was man aus diesen Erfahrungen lernen kann, befassen. Eines unserer Ergebnisse, das in diese Richtung zeigt, widerlegt die Annahme, dass Wahn sich auf das Stimmenhören auswirkt. Wir konnten keinen signifikanten Zusammenhang zwischen Wahn und dem Fortbestehen von Stimmenhören finden.

Das führt uns zu der Frage, was hilft, welche Form der Betreuung ist effektiv? Wir wollen hier vier Fallvignetten vorstellen und anschließend einige Schlussfolgerungen kurz zusammenfassen.

Marten, 11 Jahre

Marten kann sich an kein auslösendes Ereignis erinnern, er glaubt Stimmen zu hören, seitdem er auf der Welt ist. Er hört eine ganze Reihe von Stimmen, aber die beiden vorherrschenden Stimmen sind männlich und ärgern ihn ständig, sie quälen ihn und geben ihm Befehle. Dadurch beeinflussen sie sein Verhalten und er bekommt Probleme zu Hause und in der Schule.

Auf Grund der Schulprobleme wird er an den kinderpsychiatrischen Dienst überwiesen, von dem er über ein Jahr lang behandelt wird. Er bekommt Medikamente. Als er dem Psychiater erklärt, dass er Angst vor den Stimmen habe, erklärt der ihm, dass er sich die Stimmen immer dann, wenn er ängstlich würde, einbilde. Marten und seine Eltern sind mit dieser Erklärung nicht zufrieden. Sie beenden die Behandlung und vertrauen auf die Behandlung des Großvaters von Marten, einem Homöopathen.

Der Großvater sagt Marten, er solle die Stimmen wegschicken, und Marten lernt, sich den Stimmen gegenüber bei Bedarf zu verschließen. Wenn er das nicht schafft, kann er seinen Großvater rufen, der ihn dabei unterstützt. Der Großvater verschreibt Marten darüber hinaus einige die Abwehrkräfte stärkende homöopathische Medikamente, die ihm ein größeres Gefühl der Sicherheit vermitteln. Im zweiten Jahr der Untersuchung besucht Marten einen Kurs für Selbstsicherheit, durch den er lernt, seine Aggressivität zu kontrollieren. Außerdem lernt er, über seine Gefühle zu reden. Im dritten Jahr der Untersuchung verschwinden die Stimmen.

Karen, 9 Jahre

Karens Stimmen fingen in derselben Woche an, als ein Freund ihres einzigen Bruders im Bett tot aufgefunden wurde. Da zuerst keine Todesursache gefunden werden konnte, wurde das Kind nicht begraben. In derselben Zeit entstanden in der eigenen Familie starke Spannungen, da der Vater seine Arbeit verloren hatte und die Mutter massive Herzprobleme entwickelte. Karen konnte die Krankheit ihrer Mutter nicht verstehen. Mit den Stimmen tauchten auch optische Halluzinationen auf, sie sah Skelette, die ihren Kopf unter dem Arm trugen. Vor lauter Angst traute sie sich abends nicht, ins Bett zu gehen.

Der Vater entwickelte ein Ritual, indem er jeden Abend vor ihr in ihr Schlafzimmer ging, um zu überprüfen, ob die Stimmen da seien. Wenn er keine fand, sagte er Karen, dass sie sicher ins Bett gehen könne.

In der Schule kam es wegen der Stimmen zu anderen Problemen. Karen konnte sich nicht auf den Unterricht konzentrieren und fing manchmal an, laut mit den Stimmen zu reden. Karen und ihre Eltern suchten einen niedergelassenen Psychiater auf, der ihr Medikamente gegen die Angst verschrieb und ihr den Zusammenhang zwischen dem Tod des Freundes und den Stimmen erklärte. Als Karens Vater wieder Arbeit fand, fühlte sich die Familie wieder sicherer. Karens Stimmen verschwanden im vierten Jahr der Untersuchung.

July, 18 Jahre

July fing im Alter von sechs Jahren an, freundliche, positive Stimmen zu hören. In der Zeit starb ihre Großmutter, aber July kann darin keinen Zusammenhang zu ihren Stimmen erkennen. Als sie zwölf Jahre alt ist, werden die Stimmen unangenehm. Nichts ist passiert. Sie hört mehrere Stimmen und sieht getötete Tiere, und als sie in ein Café geht, öffnet sich der Boden. Sie fühlt sich so, als ob sie in einer anderen Welt wäre. Als sie 16 Jahre alt ist, beginnt sie sich selbst zu verletzen. Zum Zeitpunkt der ersten Untersuchung wartet sie auf einen Therapieplatz in einer psychiatrischen Klinik. Ihr Dissoziationsscore ist extrem hoch.

Zum Zeitpunkt des zweiten Interviews befindet sich July in einer psychiatrischen Klinik. Während des Interviews testet mich [Sandra Escher] July mehrfach, ob ich ihr ehrlich antworte, bevor sie mir mitteilt, dass sie als 12-Jährige von ihrem 19 Jahre alten Freund sexuell missbraucht worden sei. Er gab ihr Drogen und brachte sie dazu, mit mehreren seiner Freunde zu schlafen. Damals schuf sie sich ihre eigene Welt. July wird von einem Psychiater, den sie nicht mag, und von einer Psychologin, die sie mag, behandelt. Keinem von beiden erzählt sie von dem Missbrauch, da sie meint, selbst schuld zu sein. Sie spricht auch nicht in der Familie darüber.

Während des dritten Interviews lebt sie zu Hause, da das psychiatrische Krankenhaus geschlossen wurde und sie vor die Wahl gestellt wurde, entweder auf eine geschlossene Station in einer anderen Klinik oder nach Hause zu gehen. Sie hat sich für die zweite Lösung entschieden, obwohl die Mutter nicht glücklich darüber ist, da es in letzter Zeit zu vielen Aggressionen und starken Selbstverletzungen gekommen ist. Unter der Bedingung, dass sie ihre Medikamente einnimmt, durfte July nach Hause kommen. Die Eltern haben ihr ein Pferd zur Pflege übergeben, damit sie ihren Tag strukturiert. Sie arbeitet freiwillig als Stallhilfe in einem Pferdestall, deren Besitzerin July sehr wohlwollend begegnet. Julys Mutter muss sie täglich zum Stall bringen, da sie außerhalb des Hauses allein zu viele Ängste entwickelt.

Zum Zeitpunkt des vierten Interviews arbeitet July mehrere Stunden pro Tag in dem Stall, reitet mehrere Pferde und ist mit dieser Arbeit sehr zufrieden. Gelegentlich konsultiert sie wegen ihrer Medikamente einen Psychiater, zu dem sie eine oberflächliche Beziehung hat. Alle 14 Tage sieht sie eine psychiatrische Pflegekraft, mit der sie über ihre Gefühle spricht. Mit diesem Arrangement ist sie zufrieden. July hat inzwischen auch einen Freund. Ihre Stimmen sind verschwunden, aber sie hat immer noch die andere Welt, in die sie entkommen kann. Sie fühlt sich durch die Medikation beeinträchtigt und ist weiterhin nicht imstande, sich mit dem Trauma auseinander zu setzen. Sie erlaubt mir nicht, mit ihren Eltern darüber zu reden. Sie hat bisher keine Lebensziele entwickelt und sie weiß nicht, was sie sich von der Zukunft wünschen soll.

Eric, 16 Jahre

Eric fing ohne besonderen Anlass sehr früh an Stimmen zu hören. Mit 15 Jahren wurde er wegen der Musik und wegen der Kleidung Mitglied in einem Satanskult. Er begann »grenzenlos« zu denken und ein halbes Jahr vor dem ersten Interview machte er einen Suizidversuch in betrunkenem Zustand. Er wurde in ein psychiatrisches Krankenhaus eingewiesen und die Stimmen wurden nun bösartig.

Einige Monate später entschied der Vater, dass Eric nicht richtig behandelt werde, er ginge ein wie eine Blume ohne Wasser, empfand er, und nahm Kontakt zu unserem Forschungsprogramm auf, obwohl das keine Therapie anbietet. Das Einverständnis von Eric vorausgesetzt, erklärten wir uns bereit, Eric in unser Projekt aufzunehmen und die Auswertung seiner Interviews an das behandelnde Krankenhaus zu senden. Wir interviewten Eric in Gegenwart seiner Eltern.

Angeregt durch die Fragen, konnte er eine Hierarchie seiner Stimmen erstellen. Es gab einen Anführer, der versuchte, Eric zu beschützen. Er war ein freundlicher Lehrer, Eric nannte die Stimme eine »paranormale Stimme«. Allerdings war diese Stimme nicht imstande, die bösen Stimmen zu kontrollieren. Der Vater war von Erics Schilderungen sehr beeindruckt und bestand darauf, dass die Auswertung des Interviews für die weitere Therapie nutzbar gemacht würde.

Beim zweiten Interview hatte Eric das Krankenhaus verlassen. Die bösen Stimmen waren verschwunden und der Therapeut sagte, dass er die paranormale Stimme nicht behandeln könne. Eric nimmt keine Medikamente mehr und hat mit Hilfe seiner Mutter Kontakt zu einem Parapsychologen (paranormalen Heiler) aufgenommen, der ihn lehrt, sich zu verschließen und die paranormale Stimme zum Schutz gegen die bösen Stimmen einzusetzen. Dieser Mann organisiert auch wöchentliche Gruppentreffen zur Diskussion der Schriften eines Philosophen namens Bruno, die von guten und von bösen Mächten in der Welt handeln.

Zum Zeitpunkt des vierten Interviews hört Eric keine Stimmen mehr, er fühlt aber den Schutz von Bruno. Er hat eine Berufsausbildung zum psychiatrischen Pfleger begonnen.

Akzeptanz, Kontrolle und Behutsamkeit

Wenn wir die Berichte der von uns befragten Kinder überprüfen, können wir folgende Erkenntnisse daraus gewinnen. Hilfe wird dann effektiv, wenn:

1. eine vertrauensvolle Beziehung erstellt werden kann, in der
- die Stimmen akzeptiert werden,
- ehrliche Reaktionen und Antworten gegeben werden,
- Interesse an den Erfahrungen gezeigt wird, ohne dass Bewertungen vorgenommen werden,
- Grenzen respektiert werden;
2. eine zielorientierte Behandlung angeboten wird, d.h.:
- mehr Kontrolle über die Stimmen anstreben,
- Beziehung zu den Stimmen auf der Ebene des Problems und der Ebene der Gefühle aufnehmen,
- Unterstützung bei der Ausweitung des sozialen Netzwerks anbieten;
3. sie je früher, desto vorsichtiger angeboten wird, d. h.:
- das Umfeld einbezogen wird sowie
- Ort und Art der Interventionen möglichst wenig stigmatisieren, also die Diagnostik behutsam und problemzentriert erfolgt.

So lässt sich insgesamt festhalten, dass therapeutisch Tätige Kindern und Jugendlichen, die Stimmen hören, am sinnvollsten mit einer grundsätzlichen Akzeptanz begegnen sollten. Auf dieser Basis brauchen die Kinder Hilfen dafür, die Stimmen zu kontrollieren. Wichtig ist bei der therapeutischen Unterstützung, dass das Vorgehen behutsam stattfindet, und zwar je früher, desto behutsamer.

Bipolarität – anthropologisches Verständnis und therapeutische Konsequenzen

THOMAS BOCK UND ANDREAS KOESLER

Im Hafen wird jedes Schiff mindestens an zwei Punkten befestigt; sonst gibt es keinen Halt. In der Mathematik ist nur zwischen zwei Punkten Bewegung denkbar; ein Punkt bleibt statisch. Als Katholik kann ich im Teufel den Gegenspieler zum »Herrn ganz oben« (vgl. Goethes »Faust«) sehen, der dem Bösen in mir einen Platz und der Gnade einen Anlass gibt. Erst der Spielraum zwischen (mindestens) zwei Polen bietet Freiheit eine Chance. Wie wäre die Welt, wenn alle Menschen den gleichen emotionalen Ausdruck und die gleiche Verteilung der Energie hätten? Wenn alle unipolar und niemand bipolar wäre? Keine Schwankungen zwischen Morgen, Mittag und Abend, keine zwischen Woche und Wochenende, keine zwischen Tag und Nacht, zwischen Frühling und Herbst, keine zwischen Kindheit, Erwachsensein und Alter. Unvorstellbar langweilig.

Anthropologische Aspekte

Was aber, wenn die Pole extrem werden, wenn die Spannung dazwischen kaum auszuhalten ist? Wenn die Depression die Lähmung aller vitalen Kräfte bedeutet und das Leben selbst bedroht? Wenn die Manie zur Flucht nach vorn treibt, weit über die eigenen Grenzen hinaus ins emotionale Abseits? Wenn sich – irgendwo in der ewigen Unendlichkeit – die Extreme berühren, wenn die Leere der Depression sich mit der Haltlosigkeit der Manie trifft? Wie ist das zu verstehen, zu verkraften, zu erklären? Alles nur eine Frage des Stoffwechsels? Der extreme Spielraum des Menschen ausschließlich erklärbar durch entgleiste Vorgänge im neuronalen Netzwerk – losgelöst und ausschließlich dort behandelbar – unabhängig von allen Lebenszusammenhängen?

Wer verzweifelt ist, ohne Halt und Trost zu finden, wer seine Gefühle nicht mehr mitteilen und nicht mehr aushalten kann, kann depressiv werden. Oder, wenn er die Flucht nach vorn ergreift, manisch. Alles erscheint grau in grau oder man sieht und fühlt sich selbst auf rosa Wolken schwebend. Der Energiehaushalt ist eingefroren oder läuft auf Hochtouren, das Selbstbewusstsein ist auf ein Nichts zusammengeschrumpft oder allumfassend grenzenlos. Man traut sich gar nichts mehr oder alles. Beide Zustände können allein (als »unipolare« Störung) oder abwechselnd (»bipolare« Störung) auftreten. Beide Zustände wirken gegensätzlich und sind doch zwei Seiten derselben Medaille. Sie haben einen Bezug zu dem, was jeder als Stimmungsphasen aus dem Alltag kennt, und sind doch in ihrer besonderen Qualität davon deutlich zu unterscheiden:

- Depression ist nicht gleich Trauer. Wer wirklich trauert und dabei Halt findet, braucht nicht depressiv zu werden. Wer depressiv wird, ist verzweifelt traurig. Er trauert und versucht zugleich der Trauer zu entkommen. Er flieht in eine Leere, in eine Distanz von sich selbst, die aber die eigene Verzweiflung umso mehr nährt, je größer der Abstand wird.
- Manie ist nicht gleich Glück. Wer wirklich glücklich ist, wem das Leben glückt, der braucht nicht manisch zu werden. Wer manisch wird, ist verzweifelt glücklich. Er sucht das Glück, wo es nicht zu finden ist – weit weg von sich selbst. Die eigene Anstrengung geht dabei so sehr über alle Kräfte, dass die anfängliche Euphorie bald der Angst weicht und die Verzweiflung immer größer wird (AG der Psychoseseminare 2003).

Depression meint einen Zustand der Niedergeschlagenheit. Man kann sich zu nichts aufraffen, fühlt sich leer und ausgebrannt. »Warme« Gefühle wie tiefe Traurigkeit (heiße Tränen) oder helle Freude sind nicht zugänglich. Das Selbstwertgefühlt sinkt auf einen Nullpunkt. Man traut sich nichts mehr zu, hält sich und das eigene Leben für wertlos. Ermutigungen anderer erreichen einen nicht mehr, man hält sie für Hohn. Die Wahrnehmung der Umgebung wird immer enger: Entsprechend der schlechten Meinung von sich selbst, wird das negative Urteil der anderen vorausgesetzt, Äußerungen aus der Umgebung werden entsprechend uminterpretiert, unter Umständen sogar wahnhaft erfunden. Der depressive Mensch befindet sich in einem negativen Strudel von Selbst- und (vermeintlicher) Fremdeinschätzung, in den die Umgebung leicht hineingezogen wird.

Jeder kennt diesen Zustand ansatzweise – als Reaktion auf ein trauriges Ereignis, einen Verlust, eine Absage oder Niederlage, die man persönlich nimmt, oder als Ausdruck einer tiefen Erschöpfung. Den meisten von uns bleibt das Vertrauen, dass diese Zeit auch wieder gehen wird. Zumindest bleibt uns die Gewissheit, schon bessere Zeiten erlebt zu haben. In einer tiefen Depression schwindet jegliches Zeitgefühl. Alle Zeiten reduzieren sich auf die unerträgliche Gegenwart und diese währt ewig. Man kann die Depression mit dem Totstellreflex eines Tieres vergleichen. Doch was beim

Tier ausschließlich ein Schutzreflex ist, droht sich im menschlichen Gefühl zu verselbstständigen. Tief im Inneren an sich selbst zweifeln, das eigene Leben infrage stellen zu können, ist dem Menschen vorbehalten. So gesehen sind Depressionen zutiefst menschlich.

Außerdem offenbart sich in Depressionen eine typisch menschliche Widersprüchlichkeit: Ein schwer depressiver Mensch fühlt sich unendlich allein, fern allem Leben. Und doch ist eine Depression letztlich nur in Beziehung denkbar, setzt das Erleben einer Depression oder Manie den anderen quasi voraus (Dörner u. a. 2002, S. 197). Depressivsein im Unterschied zur schizophrenen Psychose bedeutet, um das eigene Sein noch zu wissen, das eigene Wert-Sein aber nicht mehr zu fühlen. Das Selbstwertgefühl setzt den anderen voraus. Bei aller offensichtlichen Einsamkeit und Verlorenheit geht es dennoch auch um die Auseinandersetzung mit Abhängigkeit und Sehnsucht, Angewiesensein und Autonomie, um Fragen der Balance von Nähe und Distanz sowie um die Orientierung zwischen fremden und eigenen Maßstäben. Während die schizophrene Psychose vor allem als eine Störung in der Phase der Loslösung von der Ursprungsfamilie erscheint, signalisieren Depression und Manie eher eine Störung in der Entwicklung partnerschaftlicher Beziehungen. In der schizophrenen Psychose gelingt die Beziehung zu sich selbst nur um den Preis eines Rückzugs aus der Realität; in affektiven Psychosen gelingt Partnerschaft nicht oder nur um den Preis ständiger Selbstzweifel, die auch den anderen peinigen und bedrängen, ihn gleichzeitig binden und abstoßen.

Biologische Erkenntnisse und Konsequenzen für die Therapie

Der Hirnstoffwechsel ist bei der Entstehung und im Verlauf einer bipolaren Störung beteiligt. Die neuronale Erregbarkeit verändert sich durch eine veränderte Ausschüttung von Transmittern (Botenstoffen), durch die intrazelluläre Calciumkonzentration und durch bestimmte komplizierte Messenger-Systeme. Diese Änderungen vollziehen sich nicht primär, sondern sekundär, also im Zusammenhang oder sogar erst in der Folge von psychischen Entbehrungen und Konflikten, allerdings mit der Wirkung, dass die Systeme durch die Veränderung empfindlicher für neue seelische Einflüsse werden. Depression und Manie haben demnach zwar keine somatische Ursache, bewirken aber eine somatische Vulnerabilität, hinterlassen eine »biologische Narbe« (Aldenhoff 1997).

Die Diagnostik hat sich verändert. In den internationalen Diagnosesystemen wurde die absolute Trennung von endogenen, exogenen und reaktiven Depressionen als unnütz erkannt und aufgegeben. Bei der Entwicklung und beim Verlauf von Depressionen sind alle drei Aspekte in unterschiedlicher Relation beteiligt. Mit der Unterscheidung von Bipolar-I- und Bipolar-II-Störungen (mit schweren oder leichten Manien) wurde die Zahl der erfassten Personen ausgeweitet.

Die medikamentöse Behandlung hat sich verändert. Bei der Behandlung akuter Depressionen werden Antidepressiva wegen der Risiken Suizidalität (bei Auflösung der schützenden Lähmung) und Swift (Durchstarten in die Manie) zurückhaltender eingesetzt. Auch Neuroleptika genießen wegen der spezifischen Nebenwirkungen nicht mehr unbedingte Priorität bei der Behandlung akuter Manien. Phasenprophylaktika, heute auch Mood-Stabilizer genannt, werden bevorzugt eingesetzt, in akuten Phasen auch in höherer Dosierung (Bock 2002).

Bipolare Störungen sind medikamentös beeinflussbar, doch längst nicht so umfassend, eindeutig und nachhaltig, wie es die aktuellen Krankheitskonzepte vermuten lassen würden. Mindestens 50 % werden trotz regelmäßiger Medikation wieder depressiv und/oder manisch (Reilly-Harrington 1999; Goodwin/Jamison 1990). Für bipolare Störungen sind monokausale Krankheitsmodelle unzulänglich. Medikamentöse Therapie ist oft notwendig, aber fast nie ausreichend. Unabhängig und ergänzend wirksame psychotherapeutische und psychosoziale Strategien sind zu entwickeln (Meyer/Hautzinger 2002).

Die Angst der Psychotherapeuten vor der Manie

Warum aber erscheint dann der Stoffwechsel in einschlägigen Veröffentlichungen zu Depression und Manie so merkwürdig isoliert? Warum wird mit Therapie der bipolaren Störungen nahezu ausschließlich Pharmakotherapie gemeint? Warum wird Prophylaxe in der wissenschaftlichen Literatur auf einen chemischen Vorgang reduziert? Warum gibt es zwar gelegentlich Veröffentlichungen zur Psychotherapie der Depression, aber kaum zur Manie? Welche heimlichen und unheimlichen »Übertragungen« sind am Werke, dass wir psychiatrisch tätigen Therapeuten ausgerechnet die zu Manien fähigen, zu Manien neigenden Menschen mit einseitiger Behandlung »abstrafen« – obwohl gerade sie doch mit dem ganzen Erscheinungsbild ihrer Symptome nach Vielseitigkeit schreien? Und warum versuchen wir nicht selbstverständlich auf jede erdenkliche Weise und vor allem in der Grundanlage der therapeutischen Beziehung das Selbstbewusstsein und das Selbstwertgefühl der bipolaren Menschen zu stärken, wenn doch das ganz offensichtlich ihr Grundthema und Anliegen ist? Und warum bieten wir nicht auch und gerade Gruppentherapie, um den beiden Ausprägungen – Depression *und* Manie – innewohnenden Gefahren der Verabsolutierung der jeweils aktuellen Erfahrung und der Isolation von anderen entgegenzuwirken?

Vermutlich spielt Angst eine große Rolle, Angst bei uns Therapeuten. Angst vor der Gewalt der Manie, Angst vor der Begegnung mit dem gewaltsamen menschlichen Potenzial im Allgemeinen, aber auch Angst vor der ganz konkreten Aggressivität. Vielleicht verleitet uns auch der aggressive Anteil der Manie zur Gegenaggression. Anders ist kaum erklärbar, dass wir besonders in der akuten stationären Behandlungszeit vor allem bemüht sind, den manischen Menschen zu disziplinieren, obwohl doch dessen inneres Problem nicht die Disziplinlosigkeit ist, sondern eher ein Übermaß an Normierung, so dass der eigene innere Maßstab verloren gegangen und Widerstand gegen die allgegenwärtige Fremdbestimmung nur in der Manie erlaubt ist (Bock 2002).

Erleben der Phasen

Depression und Manie fallen nicht vom Himmel, auch wenn das manchmal so scheint. Sie haben eine Geschichte, sind Teil eines Entwicklungsprozesses, haben einen Anfang und ein Ende. Wenn jemand manisch oder depressiv wird, ist das Ausdruck einer längeren Erfahrung, auch wenn der Umschwung plötzlich und unerwartet kommt. So etwas wie Veranlagung mag eine Rolle spielen in dem Sinne, dass nicht alle Menschen aus dem gleichen Anlass in gleicher Weise manisch oder depressiv werden. Doch bleibt der Mensch ein geschichtliches Wesen; d. h., er sammelt ein Leben lang Erfahrungen und die Erfahrungen hinterlassen Spuren – auch im Gehirn. Die Phasen erzählen die unverwechselbare Geschichte eines Menschen, zumindest machen sie Andeutungen, geben Hinweise und erlauben einen Zugang. Die folgenden Zitate verdeutlichen die Einzigartigkeit und Geschichtlichkeit von Depressionen und Manien: »Ich werde manisch, wenn traurige Erlebnisse auf mich zukommen. Ich spüre richtig, wie es Klick macht. Mein Organismus setzt die Manie in Gang, damit ich über bestimmte Erlebnisse hinwegkomme. Das geschieht innerhalb weniger Stunden. Die Depression kommt erst viel später.« – »Ich habe mich in meiner Jugend sehr früh zurückgezogen. Das war ein Schutz. Ich wollte nicht abhängig sein von anderen Menschen. So tief war ich verletzt worden früher. Ich bin in meinen Verstand und in die Logik gegangen. Doch tief in mir war eine Sehnsucht nach Liebe, eine Art Motor für Manie. In der Manie gebe ich mich der Sehnsucht hin, ohne sie so erfüllen zu können.« (Bock 2002)

Beide Zustände können sich geradezu wechselseitig bedingen: Wer eine Manie voll auskostet, kann sich und seine Angehörigen dabei in eine so umfassende Erschöpfung bringen, dass der Absturz in die Depression wie von selbst nachfolgt. Umgekehrt kann eine Depression so tief und uferlos empfunden werden, dass als Weg nach draußen nur die Flucht nach vorn bleibt: »In der Manie kippt die Depression um in unheimliche Energie und bei Erschöpfung wieder zurück.« – »Auf eine bestimmte Weise ist man sich auch in der äußersten Manie immer bewusst, dass der Zusammenbruch kommt. Das hält einen auf dem Boden und treibt die Manie gleichzeitig an.« – »In der Depression bin ich wie rohes Fleisch, sehr empfindlich. Wenn es gar nicht mehr auszuhalten ist, gibt es einen plötzlichen Übergang. Ich habe dann unglaubliche Energie, als wenn ich verliebt wäre. Die Manie bedeutet eine Linderung der Depression. Es ist schon erstaunlich, wie der Körper eine eigene chemische Fabrik in Gang setzt, um aus der Depression herauszukommen.«

Gemeinsam ist beiden Phasen, dass oft der Schlaf deutlich gestört ist, mit dem Unterschied, dass Schlaflosigkeit in der Depression als sehr quälend empfunden wird, während in der Manie das Schlafbedürfnis ohnehin erheblich reduziert ist. Ebenfalls in beiden Phasen verändert ist das Zeitgefühl: In der Depression herrscht ein Gefühl von ewigem Stillstand; die aktuelle Not hat kein Ende. Gute Erfahrungen aus früherer Zeit oder Hoffnungen auf die Zukunft sind unzugänglich. Oder die Zeit läuft einem davon, man fühlt sich gelähmt und gleichzeitig gehetzt. In der Manie scheint alles gleichzeitig möglich. Vergangenheit, Gegenwart und Zukunft verschmelzen so, dass eine realistische (Selbst-)Einschätzung kaum noch gelingt.

Bipolare Phasen gehören zum menschlichen Repertoire, verweisen auf die »Brüchigkeit« unseres Daseins, sind »allzumenschlich«. Doch das darf nicht bedeuten, sie zu verharmlosen. Die Spannweite der Möglichkeiten, wie Menschen sein und fühlen können, ist »irrsinnig« groß. Auch das unterscheidet uns von anderen Lebewesen: Eine psychotische Depression kann bis zu einem Zustand tiefer Lähmung und bis zur Selbsttötung führen (wobei das eine gleichzeitig vor dem anderen schützt). Eine Manie kann große Verzweiflung und Scham hinterlassen und lange gewachsene soziale Bindungen tief verstören: »Es geht um die Spannweite zwischen Menschen, die eigentlich aufgehoben, gewollt sein wollen und selbstverständlich Platz in der Welt nehmen können und dabei einige oder auch viele depressive Einbrüche oder manische Ausreißer haben, und Menschen, die in ewiger Suche, Selbstzweifeln und innerer Zerrissenheit ab und an einige oder auch viele helle Lichtungen erreichen und sich dann kurzfristig ausruhen dürfen. Es gibt diesen verdammten Unterschied zwischen depressiven Anteilen, die kränken, und dem Empfinden, dass das Leben an sich schon eine immense Kränkung sei.« (Bock 2002)

Ringen um Respekt – Bedingungen für die Therapie mit bipolaren Menschen

- *Ringen um Respekt*: Wenn affektive Psychosen vor allem mit dem Selbstwertgefühl zu tun haben, dann gilt es vornehmlich alles zu vermeiden, was allzu schematisch und damit respektlos, was allzu autoritär, entwürdigend und beschämend wirken könnte. Das klingt selbstverständlich und sagt sich leicht. Im psychiatrischen Alltag erscheint die Umsetzung dieser Selbstverständlichkeit oft unendlich schwer, nicht nur wegen der widrigen Bedingungen der normalen psychiatrischen (geschlossenen) Aufnahmestation, sondern auch wegen der ständigen Gefahr, in den depressiven Teufelskreis der Selbstentwertung einbezogen zu werden.
- *Achtung vor Kleinigkeiten*: Wenn ein Mensch mit bipolarer Störung zu Extremen neigt und Mühe hat, seine Mitte zu finden und zu halten, dann ist es umso wichtiger, scheinbar banale Kleinigkeiten zu achten und wertzuschätzen. Denn es sind kleine Schritte, die von der Hypomanie in die Manie führen, und Kleinigkeiten, die diesen Weg aufhalten. Ebenso müssen die ersten Schritte aus der Depression so klein wie irgend möglich sein, damit der Erfolg unvermeidlich wird, der Teufelskreis der Selbstentwertung somit durchbrochen werden kann. Hier erweist sich der Kontext einer therapeutischen Gruppe als außerordentlich hilfreich: Die Anwesenden kennen die Mechanismen aus eigener Erfahrung, können bei anderen zäh und ausdauernd dabeibleiben und nebenbei für sich selbst profitieren (Bock 1998).
- *Suche nach eigenen Maßstäben*: Wenn bipolare Menschen in ihrer Sozialisation eher zu viel fremde Normen verinnerlicht und eher zu wenig eigene Maßstäbe entwickelt haben, kann vordergründige Anpassung allein kein sinnvolles Therapieziel sein. Vielmehr gilt es zu lernen, ungewöhnliche Wünsche und sperrige eigene Anteile in den Lebensalltag zu integrieren, statt sie für die Manie aufzuheben. In diesem Zusammenhang kann es auch wichtig sein, die akuten Phasen nicht zu verteufeln, sondern auch als Chance zu begreifen, mehr von sich zu erfahren.
- *Tendenz zur Mitte*: Wenn bipolare Menschen unter Depressionen besonders leiden, weil sie ewig scheinen, und auch in Manien die Zeitwahrnehmung gestört ist, in beiden Phasen also die Wahrnehmung des Gegenpols unmöglich wird, dann kann ein Gruppensetting heilsame Wirkung haben.

Weil in den Mitpatienten die verdrängte eigene Seite unübersehbar wird, kann wie von selbst eine Tendenz zur Mitte entstehen.

- *Gruppensetting*: Wenn bipolare Störungen vor allem auch als eine tiefe Selbstwertproblematik zu verstehen sind, macht es keinen Sinn, die Therapie ausschließlich edukativ auszurichten. Vielmehr muss Raum bleiben für die therapeutische Auseinandersetzung mit der eigenen Besonderheit und für die aktive gegenseitige Hilfe. Gerade bei bipolaren Patienten gilt der Grundsatz: Nichts hilft so wie helfen. Das Gruppensetting erlaubt beides.
- *Zeitgefühl und Geschichtlichkeit*: Wenn das Gefühl für die Zeit, für die Endlichkeit der eigenen Erfahrung und für die Phasenhaftigkeit der eigenen Erkrankung verloren geht – sei es in der Depression als Gefühl der Unendlichkeit, der Ewigkeit der eigenen Qual oder in der Manie als Vorstellung umfassender Zeitlosigkeit und möglicher Gleichzeitigkeit, dann ist es besonders wichtig, die Geschichtlichkeit der eigenen Erfahrung wahrzunehmen und den biografischen Zusammenhang der Erkrankung zu erhalten. Allzu leicht verbünden sich krankheitsspezifische Verdrängungstendenzen und psychiatrische Einäugigkeit zu einer unguten, die Pathologie fördernden Mischung.
- *Strukturübergreifende Kontinuität*: Manche Patienten sind nur oder gerade in (stationären) Krisen erreichbar, wenn die Abwehr zusammengebrochen ist; der verstehende Zugang ist blockiert, wenn man bis zur Entlassung wartet. Andere sind in ambulanten Notzeiten leichter und eher ohne Zwang für eine stationäre Krisenintervention zu gewinnen, wenn sie über eine therapeutische Kontinuität angebahnt wird. Gerade bei bipolaren Störungen erscheint eine therapeutische Kontinuität unabhängig vom Behandlungsstatus sinnvoll und notwendig.
- *Bipolarität der Therapie*: Patienten schwanken zwischen Höhen und Tiefen, Antriebsarmut und energetischem Chaos. Angehörige müssen sich zurechtfinden zwischen aushaltbarer Nähe und notwendiger Distanz. Therapeuten schwanken vordergründig zwischen Macht und Ohnmacht. Die verschiedenen Phasen erfordern bei den einzelnen Patienten sehr unterschiedliche Strategien: gesprächstherapeutische Grundhaltung, um eingefrorene Gefühle wieder aufzutauen, kognitive Techniken der Verhaltenstherapie, um depressive Denkmuster aufzulösen, Bereitschaft zu aktiver Strukturierung und zu direktivem Vorgehen z. B. in akuten manischen Phasen, bei gleichzeitiger Hochachtung vor einem selbsthilfeorientierten Erfahrungsaustausch. Therapeuten, die mit bipolaren Störungen arbeiten, sollten methodisch selbst zwischen mindestens zwei Polen zu Hause sein.

- *Mehrfache Eigendynamik*: Bipolare Störungen können eine Eigendynamik entfalten auf somatischer (zunehmende Vulnerabilität im Sinne einer »biologischen Narbe«), psychologischer (Selbstwertproblematik, depressive Denkmuster) und sozialer (Beziehungsprobleme und Gefahr der Stigmatisierung) Ebene. Alle drei Ebenen sind in der Therapie ernst zu nehmen.
- *Angehörige und Freunde*: Nicht nur Patienten, sondern auch die Angehörigen befinden sich auf einer »Achterbahn der Gefühle«. Während die Patienten durch ihre Symptomatik Aufmerksamkeit bekommen, brauchen die Angehörigen oftmals Unterstützung, um sich selbst wieder orientieren zu können. Die Therapie bipolarer Störungen ohne Berücksichtigung der Angehörigen ist als Kunstfehler anzusehen (Bock 2002).

Psychotherapeutische Themen

Wichtige Themen aus vier therapeutischen Gruppen mit insgesamt 40 Patienten:

- Familie und Partnerschaft (Konflikte, eigene und fremde Erwartungen)
- ungewohnte Gefühle (Scham, Schuld, Aggression),
- spezielle Symptome (Schlaflosigkeit, Zeitgefühl, Antrieb, Leere, Angst),
- Anlässe und Auslöser (Leistungsdruck, Stress, Einsamkeit, Beziehungskonflikte, Reisen, Alkohol, Entscheidungen, Verlusterfahrungen ...),
- biografische Hintergründe (alte Verletzungen, Kränkungen),
- die Sprache der Depression (Sinn, Funktion, Krankheitsgewinn, Erkenntnisse?),
- die Sprache der Manie (Sinn, Funktion, Krankheitsgewinn, neue Erkenntnisse?),
- Umschlagpunkte, Anzeichen von Phasen/Kurven,
- Möglichkeit und Grenzen von Wahrnehmung und Beeinflussung,
- sich annehmen – auch mit der Erkrankung,
- Lebensbereiche (Arbeit, Arbeitslosigkeit, Rente),
- Lebenswünsche, -pläne, -ängste,
- Vorurteile, Entstigmatisierung, anthropologische Aspekte,
- Tageszeiten und Wochenpläne (Schwankungen, Vorhaben, Pläne),
- Jahreszeiten (besondere Feste, Geburtstage, Erinnerungen),
- Gesundheit/Krankheit (Neid/Eifersucht gegenüber »Gesunden«, Minderwertigkeits- und Schuldgefühle),
- Lebensplan mit/ohne Krankheit,
- Krankheit überwinden oder integrieren, Macht und Ohnmacht, bipolare Lebensform?

Erfahrungswerte der Gruppentherapie bipolarer Störungen

Die bisherigen Erfahrungen lassen sichso zusammenfassen:

1. Bipolare Patienten profitieren in einer therapeutischen Gruppe unabhängig vom individuellen Krankheitskonzept.
2. Menschen mit bipolaren Störungen haben eher zu viel als zu wenig fremde Normen verinnerlicht. Eine therapeutische Gruppe kann helfen, eigene innere Maßstäbe zu entwickeln und zu ihnen zu stehen. Ziel ist, ungewöhnliche Seiten und Wünsche im Alltag zu integrieren, statt sie immer für die Manie aufzuheben.
3. Gruppentherapie hilft bei der Früherkennung von Prodromalphasen und bei der Bearbeitung von diese auslösenden sozialen Konflikten. So wird die Möglichkeit der Selbstkontrolle verbessert. Hypomanische oder subdepressive Phasen führen nicht unbedingt in schwere Phasen. Dabei haben auch alltägliche Begebenheiten Bedeutung.
4. Gruppentherapie kann helfen, die oft radikalen Lösungsstrategien (nach dem Alles-oder-nichts-Prinzip) zu reflektieren und zu erweitern. Dabei ist es hilfreich, die akuten Phasen in ihrer Dramatik ernst zu nehmen, aber auch hinsichtlich der dahinter verborgenen Chancen, zu neuen Erkenntnissen und Einstellungen zu kommen.
5. Die Auflösung des depressiven Denk- und Handlungsmusters der »erlernten Hilflosigkeit« gelingt in der Gemeinschaft von Erfahrenen leichter als im Einzelkontakt. So können erste Schritte aus der Depression so klein gehalten werden, dass der Erfolg unvermeidbar wird.
6. Die Zeitlichkeit und Endlichkeit von Manie und Depression und somit der Phasencharakter der bipolaren Störung werden in der Gruppe nahezu selbstverständlich vermittelt. Die gleichzeitige Verschiedenheit vermittelt unaufdringlich Hoffnung.
7. Wie in der allgemeinen Inzidenzrate, so überwiegen auch in der Gruppenzusammensetzung die depressiven gegenüber den manischen Anteilen an Häufigkeit und Dauer. In Manien wurde die Gruppe nur ein einziges Mal gesprengt; als Ausschlusskriterium genügt die nachhaltige eigene Beschämung.
8. Eine therapeutische Gruppe nützt nicht nur Patienten im Intervall, sondern auch in akuten Phasen. Oft ist gerade in dieser Zeit ein Zugang möglich und hinterher die Mauer der Abwehr wieder hochgezogen. Die Gruppen entwickeln eine beeindruckende Kohäsion und Tragfähigkeit.
9. Gruppentherapie trägt zu einer reflektierten und selbstbewussten Auseinandersetzung mit Medikation bei. Sie hilft bei der Entwicklung einer guten Kooperation bei der Pharmakotherapie.

10. Die Behandlung von bipolaren Störungen erfordert strukturübergreifende Angebote. Behandlungskontinuität unabhängig vom ambulanten oder (teil)stationären Status erweist sich als Segen.

Zusammenfassung

Insofern ist die manisch-depressive Erkrankung eine Herausforderung, sich hinsichtlich der Pathogenese von allzu einfachen Denkmustern zu verabschieden und hinsichtlich der Therapie auf eine ideologiefreie und voraussetzungslose pragmatische Integration hinzubewegen. Theoretisch gibt es mit dem Konzept der »biologischen Narbe« von Aldenhoff dazu einen brauchbaren Entwurf: Die Veränderungen im Transmitter-Haushalt eines Manisch-Depressiven sind nicht als unabhängige ursächliche Variablen zu betrachten, sondern geschehen in einem psychosozialen Zusammenhang. Sie können aber im Sinne von biologischen Narben die Reizschwelle für neues Unglück und für weitere Enttäuschungen deutlich herabsetzen. Diese Theorie und die entsprechenden empirischen Befunde über die begrenzte Wirkung pharmakologischer Monotherapien machen eine Integration von Psycho- und Pharmakotherapie unabdingbar. Das Gruppensetting wird der Besonderheit der bipolaren Störung am besten gerecht: Die Gleichzeitigkeit der verschiedenen Phasen korrigiert die einseitige Wahrnehmung der eigenen Situation und die spezielle Zeitwahrnehmungsstörung wie von selbst. Die aktive Rolle der Patienten untereinander wirkt der speziellen Selbsthilfeproblematik auf natürliche Weise entgegen. Die Vielfalt der therapeutischen Situation erlaubt Polaritäten konstruktiv zu erleben und zu gestalten.

Empowerment – Behandlung im Dialog

Anthropologisches Verständnis und Dialog – neue Perspektiven in der Psychiatrie

THOMAS BOCK UND DIETER NABER

In der Schizophrenie-Behandlung sind zwei Erfolge zu verzeichnen, die zusammengenommen und in gutem Gleichgewicht einen großen Fortschritt bedeuten, sich gegenseitig aber auch polarisieren und blockieren können:

- Neue biologische Erkenntnisse haben die Entwicklung neuer Medikamente ermöglicht, die nun insgesamt über eine größere Bandbreite an Wirkungen und Nebenwirkungen verfügen und für die meisten Patienten deutlich verträglicher sind.
- Das Selbstbewusstsein der Psychoseerfahrenen ist durch Selbsthilfebewegung, eigenen Interessenverband, Psychoseseminare sowie durch Impulse aus Sozialpsychiatrie und kognitiver Psychologie deutlich gewachsen.

Beide Seiten – biologische Psychiatrie und Sozialpsychiatrie, Psycho- und Pharmakotherapie, vor allem aber die »Experten aus Erfahrung« und die professionellen Experten – müssen sich aufeinander zu bewegen, damit statt einer gegenseitigen Blockade eine konstruktive Kooperation eingeleitet wird. Auch aus politischen Gründen wird es Zeit für einen übergreifenden Dialog: Nur gemeinsam werden Patienten, Angehörige und Behandler die Errungenschaften der Psychiatriereform fortführen und die anstehenden Strukturveränderungen (verkürzte Liegezeiten, Ausbau der ambulanten Versorgung, Vernetzung der Hilfen und Finanzierung bessere teurerer Medikamente) konstruktiv gestalten können.

Chancen und Risiken

Ob neue Medikamente positiv wirken und mehr Patienten von deren Nutzen zu überzeugen sind, hängt nicht nur vom pharmakologischen Wirkspektrum ab, sondern auch von der Qualität der therapeutischen Beziehung und von der Offenheit für eine gemeinsame Sprache. Um eine bessere Kooperationsbasis mit Psychoseerfahrenen und ihren Angehörigen entwickeln zu können, braucht die Psychiatrie Respekt für das subjektive Erleben, die Fähigkeit zum Dialog, die Bereitschaft, differenzierte individuelle Konzepte zu entwickeln, öffentliche und private Ressourcen besser zu verknüpfen, vor allem aber ein offenes Menschen- und Krankheitsbild.

- Ein allzu enges medizinisches Krankheitskonzept und ein allzu patriarchalisches Beziehungsverständnis können Patienten von einer Medikation abschrecken, die eigentlich davon profitieren könnten. Umgekehrt können historisch verständliche Ängste vor der Psychiatrie und negative Erfahrungen mit alten Medikamenten Vorurteile gegenüber neuen Konzepten aufrechterhalten, die dann Fortschritte für den Einzelnen und bessere Kooperationsformen insgesamt blockieren.
- Es reicht nicht mehr, nur die Symptome einer Psychose möglichst effektiv zu beseitigen, ohne die in ihnen zum Ausdruck kommenden aktuellen, lebensgeschichtlichen oder allgemein menschlichen Konflikte zu verstehen und ohne das subjektive Erleben zu beachten. Umgekehrt reicht es auch nicht, das subjektive Erleben zwar ernst zu nehmen und sich um ein Verstehen der Symptomatik zu bemühen, ohne das ganze Spektrum möglicher Therapien mit allen Vor- und Nachteilen zur Verfügung zu stellen, also zumindest anzubieten und dann gemeinsam nach konstruktiven Lösungen zu suchen.

Alte und neue Kontroversen

In den 60er und 70er Jahren standen Kontroversen im Vordergrund, die heute in dieser Form als überholt gelten können: Ob z. B. seelisches Leid psychisch/sozial *oder* organisch bedingt ist und entsprechend psycho- *oder* pharmakotherapeutisch zu behandeln ist, hat sich als unnützer Gegensatz erwiesen. Zum einen sind fast immer mehrere Faktoren beteiligt, zwischen denen hochkomplexe Wechselwirkungen bestehen. Zum anderen ist die Wirksamkeit der verschiedenen Therapieformen gar nicht an ein ausschließliches oder auch nur primäres Ursachenmodell geknüpft: Medikamente wirken auch auf der psychischen Ebene, Psychotherapien beeinflussen auch Transmitter.

Es gibt neue spannende und quer zu den alten Fragen verlaufende Kontroversen:

- Wird ein Patient wie ein Objekt behandelt *oder* als Subjekt ernst genommen?
- Ist die therapeutische Beziehung hierarchisch/patriarchalisch angelegt mit

dem Risiko, dass die spätestens in der Phase der Genesung gerade für Psychoseerfahrene wichtigen und notwendigen Autonomieprozesse Widerspruch und »Trotz« mobilisieren? *Oder* kommt es zu einer partnerschaftlichen Beziehung, die von vornherein mögliche erreichbare Ziele im Dialog bestimmt und in jeder Hinsicht auf möglichst weitgehende Eigenverantwortung ausgerichtet ist?

- Wird die Psychose ausschließlich unter pathologischen Aspekten betrachtet *oder* auch als ein zutiefst menschliches Phänomen, das den Menschen in seiner besonderen Verletzlichkeit und Widersprüchlichkeit kennzeichnet?
- Die Wahrnehmung der Erkrankung entscheidet mit darüber, ob Verwandtschaft oder Fremdheit, Nähe *oder* Distanz die therapeutische Beziehung prägen, ob ein innerer Selbstbezug wachsen kann *oder* ob die erlebte Fremdheit nur vertieft wird, ob also die Spaltung des eigenen Erlebens vertieft *oder* ihr entgegengewirkt wird.
- Dabei spielt auch eine Rolle, ob Symptomen in biografischer, funktionaler oder krankheitsdynamischer Hinsicht Funktion und Bedeutung zugesprochen werden *oder* ob auf der Zufälligkeit und Sinnlosigkeit des konkreten Symptoms und Erlebens bestanden wird. In dem Zusammenhang sei daran erinnert, dass schon die Unterscheidung in Symptome erster und zweiter Ordnung in der klassischen Psychopathologie eine innere Dynamik der Symptome unterstellt hat. Es wäre fatal, wenn die differenzierteren, aber theoriearmen Manuale dazu führen würden, diese Dynamik und die funktionale Bedeutung der Symptome zu leugnen.

Anthropologisches Verständnis von Psychosen

Die folgenden anthropologischen Aspekte schizophrener Psychosen können helfen, die oben genannten Fortschritte – im Selbstbewusstsein der Psychoseerfahrenen und ihrer Angehörigen und im Bereich der biologischen Psychiatrie – zu verbinden sowie Pharmako- und Psychotherapie zu »versöhnen«.

- *Jede Psychose anders*: Jede Psychose ist anders, ist immer ein individueller Vorgang, der nur im subjektiven und sozialen Zusammenhang zu verstehen ist. Das gilt auch für eine mögliche körperliche Eigendynamik. Diagnostische Manuale sind für die professionelle Verständigung wichtig und hilfreich, dürfen und können aber keine neuen »Entitäten« schaffen. Wir behandeln keine Diagnosen, sondern einen unverwechselbaren Menschen.
- *Menschliche Möglichkeit*: Die Möglichkeit, psychotisch zu werden, ist in

jedem Menschen angelegt. Die Wahrscheinlichkeit und die jeweilige Reizschwelle sind verschieden. Dass psychotische Wahrnehmungs- und Denkmuster aber prinzipiell zum menschlichen Repertoire gehören, zeigen analoge Erlebnisse im Traum (mit dem wichtigen Unterschied, durch den Schlaf vor den Konsequenzen geschützt zu sein), das zeigen aber auch Durchgangsstadien in der kindlichen Entwicklung: Wenn z. B. ein Kind mit zwei oder drei Jahren alle Spannungen auf sich bezieht, hat das Ähnlichkeit mit der paranoiden Wahrnehmung eines Psychoseerfahrenen. Der Rückgriff auf eine notwendige Durchgangsform kindlicher Wahrnehmung könnte demnach auch entwicklungspsychologisch erklärbar sein.

- *Krisen und Risiken*: Psychosen werden meist in Phasen ausgelöst, die für jeden Menschen kritisch sind. Krisen sind im Leben unvermeidbar. Gemeint sind biografische Krisen, wie die Loslösung vom Elternhaus, die Bindung an einen Partner, die Geburt eines Kindes, der Eintritt ins Berufsleben sowie alle Formen der Trennung u. a. Solche Phasen bedeuten für jeden Menschen eine tiefe Verunsicherung des eigenen Selbstbildes und die Notwendigkeit sich neu zu verorten, können aber von Menschen, die zu Psychosen neigen, besonders existenziell erlebt werden. Ziel von Behandlung kann nicht sein, Krisen dieser Art um jeden Preis zu vermeiden und ein risikoloses und damit weitgehend farbloses Leben zu verordnen. Vielmehr gilt es, mit Psychoseerfahrenen langfristige therapeutische Beziehungen zu entwickeln, die in Krisen schnell erreichbar und abrufbar sind.
- *Menschheits-Themen*: Nicht nur die Anlässe, auch die grundlegenden Themen der meisten Psychosen reflektieren menschliche Grundkonflikte: z. B. das schwierige Ringen um eine unverwechselbare Eigenheit, die Gratwanderung zwischen der Angewiesenheit auf andere Menschen und einer unvermeidlichen Einsamkeit, die Balance von Nähe und Distanz, die Orientierung in einer zunehmend unübersichtlichen Welt, die Auseinandersetzung mit Endlichkeit und Transzendenz u. a. Dünnhäutige Menschen werden von diesen Themen und Konflikten mehr gebeutelt als andere. Aber es tut ihnen gut, wenn wir nicht von vornherein die hintergründigen Konflikte, Themen und Spannungen als krank ansehen und behandeln, sondern einen Anschluss zu eigenen Lebensthemen zulassen. Diese Sichtweise soll/muss die Bedeutung der (pharmakologischen) Symptombehandlung nicht schmälern. Im richtigen Maß kann sie Freiheit bedeuten und erlauben, sich bald dem »Eigentlichen« zuzuwenden.
- *Niemand nur krank*: Nicht jede Nonkonformität, nicht jede unangeneh-

me Eigenart ist zur Krankheit zu zählen. Die Gefahr der Hospitalisierung beginnt nicht erst mit der Unterbringung im Krankenhaus, sondern mit der falschen Zuordnung von Eigenschaften zur Krankheit. Auch und gerade psychisch kranke Menschen sollten so weit irgend möglich Verantwortung für exzentrisches Tun und ungewöhnliche Lebensentwürfe behalten dürfen. Gerade die gewachsenen Möglichkeiten von Prävention und Behandlung erfordern ein offenes Menschenbild und ein Krankheitsmodell, das den psychisch kranken Menschen in seiner Selbstwahrnehmung stützt. Reduktionistische Sichtweisen und patriarchalische Behandlung erzeugen Widerstand und nähren Noncompliance, entziehen also allen Therapien die Basis, auch der Pharmakotherapie. Allerdings darf Krankheit für sich genommen kein Stigma sein. Wir sollten den Charakter eines Schutzbegriffs betonen: Wer aus gesundheitlichen Gründen nicht arbeitsfähig ist, ist im sozialrechtlichen Sinne krank und hat Anspruch auf Lohnersatzleistungen. (Im Umkehrschluss gilt dann vielleicht auch: Je mehr wir wieder sinnvolle Tätigkeit ermöglichen, desto mehr kann Krankheit in den Hintergrund treten.)

- *Dünnhäutigkeit*: Eine schizophrene Psychose ist auch zu verstehen als ein Zustand extremer Dünnhäutigkeit – mit dem Risiko der Überflutung durch Wahrnehmungen von außen und Impulsen von innen und der Flucht in eine andere/eigene Realität als Schutz. Diese Durchlässigkeit gilt in beide Richtungen: Inneres dringt ungehindert nach außen und nimmt als Vision oder Stimme Gestalt an. Reale äußere Reize, Spannungen und Konflikte, die wir im »normalen« Zustand filtern und verdrängen, treffen ohne jede Abwehrchance ins Innere. In der Regel kann/sollte Therapie sich nicht auf das Herstellen eines dickeren Fells beschränken, darf sich aber bei der Analyse Angst auslösender Reize nicht von vornherein auf das Innenleben beschränken (mit der Gefahr alles zu »psychologisieren«), sondern muss auch die Gefahren des realen Lebens ernst nehmen.
- *Aktives Handeln*: Die verschiedenen therapeutischen Schulen haben sich im Sinne eines kleinsten gemeinsamen Nenners auf die Vorstellung geeinigt, Psychosen seien multifaktoriell *bedingt*: Verschiedene Faktoren kommen zusammen und bringen eine Psychose hervor. Diese Sichtweise verkennt, dass das menschliche Handeln auch in der Psychose nicht völlig außer Kraft gesetzt ist. Der Mensch ist kein *Ding*, auch die Psychose nicht nur bedingt, sondern zugleich immer auch Ausdruck eines aktiven Ringens mit bestimmten Widersprüchen und der Suche nach einem neuen Gleichgewicht. Das »Selbst« bleibt gewissermaßen erhalten, das »Handeln« funktioniert weiter, jedoch auf einem anderen existenziellen Niveau. Inzwischen wird diese Position von den verschiedensten therapeu-

tischen Schulen gestützt, bleibt in der Praxis häufig dennoch unbeachtet (AG der Psychoseseminare 2003).

Notwendigkeit dialogischen Handelns ...

- *Therapie als Supervision von Eigenbalance*: Auch nach Ausbruch der Psychose finden individuelle Versuche statt, sie auszubalancieren, ihr gegenzusteuern. Dies geschieht immer schon vor jeder professionellen Hilfe und hört nie auf. Eine Hilfe, die an der Eigenbalance anknüpft, sie ernst nimmt und stützt, bzw. im Sinne einer »Supervision von Eigenhilfe« aus Sackgassen herausleitet, hat die besten Chancen, unnötige Nebenwirkungen zu vermeiden. Zu beachten ist dabei, dass Nebenwirkungen durch jede Therapie gesetzt werden, keineswegs nur durch Medikation. Selbst in akutesten Psychosen gibt es Inseln der Klarheit, Bereiche, in denen psychische Prozesse weitgehend normal ablaufen. Diese Inseln gilt es zu orten, vorsichtig zu betreten, zu festigen und zu erweitern. Nicht zuletzt fordert auch die Hirnforschung dazu auf, Halluzinationen inhaltlich ernst zu nehmen und die blockierte Wiederaneignung von Erlebnissen psychotherapeutisch zu unterstützen.
- *Ökologische Bedingungen*: Im Zustand akuter Verwirrung wünschen Psychoseerfahrene vor allem Ruhe und Zeit, einen gemütlichen Raum und eine tragende Atmosphäre sowie therapeutische Präsenz eines wohlwollenden Menschen, der nicht zu nahe kommt und nicht zu viel will und tut. Damit ist ungefähr das Gegenteil beschrieben, was traditionelle Aufnahmestationen bieten. Gerade aber in die Gestaltung dieses Bereichs ist mit der Soteria-Idee Bewegung gekommen. Nun erscheint es wichtig, für die verschiedenen Psychoseerfahrungen differenzierte Angebote zu entwickeln. Dabei sind auch Alternativen zur stationären Krisenintervention und verschiedene Wege der Verknüpfung von öffentlichen und privaten Ressourcen z. B. durch Home-Treatment zu erproben.
- *Beziehung wichtiger als Technik*: Die Erfahrungen der verschiedenen therapeutischen Schulen zeigen im Umgang mit Psychoseerfahrenen eine wechselseitige Annäherung und Besinnung auf das Wesentliche. Eine flexible, in stabilen Zeiten auch niederfrequente, in Krisen aber schnell verfügbare dichte und lebensfeldorientierte Hilfe ist notwendig. Dabei werden strukturübergreifende Angebote immer wichtiger, auch deshalb, weil immer kürzere Liegezeiten eine abgeschlossene Spezialisierung der stationären Bereiche zunehmend schwierig und fragwürdig erscheinen lassen. Dabei sollten die Ziele zunehmend dialogisch bestimmt werden (AG der Psychoseseminare 2003).

... auch in der Pharmakotherapie

Gerade weil die psycho- und pharmakotherapeutischen Möglichkeiten gewachsen sind, bedarf es eines offenen und nicht ausschließlich pathologischen Verständnisses der psychotischen Symptomatik. Gerade weil das Bewusstsein gewachsen ist, dass es sich bei schizophrenen Psychosen um eine sehr vielfältig und individuell verlaufende Erkrankung handelt, bedarf es partnerschaftlicher Kooperationsstrukturen auch und gerade in der Pharmakotherapie.

Die althergebrachten Kooperationsstrukturen sind inzwischen auch für die Pharmakotherapie unproduktiv geworden: Trotz der Einführung neuer Substanzen, die hinsichtlich der Balance von Wirkungen und Nebenwirkungen besser sind, ist die Noncompliance der Patienten nahezu gleich geblieben. Das althergebrachte Menschenbild und die traditionellen Beziehungsmuster dürften dabei eine besondere Rolle spielen – Grund genug für eine selbstkritische Reflexion. Es geht offenbar nicht nur um die Verbesserung von mehr oder weniger guten Substanzen, sondern um die Entwicklung einer gleichberechtigten Kooperationsbeziehung, die das Selbstverständnis und die Selbstverantwortung von Patienten nicht beschneidet, die Medikation reflektierbar macht und so letztlich Psychiatrie in ein psychotherapeutisches Gesamtverständnis und Beziehungsgefüge einordnet. Es geht nicht nur um die Chemie der Substanzen, sondern auch um die Chemie der Beziehung. Die folgende Gegenüberstellung von unterschiedlichen Kooperationsstilen soll die Richtung der anstehenden Entwicklung verdeutlichen: Es geht dabei nicht nur um eine möglichst niedrige und nebenwirkungsarme Dosierung, sondern auch um die Förderung der Autonomie und der Selbstverantwortung des Patienten, gerade bei Psychosepatienten ein zentrales therapeutisches Anliegen. So gesehen gehört die Wahrnehmung von Psychoseinhalten und deren subjektiven Bedeutungen zu einer guten Pharmakotherapie, schon deshalb, weil diese Zusammenhänge die tatsächliche Wirksamkeit beeinflussen können. Entscheidungen über Höhe, Art und Dauer können nicht allein statistischen Kriterien folgen, sondern müssen im Einzelfall besprochen und vereinbart werden. Auch die Entscheidung über den Zeitpunkt des Beginns einer Pharmakotherapie verlangt eine Reflexion nicht nur über die physiologische, sondern auch über die psychologische Wirkung. Entsprechend gibt es zurzeit einen wichtigen Diskurs über Früherkennung und Frühbehandlung. Dabei ist deutlich zu machen, dass Prävention nicht mit medikamentöser Prophylaxe gleichzusetzen ist und dass Medikation nur dann präventiv wirken kann, wenn sie das Verstehen und Bewältigen von Symptomen und Konflikten *nicht* einseitig auflöst.

Tabelle: Kooperationsstrukturen

		Traditionelles Modell	Partnerschaftliches Modell
Dosis	1	Viel hilft viel	So wenig wie möglich, nur wenn nötig, Alternativen abwägen
	2	Je früher, desto besser	Dosierung und Art der Medikation autonomiefördernd (Selbst- und Bedarfsmedikation, orale Medikation vor Depot)
Dauer	3	Lebenslang, auf Sicherheit bedacht	Berücksichtigung von Standards, aber individuelle Entscheidung
Verständnis	4	Einfaches Krankheitskonzept: Stoffwechselstörung ausgleichen Vulnerabilität als genetisch bedingt	Offenes Krankheitsverständnis, Ernstnehmen von subjektiven Deutungen und individuellen Krankheitskonzepten
	5	Missachtung von Psychoseinhalten und Biografie	Wahrnehmung von Bedeutung, Funktion und biografischem Zusammenhang
Zielsetzung	6	Vorgabe der Ziele von außen	Gemeinsames Abwägen von Zielen
	7	Rückfälle vermeiden um jeden Preis (»Vita minima«)	Aus Rückfällen lernen
	8	Symptomfreiheit um jeden Preis	Angstreduktion, Erweiterung von Entscheidungs- und Handlungskompetenz Akzeptanz von Eigensinn
Information	9	Keine ausreichende Information, Verharmlosung von Nebenwirkungen	Ausführliche Information über kurzfristige Nebenwirkungen
Beziehung	10	Autoritäre Beziehung: Bestimmung statt Verhandlung, Abnahme von Verantwortung, Enteignung von Erfahrung	»Ideologiefreie« Behandlung ohne Zuschreibung von Krankheitskonzept; Teilen von Verantwortung, Einbettung der Medikation in tragende therapeutische Beziehung

Öffentliches Bild

Psychoseerfahrene, Angehörige und Therapeuten (jeder Richtung) eint das Interesse an einem Abbau der öffentlichen Vorurteile. Die Stigmatisierung der Schizophrenie ist jedoch nicht nur das Produkt schlechter Medien, sondern spiegelt die unzulänglichen Sichtweisen der alten Psychiatrie und deren schreckliche Konsequenzen in der Nazizeit.

Der Erfolg einer Antistigmakampagne hängt wesentlich davon ab, ob neben den pathologischen auch die anthropologischen Aspekte der Erkrankung und neben den Fortschritten der Therapie auch das gewachsene Selbstbewusstsein der Psychoseerfahrenen zum Ausdruck kommen. Angehörige, die sich nicht einschüchtern lassen, und Psychoseerfahrene, die für sich selbst sprechen, wirken in der Öffentlichkeit überzeugender als kluge Vorträge von uns Profis.

Verantwortung vom Letzten her

Der innere Impuls des Sorgens um den Anderen

KLAUS DÖRNER

Die Überschrift dieses Beitrags verlangt vermutlich eine Erläuterung, denn sie kehrt die uns sonst geläufige Richtung von Verantwortung *auf* andere Menschen *hin* um. Wir sind gewohnt, Verantwortung aktiv-intentional *auf* jemanden zu erstrecken, ihn mit der Verantwortung zu »überziehen«. Da wir dabei aber oft trotzdem nicht zu einem für alle befriedigenden Ergebnis kommen, könnte es vernünftig sein zu fragen, ob es nicht eine weitere Quelle für Verantwortung gibt, die es zu erschließen gilt, eine Quelle nämlich, die in umgekehrter Richtung Verantwortung vom Anderen her *auf mich* »zuwachsen« lässt. Dies wäre eine Verantwortung, in die der Andere mich einsetzt, der ich mich daher nicht aktiv, sondern nur passiv aussetze, dem Anderen antwortend, eine Verantwortung, die B. WALDENFELS (1998) sogar veranlasst, den Menschen »das antwortende Wesen« zu nennen. Um die Erschließung dieser zweiten – oder ersten? –, in der europäischen Neuzeit eher verschütteten Verantwortungsressource geht es mir im Folgenden.

Doch noch eine Vorbemerkung: Wenn in meinem Text des Öfteren von dem »Letzten«, dem »Schwächsten«, dem »am wenigsten Lohnenden« die Rede ist, dann ist das nicht abwertend gemeint und bedeutet auch nicht, dass dies für den betreffenden Menschen selbst so ist. Gemeint sind damit jene, die mir in meiner subjektiven Wahrnehmung als die Letzten, weil die Hoffnungs-, Ressourcen- oder Chancenlosesten, erscheinen. Ich habe dies in *Der gute Arzt* (2001) genauer ausgeführt.

Eine Version dieser Gedanken haben wir unseren »kategorischen Imperativ« genannt (siehe auch meinen Beitrag zum Krankheitsbegriff). Er sei hier noch einmal zitiert:

> »Handle in deinem Verantwortungsbereich so, dass du mit dem Einsatz all deiner Ressourcen (an Zeit, Kraft, Manpower, Empfänglichkeit, Aufmerksamkeit, Liebe) immer beim jeweils ›Letzten‹ beginnst, bei dem es sich am wenigsten lohnt.«

Ich möchte hier nun ausführlicher versuchen, diesen Satz zu begründen und seine Bedeutung zu entfalten.

Jeder von uns kennt den Ausspruch, dass man die Kultur einer Gesellschaft daran erkennt, wie sie mit ihren schwächsten Mitgliedern umgeht. Dies ist meistens die Sicht der ziemlich folgenlosen Sonntagsreden, die unser Gewissen darüber beruhigen sollen, dass wir unter der Woche eher entgegengesetzt zu Werke gehen.

Als mit Beginn der Moderne ab 1800 die Umstellung auf Marktwirtschaft und Industrialisierung mit ihren faszinierenden Aussichten maßgebend wurde, verbannten wir die Sorge um die Hilfsbedürftigen aus den Familien, Nachbarschaften und Kommunen in flächendeckende Netze sozialer Institutionen, damit die Schwächeren die Rationalisierung der gesellschaftlichen Organisationen nicht mehr spüren und in den Institutionen ver-sorgt würden und die Stärkeren, von ihnen befreit, für den Markt maximal funktionsfähig würden, insofern ent-sorgt – eine Rechnung, die voll aufging, wenn man von der Sorge absieht, die die Bürger nun nicht mehr als Eigenleistung, sondern als Geldleistung (Steuern) erbrachten. Allgemein gilt, dass wir uns nicht so gern mit chronisch Kranken, sondern lieber mit akut Kranken beschäftigen, weil sich dies mehr und schneller lohnt. Auch unser Rehabilitationswesen ist so organisiert, dass für die Aussichtsreichsten die größten Investitionen gewährt werden. Und soziale Institutionen lassen die von ihnen versorgten Menschen freiwillig nur in dem Maße frei, wie dies ihre eigene Existenz nicht gefährdet.

Wir handeln also im sozialen Bereich überwiegend nach dem Motto, dass unsere Ressourcen so knapp sind und unsere Arbeit so schwer ist, dass es für die Letzten oft eben nicht mehr reicht.

Macht-Fragen

Noch problematischer wird die genannte soziale Konstellation, wenn wir im sozialen Bereich nicht mehr, wie wir es normalerweise gern tun, den Faktor Macht im Verhältnis zwischen Stärkeren und Schwächeren ausblenden, wenn wir also, während uns gesagt wird, wir sollen dem einzelnen Behinderten dienen, nicht mehr ignorieren, dass wir untrennbar davon zugleich *auch* der Institution, der Gesellschaft, dem Staat oder der Kirche dienen. Hierfür einige Beispiele:

1. Als wir in Gütersloh 1980 alle 435 Langzeitpatienten nach ihren Zukunfts- und Entlassungswünschen fragten, wiesen solche Überlegungen über 90 Prozent weit von sich; sie seien viel zu behindert und krank, hätten schließlich Heimatrecht und seien sowieso fast wunschlos glück-

lich (Dörner 2001). Hätten wir damals ihr formal sicher vorhandenes Selbstbestimmungsrecht geachtet, lebten sie 15 Jahre später nicht alle in eigenen Wohnungen und könnten nicht sagen, dass sie um keinen Preis der Welt wieder aus ihrer Wohnung herausgehen wollten. Die Macht der Stärkeren über die Schwächeren, insbesondere in Institutionen, ist also so groß, dass das, was formal als Selbstbestimmungsrecht der Schwächeren gilt, z. B. »ich habe keine Veränderungswünsche«, in Wirklichkeit oft nur die Übernahme der Perspektive der Stärkeren ist. Dies einen Konsens zu nennen wäre dann zwar formal korrekt, in Wirklichkeit aber zynisch.

2. Wenn jemand im Alter, weil er für niemanden mehr Bedeutung hat, sich von seinem Arzt den Tod wünscht, kann das formal sein Selbstbestimmungsrecht sein, während er in Wirklichkeit die vermutete Meinung der Mehrheit, es sei nicht anständig, nur noch eine Last für andere zu sein, übernommen hat. So kann, wie in den Niederlanden, die Übernahme der Perspektive der Stärkeren durch den Schwächeren sowohl als Selbstbestimmung als auch als Konsens ausgegeben werden und zum Tode führen.
3. Dies gilt natürlich auch außerhalb des sozialen Bereichs: Die Macht der Ersten über die Dritte Welt kann so groß sein, dass in der Außendarstellung Konsens, ja, Dankbarkeit über die Investitionspolitik bestehen kann, weil es keine Alternative gibt, auch wenn das Geld immer wieder in die Erste Welt zurückfließt, die Schere zwischen Arm und Reich immer größer und die kulturelle Erniedrigung immer drückender wird, bis man sich schließlich über Verzweiflungsaktionen Einzelner ins Unrecht setzt und die Stärkeren der Ersten Welt nur noch empört sein können.

Zwischen Nutzenethik und Pflichtethik

Für die moralische Bewertung der Beziehungen zwischen Stärkeren und Schwächeren haben sich weltweit vor allem zwei Ethiken etabliert. Dies ist einmal der Utilitarismus, der sich an dem Ziel des größten Glücks für die größte Anzahl von Menschen orientiert, freilich für die Erreichung dieses Ziels auch zur Opferung von Minderheiten, von Letzten bereit ist.

Und da ist zum anderen die Pflichtenethik (ausgehend von Kant), die auch nicht unbedingt hilfreich ist, denn die Zweckformel seines kategorischen Imperativs besagt nur, dass man einen Anderen nicht »bloß« als Mittel benutzen dürfe – und wer tut das schon? Und Kants Gesetzesformel besagt zwar, dass man nach der Maxime handeln solle, die zugleich auch für alle anderen Menschen Gesetz sein kann. Wenn wir aber nun eine Maxime für unser Handeln wählen, deren Macht oder Stärke hinreichend groß ist, um alle anderen Schwächeren zu beeinflussen, dann können diese Schwächeren – in formal freier Ausübung ihres Selbstbestimmungsrechts – unsere Maxime auch zu ihrem Gesetz erklären: Es kommt zu einem formal gerechten Konsens, in dem die Schwächeren die Position des Stärkeren übernehmen und zu der ihren erklären.

Wenn ich mich nun mit diesem Dilemma nicht zufrieden geben will, wenn ich der in sozialen Beziehungen stets unvermeidbaren Macht und ihrer Instrumentalisierung von Selbstbestimmung, Konsens und Gerechtigkeit nicht das letzte Wort lassen will, dann empfiehlt es sich, die europäische Denkkultur daraufhin zu prüfen, ob es nicht noch andere, vernachlässigte Quellen der Rechtfertigung und Begründung für unser moralisches, verantwortliches Handeln gibt – und bei der Suche auch hinter die Moderne zurückzugehen.

Ein vielleicht weiterführender Vorschlag hierzu stammt von E. LEVINAS (1989), für den die europäische Denktradition zu etwa gleichen Teilen von den alten Griechen und von der Bibel stammt. Beide Traditionen unterscheiden sich dadurch, dass bei den Griechen (im Humanismus, in der Aufklärung) stets überwiegend Ich das Aktionszentrum bin, während in der Bibel eher der Andere, wer immer das sein mag, das Aktionszentrum ist. Und, so fügt Levinas hinzu, Europa war immer gut beraten, die eine Tradition nicht auf Kosten der anderen zu vernachlässigen, vielmehr beide gleichermaßen zu pflegen.

Aus einer anderen, gleichwohl ähnlichen Perspektive argumentiert die feministische Moralphilosophie, nach der der Gerechtigkeit als oberster moralischer Norm zwecks wechselseitiger Kontrolle eine andere Norm an die Seite zu stellen ist, nämlich *die Sorge*, die nicht so sehr auf die verallgemeinerungsfähige Gleichbehandlung aller Menschen und Gleichverteilung aller Güter achtet, sondern stattdessen die Sorge um einen einzigen Menschen in den Vordergrund rückt, als ob dieser einzelne Mensch der einzige Hilfebedürftige auf der Welt sei – mit dem Letzten beginnend. Schließlich dürfte derjenige nachdenklich werden, der die Friedenspreisrede 2001 von J. Habermas gehört hat, als dieser (unter Bezug sowohl auf die Gentechnik als auch auf den Anschlag vom 11. September 2001) die epochale Vermutung äußerte, wir lebten vielleicht bereits in einer postsäkularen Gesellschaft, schon weil ein einzelner Mensch niemals für sein Leben hinreichenden Sinn allein aus sich selbst zu gewinnen in der Lage sei, hierfür vielmehr den Anderen als Aktionszentrum benötige.

Jeder Mensch will notwendig sein

Versuchen wir nun, diese vielleicht vollständigere Perspektive der europäischen Denkkultur, jedenfalls was die Bedingungen der Möglichkeit für unser verantwortliches Handeln angeht, auf die nüchterne Ebene unserer sozialen Alltagsbeziehungen herunterzubrechen: Dann ließe sich sicher behaupten, dass in jeder sozialen Beziehung zwischen mir und einem Anderen eine aktiv-asymmetrische Dimension steckt, derzufolge ich als Aktionszentrum bestrebt bin, den Anderen mir gleichzumachen, anzueignen, ihn zu überzeugen, zu manipulieren, ihn dank meiner Überlegenheit zum Konsens mit mir zu bringen. Dies gehört zu jeder Arzt-Patient-Beziehung ebenso wie zu der Beziehung zwischen meiner Frau und mir. Gefährlich wird diese Dimension freilich nur, wenn sie sich verabsolutiert oder wenn ich sie – etwa mit der bloßen Behauptung wechselseitigen Austauschs auf derselben Ebene – verleugne und ich damit auch noch erfolgreich bin.

Aber umgekehrt finden wir ebenso in jeder Beziehung auch eine passiv-asymmetrische Dimension, in der der Andere als Aktionszentrum, wie Levinas sagt, etwa durch seine sprechenden Augen, die sogar seine Worte dementieren können, mir »befiehlt«, ihn nicht zu töten, zu instrumentalisieren, allein zu lassen, sondern in seinen Dienst zu treten, sein Assistent zu sein. Dieser Befehl des Anderen, dem ich mich aussetze und durch den mich der Andere in Sorge um ihn bzw. in meine unvertretbare Verantwortung für ihn einsetzt – was mich zu einem hörend-antwortenden Wesen macht –, ist nur vorübergehend, nur in Spuren erfahrbar, auch leicht zu überhören und auch zu ignorieren. Gleichwohl ist er immer schon von allem Anfang an vorhanden, wovon mein unentrinnbarer, vorbewusster Hilfeimpuls im Angesicht eines Hilfebedürftigen – je bedürftiger, desto imperativer – Zeugnis gibt; denn erst danach kann ich beschließen, diesem Impuls auch *nicht* zu folgen.

Diesen Befehl des Anderen zur Verantwortung, beginnend vom Schwächsten, vom Letzten her, befolgt die Mutter, wenn sie auf ihre Kinder antwortet, beginnend beim behinderten Kind, erfasst den Spaziergänger, der auf einen Suizidwilligen trifft, und hat auch uns in Gütersloh seinerzeit verpflichtet, wenn die Langzeitpatienten uns beigebracht haben, dass es unsere Aufgabe sei, »zu hören – in Gehorsam – ohne Hörigkeit«. Und so haben wir auch von ihnen gelernt, dass wir die richtigen Schritte nur erfinden konnten, wenn wir uns so ändern würden, dass wir glaubwürdig darin wären, uns von ihnen, den Langzeitpatienten, jederzeit korrigieren, verbessern zu lassen.

All solchen Situationen der Befolgung eines Befehls des Anderen ist freilich regelmäßig hinzuzufügen: »oder auch nicht«! Erst diese Möglichkeit, oft auch Wahrscheinlichkeit macht nämlich meine Verantwortung aus einem bloßen Impuls zu einem Handeln in moralischer Freiheit. Zusammenfassend ist festzuhalten, dass nur die Einbettung der aktiv-einseitigen Dimension unserer sozialen Beziehungen in die passiv-einseitige Dimension dazu verhelfen kann, dass die Beziehung zwischen mir und dem Anderen für diesen nicht allzu gewalttätig endet, vielleicht sogar vorübergehend als wechselseitig erfahren werden kann.

Zur Frage, wann ich meine Sorge, meine Verantwortung gerade auch im psychiatrischen Handeln vollständig wahrgenommen habe *und* beenden darf, hier noch eine Erfahrung aus Gütersloh:

> Als ich der Einladung einer 60-jährigen Langzeitpatientin ein paar Monate nach ihrer Entlassung in ihre Wohnung zu einer Tasse Kaffee folgte, erzählte sie mir, dass sie zwar ihre neue Wohnung in vollen Zügen genieße, dass aber noch irgendetwas fehle. Als ich im gekränkten Stolz etwas ungehalten fragte, wieso denn jetzt immer noch etwas fehle, belehrte sie mich, nicht ohne eine gewisse geduldige Nachsicht: »Stellen Sie sich mal vor, Herr Dörner: 25 Jahre habe ich in der Anstalt, mal mehr, mal weniger, um meine Selbstbestimmung gekämpft. Das hatte seine Ordnung. Und nun habe ich meine Selbstbestimmung, lebe in dieser schönen Wohnung, aber wochenlang, monatelang, immer nur allein mit dieser Selbstbestimmung, ohne dass ich jemanden brauche und ohne dass mich jemand braucht, das hielten Sie, Herr Dörner, keine 14 Tage aus!«

Erfahrungen dieser Art holten uns die institutionszentrierten Schuppen von den Augen, dass Menschen mit Behinderung erstaunlicherweise auch insofern Menschen sind, als dass sie genauso wie Menschen ohne Behinderung nicht nur Selbstbestimmung brauchen – ein so kostbares Gut sie auch sein mag –, sondern auch ein Stück Fremdbestimmung, sich von einem Anderen, Fremden bestimmen zu lassen, für jemand Anderen da zu sein, wodurch allein man sich sozial sinnvoll empfinden kann. Erst wenn dies erreicht ist, bin ich mit meiner Sorge, meiner Verantwortung vom Anderen her ans Ende gekommen. Wir in Gütersloh haben dem dadurch Rechnung zu tragen versucht, dass wir ein hinreichend umfangreiches Netz von Selbsthilfe- und Zuverdienstfirmen gegründet haben, wodurch jeder in dem für ihn erforderlichen Maß für Kollegen da sein, von einem Chef abhängig sein, sich mit seinem Betrieb identifizieren und für unbekannte Dritte durch Arbeit etwas herstellen kann. Wir haben Jahre gebraucht, um diesen doch nahe liegenden Gedanken denken und ihm folgen zu können: »Jeder Mensch will notwendig sein und kann dies nur vom Anderen her.«

Anthropologie des Helfens

All diese Gedanken und Erfahrungen haben uns zu dem oben genannten »kategorischen Imperativ« geführt, wie ich ihn zu Anfang formuliert habe. Ich möchte jetzt die einzelnen Elemente dieses Imperativs auf ihren Sinn befragen, den sie hier für das Thema haben:

1. Zunächst stellt sich die Frage, wer in diesem Imperativ spricht, wer den Befehl erteilt. Die Antwort: Es ist der An-ruf, der An-spruch des Anderen aus seinem unüberbrückbaren Abstand zu mir, aus der Transzendenz heraus – für mich spürbar in meinem Sorge-Impuls, hörbar als die Stimme des Gewissens.
2. Es handelt sich bei diesem Befehl um eine Norm, eine Überforderungsnorm. Eine Forderung, die ich erfüllen kann, tritt gewissermaßen auf der Stelle, reißt mich nicht fort, reißt mich nicht aus meinem Selbst heraus, hilft nicht weiter. Hingegen ist bei dieser Überforderungsnorm garantiert, dass weder ich noch sonst ein anderer Mensch sie zu Lebzeiten stets erfüllen könnte. Kein Mensch kann ständig vom Letzten her beginnen. Das ist aber auch gar nicht nötig. Es reicht, dass ich oder mein Team sie für wahr halte und daher wertschätze, damit ich ihr wenigstens dann folge, wenn meine Kraft, Zeit und Lust gerade mal hinreichen. Denn dann kann ich die jeweiligen Letzten wenigstens gelegentlich berücksichtigen, in meinen Tätigkeitsprozess »einstreuen«, sodass sie sich zum Beispiel nicht zu einem irrationalen Rest konzentrieren (siehe unter 6.).
3. Was soll in dem Imperativ der Nachsatz »bei dem es sich am wenigsten lohnt«? Er sorgt für die gesamtgesellschaftliche Rechtfertigung dieser Moral, indem er Bezug darauf nimmt, dass es in unserer Gesellschaft einen Bereich, den der Wirtschaft, gibt, in dem die entgegengesetzte Moral: »Investieren, wo es sich am meisten lohnt«, legitim ist, aber nur, wenn sie sich unterscheidet von einem anderen Bereich mit einer anderen Moral, in diesem Fall vom Bereich des Sozialen. Dieser Nachsatz dient insofern sogar der Rechtfertigung der marktwirtschaftlich orientierten Ökonomie und ist umso notwendiger, solange die gegenwärtige selbstzerstörerische Wut der restlosen Ökonomisierung des Sozialen noch nicht gebrochen ist.
4. Die hier befohlene Verantwortung ist nicht diffus und beliebig, sondern konkret und eingegrenzt auf eine auch geografisch definierte Region. So hat etwa das Team einer psychiatrischen Klinikstation von seinem letzten Patienten auszugehen; der ärztliche Leiter einer Klinik hat jeden Patienten, den er nicht nach Hause, sondern in ein Heim entlässt, auf Wiedervorlage zu legen und regelmäßig nachzufragen, wie lange das

noch erforderlich ist. Die Verantwortlichen einer Stadt haben Sorge zu tragen, dass auch noch der letzte psychisch Kranke oder Behinderte nicht ausgegrenzt, sondern innerhalb der Grenzen der Stadt die Unterstützung findet, die er braucht.

5. Der Sorge-Befehl ist insofern noch konkreter und eingegrenzter, als er sich zunächst auf einen einzigen Menschen beschränkt, eben den Letzten – hier allerdings von absoluter, kategorischer Verbindlichkeit. Hier hat man so zu tun, als ob es auf der ganzen Welt nur diesen einen Menschen gebe, auf den alle Ressourcen der Welt zu verschwenden sind. Dadurch entsteht ein Spannungsfeld zwischen einer so verstandenen Sorge und der gleich wichtigen gleich behandelnden Gerechtigkeit.
6. Kategorisch ist dieser Imperativ aber auch über den Einzelfall hinaus für jedes Reformvorhaben, jeden Deinstitutionalisierungsprozess, jede Rückgabe der Sorge aus der Institution an die Kommune im Sinne der community care. So ist uns in Gütersloh etwa bei der Entlassung der Langzeitpatienten erst nach der Hälfte die Frage gekommen, ob wir nicht durch unser eigenes Tun, nämlich die Entlassung der jeweils selbstständigeren Behinderten, das Scheitern unserer Reform gleich mitproduzierten. Wir fragten uns, ob zum Schluss nicht eine für alle Beteiligten unerträgliche Konzentration gerade der schwierigsten Behinderten übrig bleiben würde, was für die Betroffenen wie für die Mitarbeiter erst dann wieder erträglicher würde, wenn man sie erneut mit weniger schwierigen Behinderten mische, wodurch sich unter der Hand die alte Anstalt wiederherstellen würde. Diese ebenso erschreckende wie unvermeidliche Perspektive wurde für uns zum mächtigsten Motiv, ein Instrument zu erfinden, dem wir uns selbst – natürlich ungern und widerwillig – moralisch unterwerfen würden, woraus sich allmählich dieser kategorische Imperativ entwickelt hat.
   Inzwischen hat sich auch die Wirksamkeit dieses Imperativs empirisch erwiesen: Dadurch, dass wir natürlich keineswegs immer mit dem Letzten begonnen haben, und zwar je nach Kraft und Lust und nicht selten zähneknirschend, also lediglich die Schwierigsten als die Letzten immer mal wieder in unseren Deinstitutionalisierungsprozess »eingestreut« haben, blieb in der Tat zum Schluss keine Konzentration der Schwierigsten übrig. Daher können wir heute sagen, dass wir es vermutlich unserer Unterwerfung unter diesen Imperativ verdanken, dass wir ausnahmslos alle Langzeitpatienten in die community care entlassen und integrieren konnten.
7. Die Zuspitzung der ethischen Provokation des Imperativs mag in dem liegen, was Levinas »das Begehren des Nichtbegehrenswerten« nennt,

verbunden mit der Einsicht, dass kein Mensch aus freien Stücken gut sein kann. Konkret heißt dann »vom Letzten her« etwa, dass für den unsympathischsten, abstoßendsten, verhaltens- und persönlichkeitsgestörtesten Systemsprenger nach mehreren Forensik-Aufenthalten mit Abstand die meisten Ressourcen und Finanzen aufzuwenden sind, da nur auf dem Wege dieser Ungerechtigkeit Gerechtigkeit herzustellen ist, er also dieselben Chancen zu einem selbstbestimmten und gemeindeintegrierten Leben erhält wie alle anderen. Das bedeutet – nun bezogen auf ein ganzes Deinstitutionalisierungsvorhaben –, dass etwa der Kostenträger nur dann unter dem Strich einen Kosteneinsparungsanreiz erzielen kann, wenn die Mehrheit der bisher institutionalisierten und nun kommunal wohnenden Behinderten mit nur sehr knapper Betreuung sich gezwungen sieht, die eigenen Ressourcen vollständig auszuschöpfen, während ein kleinerer Teil der Behinderten ambulant wie stationär dasselbe Geld kostet, jedoch die 10–20 Prozent der Minderheit der Letzten ambulant noch mehr Kosten verursachen dürfen als stationär – eine Perspektive, für die gerade Kostenträger lange Zeit brauchen, um sie zu verstehen, obwohl sie für alle Beteiligten, einschließlich des Steuerzahlers, gleichermaßen von Vorteil ist.

8. Der kategorische Imperativ kann nur gelten, wenn er auch allgemein gültig ist, d. h. wenn er nicht nur Sozialprofis, sondern – auch gegen den eigenen Willen – alle Bürger »unterwirft«. Hierzu noch einmal eine – vielleicht verblüffende – Gütersloher Erfahrung:
Nachdem so viele ehemalige Langzeitpatienten insbesondere über die Stadt verstreut lebten, dass dies auch allgemein das Stadtbild mitzuprägen begann, haben wir die Zahl und die Art der Sozialkontakte zu vergleichen versucht: Danach hatten zuvor in der Anstalt etwa 90 Prozent der Sozialkontakte der Behinderten mit uns Sozialprofis stattgefunden, während dies nach der Entlassung nur noch 20 Prozent betrug; 80 Prozent der Sozialkontakte wurden nicht etwa von edlen Ehrenamtlichen hergestellt, sondern bestanden aus Zufallsbegegnungen mit Normalbürgern, also auf der Straße, im Supermarkt, in der Kneipe, auf dem Amt oder mit den Nachbarn. Was die Kontaktdauer anging, dauerten die meisten Begegnungen naturgemäß nur Minuten oder Stunden, manche schon Wochen oder Monate; aber immer wieder gab es auch Beziehungen von potenziell lebenslänglicher Dauer.
Indem wir uns nach der Bedeutung dieser Veränderung fragten, mussten wir einräumen, dass wir auf diese Weise den größeren Teil unserer Sozialkontakte und damit unserer Beziehungsarbeit an die Normalbürger abgegeben hatten, ohne sie zu fragen, sie aufzuklären oder ih-

nen zu helfen und sie vielleicht gleichzeitig immer noch als behindertenfeindlich zu beschimpfen. Das war nun in hohem Maße ungerecht. Doch diejenigen von ihnen, mit denen wir darüber sprachen, meinten, dass dies der einzig richtige Weg gewesen sei: »Wärt ihr uns mit moralischen Appellen gekommen, dass wir sozialer oder besser werden sollten, hätten wir ein solches Ansinnen hohnlachend zurückgewiesen. Den ehemaligen Patienten nun aber stattdessen im Bus, auf der Straße, in der Kneipe ausgesetzt, kann sich primär niemand diesem Sorge-Imperativ entziehen – auch wenn dies sekundär viele trotzdem tun, bleibt in der Masse der zunächst flüchtigen Beziehungen genug übrig, um – wie widerwillig immer auch – eine neue kommunale, bürgerschaftliche Antwort- und Tragebereitschaft herzustellen. Erst sekundär also, im Nachdenken darüber, haben wir Bürger uns sagen können, dass wir mit der Übernahme von ein bisschen mehr Last unserem Leben auch mehr Gewicht und soziale Bedeutung geben können.«
Wir Sozialprofis haben gleichwohl daraus den Schluss gezogen, dass wir zukünftig nicht mehr so sehr für die Beziehungsarbeit mit den einzelnen Behinderten bezahlt werden, sondern mehr dafür, dass die Beziehungen zwischen Bürgern mit und ohne Behinderung für alle möglichst bekömmlich sind – hierfür haben wir die angemessenen Gemeinwesen-Fantasien erst noch zu erfinden!

9. Und was heißt das alles nun für die Zukunft? Immer noch sind die Letzten in unserer Gesellschaft, von den Obdachlosen einmal abgesehen, am systematischsten in Heimen und Anstalten institutionalisiert, seit die Bürger mit Beginn der Moderne ihre Sorge überwiegend von der Sachleistung auf die Geldleistung umgestellt haben. Heute ist dies und die unvermeidlich mit der Verheimung verbundene Einschränkung von Grundrechten verfassungsrechtlich nicht mehr zulässig, da es für alle denkbaren Institutionalisierungs-Indikationen inzwischen bewährte ambulant-kommunale Alternativen gibt. Zudem hat sich das Spektrum der Persönlichkeitsrechte ständig erweitert, sodass kaum ein Behinderter, wenn er nur fair über alle Möglichkeiten aufgeklärt würde, von sich aus freiwillig die Institutionalisierung wählen würde. Und schließlich ist das seit 150 Jahren gewohnte Heimsystem, unter anderem wegen der dauerhaften Senkung der Erwerbsquote, in Kürze nicht mehr bezahlbar, sodass die Bürger schon deshalb ihre Geldleistungen für die Letzten durch Wiederentdeckung ihrer Sachleistungen ergänzen müssen, denn ein dritter Weg ist hier ausgeschlossen. Im Übrigen hat uns Schweden vorgemacht, wie man durch über vierzigjährige geduldige und behutsame politische Aufmerksamkeit und Gesetzgebung nunmehr glaub-

würdig und verantwortlich ein Schlussgesetz beschließen kann, wonach die Unterbringung von Behinderten in Anstalten und Heimen, die »Massenhaltung von Behinderten«, verboten ist.

Für all meine Überlegungen eignet sich – vielleicht nicht zufällig – ein Wort aus der biblischen Denktradition Europas: »Einer trage des anderen Last.« (Gal. 6, 2)

Haben wir Sozialprofis und Therapeuten in der Vergangenheit uns darauf konzentriert, den Einzelnen zu immer größerer Ich-Stärke zu befähigen, auf dass er seine Last allein tragen möge, so ist es jetzt vielleicht an der Zeit zu erkennen, dass diese Selbstbestimmungsorientierung zwar nicht falsch ist und etwas Kostbares bleibt, dass sie jedoch bestenfalls unter Sonderbedingungen gilt und im Übrigen unvollständig ist, denn sie kann weder unter dem Gesichtspunkt der Effizienz je ausreichend sein noch ist sie – das Tragen der sozialen Lasten vernachlässigend – ethisch begründbar. Vielleicht ist diese partiell richtige, aktiv-asymmetrische Orientierung ja doch erst dann zu rechtfertigen, wenn sie eingebettet wird in eine gegenläufige, passiv-asymmetrische Orientierung, in der ich mich primär mit der Last des Anderen von ihm her belasten lasse, beginnend mit dem Letzten, weil dies sowohl effektiver ist als auch der Anthropologie, der Leiblichkeit unseres Sinnesorgans für Moral, nämlich der leiblich empfundenen Stimme unseres Gewissens, besser entspricht.

Beziehungsaspekte in der psychiatrischen Pharmakotherapie

Partizipation in der ambulanten Behandlung psychoseerfahrener Patienten

MANFRED ZAUMSEIL UND PERI TERZIOGLU

Wenn Patientinnen und Patienten heute die Praxis eines niedergelassenen Arztes aufsuchen, haben sie andere Erwartungen als Patienten in den sechziger Jahren. Sie erwarten einerseits fachliche Kompetenz, aber zusätzlich legen sie Wert auf eine besondere Form der Beziehung und des Umgangs mit ihnen. Das betrifft die Art, wie auf sie eingegangen wird, wie sie sich als Person respektiert fühlen und auch wie sehr sie den Eindruck haben, dass ihre Bedürfnisse vom Arzt wahrgenommen werden. Sie wollen umfassend und verständlich informiert, als selbstverantwortliche Partner im Behandlungsprozess ernst genommen und an Entscheidungen beteiligt werden. Die schützende Fürsorglichkeit, die sie in manchen Situationen vom Arzt erwarten, soll sie nicht entmündigen. Dies gilt für Patienten mit »rein« organischen Erkrankungen ebenso wie für solche mit psychischen Krankheiten.

Verständlich werden die besonderen Anforderungen an Ärzte vor dem Hintergrund der westlichen Sozialisation und der hier vorherrschenden besonderen Bedeutung individueller Selbstbestimmung (GREENFIELD u. a. 2003). Das westliche Selbst, wie es etwa Ch. TAYLOR (1994) rekonstruiert hat, ist vulnerabel gegenüber Abwertungserlebnissen. A. HONNETH (1992) hat in seiner Sozialphilosophie die unterschiedlichen Ebenen spezifiziert, auf denen Menschen auf Anerkennung angewiesen sind. Sämtliche Ebenen – von der Anerkennung als Rechtsperson bis zu der in nahen Beziehungen – sind bei psychisch Kranken in besonderem Maße bedroht.

Die traditionelle paternalistische Beziehung zwischen Arzt und Patient wird zunehmend durch partnerschaftliche Modelle der Zusammenarbeit abgelöst (Sachverständigengutachten 2003; DIERKS u. a. 2001). Dabei ist unklar, welches Modell von Partnerschaftlichkeit als Orientierung dienen soll:

- ist es der gleichberechtigte Umgang in einer Zivilgesellschaft,
- ist es die Beziehung des selbstbewussten Kunden zu einem Anbieter, der eine Dienstleistung anbietet,
- oder ist es die Beziehung zwischen zwei vernünftigen Partnern, die über eine Sache verhandeln, die eine rationale Entscheidung verlangt?

Modelle der Kooperation

In der gesundheits- und sozialpolitischen Programmatik werden die zuvor genannten Elemente gemischt und häufig bleibt offen, in welcher Balance partnerschaftliche zu asymmetrischen Aspekten der therapeutischen Beziehung, wie sie sich in der Verantwortungsübernahme durch Helfer ausdrücken, stehen sollen. Im traditionellen Modell der »Compliance« steht das Befolgen ärztlicher Anordnungen im Vordergrund, wobei die Anweisung des Arztes mit medizinischer Rationalität gleichgesetzt werden. Dieses Konzept findet zunehmend auch Anwendung auf Ärzte, die selbst auf »Compliance« gegenüber medizinischen Standards und Leitlinien verpflichtet werden sollen (Gaebel 1997).

In der rechtlichen Konstruktion des »informed consent« soll den Patienten die Zustimmung zu medizinischen Eingriffen durch die Gabe ausreichender Information ermöglicht werden. Bei der »informed choice« werden von den Ärzten zusätzlich Informationen über Behandlungs*alternativen* zur Verfügung gestellt. Die Beziehung wurde außerdem unter dem rationalen Aspekt des Verhältnisses individueller Vertragspartner analysiert und strukturiert. Das Modell der *geteilten Entscheidungsfindung* (Zaumseil 2000; Scheibler/Pfaff 2003) enthält diesen Kern, berücksichtigt in seinen differenzierteren Formen aber auch den Kontext und die Besonderheiten der Situation eines Menschen, der einem Eingriff in seine körperliche Integrität gegenübersteht.

Es kam dann zu einer zunehmenden Thematisierung des Betroffenen als Person in seinen unterschiedlichen Facetten – als bürgerliche Rechtsperson und als Konsument bzw. Nutzer von Dienstleistungen. Schließlich wurde in der *patientenorientierten Medizin* nicht nur das Personsein des Patienten, sondern auch des Arztes thematisiert (Steward u. a. 1995; Bensing u. a. 2000; Mead u. a. 2000). Vorstellungen, die über das Individuum hinausgreifen, finden sich in der Thematisierung von Machtkonstellationen im *Empowerment-Modell* (Zimmermann 2000) und in Überlegungen zur sozialen Einbindung und Verpflichtung der Beziehung im Modell des *aktivierenden Sozialstaats* (Dahme u. a. 2001).

Die Konzeptionen der partizipativen Beziehung unterstellen meist einen Konsens der Interessen zwischen Patient und professionellem Helfer (siehe das Konzept »shared decision making«, SCHEIBLER u. a. 2003). Dabei besteht die Gefahr, dass in der praktischen Umsetzung dieser Modelle lediglich subtilere Strategien zur Erreichung des Konsenses mit den ärztlichen Behandlungsempfehlungen angewandt werden. So konnte B. GULA (2003) in einer inhaltsanalytischen Untersuchung der zu diesem Thema beim Bundesministerium für Gesundheit eingereichten Anträge zeigen, dass die Konzepte der Antragsteller von »shared decision making« sich auf das der Compliance reduzieren ließen. K. DÖRNER (2001) hat mit seinem Konzept der Gegnerschaft darauf hingewiesen, dass es sinnvoller ist, von unterschiedlichen Interessen zwischen Ärzten und Patienten auszugehen.

Schließlich bleibt offen, inwieweit Entscheidungsprozesse überhaupt einer rationalen Verfügung durch die Akteure unterliegen und nicht maßgeblich durch administrative und ökonomische Rahmenbedingungen bestimmt werden (VOGD 2003).

Die Wahrung der Autonomie eines Patienten bei gleichzeitiger Anerkennung seiner Hilfebedürftigkeit zeigt sich als eine sehr subtile Thematik, die sich kaum allein mit der Einführung neuer Techniken bewerkstelligen lässt. Sie ist zudem aufgeladen mit dem westlichen Verständnis des aus den sozialen Bezügen herausgelösten autonomen Individuums und einem gesundheits- und sozialpolitischen Klima, in dem Patienten zunehmend professionelle Fürsorge entzogen wird.

Partizipative Kooperation in der ambulanten Versorgung

Die Psychiatrie hat eine besondere Tradition und wird erst neuerdings von solchen Ideen erreicht. Nirgendwo sonst gibt es derart im Recht und einer fürsorglichen Praxis verankerte Konzepte, die rechtfertigen und nahe legen, dem Patienten auf Grund seiner psychischen Störung die Fähigkeit zu selbstverantwortlichen Entscheidungen abzusprechen. Und in keinem Feld der Psychiatrie stellt sich die Problematik so pointiert wie bei der Medikation mit Neuroleptika, wo es besonders schwierig erscheint, eine Annäherung zwischen der fachlichen Position der Psychiater und der subjektiven Perspektive der Patientinnen und Patienten zu erlangen.

Uns hat in der Forschungsarbeit zuletzt interessiert, was wir über einen respektvollen Umgang zwischen Arzt und Patient, über die Balance zwischen Achtung der Autonomie versus Hilfsbedürftigkeit des Patienten lernen können, wenn wir uns in ein Feld begeben, in dem die Autonomie der Patienten primär gegeben, aber durch wiederkehrende Psychosen immer wieder bedroht ist. Die Forschungsstrategie zielte darauf ab, »entwickelte

Fälle« und »Beispiele guter Praxis« von Kooperationbeziehungen zu finden und an ihrem Beispiel zu analysieren, wie die Umsetzung von Partizipation gelingen kann bzw. wo die Grenzen liegen.

Wir haben dafür den Bereich der ambulanten Behandlung durch niedergelassene Psychiater ausgesucht. Zentral für das Forschungsfeld ist, dass akute Psychosen die (unterstellte) rationale Entscheidungs- und Einwilligungsfähigkeit der betroffenen Person stark einschränken können. Diagnostiziert der Arzt in dieser Situation eine akute Eigen- oder Fremdgefährdung, ist er gesetzlich verpflichtet, auch gegen den erklärten Willen des Patienten zu handeln und unter Einbezug des Sozialpsychiatrischen Dienstes bzw. der Polizei eine Einweisung in eine psychiatrische Klinik anzustrengen (PsychKG).

Häufig wechseln sich die akut psychotischen Phasen mit weitgehend symptomfreien Phasen ab. In den symptomfreien Phasen kann für viele Betroffene ein relativ normales Leben möglich sein, in dem sie wenig oder keine ärztliche Hilfe benötigen und auch verantwortliche Entscheidungen treffen können. Die wechselnden Zustände der Patienten stellen die Arzt-Patient-Zusammenarbeit, die auf eine Partizipation des Patienten ausgelegt ist, vor besondere Herausforderungen. Sie muss sowohl der extremen Hilfebedürftigkeit der Patienten als auch deren Streben nach Autonomie Rechnung tragen.

Im Setting der ambulanten Behandlung ist die Möglichkeit der Ärzte zur einseitigen Einflussnahme deutlich begrenzt. Dies bedeutet ein erhöhtes Maß an Unsicherheit für die Ärzte. Zusätzlich haben sie im ambulanten Rahmen auch kaum die Möglichkeit, sich durch Beratung mit Kollegen oder Verantwortungsdelegation an Vorgesetzte abzusichern. Wir vermuteten daher, dass die Bereitschaft der Ärzte zu gemeinsamen Behandlungsplanungen mit den Patienten mit ihrer selbst wahrgenommenen und gesellschaftlich zugeschriebenen Fürsorgepflicht kollidieren könnte und dass deshalb dieses Forschungsfeld die Grenzen partizipativer Behandlung besonders gut aufzeigen würde.

Untersuchung einer partizipativen ärztlichen Behandlung

Ausgehend von K. Dörners (2001) Perspektive, dass es sinnvoll sei, primär von einer »Gegnerschaft« zwischen Arzt und Patient auszugehen, was die Interessen und als ideal erachteten Vorstellungen in einer Behandlungsgestaltung angeht, muss eine partizipative Behandlung Verhandlungen mit offenem Ausgang zwischen Arzt und Patient beinhalten. Das heißt, dass potenziell beide Verhandlungspartner ihre Position verlassen können und nicht von vornherein eine Option – etwa die vom Arzt favorisierte – als Ergebnis der Verhandlungen feststeht. Somit haben wir zu Beginn des Projektes unterstellt, dass in einer partizipativen Behandlung der Patient potenziell auf *jede* Entscheidung Einfluss nehmen kann und will.

Es nahmen eine Psychiaterin und drei Psychiater an der Untersuchung teil. Sie stellten den Kontakt zu den Patientinnen und Patienten her. Kriterium für die Teilnehmenden war das Vorliegen von Erfahrungen mit Psychosen. Insgesamt wurden 28 Personen befragt. Es fand eine teilnehmende Beobachtung in den Praxen statt. Diese wurde ergänzt durch Tonbandaufnahmen von regulären Behandlungsterminen sowie problemzentrierte Interviews mit Patienten und Psychiatern. Die Auswertung des Datenmaterials fand im Sinne der »Grounded Theory« (Strauss 1994; Strauss/Corbin 1996) statt.

Das Ziel vieler der befragten Patienten war eine alltägliche Lebensführung, die möglichst wenig auf die Erkrankung ausgerichtet und wenig vom medizinischen und psychosozialen Helfersystem beeinflusst ist. Die Wahrung der Eigenständigkeit war den meisten ein zentrales Anliegen. Außerdem äußerten viele Patienten den Wunsch, auf die ärztliche Behandlung Einfluss nehmen zu können und hier vor allem auf die Medikation. Wurde ihnen dies von ambulant behandelnden Psychiatern nicht gewährt, reagierten sie mit einem Behandlungsabbruch.

Ein weiteres Ziel der befragten Patienten war der Erhalt sozialer Teilhabe sowie die Absicherung in Krisenzeiten – zwei Belange, zu denen die meisten von ihnen auf die Unterstützung eines Psychiaters angewiesen waren. Viele Patienten berichteten von einem auf Grund wiederkehrender Psychosen stark reduzierten Freundeskreis, kaum einer führte eine Partnerschaft, manche hatten Probleme mit dem Arbeitgeber, der häufige Fehlzeiten beklagte und auf Frühberentung drängte, andere benötigten die Unterstützung des Arztes, um von sich aus eine Frühberentung zu erlangen. Die Erfahrung, in Krisen hilfebedürftig gewesen zu sein und keine Unterstützung gehabt zu haben, betont die leidige Einsicht, den Punkt verpasst zu haben, an dem etwa eine medikamentöse Intervention einen Klinikaufenthalt verhindert hätte. Ebenso erhöhten Erfahrungen mit Zwangseinweisungen in psychiatrische Kliniken die Motivation der Patienten, einen ambulant behandelnden Psychiater zu finden, mit dem sie zusammenarbeiten konnten.

Die Ärzte, auf der anderen Seite, handelten und trafen Entscheidungen vor allem auf der Grundlage von Informationen. Sie fühlten sich in hohem Maße persönlich verantwortlich für das Wohlergehen der Patienten, und dies umso mehr, da die untersuchte Patientengruppe phasenweise so hilfebedürftig war.

Vor diesem Hintergrund erhielt die stabile, vertrauensvolle Beziehung für Ärzte und Patienten einen besonderen Stellenwert und machte eine Partizipation der Patienten möglich (siehe Abbildung 1):

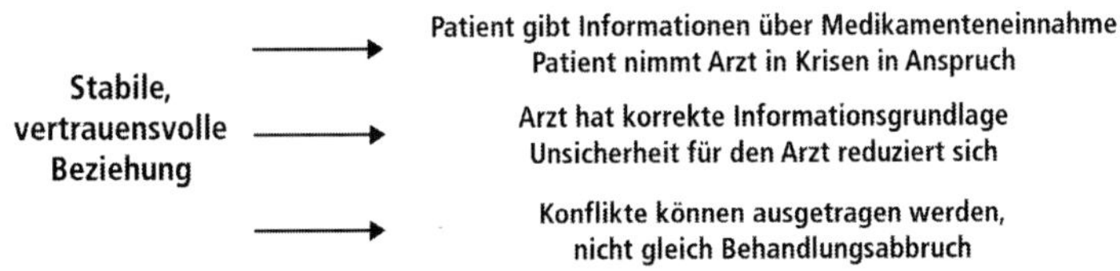

Abbildung 1: Kooperation von Arzt und Patient

Je öfter Patienten die Erfahrung machten, dass der sie behandelnde ambulante Psychiater sie in krisenfreien Zeiten an Entscheidungen beteiligte und in akuten Krisen ihre Interessen (auch stellvertretend gegenüber Dritten) wahrte, desto eher vertrauten sie diesem Arzt und nahmen ihn dauerhaft – und besonders auch in Krisen – als Unterstützer in Anspruch.

Auch »Noncompliance« der Patienten spielte in einem solchen Verhältnis eine deutlich geringere Rolle. Die Patienten hatten die Möglichkeit, offen über selbstständige Dosierungsmodifikationen der Medikamente zu berichten. Dies wurde von den Ärzten nicht primär unter dem Blickwinkel des Nichtbefolgens ärztlicher Anweisungen gesehen, sondern toleriert als Versuch, Einfluss auf die Behandlung zu nehmen bzw. die Medikamente so zu dosieren, dass sie möglichst wenige unerwünschte Auswirkungen auf den Alltag haben.

Je weniger Informationen ein Arzt hatte und je weniger er sich darauf verlassen konnte, dass ein Patient ihn in einer akuten Krise in Anspruch nehmen würde, desto geringer war seine Bereitschaft etwa zur Verhandlung über eine Reduktion der Medikamente. Umgekehrt wurde die Unsicherheit, die ein Arzt mit dem Einlassen auf aus ärztlicher Sicht riskante Behandlungsschritte wie die Medikamentenreduktion eingeht, in einer stabilen Behandlungsbeziehung dadurch reduziert, dass er darauf vertrauen konnte, dass der Patient ihn bei zunehmender Instabilität aufsucht und ihm korrekte Informationen über die eingenommene Dosis und deren Auswirkungen gibt. Auf dieser Grundlage und unter Bezugnahme auf eigene Erfahrungen in der Behandlung dieses konkreten Patienten konnte er dann die notwendigen Entscheidungen treffen. Somit ersetzte die vertrauensvolle Behandlungsbeziehung auch die Kontrollmöglichkeiten, die im ambulanten Rahmen nicht gegeben sind.

Schließlich war es in einer so gestalteten Behandlungsbeziehung möglich, Konflikte auszutragen, ohne dass die Patienten die Behandlung abbrachen. Gleichzeitig war diese Offenheit für verschiedene Positionen zwischen Arzt und Patient nicht nur Voraussetzung, sondern auch Anzeichen für die untersuchte Form der Zusammenarbeit.

Vertrauensbildende Maßnahmen

Da eine vertrauensvolle Behandlungsbeziehung von so zentralem Stellenwert ist, unternahmen vor allem die Ärzte viel dafür, sie zu etablieren und aufrechtzuerhalten. Ein Großteil der beobachteten Handlungsweisen der Ärzte kann unter dem Aspekt der Beziehungsstabilisierung gesehen werden. Hier sind vor allem folgende Faktoren zu nennen:

- zeitliche Verfügbarkeit der Ärzte in Abhängigkeit von den Bedürfnissen des Patienten, ggf. auch unter Vernachlässigung überfüllter Wartezimmer und von Abrechnungspraktiken der Krankenkassen, die lange und mehrfach pro Quartal stattfindende Gespräche nicht erstatten;
- ein Gesprächs- und Interaktionsstil, der sich zum Beispiel durch offene Fragen auszeichnete, durch das Ausredenlassen der Patienten, durch Umgangsformen wie das gemeinsame Hinsetzen, der Begrüßung und Verabschiedung per Handschlag, durch das persönliche Abholen der Patienten im Wartezimmer, das Ausrichten der vollen Aufmerksamkeit auf den Patienten etc.;
- Begründungen des Handelns in Konfliktsituationen;
- nicht moralisierender Umgang mit den Verhaltensweisen der Patienten;
- das Aufrechterhalten des Behandlungsangebots auch in Konfliktsituationen;
- das einseitige Aufrechterhalten der Beziehung bei Klinikaufenthalten oder Krisen (so ließen die Ärzte, wenn ein Patient, ohne sich abzumelden, nicht zum Termin erschien, die Sprechstundenhilfe bei ihm anrufen und sich nach seinem Befinden erkundigen; wenn die Patienten zu Hause nicht erreichbar waren, riefen sie in der Klinik an, in der der Patient schon öfter war; während längerer stationärer Aufenthalte der Patienten erkundigten sie sich telefonisch nach dem Befinden des Patienten);
- und schließlich kann auch deren Umgang mit Medikamenten als Versuch gewertet werden, die Behandlungsbeziehung zu stabilisieren, indem die Einnahme der Medikamente nach allein ärztlichen Gesichtspunkten nicht zur Bedingung der Behandlung gemacht wurde, auch wenn dies teilweise ärztlichen Überzeugungen widersprach.

Die Verhaltensweisen der Ärzte sowie das geforderte und durch die Ärzte gewährte Maß an Einflussnahme durch die Patienten unterschieden sich in Abhängigkeit vom Zustand der Patienten.

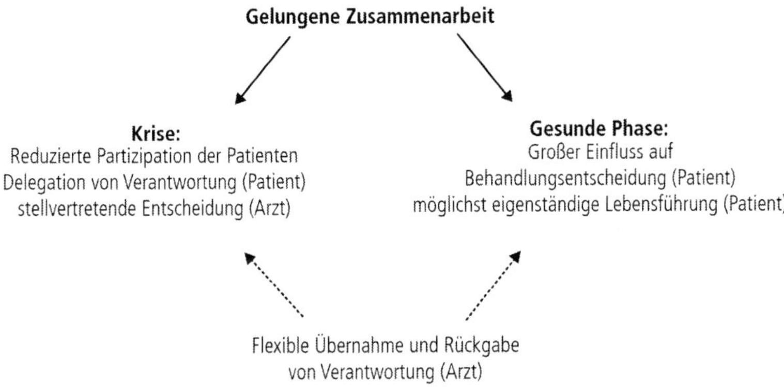

Abbildung 2: Bedingungen der Arzt-Patient-Kooperation

Gesunde Phasen: Verhandlungen über Medikamente

Obwohl die Patienten in den Interviews den zentralen Stellenwert des Themas »Medikamente« als Indikator für gewährte Mitsprachemöglichkeiten verdeutlicht hatten, fiel während der Feldbeobachtungen auf, dass während der Arzt-Patient-Gespräche dieses Thema nur wenig Raum einnahm. Dies kann einerseits damit zusammenhängen, dass viele Patienten schon länger bei den Psychiatern in Behandlung waren und die Entscheidungen bereits zu einem früheren Zeitpunkt getroffen worden waren. Allerdings haben sowohl Ärzte als auch Patienten dargestellt, dass die Einstellung der Medikation eher als Prozess zu verstehen ist, in dem immer wieder Modifikationen vorgenommen werden müssen.

Andererseits bietet sich als Interpretationsmöglichkeit des Nicht-Vorkommens längerer Verhandlungen über Medikamente an, dass die Ärzte sehr schnell den Wünschen der Patienten folgten. Dies taten sie auch vor dem Hintergrund des Bewusstseins um begrenzte Kontrollmöglichkeiten im ambulanten Rahmen, sodass massiver Druck, den ein Arzt auf Patienten ausüben würde, die Behandlungsbeziehung gefährden würde. Wenn Arzt und Patient keine Einigung finden konnten, machten die Ärzte ihre eigene Position sehr deutlich, appellierten an die Patienten, doch stärker den Absicherungsaspekt der Medikamente im Blick zu behalten und dafür ggf. Nebenwirkungen in Kauf zu nehmen, und argumentierten dabei deutlich aus der Expertenperspektive. Gleichzeitig machten sie deutlich, dass sie die Behandlung auch dann fortsetzen würden, wenn der Patient ihren Vorschlägen nicht folge. Der Appell an die Patienten fiel umso deutlicher aus, je instabiler sie deren Zustand einschätzten.

Krisen: Eingeschränkte Partizipation der Patienten

Die Verhandlungen über Medikamente blieben so recht lange möglich und auch offen im Ausgang, wie die Patienten aus der Sicht der Ärzte in der Lage waren, Entscheidungen sinnvoll zu treffen und für sich selbst zu sorgen. Wenn nicht, änderte sich die Zusammenarbeit und war deutlich weniger geprägt von partizipativen Aspekten. Dennoch bezeichneten die befragten Patientinnen und Patienten die Beziehung zum Arzt auch dann als kooperativ, wenn ein Teil der Behandlungsentscheidungen einseitig vom Arzt getroffen wurde. Die Patienten berichteten von Situationen, die nicht dem Bild einer partizipativen Behandlung entsprachen, und betonten dennoch, wie gelungen, vertrauensvoll und patientenorientiert die Behandlung sei. Hintergrund dafür war die wiederholte Erfahrung der Patienten, zeitweise nicht in der Lage gewesen zu sein, für sich selbst zu sorgen.

Sowohl die Ärzte als auch die Patienten sahen die Ärzte in der Verantwortung, in Krisenzeiten die Behandlungsentscheidungen maßgeblich zu treffen. Die Patienten nahmen dann eine zeitweise Delegation der Verantwortung an die Ärzte vor. Die Ärzte, die im günstigen Falle schon gemeinsame Erfahrungen mit den Patienten beim Bewältigen psychotischer Krisen gesammelt hatten, konnten darauf aufbauend stellvertretende Entscheidungen für die weitere Behandlung treffen. Entscheidend war, dass die Patienten diese Entscheidung *rückwirkend* als in ihrem Sinne bewerteten.

Wie genau der Prozess dieser stellvertretenden Entscheidung stattfand, ließ sich anhand von Beschreibungen der Ärzte und Patienten rekonstruieren. Der eindringliche Appell, der Behandlungsmethode ärztlicher Wahl zuzustimmen, auch unter Verweis auf ärztliche Fachkompetenz und Autorität, war ein zentrales Mittel der Überzeugungsversuche der Ärzte. Dabei appellierte der Arzt an die Eigenverantwortung des Patienten und gab ihm ausreichend Zeit, diesen Entscheidungsschritt mitzutragen. Doch während in Fällen akuter Krisen die Mitbestimmungsmöglichkeiten der Patienten real abnahmen, blieb für einige Patienten die Illusion der völligen Wahlfreiheit erhalten. Auf Grund der Beschreibungen der Patienten über das Erleben ihrer Psychose liegt die Vermutung nahe, dass der kleine Entscheidungsspielraum, den die Ärzte ihnen zugestanden, ihren Fähigkeiten zu diesem Zeitpunkt entsprach. So trafen sie nicht die »große« Entscheidung, ob sie in die Klinik gehen wollten oder nicht, sondern die »kleinere«, dass sie es zumindest ohne Einschalten der Polizei tun wollten.

Dass die Patienten die Behandlung dennoch als partizipativ erlebten, hatte vor allem etwas damit zu tun, dass sie die *gesamte* Behandlung bewerteten, sich also auch und gerade auf die krisenfreien Zeiten bezogen. Hier war entscheidend, dass sie Einfluss auf Behandlungsentscheidungen, wie eben über die Medikation, nehmen konnten. Das Gefühl der eigenen Hilfebedürftigkeit in psychotischen Krisen trug dazu bei, dass der Arzt nun in großem Maße die Entscheidung traf. Dies wurde positiv als dessen Bereitschaft zur Verantwortungsübernahme interpretiert, nicht als Versuch der Bevormundung.

Daraus folgt, dass es sinnvoll ist, statt nach Partizipation im Sinne *immer* möglicher Einflussnahme nach einer Zusammenarbeit zu suchen, in der eine Einflussnahme der Patienten in Abhängigkeit von ihrem Gesundheitszustand möglich ist und Ärzte wie Patienten flexibel die Verantwortung mal übernehmen, mal abgeben.

Ärzte als Teil des sozialen Netzes der Patienten

In der bis hier geschilderten Zusammenarbeit erhielt der Arzt zunehmende Wichtigkeit im sozialen Bezugssystem des Patienten. Viele der befragten Patienten hatten vor allem auf Grund der Wiederkehr psychotischer Krisen wenige soziale Kontakte. Die Psychiater erhielten hier die Rolle verfügbarer und vertrauenswürdiger Ansprechpartner, die die Patienten als in ihrem Sinne parteiisch erlebten. Dennoch blieb die Beziehung nicht eine vereinzelte: Die Psychiater regten Kontakte zu Kontakt- und Beratungsstellen an, ebneten den Patienten ggf. durch einen Anruf oder Broschüren, die im Wartezimmer aushingen, den Weg dorthin. Je mehr die Patienten in anderen Betreuungskontexten eingebunden waren, desto stärker war die Rolle der Ärzte beschränkt auf diejenige einer zusätzlichen Absicherungsinstanz und der pharmakologischen Expertenschaft.

Eine gelungene Kooperation enthält sowohl dialogische Elemente und eine »gegnerschaftliche« Auseinandersetzung sich gegenseitig respektierender Partner als auch die zeitweise Delegation der Verantwortung an die Psychiater. Ausschlaggebend ist der Zustand der Patientinnen und Patienten. Die flexible Übernahme und Rückgabe der Verantwortung ist somit zentrales Bestimmungsstück der untersuchten Form der Zusammenarbeit. Wie die Psychiater die ihnen übertragene Verantwortung handhaben, wird nachträglich durch die Patienten vor dem Hintergrund ihres Erlebens der gesamten Behandlungsbeziehung bewertet.

Gelungene Partnerschaftlichkeit aus der Perspektive der Patienten lässt sich dementsprechend – leichter als im Querschnitt einzelner Interaktionssequenzen – durch das Einbeziehen einer langfristigen Perspektive der beteiligten Interaktionspartner beschreiben.

Eine stabile und vertrauensvolle Behandlungsbeziehung ist eine zentrale Voraussetzung für Partizipation im untersuchten Feld. Sie gewährleistet, dass ein Patient die Hilfe des Arztes von sich aus in Anspruch nimmt, weil er erwartet, von diesem gleichberechtigt behandelt zu werden, selbst wenn eine akute Psychose die Entscheidungsfähigkeit zeitweise beschränkt. Der Arzt erhält in einer von Vertrauen geprägten Behandlungsbeziehung außerdem zuverlässiger Informationen darüber, wie eine Krise des Patienten am besten in dessen Sinne überstanden werden kann, und kommt so am ehesten in die Lage, stellvertretende Entscheidungen für den Patienten zu treffen. Die oft als Inbegriff verhinderter Partizipation erlebte Klinikeinweisung kann dadurch ggf. abgemildert oder durch die rechtzeitige Gabe erhöhter Dosen von Medikamenten verhindert werden. Solche Erlebnisse tragen dazu bei, dass die Patienten die Arbeit des Arztes als an ihren Wünschen ausgerichtet erleben und die Beziehung stabilisiert wird.

Verhandlungen über Medikamente sind vor allem in krisenfreien Zeiten stark an den Wünschen der Patienten ausgerichtet – sicherlich auch vor dem Hintergrund des Bewusstseins der Ärzte, dass sie im ambulanten Behandlungssetting kaum Möglichkeiten haben, die Medikation ohne die Mitarbeit der Patienten zu gewährleisten. Eine gelungene Kooperation zeichnet sich hier vor allem dadurch aus, dass die Patienten über eigenständige Dosismodifikationen berichten und der Arzt dies nicht verurteilt, sondern als zusätzliche Informationsquelle nutzt und sein weiteres Vorgehen darauf aufbaut. Es ist hier außerdem möglich, dass Arzt und Patient ihre unterschiedlichen Sichtweisen über die zukünftige Medikation in einem Konflikt austragen, ohne dass deshalb der Patient die Behandlung abbricht bzw. der Arzt durch sein abweisendes Verhalten dazu beiträgt, dass der Patient nicht wiederkommt.

Die Art, wie in den untersuchten Behandlungsbeziehungen kooperiert wurde, deutet darauf hin, dass in diesem ambulanten Setting eine Modernisierung (Zaumseil/Leferink 1997) der Beziehung eingetreten ist. Als Kinder der westlichen Moderne haben wir gelernt, uns über ein independentes – von anderen unabhängiges – Selbst zu definieren, das in hohem Maße auf die Wahrung individueller Selbstbestimmung angewiesen ist. Dies macht die Autonomie besonders in der Psychiater-Patient-Beziehung zu einem delikaten Thema.

Die Erfahrungen aus diesem Projekt machen deutlich, dass es möglich ist, partizipative Behandlungen mit psychoseerfahrenen Patienten zu etablieren. Dies ist zumindest gültig für die Patientengruppe, die hier befragt wurde, und die ohne Zweifel eine sehr selbstständige Teilgruppe psychoseerfahrener Patienten darstellt. Die beforschten Psychiater haben uns gezeigt, welche Haltung, welche Flexibilität und welche Formen des Umgangs man sich erarbeiten muss, um tragfähige Beziehungen zu Patienten zu entwickeln, die von jenen als dialogisch und partnerschaftlich angesehen werden. Sie haben aber auch deutlich gemacht, wie schwierig dies unter den gegenwärtigen Bedingungen zu realisieren und somit abhängig ist von der individuellen Bereitschaft des Arztes, sich jenseits von ökonomischen Zwängen in den Dienst der Patienten zu stellen.

Verantwortung, Schuld und Schuldgefühle in der Familie

Die konflikthafte Existenz des Menschen

THEODOR MEIßEL

Die trialogische Perspektive

Die moderne psychiatrische Praxis geschieht in einem gesellschaftlichen Umfeld, in dem Betroffene und Angehörige in autonomen Interessenvertretungen organisiert sind. Sie betrachten die psychiatrischen Angebote selbstbewusster und kritischer und fordern, diese aktiv mitzugestalten. Ich persönlich halte diese Entwicklung für einen Segen und ich selbst spreche auch aus drei unterschiedlichen Perspektiven. Ich bin zwar Leiter einer psychiatrischen Abteilung, aber ich schreibe hier auch als Betroffener, der selbst psychische Störungen und psychische Überforderung kennt, selbst psychische Belastungen erfahren hat, die seine biologisch und psychosozial grundgelegten, erworbenen psychischen Kapazitäten überstiegen haben. Und ich schreibe als Angehöriger, da es in meiner Familie wie in *jeder* Familie psychisch Kranke bzw. potenziell psychisch Kranke gibt. Psychische Störungen gehören schließlich zu den häufigsten Zuständen in der Bevölkerung und gehören zu den häufigsten Krankheiten, die in medizinischen Institutionen behandelt werden.

Als Angehöriger habe ich mir immer wieder die Frage nach Verantwortung und meinem schuldhaftem Verhalten gestellt und war oft geplagt von Schuldgefühlen. Es geht bei der Auseinandersetzung mit der psychischen Erkrankung eines Familienmitglieds um ein Thema, das die Angehörigen persönlich und höchst konflikthaft berührt, das nicht nur Schuldgefühle, sondern auch andere starke und tiefgehende Affekte wie Scham, Trauer, Wut, Verzweiflung, Neid, Hass, Angst berührt und auslöst bzw. massive innerseelische und soziale Abwehrreaktionen wie Verleugnen, Beschönigen, Schuldzuweisungen, Aggressionen, Abwertungen, Ideologiebildungen nach sich ziehen kann.

Es gilt, die dahinter stehenden Fragen ernst zu nehmen, sich ihnen zu stellen, nicht zu bagatellisieren oder zu beschönigen, sondern in einer das Wesentliche erfassenden Weise Voraussetzungen zu schaffen, dass Probleme gelöst werden können, für uns alle: individuell und als Familienmitglieder, für die Gesellschaft, für die Gruppen der Angehörigen, der Betroffenen, auch der professionellen Helfer und Behandler. Es geht um die demokratiepolitische Bedeutung unseres Selbstverständnisses, als individuelle Menschen, als gesellige Menschen in konfliktträchtigen Verstrickungen und mit tragischem Schicksal, es geht um die Konzeption unserer Gesellschaft in einem möglichst wesensgerechten und nicht ideologisch verzerrten, beschönigenden und illusionierenden Sinn.

Zur Funktion von Modellen unseres Denkens

Es geht also im Folgenden um die Auseinandersetzung mit den Erfahrungen psychischer Krankheit in der Familie, um die dabei erfahrenen Affekte, die verzweifelte Suche, diese zu verstehen und damit zurechtzukommen. Insofern psychische Störungen als »Krankheit« erfasst werden, stehen die dabei vertretenen Krankheitstheorien bei allen Beteiligten im Dienst von Bewältigungsversuchen der traumatischen Erfahrungen.

Dabei ist wichtig zu sehen: Die verwendeten Theorien sind nicht die Wirklichkeit selbst, sie sind mehr oder weniger brauchbare Modelle von ihr, die Konflikte unter den Beteiligten ausdrücken, aber auch hervorrufen. Mit diesen Modellen versuchen wir Ursachen von psychischen Störungen zu erklären, Auslösendes zu erfassen, Schuldige zu finden, Verantwortung abzugeben oder zu übernehmen. Der Wert der jeweiligen Krankheitstheorie zeigt sich in der Brauchbarkeit bei der Bewältigung der psychischen Störung in der Familie, aber eben auch, die Frage der Verantwortung, des notwendigen, sinnvollen, möglichen Verhaltens dabei zu lösen.

Zum Beispiel versteht ein reduziert somatisches Krankheitsmodell psychische Störungen als genetisch angelegt bzw. biologisch erworben, als verkörperlichte Erkrankung, die durch somatische Therapiemittel, nicht zuletzt Spezifität suggerierende *Anti*-Depressiva, *Anti*-Psychotika etc., zu behandeln ist. Bei fehlendem Erfolg wird »Therapieresistenz« konstatiert bzw. »Noncompliance«, die »Schuld« bleibt beim Betroffenen, der sich der Therapie widersetzt. Entsprechende Konflikte mit der Umwelt verstärken dann die ursprüngliche konflikthafte Beziehungsgestaltung: Je stärker dabei Konflikte festgefahren sind, desto mehr zeigt sich, dass dieses verwendete Modell ein wichtiges Beziehungsproblem nicht erfasst. Je stärker sich psychische Störungen als Konflikte in Beziehungen äußern und nicht reflektiert werden können, eine desto größere Rolle spielen simplifizierende Schuldzuweisungen oder depressive Schuldübernahmen und Selbstanklagen.

Dabei ist die Frage der Schuld nach Art der kleinen Kinder gelöst: Diese fragen »Warum?« und meinen damit »Wer?«, wollen den Grund, die Ursache von etwas wissen und verbinden damit die Annahme eines persönlichen Urhebers, weil sie noch nicht ausreichend abstrahieren können, noch nicht entpersonifizierte Ursache-Wirkungs-Zusammenhänge im komplexen Leben erfassen können. Für eine solche intellektuelle Entwicklung ist aber nicht nur eine Reihe kognitiver Funktionen notwendig, sondern insbesondere auch die seelische Fähigkeit zur Integration, des Verzichts von Projektion alles Unguten nach außen sowie die Bereitschaft, Ungutes in sich auszuhalten, wahrzunehmen und auch sich selbst als Urheber von nicht nur Gutem wahrzunehmen. Diese Integration konstituiert das Individuum als sich selbst relativierendes, sich selbst reflektierendes, sich selbst gegenüber kritisches, sich verantwortendes moralisches Wesen.

Das Aufgeben der Suche nach einem persönlich Verantwortlichen für etwas, was einen bedrückt, die Fähigkeit, komplexe Zusammenhänge abstrakt zu erfassen, die dabei involvierten Personen relativierend wahrzunehmen und sich verantwortungsvoll mit ihnen auseinander zu setzen bedeutet auch das Aufgeben der kindlichen Illusion des perfekten Anderen, insbesondere der perfekten Mutter, die allgegenwärtig, allmächtig, allgültig idealisiert fantasiert bzw. mit entsprechendem Affekt beschuldigt und aggressiv bedacht wird, wenn sie diesen grenzenlosen Ansprüchen nicht genügt (Rohde-Dachser 1989). Diese Idealisierung betrifft aber auch die Familie als Ort paradiesischen Beziehungsglücks, die anklagend diffamiert wird, wenn die Lebensrealitäten nicht halten, was die bedürftige Fantasie sich verspricht.

Es entspricht der illusionären Funktion dieser infantilen Familienklischees, dass der Vater nicht in ähnlicher Weise mitidealisiert wird, spielt er doch dabei die Rolle des Vermittlers sozialer Realität, die umso stärker verdrängt, verleugnet, verworfen wird, je mehr die Gesamtidylle im Dienst entwicklungsvermeidender bzw. regressiver Abwehr benötigt wird. Wir brauchen also Modelle des Verständnisses psychischer Störungen, welche die Frage nach den Ursachen nicht infantil-personifizierend-schuldzuweisend beantworten und die uns eine Bewältigung bei der Lösung der dabei auftretenden Probleme ermöglichen, ohne dass wir wesentliche Elemente dabei vernachlässigen, bagatellisieren, verleugnen und uns der Verantwortung dafür entledigen.

In der Psychiatrie wird heute offiziell ein umfassendes bio-psycho-soziales Krankheitsmodell propagiert, das zum Teil – wie vom jüngst verstorbenen Walter Pöldinger – zu einem bio-psycho-sozial-spirituellen Modell erweitert wurde. In der sozialen Realität psychiatrischer Praxis erweist sich diese umfassende Beteuerung als verbalisierter Mantel um ein oberflächlich-biologisches, reduziert-positivistisches, betont-somatisches Konzept psychischer Krankheiten mit entsprechender therapeutischer, wissenschaftlicher und didaktischer Praxis.

Die konflikthafte und tragische Existenz des Menschen

Ich denke, ein Modell genetisch und körperlich konstituierender seelischer Vulnerabilität braucht auch die Annahme konflikthafter menschlicher Entwicklung und Reifung in den sozialen Beziehungen, wie sie zum Beispiel St. Mentzos in seinem Modell grundsätzlicher menschlicher Konflikte, »Dilemmata«, formuliert hat (Mentzos 1991). Wir alle entwickeln uns in Auseinandersetzung mit uns selbst und mit anderen, müssen unsere Wege zwischen Selbstbezogenheit und Objektbezogenheit finden, unser Selbstwertgefühl auf uns und auf andere abgestimmt entwickeln. Diese psychosoziale konflikthafte Entwicklung von jedem von uns bedeutet Auseinandersetzung mit den Schattenseiten der paradiesisch-verklärten sozialen Realität, mit den Schattenseiten der infantil idealisierten Eltern, insbesondere der Mutter, aber auch mit den Schattenseiten des narzisstisch-überschätzten Bildes von uns selbst.

Ein Krankheitsmodell, das tatsächlich alle Aspekte des Menschlichen erfassen will, muss die grundsätzlich tragische Existenz des Menschen in seinem Bemühen um Individualität und persönlichen Spielraum erfassen, das Dasein des Menschen in einer Realität von Mängeln, in den sozialen Bezügen, aber auch aller anderen Begrenztheit seiner Existenz bis hin zur Tatsache seiner Sterblichkeit. Und diese Mangelsituation bedeutet konflikthafte menschliche Bezüge, Auseinandersetzungen voller Aggressionen, Neid, Angst, eine Kette von Siegen und Niederlagen, in denen jeder von uns seine Unschuld verliert und sich kennen lernt als einen, der schuldig geworden ist, der den Anspruch auf narzisstische Einzigartigkeit, Größe und Güte verloren hat und sein Ziel dennoch nie auch nur annähernd optimal erreicht.

Gegen diese Erfahrungen und Einsicht wehren wir uns mit allen möglichen innerseelischen, sozialen und ideellen Abwehrmechanismen. Reduzierte Krankheitsmodelle, die die letztlich tragisch-beschränkte, zutiefst konfliktträchtige Existenz von jedem Einzelnen von uns überspielen, sind Ausdruck solcher Abwehrkonzepte. Man braucht nur genau zu schauen, *wie* dabei *wem* Schuld zugewiesen bzw. Verantwortung abgenommen wird:

den betroffenen Patienten, den Angehörigen, den Therapeuten oder der Gesellschaft, in der sich alles abspielt.

Wir brauchen ein Krankheitsmodell, das einerseits genetische Anlage und psychosomatische Konstitution erfasst, andererseits aber auch die psychosoziale Entwicklung als Ursachenkomplex psychischer Störungen bei zu großer Diskrepanz zwischen seelischen Anforderungen und seelischen Möglichkeiten. Die psychischen Störungen zeigen sich nicht nur als Symptome am Menschen, sondern als Störungen in den familiären und sozialen Beziehungen, sind in ihrer Geschichte verstehbar als Niederschlag früherer Beziehungserfahrungen, die bei der Herausbildung der individuellen Persönlichkeit von Bedeutung waren und die jetzt in einer Situation psychischer Überforderung, aus welchen Gründen auch immer, als dysfunktionale und gestörte Beziehungen wiederholt, reinszeniert werden. Die Behandlung von psychischen Störungen mit einem solchen umfassenden, konfliktorientierten Krankheitsmodell ermöglicht eine moralisch vorurteilsfreie Auseinandersetzung mit den Beziehungsstörungen des Patienten, seinem gestörten Bezug zu sich selbst wie zu den bedeutungsvollen Personen seiner sozialen Umwelt. Konflikte werden darin verstanden als unausweichlicher Ausdruck von Interessengegensätzen und enttäuschten Möglichkeiten, die von allen Beteiligten im Rahmen ihrer jeweiligen persönlichen seelischen bzw. psychosomatischen Kapazitäten eingebracht und ausgetragen werden.

Die Annahme, dass allen Beteiligten in einem solchen Verständnis sozialen Lebens ein Vermeiden schuldhaften Verhaltens gar nicht möglich ist, dient dabei nicht einer allgemeinen Entschuldigung, eines billigen »Freispruchs« für die Familie bzw. den Patienten oder von wem sonst, sondern gerade als Voraussetzung für eine ernsthafte Auseinandersetzung mit den Konflikten in den Beziehungen. Sie dient der Suche nach einem umfassenden und tiefgehenden Verständnis dessen, was geschehen ist und geschieht, gerade auch mit dem Ziel einer Anerkennung von Verantwortung für den je eigenen Beitrag zur Beziehungsstörung sowie der Bereitschaft, sich um Versöhnung und Widergutmachung zu bemühen, sofern dies notwendig ist.

Diese Annahme dient aber auch der Auseinandersetzung mit den dabei auftretenden, oft ganz massiven und kaum aushaltbaren Affekten, der Trauer und der Enttäuschung, den Schuldgefühlen und der Scham, der Verzweiflung und der Wut, der Angst und der Hoffnungslosigkeit. Sich den Realitäten des innerseelischen und zwischenmenschlichen Lebens zu stellen heißt, solche Affekte wahrzunehmen, auszuhalten und ausreichend in sich bzw. in den Beziehungen verarbeitet unterzubringen, zu integrieren, bedeutet auch, sich um die Fähigkeit zu bemühen, Konflikte zu lösen und nicht durch abwehrende Mechanismen unerledigt zur Seite zu schieben, von wo sie sich aber immer wieder destruktiv bemerkbar machen.

Notwendig ist also eine beziehungsorientierte Behandlung, in der alle Beteiligten Schuld in der Beziehungsgeschichte ernst nehmen, die Verantwortung dafür übernehmen und das heißt, dazu Rede zu stehen, Antwort zu geben und bereit zu sein, sich in der Beziehung weiter zur Verfügung zu stellen, in der man auf Grund der Vertrautheit Verantwortung hat. Eine solche Auseinandersetzung mit Schuldhaftem ermöglicht dabei auch die Auseinandersetzung mit neurotischen oder psychotischen Schuldgefühlen. Im Gegensatz zur Übernahme von Verantwortung für echte Schuld sind dies Gefühle, in denen alte Beziehungsmuster mit unerledigten Konflikten zum Ausdruck kommen, Relikte von Auseinandersetzungen, in denen man, als man noch der Schwächere und Abhängigere war, nämlich als Kind, Aggression nicht ausreichend äußern oder offen in der Beziehung ausdrücken konnte. So führten diese Gefühle zu einer gestörten innerseelischen Verarbeitung, vor allem der nicht äußerbaren Aggression, die als selbstquälend erlebt wurde und in Form von Übernahme von »Schuld« einen Ausgleich in der Beziehung suchte, der anders in dieser Konstellation nicht möglich war.

Eine umfassende psychiatrische Behandlung besteht also in der ernsthaften Auseinandersetzung mit unserer Verantwortung für unsere relevanten Beziehungen, die eine differenzierte Integration jener Affekte ermöglicht, die in gestörter Verarbeitung abgespalten, projiziert, verdrängt, verleugnet wurden und in dysfunktionalem Verhalten abreagiert werden. Dies ist möglich mit einem Krankheitsmodell, das den Menschen grundsätzlich als konflikthaftes und tragisches Wesen versteht und das gerade auch *den Therapeuten* als ein solches Wesen mit einbezieht, mit einkalkuliert im Behandlungsprozess, der immer auch als Prozess therapeutischer Beziehung verstanden werden muss.

Die »bifokale Gruppentherapie«

Wie ein solches Krankheitsmodell in entsprechender therapeutischer Konzeption zum Ausdruck kommen kann, sei anhand eines Pionierbeitrages zu einer integrativen konfliktbearbeitenden psychiatrischen Praxis von Raoul Schindler beschrieben.

1952, dem Jahr, in dem die französischen Psychiater Deniker und Delay der wissenschaftlichen Öffentlichkeit von den Ergebnissen ihrer Behandlungserfahrungen schizophrener Patienten mit Chlorpromazin, dem ersten Neuroleptikum, berichteten und damit die Ära der modernen Psychopharmakotherapie in der Psychiatrie eröffneten, stellte R. Schindler als junger Assistenzarzt der Wiener Psychiatrischen Universitätsklinik seine von ihm entwickelte »bifokale Gruppentherapie« schizophrener Patienten vor. Schindler ging von der Annahme aus, dass »langwirkende Konstellationen der Daseinssituation« bei Genese und Verlauf der psychotischen Störung von Bedeutung seien.

»Zweifellos gehört das Familiengleichgewicht zu den frühesten, anhaltendsten und zwingendsten solcher Konstellationen, und es fällt auf, dass zahlreiche Psychosen gerade dann einsetzen, wenn dieses Gleichgewicht bedroht oder gestört wird, wie zum Beispiel durch den Tod naher Verwandter oder durch den Ansatz zur Ehe. Wir nahmen daher an, dass die Familiensituation entscheidende, wenn nicht *den* entscheidenden Konfliktherd des Patienten enthalten würde.« (SCHINDLER/ARNOLD 1952, S. 160/161)

Die Autoren schrieben weiter: »... wir wandten uns daher an die Eltern der Patienten: a) weil wir erwarten konnten, in direkter Fühlungnahme mit ihnen in die unbewussten Bestrebungen des Familiengleichgewichtes eindringen zu können, und b) weil die angestrebte Lösung und Befreiung des Patienten gegen den zwangsläufig einsetzenden Widerstand der Eltern keine Chance haben konnte ...

Als dynamischer Faktor kam uns dabei zu Hilfe die ungeheure Kraft der Liebe, die Eltern an ihre Kinder bindet und die an Intensität den Primärtrieben gleichzustellen ist. Hieraus erklärt sich vielleicht das relative Versagen unseres Versuches bei den Ehegatten und der so überraschend gute Erfolg bei den Eltern.« (ebd., S. 161)

Die bifokale Gruppentherapie wurde von Schindler als »ein neuer Weg psychotherapeutischen Vorgehens« (R. Schindler) in Kombination mit Schocktherapie (O. Arnold) bei der Behandlung von Schizophrenen angegeben, die eine möglichst ganzheitliche Erfassung von Patientinnen und Patienten anstrebte. Dies geschah durch eine aktive und analytische Handhabung der Übertragung mittels der so genannten »bifokalen Gruppe«. Der Arzt vereinigt hierbei sieben bis zehn Patienten zu einer geschlossenen, geführten Gruppe, außerdem deren engste Angehörige, vor allem die Eltern, zu einer zweiten, getrennt arbeitenden Elterngruppe.

»Die Patientengruppe begleitet den Patienten allmählich und in einer affektiv neutralen Art in die offene Welt hinaus, in dem über die Bindung an den Therapeuten das Vertrauen zur Gruppengemeinschaft als einer Art neuer Familie hergestellt wird. So soll den Patienten Rückhalt verliehen werden. Die Elterngruppe erfasst den Patienten als Element der Familie und hat die analytische Klärung der Beziehung der Eltern zum Patienten zur Hauptaufgabe. Dadurch wird diese Beziehung entlastet und der schizophrene Narzissmus teilweise umgangen, indem die primärsten und stärksten Bindungen, nämlich die zu den Eltern, zur Grundlage der Therapie gemacht werden. In der Persönlichkeit des Arztes findet die Bestrebung in beiden Gruppen ihre dynamische Ausrichtung und Einheit, sodass von ihm aus gesehen von einer in zwei Brennpunkte auflösbaren Gruppe gesprochen werden kann.« (ebd., S. 172/173).

»In beiden Gruppen ... versucht [der Therapeut] die sich darstellenden Erwartungen aufzunehmen und auszudrücken. Da er als einziger in beiden Brennpunkten der Therapie, also sowohl in der Patientengruppe als auch in der Elterngruppe aufscheint ..., bietet er sich jeweils massiv als Übertragungsobjekt von beiden Seiten der Eltern-Kind-Beziehung an. Er muss also die Erwartungen der Patienten an ihre Eltern in der Patientengruppe erfahren und annehmen und in der Elterngruppe deren Erwartungen an ihre Kinder. Und da er selbst narzisstische Bedürfnisse einbringt, so entwickelt er das Bedürfnis, trotzdem ein ganzer Mensch zu bleiben ..., [was] ziemlich schwer aufrechtzuerhalten ist. Da sie aber eigenem Interesse dient, so setzt der Therapeut automatisch seine psychische Energie zu einer Integrationsleistung ein, die einer Verbesserung der Eltern-Kind-Kommunikation dient.« (Schindler 1973).

Für mich war R. Schindlers Konzept eine wichtige Hilfe bei der Formulierung theoretischer Überlegungen in meiner Arbeit als Sektorarzt im klassischen Gugginger Modell, als ich zehn Jahre lang als Arzt im Krankenhaus Patientinnen und Patienten eines Bezirkes behandelte, die ich auch ambulant im zugeordneten Psychosozialen Dienst betreute, dabei mehr oder weniger auch mit den Angehörigen arbeitete. Ich hatte also zehn Jahre lang eine bifokale therapeutische Position gegenüber einer offenen, mir aber klar zugeordneten Patientengruppe und damit auch zu einer mir zugewiesenen Gruppe von Angehörigen. Im Spannungsfeld zwischen beiden Ansprüchen hatte ich die von Schindler erwähnte »Integrationsleistung« zu schaffen, noch dazu alternierend im ambulanten wie im stationären Setting.

Auch K. Dörner und U. Plog berufen sich in *Irren ist menschlich* auf diese Überlegungen. In gewisser Weise kann Schindler als ein Wegbereiter des Trialogs gelten, nur dass sich hier die verschiedenen Erfahrungen auf gleichberechtigter Weise direkt miteinander austauschen. Es wäre auch interessant, ob nicht auch in anderen therapeutischen Institutionen, ich denke an die »Pension Bettina« in Wien, ein Nachhall von R. Schindlers Bemühungen zu finden ist.

Bifokale Position als Voraussetzung von Integrationsleistungen

Für uns Therapeuten heißt das zuvor Dargestellte nach wie vor, bereit zu sein, sich in die bifokale Position zu begeben, in das Zentrum der Konflikte unserer Patienten und deren Angehörigen und durch unsere Integrationsanstrengungen unseren persönlichen Beitrag bei der Lösung dieser Konflikte zu leisten. Dabei brauchen wir theoretische Konzepte, wie das von R. Schindler, um uns orientieren zu können und nicht zu sehr nur zusätzliche Mitspieler in alten, immer wiederholten Kollusionen, nicht geglückten Beziehungs»spielen« zu sein. Der Platz dafür liegt mitten in den familiären Beziehungskonflikten und ist ein sehr »heißer«.

Die Familie ist der Ort unserer größten Sehnsüchte, wo wir Nähe, Liebe und Fürsorge erwarten und bekommen, die Familie ist aber auch der Ort, wo wir unsere größte Bedürftigkeit erleben, unsere größte Verletzbarkeit. Sie ist der Ort, wo wir unsere größten Enttäuschungen und Verlusterlebnisse erfahren, gekränkt, gehemmt und hängen gelassen werden. Die Familie ist der Ort unserer wichtigsten Erfahrungen, von denen wir unser Leben lang zehren, der Erfahrung geliebt zu werden, Bedeutung zu haben, Wert zu haben als jemand, der wichtig ist für einen anderen, allein schon dadurch, dass es ihn gibt. Die Familie ist weiterhin der Ort unserer bittersten Erfahrungen, den Wert nicht zugesprochen zu bekommen, entwertet zu werden, schlecht behandelt, respektlos, aggressiv, übergriffig, Grenzen verletzend, unter Umständen sexuell missbraucht. Die Familie ist der Ort unserer wichtigsten, bedeutungsvollsten intimen Beziehungen und gleichzeitig der Ort mit den Schattenseiten dieser Nähe. Je virulenter diese Schattenseiten, desto größer die innerseelische und soziale Abwehr, sich damit auseinander zu setzen, desto mehr wird Familie idealisiert, die Auseinandersetzung mit den Schattenseiten der Idylle tabuisiert (DÜMPELMANN 2002).

Dies gilt für uns alle. Psychische Störungen bei Familienmitgliedern stellen uns vor die Wahl, die betroffenen Menschen und die Angehörigen ernst zu nehmen mit allen ihren Aspekten, ihrer Persönlichkeit und familiären Existenz oder sie abwehrend abzutun. Und es ist Aufgabe von uns Therapeuten, für eine solche Auseinandersetzung mit den Schattenseiten menschlicher Nähe zur Verfügung zu stehen, bereit zu sein für die Aufgabe, alle durch psychische Störungen aufgerührten Probleme lösen zu helfen. In der therapeutischen Situation kommen familiäre Konflikte in vielfältiger Weise zum Ausdruck, werden übertragen, inszeniert, zur Darstellung gebracht, ausgetragen.

In der Übertragung erfährt der Therapeut bzw. die therapeutische Situation eine ähnliche Überschätzung der Ansprüche an die Familie bzw. werden Patienten wie deren Angehörige mit den Realitäten und Beschränktheiten von Therapeuten bzw. der therapeutischen Institutionen konfrontiert und müssen sich mit den damit verbundenen Enttäuschungen auseinander setzen. Für eine solche ernsthafte Auseinandersetzung ist für alle Beteiligten ausreichender Respekt voreinander notwendig, als Menschen in ihrer jeweiligen tragischen Existenz, im Bemühen um individuelle Freiheit in einem Reich voller Notwendigkeiten und inklusive beschränkter psychischer Kapazitäten, in einem Bemühen mit mehr oder weniger Erfolg, mehr oder weniger schuldhafter Verstrickung.

Verantwortung heißt in der psychiatrischen Praxis wie in der Familie Respekt vor diesen Bemühungen um individuellen Spielraum und Rede zu stehen, Antwort zu geben und immer wieder sich selbst und den anderen weiter zu befragen.

Eine Psychiatrie, die de facto mit einem somatisch reduzierten Krankheitskonzept arbeitet, sollte sich klar darüber sein, wie sie dieser Verantwortung nachkommt bzw. *nicht* nachkommt und welche gesellschaftliche Rolle sie dabei erfüllt. Die Umdefinition psychosozialer Probleme in Störungen von Gehirnfunktionen weist medizinischen Institutionen die Aufgabe zu, psychosoziale Problemlösungen mit medizinisch-therapeutischen Methoden anzugehen. Gelingt dies nicht, werden »therapieresistente« »Fälle« oder Menschen mit Non-Compliance dem Sozialhilfesystem zugewiesen, ins soziale Out verwiesen.

Psychiater, die sich nicht den menschlichen Konflikten in den wichtigsten sozialen Bezügen ihrer Patienten stellen, haben in ihrer reduzierten Perspektive keinen Blick für die reale soziale Not, in die psychisch Kranke und deren Angehörige zu geraten gefährdet sind, sofern sie nicht bereits tief drinstecken – die soziale Not durch reduzierte seelische Möglichkeiten, am sozialen Leben befriedigend teilnehmen zu können, und zugleich auch die soziale Not durch die eingeschränkten und bedrohten materiellen Grundlagen dafür, die allen Angehörigen chronisch Kranker, nicht nur psychisch chronisch Kranker, droht.

Eigensinn und Psychose

Unkooperative Patienten als Gradmesser der therapeutischen Qualität

THOMAS BOCK

Lange Zeit wurde Noncompliance entweder als Krankheitsmerkmal verstanden oder mit den Nebenwirkungen inzwischen veralteter Medikamente erklärt. Nun sind die Medikamente zwar in mancher Hinsicht besser, doch die Compliance lässt trotzdem zu wünschen übrig. Woran kann das liegen? Nun, vielleicht rücken die Bedingungen der Kooperation, die therapeutische Beziehung wieder in den Vordergrund: Einseitige Krankheitskonzepte und autoritäre Beziehungsangebote werden vielen Patientinnen und Patienten nicht gerecht. Nicht nur die Chemie der Substanz, sondern die Chemie der Beziehung entscheidet. Eine reduktionistische Psychiatrie, die »Krankheitseinsicht« und »Compliance« wie Unterwerfungsrituale handhabt, wird für sich selbst zum Problem. Das Ringen um Dialog und eine kooperative Beziehung muss wieder als Aufgabe bzw. als Ergebnis gemeinsamer Anstrengung anerkannt werden. Der Eigensinn des Patienten ist in diesem Zusammenhang kein Makel und keine Störgröße, sondern eine Fähigkeit, die der Lebensqualität dient.

Nicht nur bei langfristig Psychoseerfahrenen, sondern auch bei Ersterkrankten sind allgemeine Standards unzulänglich; die Besonderheit des Einzelfalls zählt. Früherkennung und Frühbehandlung nützen wenig, wenn sie stereotyp erfolgen. Je früher wir behandeln wollen, desto vorsichtiger müssen wir es tun, denn Stigmatisierung und Etikettierung stellen jeden Behandlungserfolg infrage. Nicht die Dauer der unbehandelten Psychose macht eine schlechtere Prognose wahrscheinlich, sondern die einfaltslose, wenig kreative Therapie. Eigensinnige Patienten lehren uns genau hinzusehen, vollständig wahrzunehmen und im Dialog zu handeln.

Eigensinn und Psychose

Wer eigensinnig ist, wird bewundert für seine innere Freiheit und ist zugleich oft einsam, weil genau das als anstrengend empfunden wird. Psychoseerfahrene Menschen sind im doppelten Wortsinn eigensinnig, ohne wirklich unabhängig zu sein: Ihre Sinne gehen eigene Wege. Die Wahrnehmung der Realität ist verändert. Die Gedanken sind sprunghaft. Das Verhalten wird unverständlich – vielleicht ein Versuch, sich vor dem vermeintlichen Zugriff anderer zu einem letzten Hort von Eigenheit zu retten? Psychosen haben in mehrfacher Hinsicht mit Eigensinn zu tun:

- In Psychosen gehen die Sinne eigene Wege. Die Wahrnehmungen werden eigensinnig. Die Haut wird durchlässig. Innen und Außen sind kaum noch zu trennen. Innere Vorgänge können zu Stimmen oder Bildern werden, äußere reale Vorgänge ohne Filter ins Innerste treffen. Die moderne Hirnforschung zeigt, wie wenig erstaunlich das ist: Die Nerven im Hör- oder Sehzentrum werden nur zu 20–30 Prozent vom Ohr bzw. Auge gespeist, ansonsten von vielen anderen Regionen, die mit Erwartungen und Erinnerungen, allgemeiner Emotionalität oder Aktivität zu tun haben, beeinflusst (Spitzer 2004).
- Psychoseerfahrene sind der in sich widersprüchlichen gesellschaftlichen Anforderung eines gesellschaftlichen Zwangs zur Individualität hilfloser und existenzieller als andere ausgeliefert. Die Notwendigkeit von Anpassung *und* Widerstand, der Wunsch nach Geborgenheit *und* Unabhängigkeit sind in der aktuellen gesellschaftlichen Situation nur schwer auszubalancieren. Die Psychose erscheint in diesem Zusammenhang als ein Versuch, diesem Dilemma zu entgehen. Gesellschaftlich integrierte Lösungen – wie z. B. beruflicher Erfolg, künstlerisches Schaffen oder intensive Freundschaften – stehen nicht oder noch nicht zur Verfügung.
- In Psychosen ringen Menschen um das Eigene und um Sinn. Das Ringen um die eigenen Grenzen geht notwendig nach innen: Wer bin ich, wo höre ich auf, wo fängt der andere an? Was ist mein Wesen, meine Eigenheit? Das Ringen um Sinn richtet sich notwendigerweise auch nach außen: Warum bin ich so (anders als sonst)? Was ist meine Aufgabe, meine Bestimmung, wer bin ich für andere? Wie kann ich balancieren zwischen Bindung und Autonomie, Abgrenzung und Verschmelzung (und den entsprechenden Wünschen und Ängsten)?

Ein Drama der Psychose scheint mir zu sein, dass sich die Suche nach dem eigenen Sinn ausschließlich nach innen richtet. Der Sinn wird ausschließlich im Eigenen gesucht, also da, wo er letztlich nicht zu finden ist. Die Suche nach Sinn weist etwa nach V. Frankl (2002) über den Einzelnen hinaus. Es geht um die Bedeutung des Einzelnen *für andere*. Eine Kategorie, die wir in der Psychiatrie Tätigen leicht aus den Augen verlieren.

Krankheitseinsicht – Widersprüche in der Psychiatrie

Im Umgang mit eigensinnigen Patienten macht es sich die moderne Psychiatrie bequem, indem sie Krankheitseinsicht und Compliance, also Kooperation, mehr von den Patienten als von sich selbst verlangt.

Der Patient soll *Einsicht* zeigen, d. h. unsere Sicht der Krankheit übernehmen. Wir selbst bemühen uns kaum noch um tieferes Verständnis, begnügen uns mit Diagnosen, als könnten die erklären, was sie bestenfalls beschreiben: Wir fragen nicht mehr, warum jemand Stimmen hört und welche, sondern nur, ob. Wir geben es auf, wirklich Einsicht zu nehmen, verlangen sie aber umgekehrt vom Patienten. Er soll sich unsere Diagnostik zu Eigen machen, soll Krankheitseinsicht zeigen. Gleichzeitig sprechen wir akut psychotischen Patienten die Einsichtsfähigkeit ab, setzen sie aber als Bedingung für Veränderung voraus, lehnen eine Behandlung ohne Einsicht oftmals sogar ab.

Was aber heißt Einsicht? Vermitteln wir Einsicht, wenn wir psychische Phänomene mit medizinischen Etiketten versehen? Welche Einsicht meinen wir? Wer muss Einsicht nehmen und in was? W. Rössler (1999) hat herausgefunden, dass Patienten mit »idiosynkratischen Krankheitskonzepten«, also letztlich mit eigensinnigen Erklärungsmustern, eine höhere Lebensqualität besitzen. Dieses eher unerwartete Ergebnis einer großen Studie fordert uns zum Umdenken auf: nicht Anpassung um jeden Preis, keine allgemeine Psychoedukation, sondern individuelle und kooperative Suche nach subjektiven Bedeutungen. Wir müssen Einsicht nehmen, weniger in eine abstrakte Krankheit als in die konkreten Lebensumstände und in die besondere Entwicklung eines bestimmten Menschen.

Compliance wird oberflächlich definiert als die Bereitschaft des Patienten, das zu tun, was der Arzt für richtig hält. Noncompliance hingegen sehen wir als Krankheitsmerkmal an. Der Patient kooperiert nicht, dann muss er besonders krank sein. Diese einseitige Sichtweise ignoriert grundlegende Merkmale der Kommunikation: Wenn die Kooperation zwischen zwei Partnern nicht funktioniert, sind beide verantwortlich. Wir Therapeuten müssen Patienten abholen – im wörtlichen und im übertragenen Sinn. *Wir* sind es, die sich um Kooperation bemühen müssen. Dabei spielt das Interesse für subjektive Erklärungsmuster, für den Eigensinn des Patienten und die Bedeutung der Erkrankung eine große Rolle.

50 Prozent der Patientinnen und Patienten nehmen ihre Medikamente

nicht oder nicht wie verordnet. Bei 20 Prozent wirken sie nicht wie beabsichtigt; sie sind »non responder« (FENTON 1997). Trotz besserer Medikamente ist die Compliance nicht viel besser geworden. Offenbar ist die Noncompliance nicht allein mit den Nebenwirkungen der Medikamente zu erklären, sondern auch mit der Qualität der therapeutischen Beziehung überhaupt. Auch diese hat Nebenwirkungen. Wie oben schon gesagt: Offenbar muss nicht nur die Chemie des Wirkstoffs stimmen, sondern auch die Chemie der Beziehung. Eine autoritäre Psychiatrie mit allzu reduktionistischem Krankheitsbild treibt Patienten ins Abseits, wird so auch für die weitere klinische und wissenschaftliche Entwicklung zu einem ernst zu nehmenden Hindernis.

Das Ringen um Kooperation

Mangelnde Kooperation dem Patienten bzw. seiner Erkrankung anzulasten, gelingende Kooperation aber ausschließlich als Verdienst des Therapeuten zu rechnen bzw. als Therapieerfolg zu bewerten, ist unlauter. Tatsächlich ist Kooperation immer ein beidseitiger Prozess, für dessen Zustandekommen wir Therapeuten in hohem Maße mitverantwortlich sind. Unsere Behandlung kann nur dann Früchte tragen, wenn sie die Bedeutungsmuster, die besondere Sprache, die ureigenen Bewältigungsstrategien, die inneren Prozesse des Patienten berücksichtigt. Das gilt auch für die Pharmakotherapie; viele Beispiele belegen, dass auch die Wirksamkeit von Medikamenten nicht zuletzt von der funktionalen oder biografischen Bedeutung bestimmter Symptome abhängt (BOCK 1997).

Wer also ist unkooperativ? Betrachten wir beide Seiten.

Patienten:

- die jede Hilfe ablehnen,
- die professionelle Unterstützung ablehnen, umfassende Hilfeangebote von Freunden aber im Sinne einer »privaten Soteria« annehmen,
- die keine Medikamente nehmen wollen, andere therapeutische Angebote, vor allem ein Bemühen um Verständnis (als Voraussetzung für alle weiteren Schritte) aber ausdrücklich wünschen,
- bei denen die Medikamente trotz sorgfältiger Handhabung nicht (günstig) wirken?

Therapeuten und Ärzte:

- die nur medikamentöse Hilfe anbieten, psychosoziale und psychotherapeutische aber vorenthalten, obwohl die Rückfallrate dann 50 Prozent niedriger wäre (FENTON 2000),
- die zu viele Medikamente geben, obwohl zusätzliche Hilfen bei 70 Pro-

zent der Patienten die notwendige Dosis erheblich reduzieren würde (ALANEN 2001),

- die nur psychosoziale Hilfe anbieten, obwohl eine Medikation hilfreich und akzeptabel/kompatibel wäre,
- die eine therapeutische Beziehung nicht aufnehmen bzw. beenden, weil der Patient sich eigensinnig verhält,
- die eine eigene Behandlungsbereitschaft an unzulässige Voraussetzungen knüpfen, statt offen um Kooperation zu ringen?

Was wir von unbehandelten und unkooperativen Patienten lernen können

Die unten folgenden Lehren von »eigensinnigen« Patientinnen und Patienten habe ich aus drei Zusammenhängen gewonnen:

- Psychoseseminar: ein Ort der Begegnung auf gleicher Augenhöhe, unter Experten aus »eigener Erfahrung« und durch Ausbildung und Beruf: Es zieht Menschen an, die der Psychiatrie mit oder ohne schlechte Erfahrungen skeptisch gegenüberstehen, sowie Angehörige, die sich in ihren Problemen weitgehend allein gelassen fühlen. Die Situation ist für uns Profis auch deshalb besonders lehrreich, weil wir ohne direkte Verantwortung gelassener und vollständiger wahrnehmen können (BOCK 1992).
- Forschung: nämlich aus einer Studie über »Naturgeschichten der Schizophrenie«, Interviews mit Menschen, die Psychosen erleben, Psychiatrie aber ganz oder weitgehend meiden: Von 34 über längere Zeit unbehandelten Patienten wurde etwa die Hälfte auch ohne professionelle Hilfe wieder psychisch stabil (BOCK 1997).
- Beruflicher Alltag: aus meiner Arbeit in der sozialpsychiatrischen Institutsambulanz der Universitätsklinik Hamburg (UKE), die mit integrierten ambulanten und teilstationären Angeboten versucht, vor allem Psychosepatienten mit begrenzter Kooperationsbereitschaft gerecht zu werden: Dazu gehören für längerfristig psychoseerfahrene und ersterkrankte Patienten niedrigschwellige und aufsuchende Angebote, die Einbeziehung der Familien und eine bestimmte Kultur des Verstehens und Begleitens (AG der Psychoseseminare 2003).

Insgesamt lassen sich die folgenden Erfahrungen ableiten:

1. Die Dauer der unbehandelten Psychose ist kein Prognosekriterium. Auch nach langer Zeit ohne Behandlung sind produktive Behandlungsbeziehungen und Therapieerfolge möglich. Das erfordert nur ungleich mehr Fantasie, Flexibilität und Kontinuität über den Behandlungsstatus hinweg.
2. Standardprogramme sind bei Psychosepatienten grundsätzlich fragwür-

dig. Psychoseerfahrene Menschen spüren besonders sensibel, ob ihnen Respekt entgegengebracht wird, ob ihre Individualität gewürdigt wird, ob sie als Person oder als Symptomträger gemeint sind.

3. Medikamente können hilfreich sein, doch nur im Kontext einer hilfreichen Beziehung. Neben den medizinischen sind die psychologischen Nebenwirkungen mehr zu beachten: Welches Bild vom Menschen, vom Leben, von der Erkrankung wird vermittelt? Wird ein innerer Selbstbezug, ein Selbstverstehen erleichtert oder erschwert? Viele Noncompliance-Patienten lehnen nicht in erster Linie ein bestimmtes Medikament ab, sondern ein reduziertes Verständnis, eine patriarchale Beziehung.
4. Mit einem offeneren Verständnis der Erkrankung und einer ehrlichen dialogischen Beziehung sind auch eigensinnige Patientinnen und Patienten für eine langfristige therapeutische Strategie zu gewinnen. Wichtig ist jedoch, nicht vordergründig zu taktieren, sondern wirklich kreativ und flexibel Schritte in die Welt des anderen zu wagen.
5. Rückfälle zu vermeiden ist ein wichtiges, aber kein unbedingtes Ziel. Das Leben bringt Krisen mit sich, für sehr dünnhäutige Menschen auch das Risiko, den Boden der Realität vorübergehend wieder zu verlieren. Das um jeden Preis vermeiden zu wollen, kann bedeuten, das Leben zu verpassen: Eine solche absolute Strategie kann Negativsymptome und Depressionen geradezu bedingen.
6. Die althergebrachte Struktur, nach der der niedergelassene Arzt auf den ambulanten und der Krankenhausarzt auf den stationären Patienten wartet, ist überholt, kostentreibend und unsinnig. Weit mehr Kapazitäten als bisher sind ambulant vorzuhalten. Weit mehr ambulante Kapazitäten müssen flexibler abrufbar und einsetzbar sein.
7. Individuelle Ressourcen sind mehr zu achten und zu fördern, familiäre und professionelle Ressourcen stärker zu verbinden.
8. Gerade Ersterkrankte sollten primär ambulant behandelt werden – auch im Sinne von Home-Treatment. Akutbehandlung sollte weit mehr als bisher ambulant stattfinden und die Familie bzw. andere Angehörige und Freunde sollten von Anfang an in die Entscheidungsfindung einbezogen werden (Alanen 2001).
9. Es macht wenig Sinn, ambulante, teilstationäre und stationäre Angebote immer weiter zu spezialisieren, dafür aber immer mehr abrupte Wechsel des therapeutischen Bezugs in Kauf zu nehmen. Notwendig ist eine Spezialisierung auf den Einzelnen und seine Bezüge. Eine strukturübergreifende, also statusunabhängige Behandlungskontinuität erscheint als entscheidendes Qualitätskriterium.
10. Stigmatisierung beginnt nicht erst »draußen« und mit der Entlassung,

sondern mit dem ersten Tag einer Behandlung. *Wir* tragen die Verantwortung dafür, ob unsere Sprache anschlussfähig ist (BOCK 2000; BOCK/NABER 2003). Das hohe Risiko der Etikettierung ist ein entscheidender Nachteil der Psychiatrie in den westlichen Industrieländern gegenüber den weniger entwickelten Ländern.

Plädoyer für eine neue Kooperationskultur

Insgesamt geht es in der Psychosentherapie um eine neue Kooperationskultur, die auch vor der Pharmakotherapie nicht Halt macht: Krankheitseinsicht ist zunächst einmal unsere Aufgabe, und zwar nicht im Sinne einer Einsicht in eine abstrakte Krankheit, sondern in konkrete Entwicklungslinien und Lebensumstände. Compliance ist nicht als Vorleistung des Patienten anzusehen, sondern als eine *gemeinsame* Aufgabe. Wir bringen unser allgemeines Wissen und unsere Erfahrung ein (es ist wenig genug), den Einzelfall vorhersagen können wir (zum Glück) nie. Wir müssen aber immer bereit sein, zu irren, und auch dazu, durch Irrtümer zu begleiten.

Wenn Stationen Patienten, die Schutz suchen, aber keine Medikamente wollen, ablehnen, wenn Einrichtungen des Betreuten Wohnens eine bestimmte Therapie zur Voraussetzung machen, dann machen sie es sich allzu bequem: Unsere eigentliche psychiatrische, psychologische, pflegerische, psychotherapeutische Arbeit fängt doch beim Dissens erst an. Vorher könnten wir auch an eine Apotheke verweisen. Gerade im Umgang mit Psychosepatienten, die Mühe haben, die eigenen Grenzen zu spüren und zu wahren, ist der Umgang mit Grenzen, Unterschieden und Eigensinn eine »spannende« Herausforderung: »Ich bin dieser Meinung, Sie jener. Was machen wir jetzt?« Wer bestimmt? Wer überzeugt wen? Was ist die Besonderheit des Einzelnen, welche Erfahrungen sind ausschlaggebend? Wo sind seine Grenzen, wo meine? Wie kann ich mich auf jemand anderes einlassen (in beide Richtungen), wie lerne ich, jemandem zu vertrauen?

Die Auseinandersetzung mit diesen Fragen berührt das zentrale Thema der Psychose! Einfach nur Medikamente zu geben und Symptome auf diese Weise nachhaltig zum Verschwinden zu bringen mag im Ausnahmefall ausreichen, doch diese Beispiele werden in der klinischen Psychiatrie immer seltener werden. Sich auf diese Strategien zu beschränken ist langweilig und ignorant. Um dies zu verdeutlichen, plädiere ich versuchsweise für eine Umwertung: Wir Profis sind es, die Compliance entwickeln, also kooperativer werden müssen.

Die »Noncompliance« der Patientinnen und Patienten ist als Beziehungsangebot, als eine therapeutische Herausforderung auf dem zentralen Feld der Psychose zu sehen: Wer bestimmt mich? Wo sind meine Grenzen? Wie finde ich eine Balance zwischen Selbst- und Fremdbestimmung, zwischen Bindung und Autonomie? Eigensinn verweist auf Lebensqualität und innere Kraft. Wenn also in Zukunft ein Patient uns nicht in jedem Fall folgt, wenn er die Standardmedikation nicht begeistert annimmt, sondern Vorbehalte äußert, und wenn es uns dann gelingt, um Kooperation zu ringen, dann dürfen wir auf eine gute Prognose schließen. Wenn ein Patient aber allzu brav alles annimmt, was wir verschreiben oder vorschreiben, dann sollten wir skeptisch sein und uns fragen, was schief läuft und was wir falsch gemacht haben.

»Eigentlich bin ich ganz anders, nur komm' ich so selten dazu«

Zur therapeutischen Bedeutung von Nicht-Veränderung

MICHAEL RUFER

Trotz psychischen Leidens und viel Therapie schaffen es Klientinnen und Klienten manchmal nicht, sich zu verändern. Nicht-Veränderung kann Sicherheit bieten, gerade auch in einer Gesellschaft, die immer stärker auf Flexibilität und Beschleunigung setzt. Vermeintlich spektakuläre Veränderungen können oberflächlich bleiben, unmerkliche hingegen sehr wirksam sein. Dies ist ein Aufsatz über den Sinn von Stillstand.

Jeder von uns kennt Menschen (oder gehört selbst dazu), die sich regelmäßig (oft zu bestimmten Zeitpunkten, z. B. zur Jahreswende) vornehmen und oft auch verkünden, was sie nun alles endlich verändern wollen (z. B. weniger arbeiten, eine Diät machen, mehr Sport treiben, nicht mehr rauchen). Und keine Frage, sie wünschen sich das und glauben es in diesen Augenblicken – tun es aber oft nicht, oder nur anfänglich. Dem gegenüber treten solche Veränderungen manchmal unangekündigt auf, oft dann, wenn es am wenigsten erwartet wird. Menschen können offensichtlich nicht erzwingen, dass sie oder sogar andere sich zu einem bestimmten Zeitpunkt verändern, was selbstverständlich auch für Psychiater und Psychotherapeuten gilt. Umso unrealistischer ist es, zu glauben, dass Psychotherapeuten vorhersagen oder bestimmen könnten, ob sich ihre Klienten verändern werden und vor allem: wenn ja, wann. Trotz therapeutischer Dialoge und kreativer Interventionen kommt es gar nicht so selten vor, dass – nach vielleicht einigen anfänglichen kleinen Veränderungen – doch alles beim Alten bleibt und der Therapieprozess ins Stocken gerät. »Eigentlich bin ich ganz anders, nur komm' ich so selten dazu«, schrieb einmal Ö. v. Horváth.

Vielen Klienten ist vom Kopf her durchaus klar, was sie machen müssten, um ihre Situation zu verändern. Und dennoch gelingt es oft nicht, das Gewünschte umzusetzen. Die Frage ist: Wie lässt sich das verstehen?

Ich will versuchen, diese Frage aus verschiedenen Blickwinkeln heraus zu beleuchten: Im folgenden Teil fasse ich das systemische Verständnis von »psychischen Störungen« und »Problemen« kurz zusammen. Anschließend werde ich mich innerhalb dieses theoretischen Rahmens etwas weiter vorwagen und die übliche Sichtweise von Veränderung bzw. Nicht-Veränderung hinterfragen. Im letzten Teil werden einige Strategien zum Umgang mit Nicht-Veränderung in der Therapie erörtert. Es geht mir dabei nicht darum, nach Auswegen aus Situationen von Nicht-Veränderung zu suchen, sondern darum, diese besser zu verstehen. Dass die Beschäftigung hiermit den »Nebeneffekt« von neuen Ideen zu Veränderungen haben könnte, will und kann ich allerdings nicht vermeiden.

Probleme und Störungen

Probleme werden aus systemischer Sicht nicht als etwas gesehen, das »jemand« (z. B. ein Klient oder eine Familie) wie eine Art Eigenschaft »hat«, sondern umgekehrt: Menschen empfinden oder deuten bestimmte Verhaltensweisen oder ein bestimmtes Thema als beunruhigend. Ein Problem wird hieraus aber erst, wenn sich dann durch Kommunikation um dieses Thema herum ein so genanntes soziales System bildet, das sich aus ganz unterschiedlichen Mitgliedern zusammensetzt (diese Idee geht auf das Konzept des »problem-determined system« von H. Goolishian zurück und wurde dann von K. Ludewig im Deutschen weiterentwickelt; Ludewig 1992, S. 115 ff.). Probleme werden also nicht als Ausdruck einer Pathologie gesehen und dementsprechend wird die Notwendigkeit von Diagnostik und dem Begriff »Störung« in der systemischen Therapie eher mit Skepsis diskutiert.

Der nach medizinischem Modell notwendige Grundsatz »Erst Diagnose, dann Therapie« gilt in der systemischen Therapie nicht. Es wird als problematisch gesehen, dass eine auf Diagnostik ausgerichtete Konversation gerade zu Beginn einer Therapie zur Fixierung der Problematik beitragen kann.

Die Anregung zu neuen Ideen durch unübliche Denk- und Handlungsweisen erscheint sinnvoller als die Suche nach bestehenden Handlungsmustern im Rahmen einer »diagnostischen Erhebung«. In den letzten Jahren gibt es allerdings einen vorsichtigen Wandel hin zu der Diskussion einer »systemischen Diagnostik«. Eine Möglichkeit wird mit dem Begriff »Überlebensdiagnostik« beschrieben (Ludewig 2002). Dabei geht es darum, die Bedingungen zu ergründen, die es dem Klienten ermöglicht haben, trotz aller Mängel, Widrigkeiten und Hindernisse, zu »überleben«. Hierdurch wird die Aufmerksamkeit auf Ressourcen gelenkt, weshalb systemische Diagnostik nicht von Therapie getrennt gesehen werden kann. Sie bahnt bereits eine Aktivierung eigener Mittel des Klienten zur Veränderung.

Im Sinne eines anthropologischen Verständnisses von dauerhaftem (in der Medizin oft auch chronisch genanntem) psychischem Leiden erlaubt ein solcher Ansatz, dieses nicht nur als Störung oder Defizit zu sehen, sondern als auch nützliche Reaktionsweise angesichts von bedrohlich erlebten Veränderungen (der inneren und äußeren Umwelt).

Die in bedrohlich erlebten Umbruchsituationen entwickelten Symptome können den Sinn haben, Stabilität und Sicherheit aufrechtzuerhalten oder wiederherzustellen, wobei es individuell ganz unterschiedlich ist, was als wie stark bedrohlich empfunden wird. So kann auch verständlich werden, wenn sich die Symptome trotz Therapie nicht verändern, denn sie dienen der Verhütung von Schlimmerem und bieten vielleicht eine schützende Nische. Symptome bekommen einen Doppelcharakter: Sie sind das Problem und gleichzeitig die Lösung, denn sie verursachen Leiden und verhindern zugleich anderes Leid, das den Betroffenen noch unerträglicher erscheint (LUDEWIG 1987, S. 178–191; SCHLIPPE/SCHWEITZER 2000, S. 108–110).

Die folgenden Überlegungen bewegen sich nun innerhalb dieses theoretischen Rahmens. Sie stellen den Versuch dar, Nicht-Veränderung von Klienten in der Therapie anders zu verstehen als im üblichen Sinne einer festgefahrenen, unproduktiven Situation.

Veränderung ohne Veränderung

In der systemischen Therapie wird oft versucht, für »Wahrheit« gehaltene Zuschreibungen zu hinterfragen. Hierfür werden neue Perspektiven eingenommen und anscheinend nebensächliche Details aufgegriffen, die der Sicht der Dinge eine andere Wendung geben könnten. In diesem Sinne ist nochmals genauer zu fragen: Was meinen wir eigentlich, wenn wir sagen, dass sich Klienten während einer Behandlung *nicht* verändern? Verschiedene Antworten sind möglich und können gemeint sein, etwa chronifizierte Probleme, Therapieresistenz, Widerstand, Behandlungsmisserfolg sowie keine »wirkliche« Veränderung, sondern nur eine »oberflächliche«.

Es gibt zudem Zwischenformen wie die »Veränderung innerhalb von Nicht-Veränderung«: Jemand behält immer fünf schwerwiegende Probleme, diese wechseln aber mehrfach, wobei die Intensität von Leiden insgesamt bestehen bleibt.

Was *nicht* gemeint sein kann, ist, dass sich jemand tatsächlich nicht verändert. Lebende Systeme befinden sich ständig in Verwandlung – man kann sich nicht *nicht* verändern. Im Grunde ist Veränderung das Einzige, auf das man sich verlassen kann. Bekanntlich verwies schon Heraklit um ca. 500 v. Christus darauf, dass gerade die dauernden Veränderungen der grundlegendste Charakterzug der Natur sei. »Alles fließt« ist seine bekannte Feststellung, und weiter: »alles ist in Bewegung, deshalb können wir nicht zweimal in denselben Fluss steigen. Denn wenn ich zum zweiten Mal in den Fluss steige, haben sowohl ich als auch der Fluss uns verändert.« Das bedeutet, es gibt nur eine *scheinbare* Nicht-Veränderung, Veränderungen bleiben unbemerkt, finden aber statt.

Um nun deutlicher zu machen, dass diese Unterscheidung hilfreich sein kann, möchte ich ein wenig über den Tellerrand hinausschauen, hin zu einem anderen Fachgebiet (entsprechend der Redensart: »Wenn du etwas über Wasser wissen willst, frage keinen Fisch.«). Vielleicht kann das Verständnis von wirksamen Veränderungen aus Sicht einer anderen Tradition als der europäischen weiterhelfen, nämlich das aus dem alten China. Ich beziehe mich dabei hauptsächlich auf den Philosophen und Sinologen F. Jullien mit seiner Abhandlung *Über die Wirksamkeit* (Jullien 1999). Um bleibende Veränderungen zu erreichen, konzentriert man entsprechend der chinesischen Tradition seine Aufmerksamkeit auf den Verlauf jener Dinge, in die man eingebunden ist, um sich ihre Entwicklung zunutze zu machen.

Nachhaltige Veränderung entfaltet sich unauffällig, diskret aus sich selbst heraus und ohne sich zeigen zu müssen. Die Strategie ist nicht von vornherein festgelegt, sondern nimmt nur auf Grund des in der Situation liegenden Potenzials Gestalt an, ein Plan kann im Voraus nicht entworfen werden.

Das erscheint auf den ersten Blick weniger verlässlich als das Vorgehen mit vorher festgelegten Zielen – es scheint schließlich wenig Sicherheit zu bieten, wenn die Strategie nicht feststeht und sich jederzeit ändern kann. Die Stärke liegt aber darin, dass sich Veränderung nach diesem Ansatz entfalten kann, ohne anfällig für »Unvorhergesehenes« (das im Leben ja andauernd geschieht, im Grunde der Normalfall ist) zu sein. Sie passt sich dem an. Sie ist unauffällig, nicht »spektakulär«. Denn spektakuläre Veränderung birgt nach diesem Verständnis in sich die Gefahr, oberflächlich und instabil zu bleiben. Es ist, meine ich, auch für uns eine Alltagserfahrung, dass plötzliche, offensichtliche Veränderungen erst einmal »künstlich« erscheinen, die bisherige Realität muss sozusagen zumindest zeitweise »blockiert« werden – das kostet Kraft und es ergeben sich zwangsläufig Widerstände.

Die alternative Strategie wäre hingegen, sich mit dem Lauf des Realen zu verbinden und sich ihm anzupassen, Veränderung geschehen lassen. In alten chinesischen Abhandlungen werden Wagemut, Selbstüberwindung und Heldentum nicht besonders hervorgehoben. Das Ergreifen der passenden Gelegenheit für entscheidende Veränderungen wird nicht als eine Frage des Willens angesehen, sondern als erfolgreiche Nutzung des Kontextes, in dem man sich befindet – ohne sich »heldenhaft« zu verausgaben.

Ein weiterer interessanter Aspekt ist, dass die Veränderung idealerweise eben *nicht* vollständig sein sollte, im Gegenteil, es hat sogar entscheidende Vorteile, wenn sie (scheinbar) mangelhaft, unvollendet bleibt. Wenn nämlich etwas zu fehlen scheint, bleibt die Veränderung in Bewegung. Bildlich ausgedrückt: Was vollständig gefüllt ist, hat keine Zukunft mehr, da es nur noch überfließen kann; was nur teilweise gefüllt ist, strebt weiter nach Fülle und kann sich dadurch verändern (Jullien 1999, S. 151).

Für die Therapie kann diese Sichtweise bedeuten, dass die Nicht-Veränderung von Klientinnen und Klienten auch auf eine neue Art gesehen werden kann: Nicht-Veränderung ist dann eine *scheinbare* Nicht-Veränderung und kein »leerer Zustand«, sie kann Vorteile im Vergleich zu eindeutigen Veränderungen bieten. Je nach Kontext kann es eine erfolgreichere Strategie sein, sich für alle Beteiligten unmerklich zu verändern, statt spektakuläre Veränderungen vorzunehmen.

Ein Klient mit starken Ängsten schaffte es nicht, im Rahmen einer Verhaltenstherapie die Konfrontationsaufgaben zum gegebenen Zeitpunkt zu erfüllen. Die Therapie wurde letztlich beendet, sein Zustand als »nicht verändert« beurteilt. Eines Tages aber, warum auch immer gerade an jenem Tag, überlegte er, ob es nicht möglich sei, auf die übliche Vermeidung zu einem kleinen Teil zu verzichten. Er begann daraufhin über Monate hinweg kleinere Veränderungen zu erproben, die an die Konfrontationsaufgaben erinnerten, wenn auch mit individuellen Abänderungen. Schließlich wurde er durch seine Erfolge mutiger, suchte schließlich erneut die damalige Therapeutin auf und konnte in der Folge die, jetzt stärker auf ihn zugeschnittene, Therapie erfolgreich beenden. Die Nachuntersuchung ein Jahr später zeigte, dass sich positive Veränderungen auch in andere Lebensbereiche ausgeweitet hatten.

Bei dem Mann im Fallbeispiel fand möglicherweise über lange Zeit eine »Veränderung ohne Veränderung« statt. Die abgebrochene Therapie wirkte »im Verborgenen«, entfaltete ihre Wirkung sichtbar erst zu einem späteren, unerwarteten Zeitpunkt, dafür aber dauerhaft.

Therapeutische Interventionen sind keine ausgefeilten Strategien oder Techniken mit vorhersagbarer Wirkung auf Symptome zu einem planbaren Zeitpunkt. Wenn eine »spektakuläre« Veränderung für Klienten zu bedrohlich scheint, kann die »unmerkliche« Veränderung Grundlage für eine lebensverändernde Entwicklung sein, wie in dem beschriebenen Beispiel. Auch ist eine nur »unvollständige« Veränderung, beispielsweise eine nur teilweise Symptomreduktion, aus diesem Blickwinkel nicht unbedingt als mangelhaft anzusehen, im Gegenteil, diese kann vorteilhaft sein. Zeiten, in denen sich wenig verändert oder die inaktiv erscheinen, können als Möglichkeit der Entwicklung gesehen werden, durch die sich Veränderungen unbemerkt ausbreiten und sich in dieser Zeit festigen können. Anzustreben ist, nicht direkt vorzugehen, sondern auf indirekte Weise »das Auftauchen dessen zu fördern, was ganz von selbst geschieht« (JULLIEN 2002, S. 32). Man geht dann keine Wagnisse ein, sondern hat den Mut, nichts zu verändern.

Die Bedeutung von Zeit

Auch in China gibt es den Begriff des günstigen Zeitpunktes, den man nicht »verfehlen« darf, wenn man die Möglichkeit von Veränderung nicht verpassen will. Gemeint ist aber nicht, zu einem möglichst günstigen Zeitpunkt alle Kräfte zusammenzunehmen und zu handeln, um augenblicklich zu profitieren. Gemeint ist im Gegenteil, seine gesamte Aufmerksamkeit weg von dem Zeitpunkt zu lenken, an dem die Gelegenheit offenkundig geworden ist, hin zu einem Punkt weit früher, an dem eine Veränderung unmerklich begonnen werden kann (im Sinne einer Initialzündung). In diesem Sinne ist auch der Begriff »Krise« (krisis = Entscheidung) in der Medizin neu zu überdenken. Nach Hippokrates ist die Krise der Moment, in der sich eine Krankheit beurteilen lässt. Im antiken China entspricht der kritische Moment nicht dem Stadium, in dem etwas offenkundig wird – sondern verschiebt sich zeitlich rückwärts bis zum Stadium der »Initialzündung« (JULLIEN 1999, S. 98). Dieser Moment ist entscheidend. Wenn man ihn wahrzunehmen versteht, kann man die Entwicklung beeinflussen und die eigentliche »Krise« umgehen.

Was ist nun aber zu tun, wenn die Situation vollkommen ungünstig ist, keinerlei Potenzial für eine positive Veränderung zu erkennen ist? Ein chinesischer Weiser handelt in diesem Fall so: Er handelt *nicht*. Er wartet ab, bis neue Faktoren auftauchen, die nicht so negativ sein werden wie die gegenwärtigen, denn er weiß, dass eine dauernde Veränderung im Gange ist, aus der sich später eine neue, für ihn günstigere Konstellation entwickelt, in der er wieder fähig ist, etwas zu verändern. Nicht-Veränderung wird unter solchen Umständen zu einem Teil des Handelns.

Es handelt sich dann nicht um verlorene Zeit, sondern um ein Warten bzw. Erwarten, das durchaus produktiv sein kann. Möglicherweise fällt uns eine solche Sichtweise in unserer schnelllebigen Zeit besonders schwer. Schnelligkeit und »Zeitsparen« entspricht dem Zeitgeist. Die Geschwindigkeit, mit der wir leben, hat in beängstigendem Maße zugenommen. Statt irgendwo anzukommen und abzufahren, bewegen wir uns an unterschiedlichen Orten zu gleichen Zeiten hin und her (GEIßLER 1998).

Eine kleine Übung: Versuchen Sie selbst einmal eine Wegstrecke, für die Sie üblicherweise fünf Minuten brauchen, in 15 Minuten zurückzulegen. Solche Übungen, die man als »Entschleunigung« bezeichnen könnte, sind manchmal gar nicht so einfach und führen gelegentlich zu einigen neuen Entdeckungen, die man bisher nie wahrgenommen hatte.

Und in der Psychiatrie und Psychotherapie? Nervenärzte haben häufig nur noch zehn Minuten Zeit für ein Patientengespräch, Psychotherapeuten arbeiten immer öfter symptomorientiert mit möglichst wenigen Sitzungen. Und die Forschung steht zum einen unter dem Zeitdruck, möglichst schnell Ergebnisse zu produzieren, und zum anderen setzt sie selbst Beschleunigung als Ziel, indem es bei den wissenschaftlichen Untersuchungen immer öfter um Schnelligkeit und Effizienz von Behandlungen geht. Die Erfahrungen zeigen jedoch, dass durch eine solche Beschleunigung Wahlmöglichkeiten für die Veränderung von Problemsituationen verloren gehen können.

In der Therapie wird unter Umständen psychisches Leiden aufrechterhalten, indem zu schnell nach Lösungen gesucht wird. Dabei wird die Geschichte und Bedeutung von Problemen sowie der emotionale Kontext nicht genügend berücksichtigt, was aber oft gerade eine Voraussetzung für eine nachhaltige Veränderung ist.

Ein solches Verhalten resultiert nicht nur aus äußeren Vorgaben, dass zum Beispiel die Kosten für längere Therapien von den Krankenkassen immer öfter nicht übernommen werden, sondern auch aus der inneren Einstellung, die sich aus dem Vergleich mit solchen, dem Zeitgeist entsprechenden Vorgehensweisen fast zwangsläufig ergibt: Bin ich ein schlechter Therapeut, weil die Therapie schon so lange geht? Bin ich ein unmotivierter Klient, weil ich mich immer noch nicht verändert habe? Bin ich ein die Pathologie aufrechterhaltender Angehöriger, weil sich nichts bewegt?

Ebenfalls geht dabei verloren, scheinbare Nicht-Veränderung auch als Übergangszeit sehen zu können, um sich vom Alten zu verabschieden, bevor Neues begonnen werden kann. Es können diese Übergangszeiten sein, die mit Nicht-Veränderung im Sinne von »Therapieresistenz« oder »Therapiemisserfolg« verwechselt werden. Diese sind nämlich entscheidend wichtig für nachhaltige Veränderungen. Ohne Abschiede, die mit Trauer verbunden sind, ist der Weg zu neuen Möglichkeiten oft verstellt. Das Innehalten ist, auch wenn es ein schmerzhafter Prozess ist, Voraussetzung dafür, sich wieder auf das Leben einlassen zu können. Ansonsten kann es zu einem Verharren im Leiden und einer dauerhaft auf die Vergangenheit ausgerichteten Wahrnehmung kommen. Diese Übergangszeit dauert individuell und auch kulturell unterschiedlich lange und kann offenbar kaum durch bestimmte »Techniken« beschleunigt werden, jedenfalls wenn sie ihren Sinn erfüllen soll. Wird dies nicht erkannt und durch äußere Maßstäbe zu viel Druck gemacht, kann dies zu Ängsten und erheblicher Verunsicherung führen.

Hier geht es darum, die »Eigenzeit« der Klienten als entscheidend anzusehen. Vielleicht stellt Nicht-Veränderung trotz Therapie manchmal auch eine Art unbewusste »Entschleunigungs«-Maßnahme von Klienten dar, einen Ausstieg aus einem sich zu schnell drehenden Karussell.

Umgang mit Nicht-Veränderung

Im Folgenden will ich einige Ideen zum Umgang mit Nicht-Veränderung in der Therapie erörtern. Diese sind nicht als »Anleitung« zu sehen oder etwa als vollständig, was ohnehin unmöglich wäre, da diese nur angekoppelt an den jeweiligen Kontext eine Bedeutung haben und es von daher unendlich viele gibt.

Akzeptanz von Nicht-Veränderung

Die Akzeptanz von Nicht-Veränderung ist der vielleicht wichtigste Punkt beim Umgang mit Nicht-Veränderung, der aber erfahrungsgemäß oft umso schwerer in die Praxis umzusetzen ist. Möglicherweise helfen Auseinandersetzungen mit dem möglichen Sinn von Nicht-Veränderung, diese akzeptieren zu können. Wird die Möglichkeit, dass während der Therapie die erhofften Änderungen *nicht* eintreten, ausgeblendet, wird sich in festgefahrenen Therapiesituationen die Angst davor oder auch der Ärger darüber erhöhen (Rufer 2003). Dies gilt sowohl für den Klienten (z. B. mit der Angst, dass das Leben gar nicht weitergehen kann, wenn sich keine Veränderung einstellt) als auch für den Therapeuten (z. B. mit der Angst, trotz aller Mühe und allem Engagement keinen Erfolg zu bewirken, ein mithin »schlechter Therapeut« zu sein).

So kann ein Teufelskreis entstehen, wenn bei einem Klienten mit trotz Therapie unveränderten Symptomen der Therapeut immer stärker versucht, diesen zu einer Symptomreduktion zu bringen, der Betroffene durch diesen Druck noch mehr Ängste vor Veränderungen entwickelt und über seine eigenen Misserfolge noch deprimierter wird. Dies wiederum zieht verstärkte Anstrengungen des Therapeuten nach sich, was in ein noch tieferes Versinken in die Symptomatik seitens des Klienten mündet. Auseinandersetzungen mit der möglichen Bedrohlichkeit von Veränderung können hier helfen, Nicht-Veränderung zu akzeptieren. So hätte eine solche Eskalation möglicherweise vermieden werden können und es wäre im günstigen Fall zu einer Erleichterung des Klienten gekommen.

»Gärtnerstrategie«

In Zeiten von Nicht-Veränderung kann ein indirektes Vorgehen hilfreich sein. Eine Pflanze bringt man ja auch nicht zum schnelleren Wachsen, indem man an ihr zieht, sondern indem man ihr günstige Bedingungen schafft (z. B. Unkraut jätet) und abwartet (oder besser: erwartet). Auch in der Psychotherapie kann es in diesen Situationen nützlich sein, den Kontext zu erweitern und andere, bisher als nebensächlich gesehene Aspekte einzubeziehen – im Vertrauen auf den von selbst geschehenden Veränderungsprozess, der im Klienten selbst liegt. Dieses »Ausweichen« in andere Bereiche kann im günstigen Fall »Veränderung bei Nicht-Veränderung« erlauben.

Eine Klientin lebte in einer Ehe, die von einem hasserfüllten Umgangsstil der Partner geprägt war. Sie wurde immer wieder gedemütigt, ihr Ehemann hatte Verhältnisse mit anderen Frauen, belog sie, bedrohte sie. Sie wurde auch mehrfach von ihm geschlagen mit leichten Verletzungen. Vielfache Trennungsversuche waren gescheitert, in früheren Behandlungen wurde ihr jeweils eine Trennung empfohlen, jedoch »versuchten« es die Ehepartner immer noch einmal.

Auch in der aktuellen Therapie war es für den Therapeuten anfangs kaum möglich, diese Situation auszuhalten, zumal berechtigte Sorgen um die Klientin bestanden. Auch wenn Trennungsempfehlungen bewusst vermieden wurden, blieb doch die Tendenz, die Klientin in Richtung einer Veränderung der partnerschaftlichen Situation zu beeinflussen, zumal diese auch angab, dies zu wollen, aber eben nicht zu können. Auch zwei Paargespräche wurden durchgeführt, aber alle Bemühungen scheiterten: An der individuellen psychischen Problematik der Klientin änderte sich immer nur kurz etwas; es gab immer wieder Krisen im Zusammenhang mit Paarkonflikten. Erst als es dem Therapeuten gelang, zu verstehen, mit welchen Schuldgefühlen und Loyalitätskonflikten eine Trennung für die Klientin auf Grund der Paargeschichte und ihrer eigenen Biografie verbunden gewesen wäre, konnte dieser die Nicht-Veränderung in diesem Bereich wirklich akzeptieren. Dies führte zu einer deutlichen Entlastung der Klientin, die sich jetzt mehr sich selbst zuwenden konnte, und es wurden kleinere, aber dauerhafte positive Veränderungen in anderen Bereichen möglich, trotz weiterhin unveränderter Ehekrisen.

Hier entstand durch die Akzeptanz der Unveränderbarkeit der Ehesituation nicht nur Erleichterung seitens der Klientin, sondern auch die Möglichkeit, positive Veränderungen in anderen Bereichen durchzuführen.

Therapie-Risiken und Nebenwirkungen erörtern

Es geschieht wohl eher selten, dass sich der Therapeut mit seinen Klienten auch mit den Risiken der angebotenen Psychotherapie auseinander setzt. Nebenbei bemerkt gibt es ja, bis heute jedenfalls, keine Beipackzettel mit »Risiken und Nebenwirkungen« für Psychotherapie, obwohl diese durchaus auftreten können. Nicht selten kann es aber schon beim ersten Besprechen der Therapieziele nützlich sein, auch potenzielle Nebenwirkungen in Betracht zu ziehen.

Jemand mit agoraphoben Ängsten könnte seine Ehe gefährden, wenn er seine Ängste etwa im Rahmen einer Psychotherapie abbauen würde. Möglicherweise würde er dann plötzlich Gefallen daran finden, auch ohne den Ehepartner auszugehen und neue Freunde zu finden – was dem Partner unter Umständen gar nicht gefiele. Als diese mögliche »Nebenwirkung« in den ersten Therapiesitzungen mit einer Klientin mit einer Agoraphobie angesprochen wurde, entstand ein offenes Gespräch über ihre Ängste, dass ihr Partner sie verlassen könnte. Diese blieben auch trotz Hinzuziehen des Partners bestehen. Letztlich entschied die Patientin, dass ihr das Risiko einer Therapie zum jetzigen Zeitpunkt zu hoch sei, sie sich aber sehr gut beraten fühlte und sich zu einem für sie passenderen Zeitpunkt wieder melden wolle.

Hier waren Auswirkungen der Therapie auf Lebensbereiche zu vermuten gewesen, in denen sie alles andere als erwünscht gewesen wären. Wenn trotzdem eine Behandlung der agoraphoben Ängste durchgeführt worden wäre, hätte dies vermutlich zu keinen oder unerwünschten Veränderungen geführt, die Klientin hätte dies als negatives Erlebnis und Misserfolg bewertet. Möglicherweise wäre dann von ihr später keine erneute Therapie in Betracht gezogen worden. Dieser Weg blieb ihr durch die beschriebene Vorgehensweise hingegen offen. Und ob sich im weiteren Verlauf ohne Therapie nichts veränderte, erscheint fraglich, jedenfalls war es für die Klientin eine neue Sicht der Dinge, ihre agoraphoben Ängste mit dem Thema Partnerschaft in Zusammenhang zu bringen.

Erneute Auftragsklärung

Nicht-Veränderung heißt nicht, dass nichts mehr geht. Für die Therapie bedeutet das nicht das Ende, zumindest nicht zwangsläufig, es sollte aber eine genaue Klärung durchgeführt werden, wofür die Therapie unter dieser Voraussetzung nützlich sein könnte. »Wer will was wann von wem?« Frühere Ziele müssen unter Umständen aufgegeben werden, hierdurch besteht die Chance, neue Wege zu entdecken. Ob dann ein Anliegen an den Therapeuten besteht und ob dieser hilfreich sein kann, das gehört mit zu der Klärung. Wenn dies unklar bleibt, kann das dazu führen, dass die Therapie ohne Nutzen weiterläuft oder aber zu früh beendet wird (weil neue Möglichkeiten nicht entdeckt wurden).

Therapeut als Teil der Problem-Aufrechterhaltung

Zur Nicht-Veränderung von Problemen können viele Beteiligte ungewollt beitragen. Dies kann schon bei der Definition eines Menschen als »psychisch krank« beginnen, wodurch es von verschiedenen Seiten (psychiatrisches Fachpersonal, Angehörige, Versorgungssysteme etc.) zu einem Verhalten von Fürsorge dem Kranken gegenüber kommen kann.

Mit der Zeit organisiert sich dann ein »System« um die Problematik herum, jede einzelne Komponente will »das Beste«, alles zusammen macht dem Klienten einen »Ausstieg« nach einer längeren Zeit der Zugehörigkeit aber sehr schwer und sogar oft riskant. Die Konsequenz hieraus ist, sich auch als Therapeut immer wieder kritisch zu fragen, ob man nicht bereits Teil der Problem-Aufrechterhaltung geworden ist, und ggf. die entsprechenden Konsequenzen daraus zu ziehen (etwa das Therapieangebot in veränderter Form weiterzuführen oder die Therapie früh genug zu beenden).

Risikobereitschaft des Therapeuten

Von der nötigen Risikobereitschaft der Klienten wird oft gesprochen – welche Bedeutung aber hat die Risikobereitschaft von Therapeuten? Wenn es zur Nicht-Veränderung des Klienten in der Therapie kommt, vermittelt es dem Therapeuten einerseits Sicherheit, sich an gut bewährte und empfohlene Vorgehensweisen zu halten. Auf der anderen Seite kann dieses Therapeuten-Verhalten auch zur weiteren Nicht-Veränderung beitragen.

Starre Richtlinien – auch wenn sie gut sind – funktionieren dann oft nicht mehr. Nur das zu tun, wofür es Regeln oder Anleitungen gibt, wird oft nicht weiterhelfen. Damit nicht die Nicht-Veränderung der Therapie und des Therapeuten das eigentliche Problem wird, kann es notwendig sein, sich als Therapeut auf unbekanntes Terrain zu begeben. Das therapeutische

Vorgehen muss fortwährend verändert, ständig »neu erfunden« werden, um die Behandlung »passender« zum Klienten und der Problematik zu machen. Dazu wird oft auch gehören, sich als Therapeut von seinen Klienten korrigieren zu lassen. Dafür wiederum braucht es beim Therapeuten allerdings Mut, zusammen mit seinem Klienten neue Wege zu gehen – ohne Erfolgsgarantie. Notwendig erscheint von Therapeutenseite hierfür, offen mit den eigenen therapeutischen Schwierigkeiten im Austausch mit Kollegen und in Supervisionen umzugehen.

Heilsames Milieu – von der Soteria-Idee zum »Home-Treatment«

VOLKMAR ADERHOLD

L. Mosher entwickelte sein Soteria-Modell auf dem klinisch-theoretischen Hintergrund von Existenzialismus (Sartre), Phänomenologie (Husserl), Daseinsanalyse (Boss), moral treatment (Quäker), therapeutischer Gemeinschaft (M. Jones), interpersoneller Psychiatrie (Sullivan), analytischer Psychosentherapie (Semrad, Fromm-Reichmann), der neu aufkommenden Krisentheorie und seinen Erfahrungen in Kingsley Hall (Laing). Nach seiner Mitarbeit im Diabasis Project (Perry) und einem institutionell gescheiterten Versuch, in der Yale-University eine Akutstation zu einer offenen Gemeinschaft umzugestalten, konzipierte er die Soteria als unabhängige klinische Einrichtung mit sechs Betten in der Gemeinde und finanzierte sie weitgehend über Forschungsmittel. 13 Jahre nach der Eröffnung waren unlösbare Probleme der Anschlussfinanzierung die Ursache für die Beendigung des Projekts. Ein wesentlicher klinischer und psychiatriepolitischer Fokus lag auf dem Versuch einer weitgehend medikamentenfreien Behandlung in der ersten und zweiten akuten schizophrenen Psychose (MOSHER/BOLA 1999).

Das Projekt entstand also aus einer Abkehr von den theoretischen, institutionellen, interaktionellen und pharmakologischen Konventionen der gängigen Psychiatrie. Die Vorgabe eines theoretischen handlungsleitenden Psychosenmodells wurde von Mosher bewusst vermieden. Er stellte das je einmalige subjektive Erleben und den wertschätzenden, respektvollen, aktiv empathischen und »erwachsenen« Umgang mit dem Betroffenen (interpersonelle Phänomenologie in der Form des Dabeiseins) ganz in den Vordergrund. Insgesamt gab es wenig Struktur und nur vier explizite Regeln:

- keine Gewalt gegen sich selbst und andere,
- keine illegalen Drogen,
- keine unerwünschten Besucher,
- keine Sexualität zwischen Klienten und Mitarbeitern.

1984 gründete L. Ciompi die Soteria Bern, nachdem ihn ein längerer Aufenthalt in der Soteria Kalifornien »angesteckt« hatte. Gleichzeitig hatte er ein integratives Psychosenmodell erarbeitet, bei dem die Psychose – als angstvolle Form der Desintegration diffuser »affektiv-kognitiver Bezugssysteme« (Vulnerabilität) – des Reizschutzes (weiches Zimmer) und der entängstigenden haltenden Beziehung bedarf. Der pharmakologische Fokus liegt zunehmend mehr auf Niedrigdosierung. Später wurde das Konzept durch chaostheoretische Aspekte und die Dominanz der Affekte bei der Entwicklung psychischer Strukturen erweitert (Ciompi 2001).

Soteria gilt als »Paradigma« für einen beziehungsorientierten Umgang mit akut psychotischen Menschen. Der Fokus liegt auf haltendem und begleitendem Umgang mit psychotischen Menschen. Die Soteria-Methode nach Mosher hat fünf grundlegende Therapieprinzipien:

- Dabeisein – »being with«
- Beziehungskontinuität
- Normalisierung
- Kontextualisierung
- Ressourcenorientierung

Dabeisein als interpersonelle Phänomenologie

Die Beziehung zum Klienten sollte wie die zu einem gleichberechtigten Erwachsenen sein. In diesem Kontext kann interpersonelle Phänomenologie als »being with« praktiziert werden: ein allmähliches, aufmerksames, aber nicht eindringendes Sich-in-den-anderen-Hineinversetzen, sodass durch diese Beziehung eine gemeinsam geteilte Bedeutung der psychotischen Erfahrung entstehen kann. Dies erfordert eine bedingungslose, nicht wertende Annahme der Erfahrung des anderen als berechtigt (valid), gültig und verstehbar innerhalb seines historischen Kontextes, auch wenn sie als eigene Erfahrung nicht bestätigt werden kann (Mosher/Hendrix 1994). »In den meisten Fällen darf man die psychotischen Erlebnisse (z. B. Halluzinationen) keinesfalls als ›nichtreal‹ oder lediglich als ›Teil der Krankheit‹ bezeichnen. Dies würde nur die Entwicklung einer Beziehung verhindern, indem es die Kluft zwischen den Klienten und ihrer Art, die Welt zu erleben, und den Begleitern als den Repräsentanten der ›Realität‹ erneut bestätigte. Subjektives Erleben und objektive Realität können nur vor dem Hintergrund einer positiven Beziehung zusammengebracht werden, und dies braucht Zeit. Eine derartige Beziehung lässt sich am besten dadurch erreichen, dass man sich den Klienten intensiv zuwendet. Dies kann auch bedeuten, dass die eigene Realität zeitweilig aufgegeben werden muss, was häufig eine beängstigende Erfahrung ist.« (Mosher in Machleidt u. a. 2001)

Dabeisein ist nicht unabhängig vom Tun und der Person des Begleiters. Es entsteht ein »interaktives Feld«, in dem der Begleiter in einer annehmenden und nicht wertenden Haltung bleibt. Grundprinzip des phänomenologischen Vorgehens ist eine vorurteilslose, unmittelbare, annehmende, nicht wertende, nicht kategorisierende Haltung. »Ein einfühlsamer Begleiter kann sich von dem Affekt des Gegenübers leiten lassen. Ohne diesen leitenden Affekt muss Dabeisein ein weitaus aktiverer Prozess mit intuitiven Exkursen sein. Besser ist es allemal, sich vom Affekt zu den Bereichen des entscheidenden Inhalts führen zu lassen.« (Mosher in Machleidt u. a. 1999)

Grundprinzipien des Dabeiseins (z. T. nach R. Heltzel gemäß D. W. Winnicott):

- Sorge tragen, schützen, bergen und auch körpernah sein – also halten im engeren Sinne.
- Sich gebrauchen lassen: Übertragung erwarten, zulassen und aushalten.
- Sich als Selbst-Objekt zur Verfügung stellen.
- Divergierende und widersprüchliche Erwartungen im Team zusammentragen und als Teile eines Ganzen zusammenhalten und zunehmend zusammenführen.
- Den Rahmen aufrechterhalten – ein eher väterliches Element und damit ergänzender Aspekt der Triangulierung, also des symbolischen Dreiecks Mutter-Vater-Kind.
- Unaufdringlichkeit, Absichtslosigkeit, Sicherung von Grundbedürfnissen
- Finden der richtigen Nähe und Distanz in aktueller räumlich-emotionaler Feinabstimmung.
- Intuition ohne Intrusion.
- Erspüren der Inseln der Klarheit, die fast jeder akut psychotische Mensch besitzt und darin das »Überbringen« von entängstigenden und Sicherheit vermittelnden Botschaften.
- Erspüren des Sinns in der bizarren Handlung mit dem Versuch, darauf eine die Beziehung erweiternde Antwort zu geben.
- Behutsame Positivierung, die der Betroffene annehmen kann.
- Je mehr haltend eine Beziehung ist, umso weniger äußere Grenzziehungen sind erforderlich.
- Und wenn sie doch notwendig sind, dann am besten dort, wo Realität sie erzwingt und erfordert, und weniger aus »therapeutischen« Gründen.

Dabeisein kann auch im häuslichen Kontext verwirklicht werden; auch im häuslichen Rahmen ist ein »heilsamer Kontext« herzustellen. Dies ist nicht möglich bei z. B. hoch ambivalenten und destruktiven familiären Interaktionen. In dieser Situation kommt es jedoch nicht zur Entwicklung von Kontakten und Freundschaften zu anderen Betroffenen. Mosher sah in diesen »peer relations« möglicherweise *den* wesentlichen langfristigen Wirkfaktor der Soteria.

Übertragbarkeit des Soteria-Ansatzes

Zwar ist jede Soteria-Einrichtung in sich einmalig. Um dieses Modell jedoch übertragbar zu machen für andere therapeutische Strukturen, lassen sich unterschiedliche Wirkfaktoren unterscheiden:

Essentials nach L. Ciompi (2001) und L. Mosher für eine »Soteria« im eigentlichen Sinne:

- Psychosebegleitung – Dabeisein
- Optimales kleines »haltendes«, schützendes, Angst lösendes, entspannendes und normalisierendes Milieu ohne institutionelle Zwänge
- Besondere Kompetenz der Mitarbeiter
- Besonderer Dienstplan
- Personelle und konzeptuelle Kontinuität

Weitere Wirkfaktoren (nach Kroll 1998):

- Einfachheit und Überschaubarkeit
- Alltagsnähe
- Ausreichende Aufenthaltszeit
- Leben und Lernen in der Gemeinschaft
- Interpersonelle (statt strukturelle) Grenzsetzung
- Hohe Personaldichte
- Positive Bewertung der Psychose
- Vorsichtiger Einsatz von Psychopharmaka
- Entwicklung gemeinsamer konkreter Behandlungsziele
- Enge Zusammenarbeit mit Angehörigen, weiteren Bezugspersonen und Betreuern

Weitere Wirkfaktoren (nach Mosher 1999):

- Finden plausibler Erklärungen: Fokus auf Biografie, Lebensereignisse, Auslösebedingungen, nicht Vulnerabilität
- Positive Erklärungen, Optimismus
- Erfolgserfahrungen
- Vertrauen in Selbsthilfe
- Finden von etwas Bedeutungsvollem im Leben – nicht nur Patient sein
- Patient macht seinen eigenen Behandlungsplan
- Patient ist der Experte

- Zusammenarbeit mit dem Patienten, auch wenn er keine Medikation nimmt

Diese Wirkfaktoren haben eine unterschiedliche Gewichtung innerhalb des Soteria-Modells. Sind die ersten fünf Elemente verwirklicht, so kann man – nach Ciompi und Mosher – von einer Soteria im eigentlichen Sinne sprechen. Sind nur einzelne Wirkfaktoren realisiert, so handelt es sich um »Soteria-Elemente« in der Regelversorgung.

Argumente für und wider eine Soteria-Einrichtung:

Contra:

- Akute Begleitung bindet viele personelle Ressourcen. Sie stehen für andere therapeutische Funktionen nicht zur Verfügung. Dieser hohe Aufwand ist insgesamt nicht gerechtfertigt. Begleitung in der akuten Psychose bindet viele personelle Ressourcen an die Überwindung der Psychose selbst. In späteren Therapiephasen ist therapeutische Begleitung vermutlich jedoch viel wichtiger und effektiver.
- Möglicherweise ist eine Medikation in der akuten Psychose besser als Medikamentenfreiheit. Sie kann bei guter therapeutischer Begleitung auch versuchsweise bald wieder abgesetzt werden. Vielleicht ist das Erleben einer Psychose für manche Patienten auch eher schädigend. Eine Psychose ohne Medikation zu durchleben fordert den Betroffenen möglicherweise an der falschen Stelle. Die therapeutische Auseinandersetzung ist möglicherweise nach Abklingen der Psychose viel bedeutsamer. So schädlich sind die Medikamente (v. a. neue Atypika) gar nicht im Rahmen einer guten therapeutischen Beziehung. Und in niedriger Dosierung ist das Leiden an den Medikamenten recht gering.
- Welchem Professionellen kann man sich in so großer Empfindsamkeit und Verletzbarkeit – wie eine akute Psychose sie darstellt – wirklich vertrauensvoll ausliefern? Wer ist dafür wirklich zuverlässig und durchgängig qualifiziert? Dann doch lieber Medikamente als diese potenziell gefährliche Abhängigkeit. Viele Menschen wollen das tiefe Leid der Psychose nicht in ganzer Tiefe erleben.
- Soteria kann bei vielen Patienten das Problem einer akuten Psychose »lösen«, aber die Rezidivhäufigkeit ist dann (fast) genauso hoch wie nach einer medikamentös behandelten Psychose. Danach stellt sich für viele Patienten dann doch das Problem der Prophylaxe. Die Dosis der Medikation ist dann bei einem Teil der Patienten jedoch geringer als nach einer Akutbehandlung.
- Eine Soteria mit sechs bis acht Betten ist aus personellen (PsychPV),

finanziellen, psychodynamischen und beziehungsdynamischen Gründen zu klein. Besser ist eine Einrichtung mit 12–16 Plätzen/Betten. Dort ist noch mehr Spielraum für unterschiedliche Bedürfnisse von Nähe und Distanz. Nicht alle Klienten wollen ein so intensives und nahes Beziehungsangebot. Auf dem Hintergrund ihrer Lebensgeschichte ist eine solche Nähe für sie bedrohlich und wirkt daher negativ therapeutisch.

Pro:

- Soteria spiegelt das heterogene Spektrum der sog. Schizophrenie wider. Erst durch einen Behandlungsversuch in einer Soteria kann man den mindestens dreißigprozentigen Anteil der Patienten ausfindig machen, die relativ selten Rezidivpsychosen erleiden und deshalb ohne NL auskommen und denen damit häufig eine (etwas) bessere berufliche und soziale Integration gelingt. Durch die Soteria-Erfahrungen ist deutlich geworden, welches therapeutische Potential in einem guten Milieu und in angemessenen therapeutischen Beziehungen steckt: Es kann bei mindestens ein Drittel der Patienten Neuroleptika ersetzen und bei den anderen die Dosis deutlich (um mehr als die Hälfte) reduzieren.
- Soteria hat gezeigt, dass Medikamente symptomatisch wirken und bei 30–60 Prozent der Patienten durch angemessene Beziehungen ersetzt werden können. Viele Patienten leiden unter der Medikation und erleiden irreversible Nebenwirkungen, sodass es gerechtfertigt ist, alle therapeutischen Möglichkeiten auszuschöpfen, um die Einnahme von Neuroleptika zu umgehen oder die Dosis zu vermindern.
- Soteria-Einrichtungen senken vermutlich die Schwelle der Behandlungsbereitschaft. Insoweit sollten sie ein Teil der neuen Frühbehandlungskonzepte sein bzw. werden. Besser ein Behandlungseinstieg ohne Neuroleptika als Noncompliance aus Angst vor den Medikamenten. Soteria-Behandlungen werden weniger stigmatisierend und entwertend erlebt. Der positive Einfluss der Behandlung auf Selbstwert und Selbstakzeptanz ist für das subjektive Erleben und die längerfristige Prognose von vermutlich wesentlicher Bedeutung.
- Wenn Patienten selbst erleben, dass die Einnahme von Neuroleptika – nach einem medikamentenfreien Behandlungsversuch – unumgänglich ist, können sie eine solche Medikation deutlich leichter akzeptieren. Wenn sie feststellen, dass Medikamente wirklich differenziert und nur dann eingesetzt werden, wenn sie unumgänglich sind, werden die Behandelnden glaubwürdiger und die Bereitschaft zur Medikation wird größer. Die Höhe der langfristigen prophylaktischen Dosis ist bei vielen Patienten abhängig von der Dosishöhe in der Akutbehandlung. Eine sehr geringe prophylaktische Dosis ist sehr viel nebenwirkungsärmer und erhöht damit

die Bereitschaft des Patienten, Medikamente auch längerfristig einzunehmen.

- In einer Soteria-Behandlung werden durch das Miterleben der psychotischen Welt die inneren Themen des Patienten und (oft darin verschlüsselt) die subjektiv bedeutsamen Probleme und Konflikte vor Ausbruch der Psychose deutlich. Sie können dann bei der anschließenden verstehenden therapeutischen Arbeit leichter zugänglich werden.
- Die Soteria-Erfahrungen haben die Psychiatriediskussion der letzten 20 Jahre wesentlich belebt. Von ihnen geht bis heute ein deutlicher innovativer Impuls aus, weil sie die Möglichkeiten nichtmedikamentöser Therapien verdeutlichen. Die Soteria-Experimente haben auch viele Impulse für die Verbesserung der therapeutischen Milieus in regelversorgenden Akutstationen gegeben.

Behandlungsprinzipien des bedürfnisangepassten Behandlungsmodells

- **Sofortige Hilfe:** Die Frühintervention sollte innerhalb von 24 Stunden oder am ersten Werktag nach dem ersten Kontakt mit der Klinik stattfinden. Die erste Therapiesitzung arrangieren die Einheiten innerhalb von 24 Stunden nach der ersten Kontaktaufnahme durch den Patienten, einen Verwandten oder eine Institution. Zusätzlich sollte nach Möglichkeit das Angebot eines Krisendienstes »rund um die Uhr« bereitgestellt werden. Diese unmittelbare Reaktion soll nach Möglichkeit eine Hospitalisierung vermeiden und Erkrankungsrisiken vermindern.
- **Flexibilität des Ortes:** Der erste Kontakt sollte in der Wohnung des Patienten stattfinden, wenn er damit einverstanden ist. Sollte der Patient dies ablehnen, sollte die Intervention an dem von ihm vorgeschlagenen alternativen Ort stattfinden. Der Patient entscheidet darüber gemeinsam mit dem Behandlungsteam und der Familie.
- **Früherkennung und Niedrigschwelligkeit:** Psychosen sind immer das Ergebnis einer langen Entwicklung mit mehrjährigen Schwierigkeiten, zunehmender Symptomatik, Spannungen und schließlich einer Manifestation der Störung. Je eher die therapeutische Begegnung stattfinden kann, desto besser. Verhaltens- und Beziehungsmuster neigen dazu, sich zu verfestigen.
- **Krisenintervention:** Die Maßnahme sollte den Charakter einer therapeutischen Krisenintervention und eine Krisenperspektive haben, die mit der psychiatrischen Befunderhebung und Diagnostik einhergeht. Untersuchung und Behandlung sind durch eine psychotherapeutische Grund-

haltung bestimmt. Dies bezieht sich auf den Versuch zu verstehen, was passiert ist, was weiterhin mit dem Patienten und den Personen in seinem sozialen Netzwerk geschieht und wie dieses Verstehen als Basis dazu genutzt werden kann, sich den Betroffenen anzunähern und ihnen zu helfen. Eine Haltung dieser Art bezieht auch ganz wesentlich die Beobachtung der eigenen emotionalen Reaktion ein.

- **Sofortige Einbeziehung der Familie und des sozialen Kontextes durch die Therapieversammlung:** Die Familie sollte nach Möglichkeit innerhalb von 48 Stunden einbezogen werden. Die Familienmitglieder bekommen Unterstützung und Informationen und nehmen so früh wie möglich an einer gemeinsamen Therapieversammlung zur Befunderhebung und Entwicklung eines möglichst gemeinsamen Problemverständnisses teil. Um in psychotischen Krisen den Beteiligten ein hinreichendes Gefühl von Sicherheit und Geborgenheit zu ermöglichen, ist mindestens während der ersten zehn bis zwölf Tage eine tägliche Therapieversammlung erforderlich. Danach werden die Versammlungen, den Wünschen der Familie entsprechend, in einem regelmäßigen Turnus fortgesetzt. In der Krisenphase wird in der Regel kein detaillierter therapeutischer Vertrag geschlossen, aber es wird in jeder Therapieversammlung diskutiert, ob und wann die nächste stattfinden soll. Auf diese Weise werden vorschnelle Einschätzungen und überstürzte Entscheidungen über den weiteren Behandlungsverlauf vermieden. Im weiteren Therapieverlauf finden Therapieversammlungen immer zu Zeitpunkten wesentlicher Veränderungen und Entscheidungen statt.
- **Orientierung im sozialen Netzwerk:** Außer den Patienten werden stets ihre Familien und andere zentrale Bezugspersonen aus ihrem Netzwerk zu den ersten Therapieversammlungen hinzugezogen. Dabei geht es darum, Unterstützung für den Patienten und die Familie zu mobilisieren. Weitere Bezugspersonen können Nachbarn und Freunde, aber auch Vertreter staatlicher Behörden (z. B. Sozialamt, Arbeitsamt) oder Mitarbeiter oder Vorgesetzte des Patienten sein.
- **Normalisierung der Sprache: Persönliche Problemdefinitionen** sind Diagnosen vorzuziehen. Psychiatrie und Psychologie bieten eine reichhaltige Fachterminologie und komplexe Hypothesen an, die oft noch nicht einmal von Professionellen ausreichend verstanden werden. Ihre Anwendung führt leicht zur Mystifizierung und verhindert damit ein empathisches Verstehen. Der Patient und seine Angehörigen brauchen Informationen, aber diese müssen relevant und bedürfnisangepasst sein, und man sollte sie alltagssprachlich ausdrücken, damit sie ein besseres Verständnis ermöglichen und Problemlösungen unterstützen.

- **Weitgehende Anwesenheit des Patienten in allen ihn betreffenden therapeutischen Situationen:** Der Patient soll in Situationen, die ihn und seine Behandlung betreffen, anwesend sein. Er hat als Experte für seine eigene Lebenssituation zu gelten. Wenn der Patient beteiligt wird, so hilft ihm dies, seine Realitätskontrolle zurückzugewinnen. Es ist Aufgabe der Mitarbeiter, Gespräche so zu moderieren, dass dies möglich wird.
- Die **therapeutischen Aktivitäten** werden in jedem Fall individuell geplant und flexibel ausgeführt, so dass sie den wirklichen, veränderlichen Bedürfnissen der Patienten ebenso entsprechen wie den Menschen, die ihr persönliches soziales Netzwerk (meist ihre Familie) bilden.
- **Home-Treatment:** Weitergehende Unterstützung des Patienten und seiner Familie durch Hausbesuche des Behandlungsteams, in besonderen Krisen nach Möglichkeit auch mehrstündig.
- **Settingübergreifende Behandlungskontinuität:** Kennzeichnend für die Therapie sind Kontinuität und leichte Erreichbarkeit über Zeiträume bis zu fünf Jahren. Zuständigkeit und Verantwortung des Teams erstrecken sich über die volle Dauer der Behandlung sowohl im ambulanten als auch im stationären Rahmen. Die Behandlung soll die Qualität eines kontinuierlichen Prozesses erreichen und aufrechterhalten. Dies bedeutet, dass eine Sitzungsroutine bzw. schematische Abfolgen zu vermeiden sind. Nach Möglichkeit soll der Kontakt mit derselben Bezugsperson aufrechterhalten werden. Im Idealfall sollte das Aufnahmeteam so lange wie möglich mit den Familien arbeiten. In manchen Fällen bedeutet dies regelmäßige Familienkontakte, in anderen Fällen seltenere, aber in Krisen und bei drohenden Rückfällen kurzfristig abrufbare Hilfen. Angehörige des sozialen Netzwerks des Patienten bleiben so durch die Therapieversammlungen über den gesamten Behandlungszeitraum in die Behandlung einbezogen.
- **Integration verschiedener Therapieformen:** Verschiedene therapeutische Zugänge sollten sich gegenseitig ergänzen anstelle eines »Entweder-oder«-Vorgehens. Therapeutische Aktivitäten (wie verschiedene Therapieformen, psychopharmakologische Behandlung und rehabilitative Maßnahmen) sollen in einen übergreifenden Behandlungsplan integriert werden. Als Voraussetzung für eine integrierte Behandlung ist die notwendige Kooperation mit Personen und Einrichtungen herzustellen. Die weiteren therapeutischen Angebote sind abhängig von den regionalen Gegebenheiten. Sie sollten aus kontinuierlicher Einzeltherapie (kognitiv-behavioral z. B. bei persistierenden Halluzinationen oder psychodynamisch), Gruppentherapie, Kunsttherapie, Arbeitstherapie, arbeits-

therapeutischer Begleitung als »training on the job« oder Maßnahmen beruflicher Rehabilitation bestehen. Eine psychodynamisch orientierte Einzeltherapie ist vorwiegend für Patienten geeignet, die bereits eine differenzierte Persönlichkeit entwickelt haben und meist schon aus der Ursprungsfamilie ausgezogen sind. Infolgedessen ist ihre psychotische Störung zumeist von einem akuten Krankheitsbeginn gekennzeichnet. Eine grundlegende Einsichtsfähigkeit in den Zusammenhang von Problemen und Symptomen und eine geringe Neigung zum Ausagieren sind wesentlich. Voraussetzung ist die Möglichkeit zu ausreichender zeitlicher Kontinuität bei Therapeut und Patient.

- **Antipsychotische Medikamente in möglichst geringer, wirksamer Dosierung:** Eine Medikation soll in der ersten Woche ganz vermieden werden. Im Fall von Ängsten und bei Schlafstörungen sind Benzodiazepine oder Ähnliches die Mittel der ersten Wahl. Später werden, wenn erforderlich, Neuroleptika in geringer Initialdosierung gegeben, die evtl. allmählich erhöht wird. Bei Nebenwirkungen wird üblicherweise die Dosierung gesenkt. Gezielte Maßnahmen zur Stärkung des Vertrauens in einem Prozess, der gemeinsam bewältigt werden muss, werden ergriffen. So wird beispielsweise während der ersten Therapieversammlung auf keinen Fall ein Neuroleptikum verordnet; ob ein Einsatz von Neuroleptika angezeigt ist, sollte bei mindestens drei Besprechungen vor der Anwendung diskutiert werden.
- **Gute therapeutische Milieus mit geringer Stigmatisierung:** Wenn der Patient nicht in der Lage ist, mit einer Unterstützung zu Hause zurechtzukommen, besteht die erste Behandlungsoption möglichst darin, ihn in einer Krisenwohnung mit Rundumbetreuung zu behandeln, die eine überschaubare, persönliche und beruhigende Umgebung anbietet. Der Akzent liegt von vornherein auf der Vermeidung von langfristiger Beeinträchtigung, indem die Patienten dabei unterstützt werden, ihre Arbeit oder Ausbildung fortzusetzen und in ihre Wohnung zurückzukehren.

Medikation – Soteria und bedürfnisangepasstes Behandlungsmodell im Vergleich

- Die nationale Organisation der schwedischen Psychiater empfiehlt (guidelines) bei ersterkrankten psychotischen Patienten unter therapeutischen Bedingungen eine Woche mit der Gabe von Neuroleptika zu warten. Im Fall von Angst und Erregung sollten Benzodiazepine (Lorazepam) eingesetzt werden.
- In Bern erhielten in der Vergleichsstudie ein Drittel der Patienten keine

NL. Bei den anderen Patienten konnte die NL-Dosis auf ein Drittel der Dosis in den Vergleichsgruppen anderer Kliniken gesenkt werden.
- In Kalifornien erhielten in einer Vergleichsstudie 92 Prozent der ersterkrankten Patienten keine NL (nach zwei Jahren hatten davon noch 57 Prozent keine NL bei etwas geringerer Rückfallrate als die Vergleichsgruppe).
- Die skandinavische API-Studie ermittelt bei abwartender neuroleptischer Strategie einen Anteil von 42 Prozent der ersterkrankten Patienten, die über einen Untersuchungszeitraum von zwei Jahren keine Neuroleptika benötigen. Das symptomatische und funktionelle Outcome dieser Gruppe war signifikant besser als in der Kontrollgruppe mit 94 Prozent der Patienten unter neuroleptischer Behandlung (Lehtinen u. a. 2000).
- Ein weitgehend auf Akutbegleitung in der Familie ausgerichtetes Projekt in Jyväskylä/Finnland kommt bei 74 Prozent der ersterkrankten Patienten über zwei Jahre (Untersuchungszeitraum) ohne NL aus und die Behandlungsergebnisse nach zwei Jahren sind beeindruckend gut, vor allem bzgl. der beruflichen Wiedereingliederung.
- Lassen Kontext und Personalressourcen »Dabeisein« zu, so können sicher 30–40 Prozent der ersterkrankten psychotischen Menschen ihre akute Psychose ohne neuroleptische Medikation überwinden. Das Rückfallrisiko ist vermutlich etwas geringer, bleibt jedoch grundsätzlich bestehen.
- In 40–60 Prozent aller akuten, nicht chronifizierten Psychosen tritt auch ohne Neuroleptika eine Spontanremission ein. Dies ist auch durch die Langzeitstudien vor Einführung der Neuroleptika belegt. Unter optimalen therapeutischen Bedingungen tritt bei 40–60 Prozent der ersterkrankten Patienten eine Remission der akuten Psychose nach neun bis zwölf Tagen ein. Dies ist eine natürliche Tendenz der Psyche zur Rückkehr in die »Hauptrealität« (Lempp 1995).

Kriterien für die Akutbehandlung ohne Neuroleptika:
- Späteres Manifestationsalter
- Beginn der Psychose innerhalb des letzten halben Jahres
- Plötzlicher akuter Beginn der Psychose
- Psychotische Episoden von kurzer Dauer in der Anamnese (auch unter Neuroleptika)
- Kürzere Hospitalisierungen
- Deutliche Auslösefaktoren
- Gutes psychosoziales Niveau vor Beginn der Erkrankung
- Sexuelle Beziehung bis kurz vor Beginn der Psychose
- Intensive familiäre Unterstützung

- Fehlen schizoider Persönlichkeitsmerkmale
- Begleitsymptome einer affektiven Erkrankung
- Psychotische Konfusion
- Beschäftigung mit einer Todesthematik

(Marder u. a. 1979; Rappaport u. a. 1978; Fenton u. a. 1987; Young/Meltzer 1980)

Diese Kriterienliste gibt lediglich einen Hinweis, ob eine Behandlung ohne Neuroleptika nach dem gegenwärtigen Forschungsstand aussichtsreich sein könnte. Ob die Anzahl der erfüllten Kriterien auch eine kumulative Wahrscheinlichkeit zum Gelingen einer solchen Behandlung darstellt, muss offen bleiben. Sie sind in ihrer prädiktiven Aussage nicht gleichgewichtig. Sie sagen auch nichts über die Wahrscheinlichkeit eines Rückfalls (Rezidiv-Vulnerabilität) aus. Von einer quasi kathartischen Wirkung der durchlebten Psychose ist nur sehr begrenzt auszugehen. Seltene Rezidive rechtfertigen eher ein Absetzen der Neuroleptika, wenn das soziale und psychische Risiko einer erneuten Psychose relativ gering ist.

Ein »ideales« Therapiemodell

So schält sich m. E. ein »idealtypischer« Therapieprozess im Sinne einer fortschreitenden kontinuierlichen Begleitung heraus, der grundsätzlich aus einem Menschen in seinem psychotisch veränderten Bewusstseinszustand und seinem sozialen Kontext einerseits und den Behandlern und ihrem therapeutischen Kontext (Setting) andererseits besteht. Die Individuen sind nur so handlungsfähig, wie es der jeweilige Kontext ermöglicht. Dabei sind Beziehungskontinuität, größtmögliche Normalisierung, größtmöglicher Einbezug des sozialen Kontextes (z. B. Familie) und größtmögliche Nutzung eigener Ressourcen (Empowerment/Salutogenese) handlungsleitende Grundprinzipien.

Die Krise beginnt immer in einem sozialen Kontext. Therapeutisches Handeln sollte also am Ort des Geschehens beginnen, in der Familie, in der Ehe – wo auch immer. Ein Krisen-Team (innerhalb von 24 Stunden) erarbeitet mit allen Beteiligten die Konfliktsituation und evtl. Lösungen, indem ein wertfreier, offener Raum geschaffen wird. Das therapeutische Setting wird von allen gemeinsam entwickelt. Konstruktive und obstruktive Interaktionen werden deutlich. Manchmal ermöglicht schon diese Intervention, die in der Regel mehrfach erfolgen muss, eine Rekompensation aus dem psychotischen Erleben.

Hat sich der psychotische Zustand sehr vertieft, wird eine therapeutische Begleitung des Betroffenen vor Ort erforderlich. Sind die Angehörigen überfordert oder zu sehr verwickelt, ist für kürzer oder länger ein künstlicher, professionell geschaffener, heilsamer Kontext erforderlich. Dies sollte zu diesem Zeitpunkt möglichst *keine* psychiatrische Akutstation sein, sondern eine Krisenwohnung mit ca. sechs Plätzen.

In der Begegnung – unter Wahrung interpersoneller Phänomenologie – entstehen über das Sich-Einschwingen in die psychotische Eigenwelt in angemessener Nähe ein Vertrauen und ein potenzieller Raum, in dem eine tiefere Öffnung jenseits des Psychotischen, oftmals gewissermaßen eine Offenbarung eines »traumatischen« Ereignisses bzw. Geheimnisses möglich wird. Ein bisher unerträgliches Gefühl kann mitgeteilt werden, wird aushaltbarer durch das Du und die dadurch wachsende Selbstdistanz und Selbstbeobachtung. Es ist möglich, dass das psychotische Erleben sich dann vollständig zurückbildet. (Der Prozess ist komplizierter; ich verkürze ihn, aber es gibt ihn. Er wurde oft genug beobachtet und belegt.)

Bleibt die Begleitung in einem angemessenen Zeitraum (bis zu sechs Wochen) unzureichend, so ist die Gabe von Neuroleptika in möglichst niedriger Dosierung sinnvoll. Durchschnittlich 2–3 mg Haldol-Äquivalente sind oft ausreichend (McEvoy 1991). Im Zuge der Reintegration zeigen sich fortbestehende Einschränkungen der Ich-Funktionen. Ob sie Ausdruck eines Ich-Strukturdefektes oder einer intrapsychischen Konfliktlage sind, bleibt eine empirische und eine theoretische Frage (Mentzos 1991).

Bei Patienten, die noch deutlich an ihre Ursprungsfamilie gebunden sind, ist nach der psychotischen Krise eine längerfristige familientherapeutische Begleitung anzuraten.

Bei Patienten mit mäßig eingeschränkten Ich-Funktionen und bereits deutlicher Ablösung aus der Ursprungsfamilie ist nach der Psychose eine längerfristige individuelle Psychotherapie sinnvoll.

Idealerweise sind bei dieser Individualtherapie folgende Ebenen der therapeutischen Arbeit nach der Psychose zu unterscheiden:

1) Die Verarbeitung des Psychotisch-gewesen-Seins, ein Zulassen und Verdauen ganz unterschiedlicher Gefühle: Bedrohung, Beschämung, Enttäuschung, Angst vor dem in sich erlebten Zerstörerischen, Anerkenntnis der eigenen Begrenztheit, Sehnsucht nach der zwiespältigen Größe und Freiheit in der Psychose.
2) Die behutsame verstehende Annäherung an die Inhalte des psychotischen Erlebens.
3) Das genaue Verstehen des auslösenden äußeren Konfliktes, der einer neuen Lösung bedarf.
4) Manchmal auch eine genauere biografische Rekonstruktion, aus der erst ein vertieftes Verstehen möglich ist.

5) Nachreifung struktureller Mängel, die Entwicklung eines unabhängigeren Selbst, dem sich ein Therapeut als spiegelndes Selbst-Objekt zur Verfügung stellen muss.
6) Zusätzlich bedarf es oft einer Folge von mehreren familientherapeutischen Sitzungen.
7) Die Aufrechterhaltung vorhandener und die Schaffung neuer alltäglicher Lebensbezüge, auch außerhalb der Psychiatrie. Künstliche Welten sollten nur dort geschaffen werden, wo es unbedingt erforderlich ist. Normalisierung sollte das grundlegende Behandlungsprinzip sein.

Natürlich können strukturierende psychosoziale Behandlungsformen erforderlich werden; eine zusätzliche psychotherapeutische Begleitung können sie jedoch in der Regel nicht ersetzen. Dies sind Tageskliniken, psychosozial organisierte Ambulanzen, Tagesstätten, therapeutische Wohngemeinschaften, betreute Wohnformen, Ersatzfamilien, Übergangseinrichtungen. Die psychiatrische Akutstation hat eine Spezialfunktion. Sie bleibt zuständig für therapeutische Prozesse, die in den anderen Settings nicht lösbar waren, bei erweiterter somatischer Diagnostik und schwerwiegender Komorbidität.

Hospitalismus und Gastlichkeit

Zur zwischenmenschlichen Begegnung in helfenden Institutionen

MICHAEL LANGHANKY

Es waren zunächst alte Bilder, die in mir die Überschrift dieses Beitrags entstehen ließen. Wie vor einer inneren Leinwand zogen visuelle Eindrücke aus den siebziger Jahren vorbei: ein Mensch zu einem sackleinenen Bündel verschnürt, auf dem weißen Kachelboden der geschlossenen Abteilung in der Anstalt »Hephata« sitzend. In sich gekauert, anwesend-abwesend, sich rhythmisch wie im inneren Gebet hin- und herbewegend, inmitten einer ungastlichen Umwelt. Bis an die Decke gekachelte Wände, fest verankerte Stühle und Tische, ansonsten keinerlei Gegenstände. Selbst die Deckenleuchte vergittert. Dann ein anderes Bild: wieder ein Kachelboden mit regelmäßigen quadratisch eingestanzten Löchern in einer Einrichtung für Menschen mit Behinderungen in Israel. Mit den Schaukelbewegungen der Stühle, auf denen sie tagsüber aufgereiht saßen, hatten die Bewohner diese Löcher in die Kacheln gemeißelt. Ein drittes Bild: aseptische Räume, helles Licht, lange Flure und Beton. Die kühle Diskussion um Isolationshaft während des Deutschen Herbstes, festgemacht an den Bildern, die aus der Haftanstalt Stammheim sich eingeprägt hatten.

Es sind dies alles Eindrücke aus »totalen« Institutionen, aus Extremsituationen menschlicher Existenz. Einer Existenz, die dem Menschen durch seinen Nächsten bereitet wird. Situationen, die, der Rationalität von Sicherheit geschuldet, andere Menschen in soziale Isolation nötigen und sie zurückwerfen auf ein Selbst, das keine Ansprache erfährt und bar jeder Reflexion zu verharren gezwungen ist. Diese Bilder waren prägend und es fällt schwer, sie einfach abzustreifen und heute ohne sie an das Thema »Hospitalismus« heranzutreten. In ihnen scheint strukturell all das in besonders zugespitzter Form geborgen, was das Phänomen »Hospitalismus« heute in abgeschwächter Form, manchmal aber auch in eben jener brutalen Ausprägung weiterhin bestimmt.

Ich will im folgenden ersten Teil kurz den Begriff »Hospitalismus« sprachlich untersuchen. Die begriffliche Eingrenzung verfolgt den Zweck, dem Wort sprachlich nachzuhorchen und damit eine Idee bereits zu Anfang einzuführen, die in dem Wort geborgen ist: die Idee der Gastlichkeit. Im zweiten Teil sollen vier Ebenen untersucht werden, die, ausgehend von den oben genannten »alten« Eindrücken, das Phänomen Hospitalismus zu strukturieren und hervorzurufen scheinen:

- Präsenz und Raum,
- Asymmetrie der Beziehung,
- Wegfall des Dritten,
- Takt und Organisation.

Einige Anmerkungen zu diesen vier Aspekten müssen reichen, um mit ihnen die Idee der Gastlichkeit aufzuzeigen. Es soll hier also der Versuch unternommen werden, Hospitalismus weniger aus medizinisch-psychiatrischer Sicht einzukreisen als sich vielmehr mit einigen Ansätzen, die aus der phänomenologischen Tradition der Philosophie kommen, dem Thema zu nähern und gleichzeitig die Aspekte des Systems im Blick zu behalten.

Ich gehe in meinen Überlegungen von zwei Grundgedanken aus, die den Begriff Hospitalismus erweitern: Kein menschliches Verhalten zeigt deutlicher, wie stark Umstände und Beziehungsformen unser menschliches Verhalten radikal beeinflussen können, als jenes Phänomen, das wir »Hospitalismus« benennen. Und: Hospitalismus verdeckt als diagnostischer Begriff, dass Hospitalismus mit dem ersten Tag der *Hospitalisierung* beginnt.

Hospitalismus als Begriff

Der Begriff »Hospitalismus« ist nicht nur sprachlich ein Produkt dessen, was wir als Hospitalisierung bezeichnen, einer Bewegung also am Beginn der Industrialisierung, deren hauptsächliche Aspekte die Professionalisierung bei gleichzeitiger Rationalisierung medizinischer und auch sozialer Dienstleistung war. Das klinische System des Krankenhauses, lange Zeit das Paradigma der effizienten Organisation eben dieser Dienstleistungen, hat ihn geprägt. Hospitalismus markiert zwei störende Effekte, wenn man so will: zwei Anomalien dieses Paradigmas. Der Begriff wird gleichzeitig und ohne sprachliche Differenzierung verwendet für:

- eine Hospitalinfektion auf Grund mangelnder Hygiene,
- eine Form der Deprivation (ein seelischer Verlust), ein Verhalten, das von Entzug der Beziehung, von Abschirmung und Reizarmut gekennzeichnet ist, ausgelöst durch klinische Lebensbedingungen.

Die Anomalie, der störende Effekt, die Nebenwirkung wird von der Profession diagnostisch erkannt, benannt und damit ins System der Klinik eingebaut. Es entsteht eine Art Sammelbegriff für jene Nebenwirkungen, die zwar nicht erwünscht, aber auch nicht vermeidbar erscheinen. Hospitalismus ist eine Art Betriebsunfall eines funktionierenden Systems der Gesundheitsfürsorge und der Fürsorge allgemein. Eiternde Wunden wie apathische Patientinnen und Patienten sind gleichermaßen mit diesem Begriff umrissen. Interessant ist dabei, dass der Begriff der Gastlichkeit »hospitality« bzw. des Gasthauses »Hospital« hier erhalten bleibt und sich die Schöpfer dieser Begrifflichkeit bis heute in den ICD-10-Diagnoseschlüssel hinein nicht des Widerspruchs bewusst zu sein scheinen, den ihre Schöpfung beinhaltet. »Hospitalis« (lateinisch) heißt wörtlich »gastlich, gastfreundlich«, »Hospitalismus« also meint einen Effekt der übersteigerten Gastlichkeit. Diese Gastlichkeit dem Wort Hospitalismus abzuringen, ihn dem Wort, aus dem er kommt, gegenüberzustellen und aus ihm heraus Fragen nach der tatsächlichen Gastlichkeit zu formulieren ist mein Ziel.

Gastlichkeit ist ein zentraler Begriff in der Ethik des jüdisch-französischen Philosophen E. Levinas, von dem sein Freund J. Derrida in seiner wunderschönen Rede aus Anlass des Begräbnisses sagte: »Doch alle Fäden (seines Denkens, M. L.) führen unweigerlich durch den Knoten der Gastlichkeit, in ihr werden sie verknotet und aufgeknotet.« (Derrida 1999, S. 62) Vielleicht kann es uns gelingen, auch die Fäden zum Thema Hospitalismus durch diesen Knoten der Gastlichkeit zu führen, sie damit zu verknoten und gleichzeitig zu entwirren. Einen Versuch ist es wert.

Deutlich zumal macht der Begriff, dass Hospitalismus ein Abfallen von der Gastlichkeit ist, ein Zugriff auf den Patienten als Gast, dem er sich nicht erwehren kann, der mit der Grundhaltung des Gasthauses und Gastgebers zu tun hat, somit nicht erst beginnt, wenn die Symptome aufscheinen, sondern seinen Beginn bereits mit der Begrüßung hat. Dieses Abfallen von der Gastlichkeit in den Feldern der Hilfen für Menschen mit Lernschwierigkeiten, in der Jugendhilfe und den Systemen der Psychiatrie ist vielfach dokumentiert. In all diesen Feldern ist das Phänomen »Hospitalismus« akut. Jenes von R. Spitz (1983, S. 290) untersuchte »Hospitalismus-Syndrom«, in dem die Kinder sich zunächst anklammern, dann weinen und schließlich apathisch – als hätten sie verstanden – verstummen, ist deutlich unterschieden von der Regression, die einsetzen kann, wenn man sich allzu wohl fühlt, sich zu Hause fühlt und sich sicher weiß. Es ist das Aufgeben der eigenen Aktivität, weil sie aussichtslos ist, abgeschnitten wird, weil das gegenüberstehende System als zu mächtig erlebt wird, als dass es der Kommunikation und der Veränderung durch den Diskurs zugänglich wäre.

Hospitalismus ist somit das Gegenteil dessen, was er begrifflich birgt. Er ist nicht jene »Art des Machens mit ausgestreckter Hand, wenn man sich dem anderen zuwendet, um ihm erst einmal zu essen, zu trinken, zu atmen zu geben« (Derrida 1999, S. 45).

Die vier Dimensionen des Hospitalismus

Präsenz und Raum

Spätestens seit B. Bettelheims Veröffentlichung *Wege aus dem Labyrinth* (1978) und seiner Erfindung der Milieutherapie wissen wir um die Wirkung des Raums, der Raumgestalt auf Patienten und Klienten. Architektur, Inneneinrichtung, Farbgebung u.a. sind Aspekte, die für ihn von zentraler Bedeutung waren. R. Sennett hat in seinen Untersuchungen zur Stadtgestalt *Fleisch und Stein* (1995) erörtert, welches Verhältnis zwischen dem menschlichen Körper und seiner baulichen Umgebung besteht. Beide Autoren zeigen für die jeweilige Umgebung deutlich auf, dass Menschen und umbauter Raum in einem komplexen Verhältnis stehen, das sich psychisch niederschlägt. R. Sennett versucht diese Komplexität in seinen abschließenden Worten so zu fassen: »Überall in den gesellschaftlichen Problemen einer multikulturellen Stadt verbirgt sich die moralische Schwierigkeit, Sympathie für die zu wecken, die die Anderen sind. Diese Sympathie kann nur entstehen, so glaube ich, wenn wir begreifen, warum der körperliche Schmerz einen Ort braucht, an dem er anerkannt wird und an dem seine transzendenten Ursprünge sichtbar werden.« (Sennett 1995, S. 464)

Der Schmerz – die individuelle Erfahrung der Zerbrechlichkeit – benötigt Orte, an denen er als aktiver Ausdruck gegenwärtig sein kann. Besonders in einer flüchtenden Moderne, in der individuelles Leiden und individueller Schmerz als Störung und Herausforderung zur sofortigen Beseitigung aufscheinen, benötigt der Schmerz als eine Form menschlichen Ausdrucks Räume, in denen sich ein Memorandum ereignen kann – des Schmerzes und seiner Ursache gedacht werden kann, ohne dass dieser sogleich aufgelöst wird. Hier hat für mich Psychiatrie als Ort, der diese Präsenz zulässt, schützt und würdigt, ihre fast einzige Daseinsberechtigung. Präsenz benutze ich hier in der Art, wie sie von G. Marcel vorgesehen ist: »Präsenz bedeutet mehr und etwas anderes als die Tatsache, dass man da ist; ganz streng genommen kann man von einem Gegenstand nicht sagen, dass er präsent sei. [...] Sehr früh entsteht beim Menschen eine Verbindung, eine Paarung zwischen dem Bewusstsein zu existieren ... und dem Willen, von dem anderen anerkannt zu werden, von diesem Zeugen dieser Zuflucht, oder von diesem Rivalen oder diesem Gegner.« (Marcel 1992, S. 106)

Präsenz bedeutet sich auszudrücken und wahrgenommen zu werden, sie bedeutet der Botschaft des Ich eine Signatur zu geben. Sie setzt einen Raum voraus, der die Signatur aufnehmen kann, der den Schmerz nicht absorbiert und uns nicht verobjektiviert. Einen Raum, der nicht als einzige Signatur die viereckigen Prägestempel der stählernen Stuhlbeine zulässt. Einen städtischen Raum, der mich als Anderen nicht ausspeit. Hospitalismus als Gegenstück zur Erfahrung der Gastfreundschaft – so die These – kann in einem solchen Raum, einem Raum, der Präsenz im wirklichen Sinne verunmöglicht, nicht entstehen.

Asymmetrie der Beziehung

Gastlichkeit ist eine besondere Form der Begegnung. Es ist nicht nur die Geste der offenen Tür »an der Schwelle, wo sich das Zuhause öffnet« (Derrida 1999, S. 45) – das Angebot zur Präsenz im Raum. Es ist auch – und vielleicht vor allem – eine Form der Intentionalität, die eine »Aufmerksamkeit auf das Wort oder Empfang des Antlitzes ist« (Levinas nach Derrida 1999, S. 40). Eine Form, in der eben nicht der andere *thematisiert*, sondern *empfangen* wird. Für Levinas sind Gastlichkeit, Asyl und Herberge »dem Fremden offen stehende Orte«.

Kliniken, Asyle – ein Begriff, der eher an E. Goffman (1973) und seine Untersuchung über totale Institutionen denken lässt – und Heime sind in der Moderne jedoch weniger offen stehende Orte der Gastlichkeit, sondern Orte, an denen der »Patient ein Fremder ist, der sich auf die herrschenden Spielregeln einlassen muss« (Lachmund/Stollberg 1995, S. 167). An diesen Orten ist der Professionelle, der Arzt, Sozialarbeiter oder Psychologe zu Hause, der Patient aber ist aus seinem vertrauten Ort herausgelöst. Im Zuge der Hospitalisierung hat sich dabei die strukturelle Asymmetrie zwischen dem Professionellen und seinen Klienten verschärft: »War es für die traditionelle Arzt-Patient-Beziehung charakteristisch, dass der Arzt innerhalb des häuslichen Milieus agierte, kehrt sich diese Beziehung hier (in der Klinik, M. L.) um. Das Krankenhaus ist die Welt des Arztes.« (ebd.)

Zwischen Arzt und Patient, Psychologe und Klient wird die Begegnung nicht mehr als eine Annäherung zwischen zwei auseinander strebenden Freiheiten hergestellt (Dussel 1989, S. 30). Sie ist damit – folgt man Levinas – ein Misslingen von Begegnung mit dem anderen. Die Begegnung ist eine einseitige »Begegnung des Könnens«, der Professionalität: »Wenn man den anderen besitzen, ergreifen und erkennen könnte, wäre er nicht der andere. Besitzen, Erkennen, Ergreifen sind Synonyme des Könnens«, schreibt Levinas (1984, S. 61).

Ein anderer fast vergessener Phänomenologe, A. Gurwitsch, merkt an: »Der Mitmensch ist uns primär nicht als Gegenstand im Sinne eines Erkenntnisobjektes gegeben, den wir erfahren, beschreiben, bestimmen, beurteilen oder in anderen Erkenntnisarten thematisieren. Wir können solche Akte gegenüber dem Mitmenschen zwar auch vollziehen, und wir tun es als Psychologen ... als Soziologen ... usw., aber unsere ursprüngliche Begegnung mit dem anderen Menschen stellt uns nicht als erkennende Subjekte einem zu erkennenden Objekt gegenüber.« (Gurwitsch 1977, S. 51)

Auf der Suche nach einem Ort der Gastlichkeit, einem Ort des Verweilens, des Atemholens, wird der Klient zum Objekt des Könnens. Folgt man der Untersuchung von R. Spitz zum Hospitalismus von Kleinkindern, so ist die Folge zunächst eine kurze Aufforderung an den anderen, sich doch einem zuzuneigen, dann folgt ein Aufschrei, der sofort verstummt, und ein Sich-Einrichten mit der Situation. Dieser Ablauf ist oft unmerklich, zeigt sich nur als Beruhigung und als Anpassung an die Regularien, auf die die Professionellen erleichtert reagieren.

Hier, in der Anerkennung der strukturellen Asymmetrie, im Zugeständnis des »Ich darf nicht hoffen, als ein Anderer anerkannt und geachtet zu werden«, beginnt das, was wir als Hospitalismus bezeichnen, und spätestens hier endet die Gastlichkeit.

Die Dortmunder Bürgerhelferin B. Schäfer beschreibt in ihrem Beitrag zum Kongress »25 Jahre Psychiatrie-Enquete« die Alternative prägnant: »Meine Unterstützung besteht zunächst darin, dass ich mich ... auch in der Rolle einer guten Gastgeberin sehe, die darauf achtet, dass sich ihre Gäste wohl fühlen. Und das heißt dann beispielsweise auch zuzuhören, wenn jemand reden möchte, ehrlich zu sein und so zu reagieren, wie es auch im Umgang mit meinen Freunden und Nachbarn geschieht.« (Aktion Psychisch Kranke 2001, S. 241) Im Regelfall verschärft jedoch in vielen professionellen Settings ein dritter Aspekt die Begegnung zwischen Adressat und Professionellem, nämlich der eines Dritten.

Wegfall des Dritten

»Sowohl in der Klinik als auch in der ambulanten Sprechstundenpraxis«, so schreiben es J. Lachmund und G. Stollberg, »ist der Patient aus seinen alltäglichen Handlungsbezügen herausgelöst. Das hat unmittelbare Folgen für die Machtverhältnisse zwischen Arzt und Patient: In diesen primär medizinischen Handlungskontexten ist der Patient institutionellen

Regulierungen unterworfen und verliert die umfassende Kontrolle, die ihm – zusammen mit den Umstehenden – um 1800 noch zukam.« (LACHMUND/STOLLBERG 1995, S. 223) Es geht mir mit diesem Satz besonders um die Erwähnung der Umstehenden, um die Angehörigen, die Mitglieder des sozialen Netzwerks, aber auch um diejenigen, die Z. BAUMAN (2000, S. 11) als »bystanders«, als die Dabeistehenden, die Zuschauer beschreibt. Ihre Kontrolle, ihre Möglichkeit als »bystanders-turning-actors« entfällt in den Systemen professioneller Hilfe, es entfällt ihr Dabeisein. Es entfällt der Dritte neben Patient und Arzt, neben Sozialarbeiter und Adressat. Es fehlt der Dritte – egal, ob er beteiligt ist oder nur zuschaut.

Der Dritte ist in jeder zwischenmenschlichen Kommunikation immer derjenige, an dem sich die Frage nach der Gerechtigkeit ausrichtet, an dem sich die Begegnung zwischen zweien bricht. Er ist derjenige, der es vermag, Dinge infrage zu stellen, und der als Prisma für die Moralität des Handelns dient. »Die Frage«, so formuliert es Derrida, »ist demnach der Dritte. Das Entstehen der Frage ist der Dritte.« Ohne ihn wird die Chance auf Kritik, auf Gerechtigkeit äußerst gering. Ohne ihn ist die Isolation in der Professionellen-Klienten-Beziehung perfekt.

Gastlichkeit bedeutet immer auch Gastgeber des Dritten zu sein oder als Gastgeber Dritter zu sein. Hospitalisierung bedeutet, den Dritten systematisch auszuschließen. Es geht hier nicht um Angehörigenarbeit, systemische Beratung, Elternarbeit oder Ähnliches. Es geht um Partizipation durch einen Dritten, um Öffnung für einen Dritten. Es geht um den Erhalt der Möglichkeit, dass sich einer der Zuschauer aus seiner passiven Rolle löst und zum Teilnehmer für den anderen wird, sich einmischt, sich verhält. Das Abgeschirmtsein, das Zurückgeworfensein auf das klinische, institutionelle oder ambulante Setting ist eine der zentralen Bedingungen dessen, was wir Hospitalismus nennen.

Die Deinstitutionalisierungsbewegungen in Schweden und Großbritannien zeigen jedoch, dass mit dem Schließen der großen klinischen Systeme keineswegs auch das Abgeschirmtsein beendet ist, dass damit, wie R. Sennett es sagt, der Schmerz einen neuen Ort bekommt. Vielmehr ist nach mehr als zehn Jahren seit diesen Heimschließungen noch immer die Frage offen, wie aus »Community Care« auch »Community cares«, also eine öffentliche Aufmerksamkeit und Fürsorge der Mitmenschen entstehen kann. Aber die Frage ist in diesen Ländern virulent geworden, die Notwendigkeit deutlich. In ihren Diskussionen zeigt sich, dass der Dritte zumindest als »bystander«, als scheinbar unbeteiligter Zuschauer, als Mitglied des Gemeinwesens wieder eine Rolle spielt und als Frage auftaucht. Die Thematisierung des Dritten und die Diskussion um seine Partizipation sind eine erste Voraussetzung, Hospitalisierung zu vermeiden. Hier gewinnt Öffentlichkeits- und Antistigmaarbeit noch eine zusätzliche klinikinterne Bedeutung (Bock/Naber 2003).

Takt und Organisation

Wie wichtig der Dritte ist, zumal im Kontext einer stationären oder ambulanten Institution, hat wohl jeder schon einmal an der eigenen Haut erfahren: im Krankenhaus, in der Zahnarztpraxis, bei einem wichtigen Arzttermin, in einer Beratungssituation. Was wären wir dort ohne Besuch, ohne Begleitung, Beistand und Assistenz? Was wären wir ohne »Übersetzer«, die uns in unserer Verwirrung, Sorge oder Angst die Zeichen der Institution übersetzen, uns helfen, uns in die Organisation und ihre Routinen einzufädeln, die uns in unserem Ausdruck unterstützen, damit wir uns den Rolleninhabern der Institution gegenüber verständlich machen können. Seit N. Luhmann wissen wir, dass Organisationen als selbstreferenzielle Systeme vornehmlich ihre eigenen Codes entziffern können, nur das entschlüsseln können, was ihnen bekannt ist, was in ihren Vorgaben, Vorschriften und ihren Wissensbeständen vorhanden ist. Wir wissen, dass Organisationen prinzipiell »taktunfähig« sind, d.h. unfähig zum Feingefühl, unfähig, die Selbstdarstellung eines Menschen angemessen zu verstehen und zu unterstützen. Unfähig nicht deshalb, weil ihre Mitarbeiter dies nicht wollen, sondern unfähig, weil Routinen und Verfahrensweisen nicht kompatibel mit den Mitteilungen der einzelnen Menschen sind.

Jeder, der einmal an dieser Verständnisschwelle gescheitert ist, der die Taktunfähigkeit von Organisationen persönlich erfahren hat, mag verstehen, dass hier nicht nur Entmutigung, sondern auch Ohnmacht entsteht. Je wichtiger das Anliegen ist, das nicht angemessen verstanden wird, desto größer sind die Enttäuschung und die Reaktion der Mutlosigkeit. Hospitalismus ist für mich im Kern eine resignierende Mutlosigkeit. Zu Beginn ist sie die Einsicht, sich nicht verständlich machen zu können. Sie ist die Einsicht, dass die eigene Interpretation, das eigene Wissen, die eigene Kenntnis nicht geachtet werden, die Kenntnis und das Können des Systems aber hoch geachtet.

Das Ergebnis daraus ist oft das, was die Bürgerhilfe in Gesprächen mitgeteilt bekommt. B. Schäfer schreibt: »So lerne ich zunächst einmal aus einer sehr subjektiven Perspektive, wie diese professionelle Unterstützung erlebt wird, und frage mich gelegentlich, ob diese Unterstützung nicht ein Ausmaß hat, das jede Eigeninitiative erstickt.« (Aktion Psychisch Kranke 2001, S. 241) Hospitalismus ist das Ersticken an der Taktlosigkeit der Systeme, denen die Übersetzer, die Assistenten, die Deuter fehlen, die behilflich sind, zwischen den Codes zu übersetzen, die als Dritte Fragen aufwerfen, die das System dann zu beantworten hat.

Die Rationalität von Organisationen produziert auch dort, wo es sich um ambulante Versorgungssysteme handelt, Codes, die Hospitalismus erzeugen, jenes Ersticken an der Dominanz der Systeme. Als Beispiel mag dienen, dass in einer Anhörung des Bundestages zur Psychiatrie-Enquete am 9. Mai 2001 unter dem Thema »Ambulant vor stationär« vor einem »kommunalen Hospitalismus« gewarnt wird, der die Anbieter wirtschaftlich stärke. Hier warnen Fachleute davor, dass ambulante Strukturen als kommunaler ökonomischer Faktor so stark sein können, dass sie Menschen mit einer Versorgung wider Willen beglücken, sie mit ihren Systemspangen überziehen und in ihrer Autonomie zurückdrängen in eine Versorgungshegemonie.

Wir müssen vermutlich einsehen, dass N. Luhmann mit seiner Aussage von der prinzipiellen Taktlosigkeit der Organisationen Recht hatte. Dennoch können wir Organisationen zu Zäsuren und Reflexionen bewegen, ihnen Takt abnötigen, wenn es uns gelingt, die entstehende Frage des Dritten wieder stark zu machen.

Die Ermöglichung von Teilhabe

In einem Brief an die Zeitung *Le Monde* vom 17. Juli 1954 schreibt E. Levinas aus Anlass des Struthof-Prozesses (Verfahren um das dortige französische KZ) über die menschliche Freiheit: »Selbst in ihre letzten Schlupfwinkel, dort, wo sie sich über ihre Handlungsunfähigkeit hinwegtröstet, über ihre Unfähigkeit, freies Denken zu bleiben, dringt der fremde Wille ein und unterjocht sie.« Vielleicht können wir Hospitalismus als einen der verzweifelten Versuche der Menschen verstehen, sich einen letzten Schlupfwinkel zu schaffen, in dem sie Trost über die eigene Handlungsunfähigkeit suchen. Angesichts dieser Unmöglichkeit, menschliche Freiheit tatsächlich im Schlupfwinkel, in der inneren Kammer vor dem Zugriff effektiv zu schützen, folgert Levinas: »Die menschliche Freiheit reduziert sich damit auf die Möglichkeit, die Gefahr des eigenen Verfalls vorherzusehen und sich gegen ihn zu wappnen. Gesetze zu erlassen, vernünftige Institutionen zu schaffen, die ihm die Prüfung der Abdankung ersparen – dies ist die einzige Chance des Menschen.« (Levinas 1996, S. 115)

Vernünftige Institutionen wären Institutionen, die die Freiheit, die Gastlichkeit und die Teilhabe erhalten, Institutionen, die elastisch genug sind, Ambivalenzen zu thematisieren und die Zäsuren der Kontrolle sowie die Frage des Dritten vorsehen und nicht zum Betriebsunfall erklären.

Das Wort »Chance« spielt bei E. Levinas eine wichtige Rolle. Er spricht von der Chance des Menschen, der Chance des Humanismus – und in seinen Überlegungen zur Ethik von der Chance des Empfangs des Anderen. Es ist die »Chance, das Ja des Anderen nicht weniger als das Ja an den Anderen in Erscheinung treten zu lassen«, die Levinas als die Chance der »guten Gastlichkeit« versteht (Derrida 1999, S. 55).

Vielleicht können wir Hospitalismus als einen Aufruf zu dieser Chance verstehen, als einen Aufruf, mit dem, was der Begriff Hospitalismus eigentlich bedeutet, zu beginnen: dem Lehrgebäude der Gastlichkeit.

Gastlichkeit, abegleitet von Gast – also dem Fremden, der Feind und Freund zugleich sein kann –, Gastlichkeit birgt die gesamte Ambivalenz zum anderen, sie ist aber immer die Chance des Empfangs, die Chance des anderen. Gastlichkeit ist in ihrem Ursprung nicht jenes periphere Bewirten in Freundlichkeit, sondern die Öffnung der Tür, das Ausstrecken der Hand, das Ermöglichen von Teilhabe. Es ist, nochmals laut Derrida, »jene Art des Machens mit ausgestreckter Hand, wenn man sich dem anderen zuwendet, um ihm *erst einmal* (Hervorhebung von mir) zu essen, zu trinken, zu atmen zu geben« (Derrida 1999, S. 45).

Erst einmal – und dann? Vielleicht Arbeit, Geld, eine Wohnung, von wo aus er oder sie selbst die Hand ausstrecken kann und Teilhabe gewinnt.

Danksagung

Viele Anregungen erhielt ich durch Erörterungen und Symposien zum Thema »Nicht-Veränderung im psychosozialen Kontext« mit Helga Pries (Institut für systemische Studien ISS in Hamburg) und Ulrich Willken. Dafür möchte ich mich bedanken und freue mich auf weitere fruchtbare Diskussionen in der Zukunft.

Gemeinsam gegen Vorurteile und Diskriminierung

Aufklärung und Information zum Beispiel an Schulen

»IRRE MENSCHLICH HAMBURG«

Antistigmaarbeit sollte mehr sein als einseitige Aufklärung der Öffentlichkeit durch die Psychiatrie. Notwendig ist eine kritische Reflexion der Interaktionen in der Psychiatrie selbst, ein Abbau der wechselseitigen Vorurteile zwischen Psychoseerfahrenen, Angehörigen und psychiatrisch Tätigen, um dann gemeinsam glaubwürdiger nach außen wirken zu können. Nach einer kritischen Betrachtung des Stigmatisierungsprozesses und der unterschiedlichen Konzepte von Antistigmaarbeit folgt die Auswertung einer Informationskampagne an Hamburger Schulen, die aus dem Hamburger Psychoseseminar heraus entstand und inzwischen *Irre menschlich Hamburg* heißt. Nach den Wünschen der Lehrer wurden lehrplanbezogen, altersgemäß und fächerübergreifend Medien zum Thema »Anderssein, Verrücktheit, psychische Erkrankung« zusammengestellt und verschiedene Formen der direkten Begegnung zwischen Schülern und Psychoseerfahrenen erprobt. Inzwischen liegen Erfahrungen aus ca. 80 Unterrichtseinheiten in Unter-, Mittel- und Oberstufe vor. Die Resonanz bei den Schülern ist überraschend positiv. Für die beteiligten Psychoseerfahrenen zeigt sich ein besonderer Gewinn im Sinne von Empowerment. Die eher gesundheitspolitischen Motive der Antistigmaarbeit werden inzwischen durch eine bildungspolitische Begründung ergänzt.

Kontroversen zum Problem psychiatrischer Stigmatisierung

Vorurteile gegenüber psychischen Erkrankungen sind so verbreitet, dass die Zahl derer, die darunter leiden, beträchtlich ist. Vor allem Patientinnen und Patienten mit der Diagnose Schizophrenie und ihre Familien erleben Stigmatisierung. Angst und sozialer Rückzug sind die Folgen. Vorurteile gefährden individuelle therapeutische Fortschritte, die Ressourcen der

Familie und die strukturelle Weiterentwicklung der Psychiatrie. Insofern sind die Bemühungen, der Stigmatisierung entgegenzuwirken, ein gemeinsames Anliegen von Patienten, Angehörigen und in der Psychiatrie Tätigen. Dadurch können gemeinsame Anstrengungen besonders glaubwürdig und überzeugend sein.

Trotzdem gibt es verschiedene Meinungen, wer, wann und wo für Stigmatisierung verantwortlich zu machen ist, und entsprechend, wie und wo Antistigmaarbeit ansetzen muss: Geschieht Stigmatisierung erst im Augenblick der Entlassung aus der Psychiatrie oder bereits mit dem ersten Tag der Erkrankung bzw. ihrer Definition und Behandlung? Sind die Reaktionen einer uninformierten Öffentlichkeit allein verantwortlich oder trägt die Psychiatrie selbst Mitverantwortung für die Art und Weise, wie psychische Erkrankungen wahrgenommen werden? Welche Rolle spielt dabei die genaue diagnostische Bezeichnung (»Schizophrenie« oder »Psychoseerfahrung«)? Welche Rollen spielen Selbstdefinition bzw. -stigmatisierung?

Auch die Einschätzung der Möglichkeiten und Grenzen von Antistigmaarbeit ist kontrovers: Ist Stigmatisierung durch sachliche Information im professionellen Vortrag aufzuheben oder eher durch direkte Begegnungen und persönliche Erlebnisse mit den stigmatisierten Menschen selbst? Ist die Stigmatisierung von »Randgruppen« überhaupt durch einzelne Aktionen und Interventionen aufzuheben oder entspricht sie einer tieferen gesellschaftlichen Dynamik? Ist die Gruppe der psychisch erkrankten Menschen eine nur »zufällig« betroffene Gruppe oder sind sie als »Fremde im eigenen Land« – wenn nicht sogar fremd in der eigenen Haut – geradezu prädestiniert? Oder sind die ursprünglich einer uninformierten Öffentlichkeit zugerechneten Vorurteile selbst eine Fiktion der Psychiatrie, die ihrerseits die Bevölkerung stigmatisiert, um sich selbst ins rechte Licht zu setzen?

An dieser Stelle ist die eher nüchterne Betrachtung von Soziologen hilfreich: Sie verstehen unter Stigmatisierung die »Zuordnung gesellschaftlich negativ bewerteter Merkmale« (Finzen 2001) und unterscheiden vor allem angeborene Merkmale, Merkmale einer Krankheit oder einer Minderheit. Die Stigmatisierung auf Grund einer Krankheit wird als subjektiv dramatischer beurteilt, weil die potenziell stigmatisierte Person vor der Erkrankung in der Regel selbst Träger von Vorurteilen war.

Stigmatisierung als Prozess

Stigmatisierung im Sinn einer »Zuordnung gesellschaftlich negativ bewerteter Merkmale« geschieht unabhängig von einer bestimmten Absicht spätestens mit dem Beginn von Diagnostik und Behandlung, vielleicht schon früher, aber sicher nicht erst mit der Entlassung. Gleichzeitig, aber nicht unbedingt gleichsinnig mit der Zuschreibung von außen geschieht eine innere Auseinandersetzung um Selbstbild und Krankheitsverständnis. Eine Psychiatrie, die sich in der Antistigmaarbeit glaubwürdig engagieren will, sollte sich also selbst nicht ausklammern, sondern bewusst einbeziehen. Begreift man Stigmatisierung als kommunikativen Prozess, dann sind zu verschiedenen Zeitpunkten verschiedene positive und negative Rückkopplungen von Definitionen und Selbstzuschreibungen zu unterscheiden:

- Eine Psychiatrie, die mit Diagnosen vorsichtig umgeht, die sich um eine gemeinsame Sprache bemüht, Symptome nicht nur bekämpft, sondern auch zu verstehen sucht, Selbstverstehen und Selbstverständlichkeit fördert, die Angehörige einbezieht und in ihren Aufgaben stützt, betreibt individuelle Antistigmaarbeit, wie sie später in allgemeiner Öffentlichkeitsarbeit nicht wirksamer betrieben werden kann.
- Eine Psychiatrie, die Diagnosen ebenso schematisch zuordnet wie Behandlungsstandards, die sich auf ihre medizinische Fremdsprache beschränkt und Symptome ausschließlich wie Fremdkörper bekämpft, die den Patienten von seinen (verrückten) Wahrnehmungen noch weiter entfremdet, seine tiefer liegenden Gefühle und Konflikte nicht aufgreift, sondern weiter abspaltet, die Angehörige nicht oder nicht rechtzeitig einbezieht und auch selbst keine Behandlungskontinuität anbietet oder zu organisieren vermag, betreibt eine Stigmatisierung, weil sie Fremdheit auf allen Ebenen verstärkt, statt sie zu mindern, ein Prozess, der später durch noch so große Anstrengungen nicht aufzuheben ist.
- Die Benennung einer Krankheit kann ängstigen oder entängstigen (»Rumpelstilzchen-Effekt«). Nicht das Wort allein entscheidet, sondern der sprachliche Kontext, die damit verbundene Botschaft, die damit gleichzeitig angebotene oder verweigerte Beziehung.

Auch die historische Betrachtung zeigt, dass die öffentlichen Vorurteile psychiatrische Fehleinschätzungen spiegeln. Die angebliche Gefährlichkeit, Unheilbarkeit, Schuld der Eltern – für alle Stigmata finden sich Entsprechungen in der psychiatrischen Lehrmeinung und der psychiatriepolitischen Struktur. Entsprechend sollten wir gegen die reduktionistische Sicht auf die Schizophrenie als »Transmitter-Mangelerscheinung« als mögliches Vorurteil von morgen mit hohem Schadenspotenzial bereits heute vorgehen.

Unterschiedliche Konzeptionen der Antistigmaarbeit

Die Psychiatrie ist im Prozess der Stigmatisierung nicht neutral, sondern aktuell wie historisch beteiligt. Damit hat sie eine Verantwortung, die gesellschaftliche Bewertung der Merkmale, die sie zuordnet, positiv zu beeinflussen. Sie hat die Aufgabe, nicht nur die oft verzerrte Wahrnehmung psychiatrischen Handelns, sondern vor allem die von psychisch erkrankten Menschen zu korrigieren. Doch genau an dieser Stelle ist sie auf die Hilfe der Psychoseerfahrenen und Angehörigen, auf die Kooperation im Trialog angewiesen. Nur gemeinsam kann eine Botschaft gelingen, die über den Status quo hinausweist, die eine anthropologische Wahrnehmung zulässt und neben die pathologische Sicht stellt. Nur gemeinsam besteht eine Chance, glaubwürdig zu wirken: Denn überzeugend wirken nicht Ärzte, die über den Erfolg ihrer Therapien berichten, sondern Psychoseerfahrene und Angehörige, die ihre eigene Geschichte erzählen. Sie allein können deutlich werden lassen, wie ähnlich ihre Konflikte und Bedürfnisse denen jedes anderen Menschen auch sind – mit dem Unterschied, dass Lebenskrisen in einer Psychose existenziell wirken und eine tiefere Bedeutung haben.

Wer sich in einer Antistigma-Kampagne engagiert – persönlich oder finanziell –, muss sich auf seine eigenen Interessen befragen lassen. Dabei tun sich durchaus Unterschiede auf: Es gibt die offizielle Antistigma-Kampagne der *World Psychiatry Association* (WPA) unter dem Titel »Open the doors«, die in Deutschland vor allem von einigen Hochschullehrern getragen wird. Ihre Aktivitäten werden zum Teil durch das eher biologisch orientierte *Forschungsnetzwerk Schizophrenie*, zum Teil durch die Pharmafirma Lilly finanziert. Neben einzelnen regionalen Aktivitäten gibt es vor allem einige größere Informationsveranstaltungen. Dort wie auch in den Broschüren wird vor allem auf die somatischen Aspekte einer schizophrenen Psychose und auf deren Beeinflussbarkeit durch (atypische) Neuroleptika hingewiesen. Außerdem gibt es öffentlichkeitswirksame Aktivitäten des Bundesverbandes der Psychiatrie-Erfahrenen und der Bundesverbände der Angehörigen.

Daneben gibt es eine so genannte »Antistigma-Kampagne von unten«. Gemeint sind zunächst einmal die inzwischen in Deutschland über 130 Psychoseseminare, die sich mehr oder weniger regelmäßig und öffentlich treffen, Trialog-Foren von Psychoseerfahrenen, Angehörigen und Profis mit dem Ziel, zunächst einmal mit den wechselseitigen Vorurteilen aufzuräumen, sich als Experten zu begegnen, subjektive Perspektiven auszutauschen, gleichberechtigt voneinander zu lernen, eine gemeinsame Sprache zu entwickeln und den dialogischen Umgang auch für den psychiatrischen Alltag zu lernen und zu üben. Diese Foren finden an öffentlichen Orten, etwa Volkshochschulen statt, und werden in der Regel öffentlich angekündigt. Manchmal wird auch darüber in der Presse berichtet. Auf diese Weise haben die Psychoseseminare im engen Austausch mit den Organisationen der Psychiatrieerfahrenen und der Angehörigen bereits eine öffentliche Wirkung in Richtung Entstigmatisierung entfaltet, also nicht nur die wechselseitigen, sondern auch die öffentlichen Vorurteile beeinflusst. Das wird am Charakter des Begriffs »Psychoseerfahrung« deutlich, der in den letzten zehn Jahren mit Sicherheit an stigmatisierender Kraft verloren hat.

Nach einem Beschluss des letzten bundesweiten Treffens der Psychoseseminare im Juni 1999 in Schwerin wurden die gezielten öffentlichen Anstrengungen verstärkt, wurden Journalisten und andere Mediatoren in die Seminare eingeladen, um das Verständnis von Psychosen zu erweitern und den Umgang damit transparenter zu machen (Bock 2001). Die Botschaft dieser »Antistigma-Kampagne von unten« ist hoffnungsvoll, will zugleich aber unzulässige Vereinfachungen vermeiden, d.h., sie ist komplexer als die von »Open the doors«: Psychosen sind nicht immer heilbar, aber es ist möglich, damit leben zu lernen. Hilfe bieten nicht nur die Neuroleptika, sondern zuallererst eine langfristige (psycho)therapeutisch tragfähige Beziehung, in die jede Entscheidung über Medikation einzubinden ist. Psychosen sind nicht nur pathologisch zu betrachten, sondern gehören zum Wesen des Menschen. Ob und wie Heilung gelingt, entscheidet sich nicht nur durch die schnellstmögliche Symptomreduktion. Die Frage nach Schuld ist falsch gestellt, trotzdem gibt es auch innerhalb der Familie günstige und ungünstige Einflüsse, über die nachzudenken sich lohnt. Psychoseerfahrene Menschen sind nicht gefährlicher als andere, auch wenn einzelne Risiken in der akuten Psychose erhöht sind; vor allem werden sie wesentlich öfter Opfer als Täter von Gewalt.

Methodik der Antistigmaarbeit an Schulen

Aus dem trialogischen Kontext der Psychoseseminare heraus ist die Beteiligung von Psychoseerfahrenen und Angehörigen bei allen Antistigma-Aktivitäten selbstverständlich. Der persönlichen Botschaft der Experten in eigener Sache und der Begegnung mit ihnen wird die größte Überzeugungskraft zugeschrieben. Dabei wird auch auf Untersuchungen verwiesen, nach denen die Vorurteile etwa bei Medizinstudenten durch Wissenszuwachs eher zunehmen und erst im Rahmen von praktischer Arbeit wieder abnehmen.

	Offizielle Antistigmakampagne	»Antistigmakampage von unten«
Verständnis	Psychosen sind vor allem neurologisch bedingt, also »Hirnkrankheiten«.	Psychosen sind existenzielle Lebenskrisen besonders dünnhäutiger Menschen mit psychischer, sozialer und biologischer Eigendynamik.
Heilbarkeit	Psychosen sind heilbar.	Psychosen sind zwar nicht heilbar, aber man kann mit ihnen leben lernen.
Familien	Familien sind unschuldig, die körperlichen Prozesse wirken unabhängig.	Es gibt im Zusammenleben viele Wechselwirkungen, aber keine einseitige Schuld. Familien brauchen Entlastung und Unterstüzung.
Behandlung	Atypische Neuroleptika sind die Mittel der Wahl.	Notwendig ist eine therapeutische Begleitung als Orientierungshilfe. Auch Medikamente wirken nur in einem getragenen Kontext.

Hamburg war 1990 Geburtsort der Psychoseseminare, 1994 Veranstaltungsort des ersten Psychiatrischen Weltkongresses, der den »Trialog«, also die gleichberechtigte Teilnahme von Erfahrenen, Angehörigen und Profis und den Abbau der Vorurteile untereinander unter dem Titel »Abschied von Babylon« zum zentralen Anliegen machte. Hamburg ist nun sowohl an der offiziellen Antistigma-Kampagne »Open the doors« als auch an der Antistigma-Kampagne von unten beteiligt. Insofern findet hier eine Begegnung der verschiedenen Ansätze statt, deren konstruktive Auseinandersetzung, ihr gleichberechtigter Umgang miteinander und ihr gleicher Zugang zu Ressourcen sollen mit diesem Artikel gefördert und gefordert werden.

Es ist sicher kein Zufall, dass sich viele der Initiativen zum Thema Antistigma vor allem und gerade an Schulen wenden. Es gibt Initiativen in Leipzig (Angermeyer 2003) und Münster, die jeweils in enger Kooperation mit »Open the doors« bzw. mit dem Bundesverband der Angehörigen stehen. Und es gilt für die Initiative *Irre menschlich*, die aus dem Hamburger Psychoseseminar hervorgegangen ist und die inzwischen vielen anderen Initiativen (wie das Leipziger Projekt) aus diesem Kontext als Vorbild und Orientierung dient. Mittels eines Faltblattes werden Lehrer und Schüler gleichermaßen angesprochen, um das Thema »Anderssein, Verrücktheit und psychische Erkrankung« im Unterricht zu behandeln. Medienkoffer werden dazu angeboten und die direkte Begegnung zwischen Schülern und Psychoseerfahrenen angeregt. Anhand einer ausführlichen Informationsmappe mit Materiallisten und Erfahrungsberichten können Lehrer einen für ihr eigenes Fach passendes und auf das Alter der Schüler abgestimmtes Vorgehen wählen. Nach ihren Wünschen wird der Medienkoffer zusammengestellt, mit ihnen gemeinsam Art und Zeitpunkt der Begegnung gewählt. Der Umfang der Unterrichtseinheit schwankt zwischen einer einmaligen trialogischen Veranstaltung, die alle Perspektiven zusammenführt, und Unterrichtseinheiten über ein ganzes Halbjahr. Im Unterschied zur ersten Kampagne in Österreich, wo ein separates Angebot weitgehend gleich und unabhängig vom Lehrer ablief, wird in Hamburg versucht die Lehrer an der Planung zu beteiligen. Im Idealfall sind die gewählten Unterrichtsmaterialien und die konkrete Begegnung mit Psychoseerfahrenen genau aufeinander abgestimmt.

- Für die Unterstufe kann das bedeuten, dass etwa nach dem Lesen des Kinderbuchs *Die Bettelkönigin* (Stratenwerth/Bock 2001), einer fiktiven und spannenden Kindererzählung rund um die wahre Geschichte einer inzwischen verstorbenen Hamburger Underground-Künstlerin, die nach einem Kriegsereignis als Kind begann, Stimmen zu hören, die konkrete Begegnung dieser selbst stattfand. Alternativ wurde auch das Buch *Jakob hinter der blauen Tür* von Peter Härtling (1998) empfohlen, in dem ein Junge nach dem Tod des Vaters selbst die Realität verändert wahrnimmt.
- Auch in der Mittelstufe gibt es die Möglichkeit, die Hauptperson eines Jugendbuches *Pias lebt … gefährlich* (Bock/Kemme 2002) kennen zu lernen, einen Bundeswehroffizier, der in einer Lebenskrise psychotisch wurde und seitdem extrem anders als vorher lebt. Eine andere Unterrichtseinheit für dieses Alter baut auf Erfahrungsberichten von Jugendlichen auf, die selbst in der Psychiatrie waren. Ergänzt um geeignete Spielfilme wie *Benny und Joan* wird so die Vorurteilsbildung selbst zum Thema. Gleichzeitig soll auch Raum bleiben, danach zu fragen, was eigene Lebensziele sind, welche Ressourcen und potenziellen Krisen gesehen werden.
- In der Oberstufe gibt es vielfache Anknüpfungspunkte, zum einen über profilierte psychoseerfahrene Personen aus den Fachbereichen nahezu aller Unterrichtsfächer, über die Text und Videomaterial zur Verfügung steht. Es gibt die Möglichkeit, historische Bezüge herzustellen, zum Beispiel den Lebensbericht von Dorothea Buck (*Auf der Spur zum Mor-*

genstern, unter dem Pseudonym Sophie Zerchin) mit einem aktuellen Filmbericht über die Ehrenvorsitzende des Psychiatrieerfahrenen-Verbandes und profilierte Psychiatriekritikerin zu kombinieren. Vor allem aber hat es sich bewährt, die Beschäftigung mit allen möglichen psychologischen oder psychiatrischen Theorien in jedem Fall münden zu lassen in die Begegnung mit einem jungen Psychoseerfahrenen, der noch dieselbe Sprache spricht und in seinen Lebenserfahrungen unmittelbar anschlussfähig ist.

Inzwischen liegen vielfältige Erfahrungsberichte aus ca. 80 verschiedenen Projekten vor. Anfangs ging es ausschließlich um Menschen mit Psychoseerfahrung, inzwischen wurden auch Themen wie Selbstverletzung, Essstörung und drogeninduzierte Psychosen thematisiert. Eine vorsichtige Ausweitung der Thematik ist erwünscht. Doch ist zu beachten, dass in Großstädten wie Hamburg Suchtprävention oder auch Gewaltprävention schon einen großen Informationsvorsprung haben, weil sie an Schulen sehr viel professioneller vertreten sind als an vielen anderen Orten. Die Lücke, die es zu schließen gilt, ist die Auseinandersetzung mit dem unerklärlichen Anderssein, der unerwarteten psychischen Erkrankung, der besonderen Dünnhäutigkeit mancher Menschen und der damit verbundenen Möglichkeit, in Lebenskrisen den Boden der Realität unter den Füßen zu verlieren. Zugleich geht es auch darum, das Leben selbst zum Thema zu machen, sich mit eigenen Lebenszielen, zu erwartenden Krisen und zu Verfügung stehenden Ressourcen auseinander zu setzen.

Bisher waren Lehrer folgender Fächer beteiligt, oft im Sinne eines fächerübergreifenden Unterrichts: Deutsch, Biologie, Geschichte, Kunst, Religion, Philosophie, Psychologie sowie allgemein die Klassenlehrer. Die Projekte an Schulen verteilen sich ungefähr zu gleichen Teilen auf Unter-, Mittel- und Oberstufe auf; bei den Projekten innerhalb der psychiatrischen Klinik (Tag der offenen Tür) waren Schülerinnen und Schüler der Unterstufe verständlicherweise kaum vertreten. Insgesamt wurden etwa 1400 Schülerinnen und Schüler erreicht, davon ca. 600 in Projekten innerhalb der Klinik.

Deutlich wurde, dass diese Art Öffentlichkeitsarbeit für die Psychoseerfahrenen selbst einen erstaunlichen Empowermentprozess in Gang setzt. Auf der Seite der Schüler überraschte, auf welch hohem Niveau von Offenheit und Toleranz diskutiert wird: Für jüngere Kinder sind ungewöhnliche Wahrnehmungen noch relativ selbstverständlich, die Begegnung mit ungewöhnlichen Menschen fällt auf fruchtbaren Boden. Vor allem in höheren Altersstufen geht es immer wieder auch um den Blick auf sich selbst, um eigene Krisenanfälligkeit, um das eigene Bild vom Menschen und um

Toleranz im Klassenverband. Aufklärung und Information zum Thema »Anderssein, Verrücktheit, psychische Erkrankung« hat also nicht nur gesundheitspolitische, sondern auch bildungspolitische Bedeutung. Gerade zu »Pisa-Zeiten«, gerade in einer Situation immer höheren Leistungsdrucks und zu erwartender Schulzeitverkürzung geht es auch darum, Schüler auf das Leben vorzubereiten, eigene Lebensentwürfe und mögliche Krisen zu diskutieren.

Die Begegnung mit psychoseerfahrenen Menschen baut Angst ab, wirkt Vorurteilen entgegen und hilft, bestimmte kulturelle und medienwirksame Normen nicht einfach als selbstverständlich und unhinterfragbar hinzunehmen. Insofern kann Antistigmaarbeit nicht nur Angst abbauen, sondern auch Druck reduzieren. Toleranz gegenüber anderen fördert auch die Großzügigkeit und Sensibilität im Umgang mit sich selbst und wirkt somit präventiv. Eine solche Arbeit in Schulen hat *nicht* das Ziel, Früherkennung zu betreiben. Es geht nicht um Stigmatisierung, sondern um Entstigmatisierung. Eher nebenbei und indirekt – und damit aus unserer bisherigen Erfahrung umso erfolgreicher – wird auch die Angst gegenüber psychiatrischen Einrichtungen reduziert, wird so auch erleichtert, selbst im Ernstfall Hilfe frühzeitiger in Anspruch zu nehmen. Entsprechende Möglichkeiten werden aufgezeigt und Adressen genannt. Dabei scheint entscheidend, dass Aufklärung und Information sowie die Begegnung mit Psychoseerfahrenen im Vordergrund stehen. Die Schule wird in ihrer ureigenen Identität als Schule und nicht als Ort der Frühintervention, die Lehrer als Lehrer und nicht als Hobbypsychologen in Anspruch genommen.

Eine solche offene Arbeit und offene Diskussion wirkt vertrauensbildend. Eine direkte, also offensive »Werbung« für psychiatrische Leistungen hingegen liefe aus unserer Sicht Gefahr, auf individueller und institutioneller Ebene eher Abwehr zu erzeugen. Insofern ist zu überlegen, ob die hier vorgestellte dialogische Konzeption von Antistigmaarbeit nicht eine gute Alternative zu eher symptomfixierten Maßnahmen der Früherkennung sein kann.

Ergebnisse

Teilnehmende Beobachtung, eine systematische qualitative Auswertung der Unterrichtseinheiten und -ergebnisse sowie zahlreiche Befragungen von Schülern, Lehrern und teilnehmenden Akteuren haben zu folgenden Ergebnissen geführt:

1. Die Schüler haben weniger Abwehr und Vorurteile als erwartet. Vor allem junge Schüler begegnen außergewöhnlichen Erlebnissen und Menschen (noch) mit großer Offenheit.

2. Der besondere Reiz aller Unterrichtseinheiten liegt in der Begegnung; das Material dient deren Vor- und Nachbearbeitung. Je geschickter Material und Begegnung verknüpft werden, desto besser gelingt das Projekt. Auch kurze Unterrichtseinheiten haben eine nachhaltige Wirkung, wenn die Begegnung und der Dialog/Trialog im Vordergrund stehen.
3. Die »Medienkoffer« sind nicht einheitlich, sondern abhängig von der zur Verfügung stehenden Zeit, dem Alter der Schüler, dem fachlichen Bezug bzw. den Prioritäten und Wünschen des Lehrers flexibel zusammenzustellen.
4. Unterrichtseinheiten können aber auch ein halbes Jahr umfassen und fächerübergreifend sein (z. B. Deutsch/Geschichte, Biologie/Philosophie/Ethik, Psychologie/Kunst). Die Lehrer werden bei der Unterrichtsgestaltung beraten; sie behalten aber selbstverständlich die Verantwortung für die Gestaltung des Unterrichts. So geschieht der Einsatz der Initiative ökonomisch sparsam und nicht in Konkurrenz zum Lehrer.
5. Zum Thema gehört (ab Mittelstufe) auch die Beschäftigung mit eigenen Lebenszielen, möglichen Konflikten und wichtigen Ressourcen. So gesehen fördert die Auseinandersetzung mit psychischen Krankheiten auch das eigene Selbst-Bewusstsein. Aufgabe der Schule ist nicht nur, Wissen zu vermehren, sondern auch auf das Leben vorzubereiten.
6. Eigene Aktivitäten der Schülerinnen und Schüler steigern den Lerneffekt: zum Beispiel durch einen Gegenbesuch in einer Ambulanz, Gastgeschenk für den Besuch, Geschichten zu Ende schreiben (etwa bei *Pias lebt … gefährlich*), Bilder malen (anhand der *Bettelkönigin*«), zusätzliche Interviews als Hausaufgabe in der Oberstufe, Beschäftigung in Arbeitsgruppen mit dem Leben berühmter psychoseerfahrener Künstler, Wissenschaftler, Politiker.
7. Der Besuch wirkt für die Psychoseerfahrenen selbst eindeutig im Sinne eines Empowerments (»Es war für mich wie eine zweite Therapie.«). Sie übernehmen die Funktion eines krisenerfahrenen »Lebenslehrers«. Eine mindestens symbolische Bezahlung stärkt den Status des Referenten.
8. Wichtige Ziele des Projekts sind Toleranz im Umgang mit anderen und mehr Großzügigkeit und Sensibilität im Umgang mit sich selbst. Beide Ziele bedingen und fördern sich gegenseitig, beide sind wesentliche Voraussetzungen seelischer Gesundheit.
9. Es geht zunächst bewusst nicht um die Sorgen und Konflikte einzelner Schüler (z. B. Kinder von psychisch erkrankten Eltern), sondern darum, die ganze Klasse an das Thema heranzuführen. Es geht nicht

um eine psychologische, sondern pädagogische Bearbeitung des Themas. Die Entlastung besonders betroffener Schüler ist so eher größer.

10. Durch die direkte und persönliche Begegnung mit psychisch erkrankten und mit psychiatrisch tätigen Menschen wird die Schwelle gesenkt, bei Bedarf auch für sich selbst Hilfe in Anspruch zu nehmen. Dieser Weg erscheint langfristig erfolgversprechender als eine direktive symptomfixierte Früherkennung.

Perspektive

Die Stärke des Projekts *Irre menschlich* liegt in seiner trialogischen Zusammensetzung und in der gleichberechtigten Kooperation mit der Universität. So verbinden sich Authentizität und Überzeugungskraft – diese Erfahrung machen wir nicht nur bei der konkreten Arbeit in den Schulen und Betrieben, sondern auch gegenüber den Medien. Und davon zeugt auch die große Resonanz des Projekts in den Medien. Ähnliche Erfahrungen macht auch das »Schwester-Projekt« *Irrsinnig menschlich* in Leipzig.

Mehrere der insgesamt über 130 Psychoseseminare stehen in den Startlöchern, ähnliche Initiativen zu entwickeln. Gerne stellen wir unsere Erfahrungen, Konzepte, Materialien und unser Logo zur Verfügung. Gerne beraten und unterstützen wir neue Projekte. Wir haben die Hoffnung, dass sich eine ähnliche Bewegung entwickelt, wie vor zehn Jahren bei den Psychoseseminaren.

Irre menschlich Hamburg ist inzwischen als gemeinnütziger Verein anerkannt. Wir müssen unsere Arbeit vorsichtig professionalisieren, um der wachsenden Nachfrage Herr zu werden, möglichst ohne den Charme eines Basisprojekts einzubüßen. Nicht nur Schulen, sondern auch Personalbüros großer Hamburger Betriebe haben Interesse an unserem Angebot signalisiert. Außerdem wollen wir unsere Erfahrungen auswerten. Deshalb sind wir auf der Suche nach Sponsoren und Fördermitgliedern.

Schlussbemerkung: Vielfalt statt Vereinfachung

THOMAS BOCK, KLAUS DÖRNER, DIETER NABER

Den Inhalt der vielfältigen Beiträge zusammenzufassen ist kaum möglich und soll hier gar nicht erst versucht werden. Die folgenden Stichworte sind als Material für eine weitere Konzeptionalisierung einer anthropologischen Psychiatrie zu verstehen. Sie sollen zeigen, wo und wie philosophische Grundgedanken in der psychiatrischen Praxis hilfreich sein können.

1. **Krankheit/Biologie:** Der medizinische Krankheitsbegriff bedarf der Überprüfung und Differenzierung, um statt einer unreflektierten Ausweitung die wirklich Bedürftigen wieder mehr in den Blick zu bekommen (siehe Beitrag von Dörner). Das bedeutet zwangsläufig auch eine Überprüfung und Weiterentwicklung der psychiatrischen Strukturen: statt Familien mit besonders schwierigen Situationen allein zu lassen, Verbindung privater und klinischer, bürgerschaftlicher und professioneller Ressourcen. Statt sich mit einer Kommstruktur auf die bequemen Patienten zu orientieren, Umgewichtung zugunsten aufsuchender und komplexer Interventionen (s. Beiträge v. Dörner und Bock/Naber). Es ist notwendig, Brücken zur somatischen Psychiatrie zu schlagen, damit diese nicht in einem selbst gewählten Ghetto gefangen bleibt und ein zunehmend reduktionistisches Krankheitsverständnis und ein überholtes Beziehungsangebot nicht für die Entwicklung des ganzen Faches zum Problem werden (s. Beiträge v. Bock und Zaumseil/Terzioglu). Langfristig könnte es sich lohnen, Biologische Psychiatrie wieder im Wortsinn als »Lehre vom Leben« zu begreifen, den Begriff also zurückzuerobern und mit neuer Komplexität zu füllen (s. Beitrag v. Ulrich).

2. **Menschliche Vulnerabilität:** Psychisch wie körperlich erkranken zu können gehört zur Natur und zum Wesen des Menschen. Insbesondere affektive und kognitive/schizophrene Psychosen sind tief angelegt in der menschlichen »Fähigkeit zu zweifeln und dabei auch zu verzweifeln, über sich hinaus zu denken und sich dabei auch zu verlieren« (AG der Psychoseseminare 2003). In diesem Zusammenhang sollte auch der Blick auf genetische Aspekte an Schrecken verlieren. Gleichzeitig ist es aber notwendig, sich von unzulässigen Vereinfachungen zu verabschieden: Die

Vulnerabilität für Psychosen besitzen vermutlich 50 Prozent, doch nur 1 Prozent erkrankt. Gene wirken weder spezifisch noch deterministisch (bestimmend), sondern sehr allgemein und oft erst, nachdem sie durch belastende Ereignisse »geweckt« werden. Grundsätzlich betrachtet ist genetische Abweichung kein Defizit, sondern zunächst nur eine unterschiedliche Normalität, zudem eigentlich nicht Blockade, sondern Voraussetzung von Entwicklung. Dazu passt die Überlegung, ob die Reizoffenheit psychosenaher Menschen nicht Ausdruck einer »übertriebenen Evolution« oder die Schattenseite eines Anpassungsvorteils im Vergleich zur Tierwelt ist. Betrachtet man die Hirnentwicklung also menschheitsgeschichtlich, dann sind Menschen in Psychosen besonders menschlich oder gewissermaßen unserer Entwicklung voraus (s. Beitrag v. Möhlenkamp). Umgekehrt scheint es so zu sein, dass wir in psychischen Krisen nicht nur durch unsere individuelle Kindheit geprägt sind, sondern auf Konfliktmuster der frühen Menschheitsgeschichte zurückgreifen (s. Beitrag v. Preiter).

3. **Gehirn als Mittler:** Im Zusammenhang mit schweren psychischen Belastungen und Erfahrungen kann es zu Veränderungen im Hirnstoffwechsel kommen. Diese Veränderungen nun aber im Umkehrschluss zur Ursache zu erklären ist unzulässig. Vielmehr ist unser Gehirn in hohem Maße plastisch, d.h., es bildet die Erfahrungen auf zugleich spezifische und hochkomplexe Weise ab (s. Beiträge v. Huether und Emrich). Der britische Hirnforscher McGuire sieht (in einem Aufsehen erregenden Artikel in *Lancet* 1998) beim Stimmenhören des Schizophrenen das Sprachzentrum beteiligt und schließt daraus auf eine Form des inneren Sprechens. Da die Rückkopplung zu Erinnerungen physiologisch erschwert sei, müsse die Psychiatrie deren Wiederaneignung psychologisch fördern (s. Beitrag v. Escher/Romme).

4. **Eigendynamik auf mehreren Ebenen:** Wenn es nun bei der Ausbildung von psychischen Krankheiten zu einer Eigendynamik kommt, dann betrifft das mehrere Ebenen gleichzeitig: So können Depressionen auf psychologischer Ebene in den Teufelskreis der Selbstentwertung führen und auf sozialer Ebene durch (Selbst-)Stigmatisierungsprozesse verstärkt werden. Gleichzeitig können diese Belastungen den Hirnstoffwechsel beeinflussen und dessen Veränderungen wiederum im Sinne »einer biologischen Narbe« für neue Entbehrungen noch empfindlicher machen. Alle drei Ebenen der Eigendynamik sind zu beachten (s. Beitrag v. Bock/Koesler).

5. **Depression und Manie:** Depressionen sind auch deshalb subjektiv so quälend, weil das Gefühl für Zeit und zeitliche Übereinstimmung empfindlich gestört ist (s. Beitrag v. Fuchs). Das Gefühl der Scham wirkt nicht mehr schützend; das Erleben von Beschämung wird allgegenwärtig und

bezieht auch therapeutische Interventionen mit ein (s. Beitrag v. Pfau). Manie als eine Art Flucht nach vorn ist ein Versuch, der Überanpassung zu entgehen, ohne sie aber wirklich auflösen zu können (s. Beitrag v. Bock/Koesler). Ohne ein grundlegendes Wissen dieser Zusammenhänge lässt sich die depressive Verzweiflung kaum ahnen, wird der Anpassungsdruck auf den manischen Menschen fatalerweise noch verstärkt und sind Behandlungsfehler kaum zu vermeiden. Nicht nur Medikation, sondern auch Psychotherapie hat Nebenwirkungen. Die für Depressionen wesentlichen Faktoren Antrieb, Motivation und Sinn verdienen eine mehrdimensionale Betrachtung. Vor allem die Suche nach Sinn führt zwangsläufig aus dem individuellen in den sozialen Zusammenhang heraus und erfordert eine soziale Betrachtungsweise (s. Beitrag v. Pajonk).

6. **Wahn und Psychose:** Die Übergänge zwischen Wahn und Wähnen sind fließend. Die Bearbeitung formaler Denkstörungen ist von deren Inhalt nicht zu trennen. Eine sehr reduktionistische psychiatrische Betrachtungs- und Behandlungsweise trägt selbst Merkmale des Wahns in sich (s. Beitrag v. Scharfetter). Psychosenahe Menschen sind zutiefst eigensinnig. Ihre Sinne gehen eigene Wege. Sie ringen nach innen um Eigenheit und nach außen um Sinn. Beide Intentionen brauchen Aufmerksamkeit (s. Beiträge v. Bock/Naber/Pajonk). In diesem Zusammenhang verdient der eigensinnige Umgang mit Hilfesystemen eine neue Bewertung. Wer um Autonomie ringt, sollte nicht zu oberflächlicher Anpassung gezwungen werden. Noncompliance bedeutet nicht per se eine schlechte Prognose, da »idiosynkratische«, also eigensinnige Krankheitskonzepte mit Lebensqualität korrelieren (s. Beitrag v. Bock). Gerade im Umgang mit Kindern und Jugendlichen ist es wichtig, die fließenden Grenzen zwischen Gesundheit und Krankheit zu achten und Hilfen je früher, desto vorsichtiger zu konzipieren (s. Beitrag von Escher/Romme).

7. **Neue Kooperationsformen:** Compliance darf nicht als einseitige Unterwerfung verstanden werden, sondern als Ergebnis eines gemeinsamen Ringens um Kooperation (s. Beiträge v. Zaumseil/Terzioglu u. Bock/Naber). In diesem Zusammenhang müssen die Ziele von Psychoedukation neu und wesentlich vorsichtiger als bisher definiert werden. Auch Nicht-Veränderung und Therapie-Resistenz sind nicht per se als Katastrophe zu betrachten, sondern unter bestimmten Umständen Umwege zur Genesung (s. Beitrag von Rufer). Nicht bestimmte Symptome allein, sondern die Unfähigkeit sie zu integrieren, können in die Nähe psychotischer Dekompensation führen; hier wird deutlich, dass Behandler eine Mitverantwortung haben und die Entwicklung einer Kultur der Toleranz Not tut (s. Beitrag v. »Irre menschlich Hamburg«).

8. Süchte und Ängste: Die gesellschaftliche Entwicklung führt zu neuen Süchten; neben die stoffliche tritt die nichtstoffliche Abhängigkeit. Doch wie Angst gehören auch Sucht und Abhängigkeit zum menschlichen Repertoire. Unsere Hilfesysteme müssen die Balance wahren zwischen den Zielen der Veränderung und der Akzeptanz (s. Beiträge v. Reker und Rahn).

9. Stigmatisierung und Hospitalismus: Stigmatisierung geschieht nicht erst außerhalb der Psychiatrie, sondern beginnt spätestens mit Aufnahme und Diagnostik. Hospitalismus ist kein Problem der Vergangenheit, sondern geschieht auch heute alltäglich. Unsere Sprache muss anschlussfähig sein, um die Gefahr der (Selbst-)Stigmatisierung zu verringern. Unsere Beziehungskultur muss mehr vom Anderen her denken, um den Anderen in seiner Andersartigkeit als Gast zu begreifen (s. Beiträge v. Langhanky/Dörner). Gleichzeitig geht es um Präzisierung und Abrüstung unseres diagnostischen Systems: Was macht es für einen Sinn, dass Kliniken einerseits nach außen Antistigmaarbeit betreiben, gleichzeitig aber nach innen gezwungen werden, um ihres ökonomischen Vorteils willen einem Patienten immer mehr Diagnosen aufzubürden? Statt die Pathologie immer weiter auszuweiten, sollten wir unser Verständnis von Normalität erweitern zugunsten vielfältiger Lebensweisen.

10. Philosophie als Brücke: Nach dem Ringen um den Dialog (»Trialog«) zwischen Erfahrenen, Angehörigen und Profis wagen wir uns nun an die Grenzüberschreitung innerhalb des Fachs – ein weit schwierigeres Unterfangen. Nach *Stimmenreich, Im Strom der Ideen* (Bock u.a. 1992, 1994) und *Achterbahn der Gefühle* (Bock 1998) nun *Anstöße. Zu einer anthropologischen Psychiatrie* mit dem Versuch, die Philosophie als Brücke zu nutzen zwischen den verschiedenen Vertretern des Fachs.

Literatur

Abély, P. (1930): Le signe du miroir dans les psychoses et plus spécialement dans la démence précoce. In: *Annales médico-psychologique*, 88, S. 28–36.

Achenbach, T.M. (1991): Manual for the Child Behavior Checklist (CBCL)/4–18 and 1991 profiles. University of Vermont, Department of Psychiatry.

Aderhold, V.; Alanen, Y.; Hess, G.; Hohn, P. (Hg) (2003): Psychotherapie der Psychosen. Integrative Behandlungsansätze aus Skandinavien. Gießen.

Aebi, E.; Ciompi, L.; Hansen, L. (1993): Soteria im Gespräch. Bonn.

Aktion Psychisch Kranke (2001): 25 Jahre Psychiatrie-Enquete, Band I. Bonn.

Alanen, Y.O. (2001): Schizophrenie – Entstehung, Erscheinungsformen und die bedürfnisangepasste Behandlung. Stuttgart.

Alanen, Y.O.; Ugelstad, E.; Armelius, B.-A. u.a. (Hg.) (1994): Early Treatment for Schizophrenic Patients. Oslo.

Aldenhoff, J. (1997): Überlegungen zur Psychobiologie der Depression. In: *Nervenarzt*, 68, S. 379–389.

Altman, H.; Collins, M.; Mundy, P. (1997): Subclinical hallucinations and delusions in nonpsychotic adolescents. In: *Journal of Child Psychology and Psychiatry,* 38, 4, S. 413–420.

Arbeitsgemeinschaft der Psychoseseminare (2003): »Es ist normal, verschieden zu sein – Verständnis und Behandlung von Psychosen« (gegen eine Schutzgebühr von 1 Euro zu beziehen beim Dachverband für psychosoziale Hilfsvereinigungen, Th.-Mann-Straße 49a, 53111 Bonn).

Arnold, O.H.; Schindler, R. (1952): Bifokale Gruppentherapie bei Schizophrenen. In: *Wr. Zeitschr. f. Nervenheilk. u. d. Grenzgeb.*, V, 2-3, S.155–174.

Athanasiadis, L. (1999): Drugs, Alcohol and Violence. In: *Current Opinion in Psychiatry*, 12, S. 281–286.

Austin, G. (1987): Die europäische Drogenkrise des 16. und 17. Jahrhunderst. In: Völger, G.; Welck, K.v. (Hg.): Rausch und Realität, Drogen im Kulturvergleich, Bd. 1, S. 115–132.

Bacal, H. (1985). Optimal resonsiveness and the therapeutic process. In: Goldberg, A. (Hg.): Progress in Self Psychology, Vol. I. New York, S. 202–227.

Bachmann, I. (1993): Der Fall Franza. In: Werke, Band 3 – Todesarten. München.

Baeyer, W.v. (1963): Der Begriff der Begegnung in der Psychiatrie. In: Straus, E.; Zutt, J. (Hg.): Die Wahnwelten. Frankfurt/M.

Barrett, D.; Loeffler, M. (1992): Comparison of dream content of depressed vs nondepressed dreamers. In: *Psychological Report,* 70, S. 403–406.

Bartelborth, T.; Scholz, O.R. (2001): Kohärenzkonzeptionen in der analytischen Philosophie. In: *Information Philosophie*, 5, S. 24–31.

Baudrillard, J. (1987): Agonie des Realen. Berlin.

Bauman, Z. (2000): Keith Tester's Sociology of Bystanders Industry. Manuskript.

Beck, U. (1986): Risikogesellschaft: Auf dem Weg in eine andere Moderne. Frankfurt a.M.

Bemporad, J. R. (1991): Dementia praecox as a failure of neoteny. In: *Theoretical Medicine*, 12, S. 45–51.

Benedetti, G. (1983/1994): Todeslandschaften der Seele. Göttingen.

Benedetti, G. (1992): Psychotherapie als existenzielle Herausforderung. Göttingen.

Benedetti, G.: (1987): Psychotherapeutische Behandlungsmethoden. In: Kisker, K.P.; Lauter, H.; Meyer J.-E. u.a. (Hg.): Psychiatrie der Gegenwart, Bd. 4. Berlin u.a., S. 285–323.

Bensing, J. (2000): Bridging the gap. The separate worlds of evidence-based medicine and patient-centered medicine. In: *Patient Education and Counseling*, 39, S. 17–25.

Bernstein, E.M.; Putman, F.W. (1986): Development, reliability and validity of a dissociation scale (DES). In: *Journal of nervous and Mental Disease,* S. 727–735.

Bettelheim, B. (1978): Wege aus dem Labyrinth – Leben lernen als Therapie. Frankfurt/M. u.a.

Bettes, B.A.; Walker, E. (1987): Positive and negative symptoms in psychotic and other psychiatrically disturbed children. In: *Journal of Child Psychology and psychiatry,* 28, 4, S. 555–568.

Bieri, P. (Hg.) (1981): Analytische Philosophie des Geistes. Königstein/Ts.

Black, M. (1954/1996): Die Metapher. In: Haverkamp, A. (Hg.): Theorie der Metapher. Darmstadt.

Blankenburg, W. (1971). Verlust der natürlichen Selbstverständlichkeit. Ein Beitrag zur Psychopathologie symptomarmer Schizophrenien. Stuttgart.

Blankenburg, W. (1977): Die Daseinsanalyse. In: Eicke, D. (Hg): Die Psychologie des XX. Jahrhunderts, Band III. Zürich, S. 941–964.

Blankenburg, W. (1991). Phänomenologie als Grundlagendisziplin der Psychiatrie. In: *Fundamenta Psychiatrica*, 4, S. 92–101.

Blashfield, R.K. (1984): The Classification of Psychopathology – Neo-Kraepelinian and Quantitative Approaches. New York.

Bleuler, E. (1911/1988): Dementia praecox oder Gruppe der Schizophrenien. Tübingen.

Bleuler, M. (1972): Die schizophrenen Geistesstörungen. Stuttgart.

Bock, Th. (1997): Lichtjahre. Krankheitsverständnis und Lebensentwürfe von Menschen mit unbehandelten Psychosen. Bonn.

Bock, Th. (1998): Alltag und Psychotherapie. In: *Brückenschlag. Zeitschrift für Sozialpsychiatrie, Literatur und Kunst.* Neumünster.

Bock, Th. (2000): Gemeinsam gegen Vorurteile. Zur Auseinandersetzung um eine Antistigmakampagne. In: *Soziale Psychiatrie*, 24, 4, S. 16ff.

Bock, Th. (2002): Achterbahn der Gefühle. Leben mit Manie und Depression. Freiburg i.B.

Bock, Th. (2003): Basiswissen: Umgang mit psychotischen Patienten. Bonn.

Bock, Th.; Buck, D.; Esterer, I. (1997): Es ist normal, verschieden zu sein. Psychoseseminare – Hilfen zum Dialog. Bonn.

Bock, Th.; Deranders, J.E.; Esterer, I. (1992): Stimmenreich. Bonn.

Bock, Th.; Deranders, J.E.; Esterer, I. (1994): Im Strom der Ideen. Bonn.

Bock, Th.; Kemme, G. (2000): Pias lebt ... gefährlich (Jugendbuch). Bonn.

Bock, Th.; Naber, D. (2003): »Irre menschlich Hamburg«. Antistigmakampagne von unten. In: *Psychiatrische Praxis*, 3.

Böhme, G. (1994): Weltweisheit, Lebensform, Wissenschaft. Frankfurt/M.

Böhme, G. (1995): Atmosphäre. Frankfurt/M.

Böker, W.; Brenner, H.D. (1983): Selbstheilungsversuche Schizophrener. In: *Nervenarzt*, 54, S. 578–589.

Bola, J.R.; Mosher, L.R. (2003): Treatment of acute psychosis without neuroleptics: Two-year outcomes from Soteria Project. In: *J. Nervous Mental Disease*, 191, 4, S. 219–229.

Bolk, L. (1926): Das Problem der Menschwerdung. Jena.

Bonhoeffer, K. (1940): Die Geschichte der Psychiatrie in der Charité im 19. Jahrhundert. In: *Zeitschrift für Neurologie und Psychiatrie*, 168, S. 43–48.

Boyeson, M.G.; Krobert, K.A. (1992): Cerebellar norepinephrine infusions facilitate recovery after sensorimotor cortex injury. In: *Brain Res. Bull.*, 29, S. 435–439.

Breier, A.; Strauss, J.S. (1983): Self-control in Psychotic Disorders. In: *Arch. Gen. Psychiatry*, 40, S. 1141–1145.

Bril1, K.E. (Hg) (1996): Die Soteria-Idee lebt. Erfahrungen– Konzepte – Perspektiven. Bonn.

Brothers, L. (1990): The social brain: a project of integrating primate behavior and neurophysiology in a new domain. In: Concepts in Neuroscience 15, S. 27–51.

Brühl-Cramer, C. v. (1821): Über die Trunksucht und eine rationelle Heilmethode derselben. Mit einem Vorwort von Dr. C.W. Hufeland. Berlin.

Bryan, R.M.; Lehmann, R.A.W. (1988): Cerebral glucose utilization after aversive conditioning and during conditioned fear in rat. In: *Brain Res*, 444, S. 1–24.

Buber, M. (Hg.) (1984): Ekstatische Konfessionen. Heidelberg.

Buck, D. (2002): Lasst euch nicht entmutigen. Norderstedt.

Bychowski, G. (1923): Metaphysik und Schizophrenie – Eine vergleichendpsychologische Studie (= Abhandlungen aus der Neurol., Psychiatr., Psychologie und ihren Grenzgebieten, Heft 21). Berlin.

Byrne, D. (1961): The Repression-Sensitization Scale: rationale, reliability and validity. In: Journal of Personality 29, S. 334–349.

Calvin, W. H. (1994): Der Strom, der bergauf fließt. München.

Cannon, W.B. (1929): Bodily Changes in Pain, Hunger, Fear and Rage. New York.

Carmichael, S.T.; Price, J.L. (1995): Limbic connections of the orbital and medial prefrontal cortex in macaque monkeys. In: *J. Comp. Neurol,* 363, S. 615–641.

Carnap, R. (1928): Scheinprobleme in der Philosophie. Das Fremdpsychische und der Realismusstreit. Berlin.

Chambers, W.J.; Puig-Antich, J.; Tabrizi, M.A.; Davies, M. (1982): Psychotic symptoms in prepuberal depressive disorder. In: *Archieves of General Psychiatry*, 39, 8, S. 921–927.

Chrousos, G.P.; Gold, P.W. (1992): The concepts of stress and stress system disorders. In: *J. Am. Med. Ass*, 267, S. 1244–1252.

Churchland, P.S. (1986): Neurophilosophy: Towards a unified theory of the mind-brain. Cambridge.

Ciompi, L. (1999): Die emotionalen Grundlagen des Denkens. Entwurf einer fraktalen Affektlogik. Göttingen.

Ciompi, L.; Hoffmann, H.; Broccard, M. (Hg.) (2001): Wie wirkt Soteria? Bern.

Clark, A. (1997): Being There. Cambridge/Mass.

Cole, B.J.; Robbins, T.W. (1992): Forebrain norepinephrine: Role in controlled information processing in the rat. In: *Neuropsychopharmacolo,* 7, S. 129–141.

Conrad, K. (1958/2003). Die beginnende Schizophrenie. Bonn.

Corin, E.; Lauzon, G. (1992): Positive Withdrawal and the Quest for Meaning: The Reconstruction of Experience among Schizophrenics. In: *Psychiatry*, 55, S. 266–278.

Cosmides, L.; Tooby, J. (1992): Cognitive adaptions for social exchange. In: Barkow, J.; Cosmides, L.; Tooby, J. (Hg.): The Adapted Mind – Evolutionary Psychology and the Generation of Culture. New York, S. 163–228.

Craik, K. (1943): The Nature of Explanation. Cambridge.

Crow, T. J. (1995): A Darwian Approach to the Origins of Psychosis. In: *British Journal of Psychiatry*, 167, S. 12–25.

Cullinan, W.E.; Herman, J.P.; Helmreich, D.L. u.a. (1995): A Neuroanatomy of Stress. In: Friedman, M.F.; Charney, D.S.; Deutch, A.Y. (Hg.): Neurobiological and Clinical Consequences of Stress. Philadelphia u.a., S. 3–26.

Dahme, H. J.; Wohlfahrt, N. (2001): Zur Theorie des aktivierenden Sozialstaats (I) Aktivierender Staat: Neues Leitbild für die Sozial und Gesellschaftspolitik? In: *Theorie und Praxis der sozialen Arbeit*, 1, S. 10–14.

Damasio, A.R. (1996): The somatic marker hypthesis and the possible functions of the prefrontal cortex. In: *Philos. Trans. R. Soc. Lond. B. Biol. Sci.,* 351, S. 1413–1420.

Damasio, A.R. (1989): The brain binds entities and events by multiregional activation of convergence zones. In: *Neuronal Computat.,* 1. S. 123–132.

Damasio, A.R. (1994): Decartes' Error. New York.

DAVIDSON, L.; STRAUSS, J.S. (1992): Sense of self in recovery from severe mental illness. In: *British J of Medical Psychology*, 65, S. 131–145.

DAVIS, M. (1992): The role of the amygdala in conditioned fear. In: AGGLETON, J.P. (Hg.): The Amygdala. Neurobiological Aspects of Emotion. Memory and Mental Dysfunction. New York, S. 255–306.

DE SOUSA, R. (1997): Die Rationalität des Gefühls. Frankfurt/M.

DEL BECCARO, M.A.; BURKE, P.; MCCAULEY, E. (1988): Hallucinations in children: a follow-up study. In: *Journal of the American Academy of Child and Adolescent Psychiatry*, 27, S. 462–465.

DERRIDA, J. (1999): Adieu – Nachruf auf Emmanuel Lévinas. München u.a.

DESCARTES, R. (1972): Meditationen. Hamburg.

DIAS, R.; ROBBINS, T.W.; ROBERTS, A.C. (1996): Dissociation in prefrontal cortex of affective and attentional shifts. In: *Nature*, 380, S. 69–72.

DIERKS, M.L.; BITZER, E.M.; LERCH, M. u.a. (2001): Patientensouveränität. Der autonome Patient im Mittelpunkt. Arbeitsbericht Nr. 195. www.epi.mh-hannover.de/arbeitsschwerpunkte/as9/publikationen.htm (letzter Aufruf 11/03).

DIETRICH, A. (1996): Ätiologie-unabhängige Strukturen veränderter Wachbewusstseinszustände. Berlin.

DÖRNER, D. (2002): Die Mechanik des Seelenwagens: eine neuronale Theorie der Handlungsregulation. Bern u.a.

DÖRNER, D. u.a. (1983): Lohausen: Vom Umgang mit Unbestimmtheit und Komplexität. Bern.

DÖRNER, K. (1975): Diagnosen der Psychiatrie. Frankfurt/M.

DÖRNER, K. (2001) Der gute Arzt. Lehrbuch der ärztlichen Grundhaltung. Stuttgart.

DÖRNER, K. (Hg.) (1995): Jeder Mensch will notwendig sein. Gütersloh.

DÖRNER, K. (Hg.) (1998): Ende der Veranstaltung. Anfänge der Chronisch-Kranken-Psychiatrie. Gütersloh.

DÖRNER, K.; PLOG, U., TELLER, Chr., WENDT, F. (2002): Irren ist menschlich. Bonn.

DORNES, M. (1993): Der kompetente Säugling. Die präverbale Entwicklung des Menschen. Frankfurt/M..

DREYFUS, H.L. (1989): Was Computer nicht können. Die Grenzen künstlicher Intelligenz. Frankfurt/M.

DREYFUS, H.L. (2002): Intelligence without representation – Merleau-Ponty's critique of mental representation. In: *Phenomenology and the Cognitive Sciences*, 1.

DREYFUS, H.L.; DREYFUS, S.E. (1986): Coping with Change: Why People Can and Computers Can't. In: NAGL, L.; HEINRICH, R. (Hg.): Wo steht die analytische Philosophie heute? Wien.

Du. Zeitschrift der Kultur: Triebstoff Alkohol. Die Dichter und die Flasche. Heft 12, Dezember 1994.

DUBY, G.; BRAUNSTEIN, P. (1989): Der Auftritt des Individuums. In: ARIÈS, P.; DUBY, G. (Hg.): Geschichte des privaten Lebens, Bd. 2. Frankfurt/M.

DUMAN, R.S. (1995): Regulation of intracellular signal transduction and gene expression by stress. In: M.F. FRIEDMAN, M.F.; CHARNEY, D.S.; DEUTCH, A.Y. (Hg.): Neurobiological and Clinical Consequences of Stress. Philadelphia u.a., S. 27–44.

DÜMPELMANN, M. (2002): Psychosen und affektive Störungen nach Traumatisierung. Vortrag bei der Überregionalen Weiterbildung in analytischer Psychosentherapie in München. In: BÖKER, H.; HELL, D. (Hg): Therapie der affektiven Störungen. Stuttgart, S. 66–90.

DUNBAR, R.I.M. (1988): Primate Social Systems. London, Sydney.

DUSSEL, E. (1989): Philosophie der Befreiung. Hamburg.

EBI, A. (2000): Der ungeliebte Suchtpatient. Überlegungen zur Gegenübertragung und ihren Auswirkungen in der Behandlung Alkoholsüchtiger. In: *Psyche*, 54, 6, S. 521–542.

ECCLES, J.C. (1999): Die Evolution des Gehirns – Die Erschaffung des Selbst. München.

EISELEY, L. (1967): Man and novelty. In: Time and Stratigraphy in the Evolution of Man, U.S.National Academy of Sciences, Publ. 1469, S. 65–79.

ELIAS, N. (1984): Über die Zeit. Frankfurt/M.

ELIAS, N. (1985): Der Prozess der Zivilisation. Frankfurt a.M.

EMRICH, H.M. (1990): Psychiatrische Anthropologie. München.

EMRICH, H.M. (1994): Depression und »Herrschaft der Zeit«. In: CRAMER, F. HUCHO, F. (Hg.): Mensch und Zeit. In: *Aus Forschung und Medizin*, 9, S. 39–52.

ENGEL, A.K.; KÖNIG, P. (1998): Das neurologische Wahrnehmungsparadigma. Eine kritische Bestandsaufnahme. In: GOLD, P.; ENGEL, A.K. (Hg.): Der Mensch in der Perspektive der Kognitionswissenschaften. Frankfurt/M.

ESCHER, S.; DELESPAULES, Ph.; Romme, M. (2003): Coping defence and depression in adolescents hearing voices. In: *J. of Mental Health,* 12, 1, S. 91 f.

ESCHER, S.; MORRIS, M.; BUIKS, A. u.a. (2004): Determinants of outcome in the pathways through care for children hearing voices. In: *International Journal of social Welfare* (Im Druck).

ESCHER, S.; ROMME, M.; BUIKS, A. u.a. (2002): Formation of delusional ideation in adolescents hearing voices: a prospective study. In: *American Journal of Medical Genetics,* 114, S. 913–920.

ESCHER, S.; ROMME, M.; BUIKS, A. u.a. (2002): Independent course of childhood auditory hallucinations: a sequential 3-year follow-up study. In: *British Journal of Psychiatry,* 181 (Suppl. 43), S. s10–s18.

FAMULARO, R.; KINSCHERFF, R.; FENTON, T. (1992): Psychiatric diagnoses of maltreated children: preliminary findings. In: *Journal of American Academic Child Adolescents Psychiatry,* 31, S. 863–867.

FARLEY, J. D. (1976): Phylogenetic adaptations and the genetics of psychosis. In: *Acta Psychiatrica Scandinavica* 53, S. 173–192.

FENNIG, S.; SUSSER, E.S.; PILOWSKY, D.J. u.a. (1997): Childhood hallucinations preceding the first psychotic episode. In: *Journal of Nervous and Mental Disease,* 185, S. 115–117.

Fenton, W.S. (2000): Evolving Perspectives on Individual Psychotherapy for Schizophrenia. In: *Schizophr. Bulletin*, 26, 1, S. 47–72.

Fenton, W.S.; McGlashan, T.H. (1987): Sustained Remission in Drug-Free Schizophrenic Patients. In: *Am. J. Psychiatry*, 144, S. 1306–1309.

Fenton, W.S.; McGlashan, T.H. (1997): We Can Talk: Individual Psychotherapy for Schizophrenia. In: *Am J Psychiatry*, 154, S. 1493–1495.

Feuchtersleben, E. (1845): Lehrbuch der ärztlichen Seelenkunde. Wien.

Fichte, J.G. (1845). Die Thatsachen des Bewusstseins. Vorlesungen 1810/1811. In: Sämtliche Werke, Bd. 2. Berlin.

Fichte, J.G. (1971): Die Wissenschaftslehre von 1812 und von 1813. In: Fichte, I.H. (Hg.): J.G. Fichte: Werke, Band X. Berlin, S. 1, S. 315.

Fichte, J.G. (1978): Werke 1797–1798, Band 2. Stuttgart.

Finzen, A. (1996): »Der Aufsichtsrat ist schizophren«. Bonn.

Finzen, A. (2001): Psychose und Stigma. Zum Umgang mit Vorurteilen und Schuldzuweisungen. Bonn.

Foerster, H.v. (1985): Sicht und Einsicht. Versuch einer operativen Erkenntnistheorie. Braunschweig u.a.

Foucault, M. (1976): Die Geburt der Klinik – eine Archäologie des ärztlichen Blicks. Frankfurt/Main u.a.

Frankl, V. (2002); Was nicht in meinen Büchern steht. Weinheim u.a.

Freud, S. (1900/1972): Die Traumdeutung. Frankfurt/M.

Freyberger, H. J.; Dierse, B.; Schneider, W; u.a. (1996): Operationale psychodynamische Diagnostik (OPD) in der Erprobung. Ergebnisse einer multizentrischen Anwendungs- und Praktikabilitätsstudie. In: *Psychotherapie, Psychosomatik, Medizinische Psychologie*, 46, S. 356–366.

Fuchs, E.; Uno, H.; Flügge, G. (1995): Chronic psychosocial stress induces morphological alterations in hippocampal pyramidal neurons of tree shrew. In: *Brain Res.*, 673, S. 275–282.

Fuchs, T. (1996): Leibliche Kommunikation und ihre Störungen. In: *Zeitschrift für Klinische Psychologie, Psychopathologie und Psychotherapie*, 44, S. 415–428.

Fuchs, T. (1997): Zukunft und Zufall. Die Offenheit menschlicher Biographie. In: *Fundamenta Psychiatrica*, 11, S. 147–153.

Fuchs, T. (2000) Psychopathologie von Leib und Raum. Phänomenologisch-empirische Untersuchungen an depressiven und paranoiden Erkrankungen. Darmstadt.

Fuchs, T. (2000): Leib, Raum, Person. Entwurf einer phänomenologischen Anthropologie. Stuttgart.

Gaber, H.-J. (2002): »An der Spitze aller Provinzen und Länder«: Trinkerfürsorge und Suchtkrankenhilfe in Westfalen 1820–1985. Bonn.

Galdos, P.; Van Os, J. (1995): Gender, psychopathology and development from puberty to early childhood. In: *Schizofrenia RES*, 14, 2, S. 105–112.

Galdos, P.; Van Os, J.J.; Murray, R.M. (1993): Puberty and the onset of psychosis. *Schizophrenia Res*, 10, 1, S. 7–14.

Garralda, M.E. (1984): Psychotic children with hallucinations. In: *British Journal of Psychiatry*, 145, S. 74–77.

GARRALDA, M.E.(1984): Hallucinations in children with conduct and emotional disorder: The clinical phenomena. In: *Psychological Medicine,* 14, S. 589–596.

GEBAUER, G.; WULF, Ch. (1992): Mimesis – Kultur – Kunst – Gesellschaft. Hamburg.

GEBSATTEL, E. Freiherr von (1954): Prolegomena einer medizinischen Anthropologie. Berlin u.a.

GEIßLER, K.A. (1998): Zeit: »Verweile doch, du bist so schön.« Weinheim u.a.

GIRARD, R. (1985): Mensonge romantique et vérité romanesque. Paris.

GIRARD, R. (1992): Das Heilige und die Gewalt. Frankfurt/M.

GLATZEL, J. (1990): Die Abschaffung der Psychopathologie im Namen des Empirismus. In: *Nervenarzt*, 61, S. 276–280.

GOETHE, J.W. v. (1986): Faust. Der Tragödie erster Teil. Stuttgart.

Goffman, E. (1977): Asyle – über die soziale Situation psychiatrischer Patienten und anderer Insassen. Frankfurt/M.

GOFFMAN, E. (1977): Rahmenanalyse (Frame Analysis). Frankfurt/M.

GOGH, V.v. (1959): Als Mensch unter Menschen; Briefe I u. II. Berlin.

GOLD, P.E.; MCCARTY, R.C. (1995): Stress regulation of memory processes: Role of peripheral catecholamines and glucose. In: FRIEDMAN, M.F.; CHARNEY, D.S.; DEUTCH, A.Y. (Hg.): Neurobiological and Clinical Consequences of Stress. Philadelphia u.a., S. 151–162.

GOULD, S. J. (1977): Ontogeny and Phylogeny. Harvard.

GRAY, J.A.; RAWLINS, J.N.P. (1986): Comparator and buffer memory: an attempt to integrate two models of hippocampal functions. In: ISAACSON, R.L.; PRIBRAM, K.H. (Hg.): The Hippocampus 004. New York, S. 151–201.

GREEN, W.H.; PADRON-GAYOL, M.; HARDESTY, A.S.; BASSIRI, M. (1992): Schizophrenia with childhood onset, a phenomenological study of 38 cases. In: *Journal of American Academic Child and Adolescent Psychiatry,* 31, 5, S. 968–976.

GREENFIELD, P.M.; KELLER, H.; FULIGNI, A.; MAYNARD, A. (2003): Cultural pathways through universal development. In: *Annual Review of Psychology*, 54, S. 461–490.

GRIESINGER, W. (1861): Die Pathologie und Therapie der psychischen Krankheiten. Stuttgart.

GRIMM (1993): Deutsches Wörterbuch. Leipzig.

GULA, B. (2003): Der Patient als Partner im medizinischen Entscheidungsprozess. Eine qualitative Untersuchung von Projektanträgen beim Bundesministerium für Gesundheit. Unveröffentlichte Diplomarbeit im Fach Psychologie – Freie Universität Berlin.

GURWITSCH, A. (1977): Mitmenschliche Begegnungen. Berlin u.a.

HAAS, I.; SCHULZE, H.; JOO, S. (1999): Suchtmittel im Straßenverkehr, Zahlen und Fakten. In: DHS (Hg.): Jahrbuch Sucht 2000. Geesthacht.

HADOT, P. (1999). Wege zur Weisheit oder Was lehrt uns die antike Philosophie? Berlin.

HÄFNER, H. (2002): Psychiatrie als Beruf. In: *Nervenarzt,* 73, S. 33–40.

Häfner, H.; Riecher-Rössler, A.; Heiden, W. an der u.a. (1993): Generating and testing a causal explanation of the gender difference in age at the first onset of schizophrenia. In: *Psychological Medicine*, 23, S. 925–940.

Harvey, P. H.; Clutton-Brock, T. H. (1985): Life history variation in primates. In: *Evolution*, 39, S. 559–581.

Hastedt, H. (1988): Das Leib-Seele-Problem. Zwischen Naturwissenschaft des Geistes und kultureller Eindimensionalität. Frankfurt/M.

Hauskeller, M. (1995): Atmosphären erleben. Berlin.

Heidegger, M. (1927): Sein und Zeit. Tübingen.

Heidegger, M. (1953). Einführung in die Metaphysik. Tübingen.

Heidegger, M. (1961): Nietzsche, Band I. Pfullingen.

Heidegger, M. (1994): Zollikoner Seminare. Frankfurt/M.

Heimann, H. (1990): Biologische Aspekte des Zeiterlebens in der Psychiatrie. In: Ciompi, L.; Dauwalder, H.-P. (Hg.): Zeit und Psychiatrie. Sozialpsychiatrische Aspekte. Bern u.a., S. 29–43.

Heinroth, I.C.A. (1827): Allgemeine und spezielle Pathologie und Therapie der Seelenstörungen. Leipzig.

Heinroth, J.C.A. (1825): System der psychisch-gerichtlichen Medizin. Leipzig.

Hemsley, D.R. (1990): Information Processing and Schizophrenia. In: Straube, E.R.; Hahlweg, K. (Hg.): Schizophrenia. Concepts, Vulnerability and Intervention. Berlin u.a., S. 59–76.

Herzlich, C.; Pierret, J. (1991): Kranke gestern, Kranke heute. Die Gesellschaft und das Leiden. München.

Hilfiker, K. (1927): Die schizophrene Ichauflösung im All. In: *Zeitschr. Psychiatrie,* 87, S. 439–469.

Hoff, P. (1994): Emil Kraepelin und die Psychiatrie als klinische Wissenschaft. Ein Beitrag zum Selbstverständnis psychiatrischer Forschung. Berlin u.a.

Hoff, P. (1995): Subjekt und Objekt der psychiatrischen Forschung – Zur Ideengeschichte einer Kontroversc. In: *Nervenarzt*, 66, S. 494–504.

Hoff, P.; Hippius, H. (2001): Wilhelm Griesinger (1817—868) – sein Psychiatrieverständnis aus historischer und aktueller Perspektive. In: *Nervenarzt,* 72, S. 885–892.

Honneth, A. (1992): Kampf um Anerkennung. Zur moralischen Grammatik sozialer Konflikte. Frankfurt/M.

Huether, G. (1996): The Central Adaptation Syndrome: Psychosocial stress as a trigger for adaptive modifications of brain structure and brain function. In: *Prog. Neurobiol.*, 48, S. 569–612.

Huether, G.; Doering, S.; Rüger, U. u.a. (1996): Psychische Belastungen und neuronale Plastizität: Ein erweitertes Modell des Stress-Reaktions-Prozesses als Grundlage für das Verständnis zentralnervöser Anpassungsprozesse. In: *Zsch. psychosom. Med.*, 42, S. 102–127.

Huether, G. (1997): Biologie der Angst: Wie aus Stress Gefühle werden. Göttingen.

Huether, G. (1998): Stress and the adaptive self-organization of neuronal connectivity during early childhood. Int. J. Devl. In: *Neuroscience*, 16, S. 297–306.

Huether, G.; Doering, S.; Rüger, U. u.a. (1999): The stress-reaction process and the adaptive modification and reorganization of neuronal networks. In: *Psychiatry Res.*, 87, S. 83–95.

Huppertz, M. (1999): Zur Veränderung atmosphärischer Erfahrung im schizophrenen Erkrankungsprozess. In: Machleidt, W.; Haltenhof, H.; Garlipp, P. (Hg.): Schizophrenie – eine affektive Erkrankung? Stuttgart u.a.

Huppertz, M. (2000): Schizophrene Krisen. Bern u.a.

Huppertz, M. (2003a): Musik und Gefühl. In: *Musik & Ästhetik*, 26.

Huppertz, M. (2003b): Die Kunst der Wahrnehmung in der Psychotherapie. In: Hauskeller, M. (Hg.): Die Kunst der Wahrnehmung. Zug.

Husserl, E. (1952): Husserliana. Gesammelte Werke. Band 4. Haag.

Husserl, E. (1973): Zur Phänomenologie der Intersubjektivität. Den Haag.

Hutchins, E. (1995): Cognition in the Wild. Cambridge/Mass.

Ideler, K.W. (1835): Grundriss der Seelenheilkunde, I. Berlin.

Ideler, K.W. (1835): Grundriss der Seelenheilkunde, II. Berlin.

Ideler, K.W. (1847): Der religiöse Wahn. Halle.

Ideler, K.W. (1848): Der Wahnsinn in seiner psychologischen und sozialen Bedeutung. Bremen.

Jablensky, A.; Sartorius, N.; Ernberg, G. u.a. (1992): Schizophrenia: manifestations, incidence and course in different cultures. A WHO ten country study. In: *Psychological Medicine*, Suppl. 20, S. 1–97.

Jacobi, F.H. (1812/1980): David Hume über den Glauben oder Idealismus und Realismus. In: Roth, F.; Köppen, F. (Hg.): Jacobi: Werke. Darmstadt.

Jacobs, B.L.; Azmitia, E. (1992): Structure and function of the brain serotonin system. In: *Physiol. Rev.*, 72, S. 165–229.

Jacobs, B.L.; Fornal, C.A.: Activity of brain serotonergic neurons in the behaving animal. In: *Pharmacol. Rev.*, 43, S. 563–578.

Janzarik, W. (1957): Die zyklothyme Schuldthematik und das individuelle Wertgefüge. In: *Schweizer Archiv für Neurologie und Psychiatrie* 80, S. 173–208.

Janzarik, W. (1965): Psychologie und Psychopathologie der Zukunftsbezogenheit. In: *Archiv für die gesamte Psychologie*, 117, S. 33–53.

Janzarik, W. (1967). Der Wahn in strukturdynamischer Sicht. In: *Studium Generale*, 20, S. 628–638.

Janzarik, W. (1988): Strukturdynamische Grundlagen der Psychiatrie. Stuttgart.

Jaspers, K. (1913/1959): Allgemeine Psychopathologie. Berlin u.a.

Jaspers, K. (1946/1973): Allgemeine Psychopathologie. Berlin u.a.

Jaspers, K. (1948): Philosophie. Göttingen u.a.

Jaynes, J. (1990): The Origins of Consciousness in the Breakdown of the Bicamerial Mind. Boston.

Jeggle, U. (1990): Glück und Glas – Anmerkungen eines Volkskundlers zur Metaphorik des Gläsernen. In: Beier, R.; Roth, M. (Hg.): Der gläserne

Mensch – Eine Sensation – Zur Kulturgeschichte eines Ausstellungsobjekts. Berlin.

JOËLS, M.; DEKLOET, E.R. (1992): Control of neuronal excitability by corticosteroid hormones. In: *Trends Neurol. Sci.*, 15, S. 25–30.

JOHNSON, M. (1987): The Body in the Mind. Chicago.

JULLIEN, F. (1999): Über die Wirksamkeit. Berlin.

JULLIEN, F. (2001): Der Weise hängt an keiner Idee. Das Andere der Philosophie. München.

JULLIEN, F. (2002): Der Umweg über China. Ein Ortswechsel des Denkens. Berlin.

KAESTNER, G. (1947): Das Wertverhalten der zyklothym Depressiven. In: KRANZ, H. (Hg.): Arbeiten zur Psychiatrie, Neurologie und ihren Grenzgebieten. Festschrift für Kurt Schneider. Heidelberg, S. S.159–173.

KAHLBAUM, K. (1863): Die Gruppierung der psychischen Krankheiten und die Einteilung der Seelenstörungen. Danzig.

KANT, I. (1781/1982): Kritik der reinen Vernunft. Stuttgart.

KANT, I. (1800). Logik. Ein Handbuch zu Vorlesungen. Königlich Preußische Akademie der Wissenschaften. Gesammelte Schriften, Bd. IX. Königsberg.

KATZ, R.; ROTH, K.A.; CARROL, B.J. (1981): Acute and chronic stress effects an open field activity in the rats. Implication for a model of depression. In: *Neurosci. Biobehav. Rev.*, 5, S. 247–251.

KENDLER, K. S.; GARDNER, C. O. (1997): The risk for psychiatric disorders in relatives of schizophrenic and control probands: a comparison of three independent studies. In: *Psychol. Med.*, 27, S. 411–419.

KERNBERG, O.F. (1980): Borderline-Störungen und pathologischer Narzissmus. Frankfurt/M.

KERNBERG, O.F. (1992): Psychodynamische Therapie bei Borderline-Patienten. Bern u.a.

KIELHORN, F.-W. (1990): Die Trunksucht als Krankheit (C.v.Brühl-Cramer). In: *Nervenarzt*, 61, S. 431–434.

KIMURA, B. (1969): Zur Wesensfrage der Schizophrenie im Lichte der japanischen Sprache. In: *Jahrb. f. Pychol., Psychoth. u. mediz. Anthr.*, 17.

KIMURA, B. (1980): Phänomenologie des Zwischen – zum Problem der Grundstörung der Schizophrenie. In: *Z. f. Klin. Psych. Psychother.*, 28, 1.

KIMURA, B. (1994). Psychopathologie der Zufälligkeit oder Verlust des Aufenthaltsortes beim Schizophrenen. In: *Daseinsanalyse*, 11, S. 192–204.

KLEIST, H. VON (1987–1997): Sämtliche Werke und Briefe. Frankfurt/M.

KLOSTERKÖTTER, J. (1992): Wie entsteht das schizophrene Kernsyndrom? In: *Nervenarzt*, 63, S. 675–682.

KNOBLAUCH, S. (2000): The musical edge of therapeutic dialogue. Hillsdale/NJ.

KOHUT, H. (1992). Narzissmus. Frankfurt/M.

KRAEPELIN, E. (1896): Psychiatrie. Leipzig.

KRAEPELIN, E.; WUNDT, W. (1920): In: *Zeitschrift für die gesamte Neurologie und Psychiatrie*, 61, S. 351–362.

KRAUS, A. (1987): Rollendynamische Aspekte bei Manisch-Depressiven. In:

Kisker, H.P. u.a. (Hg.): Psychiatrie der Gegenwart, Bd. 5, Affektive Psychosen. Berlin u.a., S. 403–423.

Kraus, L.; Bauernfeind, R. (1998): Repräsentativerhebung zum Gebrauch psychoaktiver Substanzen bei Erwachsenen in Deutschland 1977. In: *Sucht*, 44 (Sonderheft 1).

Krause, R.; Lütolf, P. (1989): Mimische Indikatoren von Übertragungsvorgängen. In: *Z. Klin. Psychol.* 18, S. 1–13.

Kretschmer, E. (1921/1955): Körperbau und Charakter. Berlin.

Kriener, M.; Saller, W. (2000): Massenintoxikation in München. In: Gros, H. (Hg.): Rausch und Realität, Bd. 3. Stuttgart, S. 190 f.

Krohne, H.W. (1975): Angst und Angstverarbeitung. Stuttgart.

Kroll, B. (1998): Mit Soteria auf Reformkurs – Ein Alternativprojekt bewegt die Akutpsychiatrie. Gütersloh.

Kruse, G.; Körkel, J.; Schmalz, U. (2000): Alkoholabhängigkeit erkennen und behandeln. Bonn.

Kuiper, P.C. (1991). Seelenfinsternis. Die Depression eines Psychiaters. Frankfurt.

Kunz, H. (1931): Die Grenze der psychopathologischen Wahninterpretationen. In: *Zentralblatt für die gesamte Neurologie und Psychiatrie*, 135, S. 671–715.

Kuttner, R.E.; Lorincz, A.B.; Swan, D.A. (1967): The schizophrenia gene and sozial evolution. In: *Psychological Reports*, 20, S. 407–412.

La Mettrie, J.O. (1745/1954): Histoire naturelle de l'ame. In: Textes choisis. Paris.

Lacan, J. (1996). Schriften I. Weinheim.

Lacan, J. (1996): Das Spiegelstadium als Bildner der Ichfunktion, wie sie uns in der psychoanalytischen Erfahrung erscheint. In: Schriften I. Weinheim.

Lachmund, J.; Stollberg, G. (1995): Patientenwelten – Krankheit und Medizin vom späten 18. bis zum frühen 20. Jahrhundert im Spiegel von Autobiographien. Opladen.

Lachuer, J.; Gaillet, S.; Barbagli, B. u.a. (1991): Differential early time course activation of the brain stem catecholaminergic groups in response to various stress. In: *Neuroendocrinology*, 53, S. 589–596.

Lakoff, G.; Johnson, M. (1998): Leben in Metaphern. Heidelberg.

Laland, K.N. (1994): Sexual selection with a culturally transmitted mating preference. In: *Theroretical Population Biology*, 45, S. 1–15.

Latour, B. (1995): Wir sind nie modern gewesen. Berlin.

Latour, B. (1996): Der Berliner Schlüssel. Berlin.

Lautenbacher, St. (1999): Zur Notwendigkeit, die Schizophrenie aus einer neuropsychologischen Perspektive zu verstehen. In: *Verhaltenstherapie und Verhaltensmedizin*, 20, 2.

Law, L.-C. (1998): Bridging the gap between knowledge and action: a situated cognition review. Research Report 92 des Lehrstuhls für Empirische Pädagogik und Pädagogische Psychologie der Universität München.

Leder, D. (1990): Clinical Interpretation: The Hermeneutics of Medicine. In: *Theoretical Medicine*, 11, S. 9–24.

LEFERINK, K. (1997): Sympathie mit der Schizophrenie – Die Moderne und ihre psychische Krankheit. In: ZAUMSEIL, M.; LEFERINK, K. (Hg.): Schizophrenie der Moderne – Modernisierung der Schizophrenie. Bonn.

LEGNARO, A. (1987): Alkoholkonsum und Verhaltenskontrolle – Bedeutungen zwischen Mittelalter und Neuzeit in Europa. In: VÖLGER, G.; WELCK, K.v. (Hg.): Rausch und Realität, Drogen im Kulturvergleich, Band 1, S. 153–176.

LEHTINEN, V.; AALTONEN, J.; KOFFERT, T. u.a. (2000): Two-Year outcome in first episode psychosis treated according to an integrated model. Is immediate neuroleptisation always needed? In: *Eur Psychiatry*, 15, S. 312–320.

LEMPP, G. (1995): Zur psychoanalytischen Behandlungstechnik bei schizophrenen Psychosen. In: *Forum Psychoanal*, 11, S. 133–149.

LENZ, H. (1973): Glaube und Wahn. In: *Fortschr. Neurol. Psychiat.* 41, S. 341–359.

LENZ, H. (1981): Die Bedeutung des Irrationalen im Wahn. In: *Zeitschr. f. klin. Psych. Psychother.*, 29, 2, S. 178–189.

LEVINAS, E. (1984/1989): Die Zeit und der Andere. Hamburg.

LEVINAS, E. (1989): Humanismus des anderen Menschen. Hamburg.

LEVINAS, E. (1996): Schwierige Freiheit – Versuch über das Judentum. Frankfurt/M.

LEVINAS, E. (1998): Die Spur des Anderen. Freiburg u.a.

LEVINE, H. (1987): Die Entdeckung der Sucht – Wandel der Vorstellungen über Trunkenheit in Nordamerika. In: VÖLGER, G.; WELCK, K.v. (Hg.): Rausch und Realität, Drogen im Kulturvergleich, Bd. 1, S. 241–151.

LINEHAN, M. (1996): Dialektisch-Behaviorale Therapie der Borderline-Persönlichkeitsstörung. München.

LORENZ, K. (1972): Diskussionsbemerkung. In: DITFURTH, H.v. (Hg.): Aspekte der Angst. Frankfurt/M.

LUDEWIG, K. (1987): 10 + 1 Leitsätze bzw. Leitfragen. In: *Zeitschrift für systemische Therapie*, 5, S. 178–191.

LUDEWIG, K. (1992): Systemische Therapie: Grundlagen klinischer Theorie und Praxis. Stuttgart.

LUDEWIG, K. (2002): Leitmotive systemischer Therapie. Stuttgart.

LUTHER, M. (1921): Eine Predigt von Nüchternheit und Mäßigkeit (nach 1542). In: Martin Luthers Werke, Kritische Gesamtausgabe, Bd. 47. Weimar, S. 757–771.

MACHLEIDT, W. (1999): Schizophrenie als affektive Störung. Berlin u.a.

MAHER, B.A. (1988): Language disorders in psychoses and their impact on delusions. In: SPITZER, M; UEHLIN, F.A.; Oepen, G. (Hrsg.): Psychopathology and philosophy. Berlin u.a., S. 109–120.

MAIER, W. (2002): Leserbrief zum Beitrag von H. Häfner (»Psychiatrie als Beruf«, *Nervenarzt*, 73, S. 33–40). In: *Nervenarzt*, 73, S. 96–99.

MAIER, W.; LICHTERMANN, D., RIETSCHEL, M. u.a. (1999): Genetik schizophrener Störungen. Neuere Konzepte und Befunde. In: *Nervenarzt*, 70, S. 955–969.

MANN, Th. (1990): Fragment über das Religiöse. In: Reden und Aufsätze. Bd. 3. Frankfurt/M.

Marcel, G. (1992): Werkauswahl; Bd. I – Hoffnung in einer zerbrochenen Welt? Paderborn.

Marder, S.; Kammen, D.P.v.; Docherty, J.P. u.a (1979): Predicting Drug-Free Improvement in Schizophrenic Psychosis. In: *Arch. Gen. Psychiatry*, 36, S. 1080–1085.

Maugin, G.A.: persönliche Mitteilung.

McEvoy, J.P.; Hogarty, G.E.; Steingard, S. (1991): Optimal Dose os Neuroleptic in Acute Schizophrenia. In: *Arch Gen Psychiatry*, 48, S. 739–745.

McEwen, B.; Sapolsky, P.M. (1995): Stress and cognitive function. In: *Current Opinion in Neurobiol.*, 5, S. 205–216.

McEwen, B.S.; Cameron, H.; Chao., H.M. u.a. (1993): Adrenal steroids and plasticity of hippocampal neurons: Towards an understanding of underlying cellular and molecular mechanisms. In: *Cell. Molec. Neurobiol.*, 13, S. 457–482.

McGee, R.; Williams, S.; Poulton, R. (2000): Hallucinations in non-psychotic children (letter). In: *Journal of American Academic Child and Adolescent Psychiatry,* 39, 1, S. 12–13.

McGinnis, J.M.; Foege, W.H. (1993): Actual Causes of Death in the United States. In: *JAMA*, 270, 18, 2207–2212.

Mead, N.; Bower, P. (2000): Patient-centredness: a conceptual framework and review of the empirical literature. In: *Social Science & Medicine*, 51, S. 1087–1110.

Mentzos, S.: (1991): Psychodynamische Modelle in der Psychiatrie. München.

Mesulam, M.M. (1990): Large-scale neurocognitive networks and distributed processing for attention, language and memory. In: *Ann. Neurol.*, 28, S. 597–613.

Minkowski, E. (1971): Die gelebte Zeit. I. Über den zeitlichen Aspekt des Lebens. Salzburg.

Minkowski, E. (1972): Die gelebte Zeit. II. Über den zeitlichen Aspekt psychopathologischer Phänomene. Salzburg.

Mitchell, S. (1988): Relational concepts in Psychoanalysis. Cambridge/Mass.

Möhl, M. (1993): Zur Psychodynamik des Todes in der Trunksucht. Würzburg.

Möhlenkamp, G. (1999): Stressinduzierte Lernblockaden: Eine Hypothese zur Entwicklungspsychologie von Persönlichkeitsstörungen. In: *Verhaltenstherapie & Psychosoziale Praxis*, 31, 3, S. 415–421.

Moldzio, A. (2002a): Ein phänomenologischer Blick auf schizophrene Psychosen. In: Ertl, M.; Keintzel, B.; Wagner, P. (Hg.): Ich bin tausend Ich. Probleme, Zugänge und Konzepte zur Therapie von Psychosen. Wien, S. 236–244.

Moldzio, A. (2002b): Verletzte Leiblichkeit. In: Schmitz, H.; Marx, G.; Moldzio, A. (Hg.): Begriffene Erfahrung. Beiträge zu einer antireduktionistischen Phänomenologie. Rostock, S. 250–264.

Moldzio, A. (2004): Schizophrenie – eine philosophische Erkrankung? Würzburg.

Mosher, L.R.; Bola, J.R. (1999): Das Soteria-Projekt – Einschätzung des

Affekts und Interventionsformen. In: MACHLEIDT, W.; HALTENHOF, H.; GARLIPP, P. (Hg.): Schizophrenie – eine affektive Erkrankung? Stuttgart u.a.

MOSHER, L.R.; HENDRIX, F. (1994): Dabeisein. Das Manual zur Praxis in der Soteria. Bonn.

MUNDHENK, R. (1999): Sein wie Gott – Aspekte des Religiösen im schizophrenen Erleben und Denken. Neumünster.

MUNDT, C.; RICHTER, P.; HEES, H.v.; STUMPF, T. (1998): Zeiterleben und Zeitschätzung depressiver Patienten. In: *Nervenarzt*, 69, S. 38–45.

NAGEL, T. (1974): What is it like to be a bat? In: *Philosophical Rev.* 83, S. 435–450. (Deutsche Übersetzung: Wie ist es, eine Fledermaus zu sein? In: BIERI, P. (Hg.) (1981): Analytische Philosophie des Geistes. Königstein/Ts., S. 261–275.

NAKAMURA, S., KITAYAMA, I., MURASE, S. (1991): Electrophysiological evidence for axonal degeneration of locus coeruleus neurons following long-term forced running stress. In: *Brain Res. Bull.*, 26, S. 759–763.

NAVRATIL, L. (1992): Schizophrenie und Religion. Berlin.

NESSE, M.; WILLIAMS, G. (2000): Warum wir krank werden. Die Antworten der Evolutionsmedizin. München.

NEUWEG, G.H. (1999): Könnerschaft und implizites Wissen. Zur lehr-lern-theoretischen Bedeutung der Erkenntnis- und Wissenstheorie Michael Polanyis. Münster.

NEUWEG, G.H. (Hg.) (2000): Wissen, Können, Reflexion. Innsbruck.

NIETZSCHE, F. (1968): Zur Genealogie der Moral (1887). In: COLLI, G.V.; MONTINARI, M. (Hg.): Werke, Bd. VI/2. Berlin.

NORMAN, D. A.; BOBROW, P. G. (1976): On the role of active memory processes in perception and cognition. In: COFER, C.N. (Hg.): The structure of human memory. San Francisco.

NOVALIS (1965): Schriften, Bd. II. Stuttgart.

ORFORD, J. (1991): Alcohol Problems in the Community. In: BENNETT, D.H.; FREEMAN, H.L. (Hg.): Community Psychiatry: The Principles. Edinburgh.

OTTO, R.: Das Heilige – Über das Irrationale in der Idee des Göttlichen und sein Verhältnis zum Rationalen. Gotha.

PANDYA, D.N.; YETERIAN, E.H. (1996): Comparison of prefrontal architecture and connections. In: *Philos Trans R. Soc. Lond. B. Biol. Sci.*, 351, S. 1423–1432.

PAPOUSEK, M. (1975): Chronobiologische Aspekte der Zyklothymie. In: *Fortschritte der Neurologie und Psychiatrie*, 43, S. 381–440.

PLOG, U. (1997): Störung – Zum Psychiatriebegriff in *Irren ist menschlich.* In: KEMPER, U. u.a. (Hg.): Mit den Schwächsten beginnen – zum Menschenbild der Psychiatrie. Gütersloh.

PODVOLL, E.M. (1994): Verlockung des Wahnsinns. München.

POLANYI, M. (1966): The tacit dimension. Garden City/NJ.

PRIEBE, S. (1989): Über die Subjektivität der psychiatrischen Diagnose. In: In: *Psychiatrische Praxis*, 16, S. 86–89.

PRINS, S. (2001): »Gut, dass wir mal darüber sprechen!« – Wortmeldungen einer Psychiatrie-Erfahrenen. Neumünster.

PRINZ, W. (1983): Wahrnehmung und Tätigkeitssteuerung. Heidelberg.

PROFET, M. (1992): Pregnancy sickness as Adaption: A Deterrent to Maternal Ingestion of Teratogens. In: BARKOW, J.; COSMIDES, L.; TOOBY. J. (Hg.): The Adapted Mind – Evolutionary Psychology and the Generation of Culture. New York, Oxford, S. 327–365.

PUTMAN, F.W.; PETERSON, G. (1994): Further validation of the child dissociative checklist. In: *Dissociation*, 7, S. 204–220.

QUINE, W.V. (1971): »Natürliche Arten«. In: Ontologische Relativität und andere Schriften. Stuttgart.

RAPPAPORT, M.; HOPKINS, H.K.; HALL, K. u.a. (1978): Are There Schizophrenics for Whom Drugs May be Unnecessary or Contraindicated? In: *Int. Pharmacopsychiatry*, 13, S. 100—11.

RICHIR, M. (2000): Das Abenteuer der Sinnbildung. Wien.

RICHIR, M. (2001): Phänomenologische Meditationen. Wien.

RICHTER, E.A. (2000): Alkohol: Industrie soll freiwillig die Werbung einschränken. In: *Deutsches Ärzteblatt*, 97, 27, S. 1574–1575.

RIEMANN, D.; LOW, H.; SCHREDL, M. u.a. (1990): Investigations of morning and laboratory dream recall and content in depressive patients during baseline conditions and under antidepressive treatment with trimipramine. In: *Psychiatric Journal of the University of Ottawa*, 15, S. 93–99.

ROESSLER, W. u.a. (1999): Does the place of treatment influence the quality of life of schizophrenics? In: *Acta psychiatr. Scand.*, 100, S. 142–148.

ROHDE-DACHSER, Ch. (1989): Abschied von der Schuld der Mütter. In: *Prax. Psychother. Psychosom.*, 34, S. 250–260.

ROLLS, E.T. (1990): A theory of emotion, and its application to understanding the neural bais of emotion. In: *Cognition & Emotion*, 4, S. 161–190.

RUFER, M. (2003): Wenn sich während psychotherapeutischer Behandlungen nichts verändert – Systemische Umwege über China. In: *Der Psychotherapeut*, 48, S. 264–266.

RUNTE, I. (2001): Begleitung höchst persönlich – Innovative milieutherapeutische Projekte für akut psychotische Menschen. Bonn.

RUSH, B. (1772): Sermons to Gentleman upon Temerance. Philadelphia.

RUSH, B. (1810): Medical Inquiries and Observations upon Diseases of the Mind. New York.

RUSH, B. (1934): An Inquiry into the Effects of Ardent Spirits. Neudruck in: HENDERSON, Y.A. (Hg.): A Deal in Liquor. New York.

RYAN, N.D.; PUIG-ANTICH, J.; AMBROSINI. H. u.a. (1987): The clinical picture of major depression in children and adolescents. In: *Archives of General Psychiatry,* 44, 10, S. 854–861.

RYLE, G. (1969): Der Begriff des Geistes. Stuttgart.

Sachverständigenrat für die Konzertierte Aktion im Gesundheitswesen (2003): Finanzierung, Nutzerorientierung und Qualität – Gutachten.

SAPOLSKY, R.M. (1990): Glucocorticoids, hippocampal damage and the glutamatergic synapse. In: *Prog. Brain Res.*, 86, S. 13–23.

SAPOLSKY, R.M.; KREY, L.; MCEWEN, B.S. (1985): Prolonged glucocorticoid exposure reduces hippocampal neuron number: Implications for aging. In: *J. Neurosci.*, 5, S. 1222–1227.

SARTRE, J.-P. (1943/1994): Das Sein und das Nichts. Reinbek.

SARTRE, J.-P.(1991): Das Sein und das Nichts. Reinbek.

SARTRE, J.-P. (1982): Saint Genet. Reinbek.

SAß, H. (1990): Operationalisierte Diagnostik in der Psychiatrie. In: *Nervenarzt*, 61, S. 255–258.

SASS, L. (1992): Madness and Modernism. Cambridge/Mass.

SCHARFETTER, Ch. (1978). Leiborientierte Therapie schizophrener Ich-Störungen. Mit Kommentar von G. Benedetti. In: *Schweizer Archiv für Neurologie, Neurochirurgie und Psychiatrie*, 123, 2, S. 239–255.

SCHARFETTER, Ch. (1983): Schizophrene Menschen. München.

SCHARFETTER, Ch. (1986): Schizophrene Menschen – Bewußtseinsbereiche und Psychopathologie, Ich-Psychopathologie des schizophrenen Syndroms – Forschungsansätze und Deutungen, Therapiegrundsätze. München u.a.

SCHARFETTER, Ch. (1987): Definition, Abgrenzung, Geschichte. In: KISKER, K.P.; LAUTER, H. u.a. (Hg.): Psychiatrie der Gegenwart, Bd. 4 Schizophrenien. Berlin u.a., S. 1–38.

SCHARFETTER, Ch. (1990): Schizophrene Menschen. München.

SCHARFETTER, Ch. (1995): Schizophrene Menschen. Diagnostik, Psychopathologie, Forschungsansätze. Weinheim.

SCHARFETTER, Ch. (1996 a): Allgemeine Psychopathologie. Eine Einführung. Stuttgart.

SCHARFETTER, Ch. (1996 b): The self-experience of schizophrenics. Empirical studies of the ego/self in schizophrenia, borderline disorders and depression. Zürich.

SCHARFETTER, Ch. (1998). Ich-Psychopathologie und Leiberleben. In: RÖHRICHT, F.; PRIEBE, S. (Hg.): Körpererleben in der Schizophrenie. Göttingen u.a.

SCHARFETTER, Ch. (1998): Dissoziation und Schizophrenie. In: *Fortschr. Neurol. Psychiat.*, 66, S. 520–523.

SCHARFETTER, Ch. (2000 a): Intersubjektivität und Interpersonalität bei Schizophrenen. In: *Fortschritte der Neurologie und Psychiatrie*, 68, S. 533–536.

SCHARFETTER, Ch. (2000 b): Was weiß der Psychiater vom Menschen? Unterwegs in der Psychiatrie: Menschenbild, Krankheitsbegriff und Therapieverständnis. Bern u.a.

SCHARFETTER, Ch. (2001): Eugen Bleuler 1857–1939. Studie zu seiner Psychopathologie, Psychologie und Schizophrenielehre. Dietikon.

SCHARFETTER, Ch. (2003): Wahn im Spektrum der Selbst- und Weltbilder. Sternenfels.

SCHEEPERS, C. (1998): Ergotherapeutische Wahrnehmungsbehandlung schizophrener Ich-Störungen. In: RÖHRICHT, F.; PRIEBE, S. (Hg.): Körpererleben in der Schizophrenie. Göttingen u.a. S. 155–170.

SCHEIBLER, F.; PFAFF, H. (Hg.) (2003): Shared decision making. Der Patient als Partner im medizinischen Entscheidungsprozess. München.

SCHELER, M. (1976): Idealismus – Realismus. In: Späte Schriften, Werke Bd. 8, Bern u.a., S. 183–241.
SCHELER, M. (1986): Schriften aus dem Nachlass, Band 1. Bonn.
SCHERNUS, R. (2000): Die Kunst des Indirekten. Plädoyer gegen den Machbarkeitswahn in Psychiatrie und Gesellschaft. Neumünster.
SCHINDLER, R. (1957): Zehn Jahre »bifokale Gruppentherapie«. Congress Report of the IInd International Congress for Psychiatry, Zürich, Vol. III, S. 379–386.
SCHINDLER, R. (1959): Der soziodynamische Aspekt in der »bifokalen Gruppentherapie«. In: *Intern. Zeitschr. f. Psychoth., Psychosom. u. Heilpäd.*, Separatum, Vol. 7, 2–3, S. 207–220.
SCHINDLER, R. (1973): Bifokale Gruppentherapie und Familientherapie. In: PAKESCH, E. (Hg.): Die Familie als Patient. Graz, o.S.
SCHLIPPE, A.v., Schweitzer, J. (2000): Lehrbuch der systemischen Therapie und Beratung. Göttingen.
SCHMIDT-DEGENHARD, M. (1983): Melancholie und Depression. Zur Problemgeschichte der depressiven Erkrankungen seit Beginn des 19. Jahrhunderts. Stuttgart u.a.
SCHMITZ, H. (1980): Neue Phänomenologie. Bonn.
SCHMITZ, H. (1985): Phänomenologie der Leiblichkeit. In: PETZOLD, H. (Hg.): Leiblichkeit: philosophische, gesellschaftliche und therapeutische Perspektiven. Paderborn, S. 71–106.
SCHMITZ, H. (1987). Der vergessene Leib. Phänomenologische Bemerkungen zu Leib, Seele und Krankheit. In: *Zeitschrift für klinische Psychologie, Psychopathologie und Psychotherapie*, 35. S. 270–278.
SCHMITZ, H. (1987): Der vergessene Leib. Phänomenologische Bemerkungen zu Leib, Seele und Krankheit. In: *Zeitschrift für klinische Psychologie, Psychopathologie und Psychotherapie,* 35.
SCHMITZ, H. (1989): Leib und Gefühl. Paderborn.
SCHMITZ, H. (1990): System der Philosophie, Band IV: Die Person. Bonn.
SCHMITZ, H. (1992): Psychotherapie als leibliche Kommunikation. In: *Integrative Therapie*, 3, S. 292–313.
SCHMITZ, H. (1993): Neophänomenologie – eine Grundlage für die Psychiatrie? In: DANZER, G.; PRIEBE, S. (Hg.): Forschen und Denken. Wege in der Psychiatrie. Würzburg. S. 15–33.
SCHMITZ, H. (1994): Der gespürte Leib und der vorgestellte Körper. In: Großheim, M. (Hg.): Wege zu einer volleren Realität. Neue Phänomenologie in der Diskussion. Berlin, S. 75–91.
SCHMITZ, H. (1994): Neue Grundlagen der Erkenntnistheorie. Bonn.
SCHMITZ, H. (1997): Höhlengänge. Berlin.
SCHMITZ, H. (1998a): Der Leib, der Raum und die Gefühle. Ostfildern.
SCHMITZ, H. (1998b): System der Philosophie, 2. Band, 1. Teil: Der Leib. Bonn.
SCHNEIDER, K. (1971): Klinische Psychopathologie. Stuttgart.
SCHREIER, H.A. (1998): Auditory hallucinations in nonpsychotic children with affective syndroms and migraines: report of 13 cases (see comments). In: *Journal of Child Neurology*, 13, 8, S. 377–382.

SCHRENK, F (1998): Die Frühzeit des Menschen. Der Weg zu Homo sapiens. München.
SCHUMACHER, W. (1991): Zur Anthropologie der Sucht. In: *extracta psychiatrica*, 5, 7/8, S. 26–29.
SCHWARTZ, M.A.; WIGGINS, O.P. (1986): Logical empiricism and psychiatric classification. In: *Comprehensive Psychiatry*, 27, S. 101–114.
SEARLE, J.R. (1983): Intentionality – an essay in the philosophy of mind. Cambridge/Mass.
SENNETT, R. (1995): Fleisch und Stein – der Körper und die Stadt in der westlichen Zivilisation. Berlin.
SEUSE, H. (1971): Der Mystiker vom Bodensee. In: Schwäbische Lebensläufe, Bd. 10. Heidenheim.
SIEGEL, K.R. (1987): Suchterscheinungen bei Tieren. In: VÖLGER, G.; WELCK, K.v. (Hg.): Rausch und Realität, Drogen im Kulturvergleich, Bd. 1, S. 74–84.
SILBEREISEN, R.K. (1999): Differenzierungen und Perspektiven für Prävention aus entwicklungspsychologischer Sicht. In: KOLIP, P. (Hg.): Programme gegen Sucht. Weinheim, S. 70–85.
SILESIUS, A. (1979): Der cherubinische Wandersmann – Geistreiche Sinn- und Schlußreime. Zürich.
SLOTERDIJK, P. (1993): Weltfremdheit. Frankfurt/M.
SMITH, M.A.; MAKINO, S.; KVETNANSKY, R. u.a. (1995): Stress and glucocorticoids affect the expression of brain-derived neurotrophic factor and neurotrophin-3 m-RNAs in the hippocampus. In: *J. Neurosci.*, 15, S. 1768–1777.
SOPHOKLES (1990): Aias. Stuttgart.
SOYKA, M. (1995): Die Alkoholkrankheit, Diagnose und Therapie. Weinheim.
SPAEMANN, R. (1985): Was ist Philosophie? Vorlesung.
SPAEMANN, R. (2000): Wirklichkeit als Antropomorphismus. In: Was heißt »wirklich«? Unsere Erkenntnis zwischen Wahrnehmung und Wissenschaft. Bayerische Akademie der Schönen Künste. Waakirschen-Schaftlach, S. 13–34.
SPITZ, R. (1983): Vom Säugling zum Kleinkind. Naturgeschichte der Mutter-Kind-Beziehung im ersten Lebensjahr. Stuttgart.
SPITZER, M. (2004): Selbstbestimmen – Gehirnforschung und die Frage: Was sollen wir tun? Heidelberg/Berlin.
SPODE, H. (2000): Die »Alkoholfrage« im Kaiserreich. In: VÖLGER, G.; WELCK, K.v. (Hg.): Rausch und Realität. Stuttgart, S. 93–105.
SPOONT, M.R. (1992): Modulatory role of serotonin in neural information processing: implications for human psychopathology. In: *Psychol. Bull.*, 112, S. 330–350.
STENGER, H. (1993): Die soziale Konstruktion okkulter Wirklichkeit. Eine Soziologie des »New Age«. Opladen.
STERN, D. u.a. (1998): The process of therapeutic change involving implicit knowledge: some implications of developmental observations for adult psychotherapy. In: *Infant Mental Health*, 19.

STERN, D.N. (1998): Die Lebenserfahrungen des Säuglings. Stuttgart.

STEVENS, A.; PRICE, J. (2000): Evolutionary Psychiatry. A new Beginning. London: Routledge.

STEWART, M.; BROWN, B.J.; WESTON. W.W. u.a. (Hg.) (1995): Patient-centered medicine: transforming the clinical method. Thousand Oaks.

STONE, E.A.; JOHN, S.M.; BING, G.Y. u.a. (1992): Studies on the cellular localization of biochemical responses to catecholamines in the brain. In: *Brain Res. Bull.*, 29, S. 285–288.

STORCH, A. (1922): Das archaisch-primitive Erleben und Denken der Schizophrenen – Entwicklungspsychologisch-klinische Untersuchungen zum Schizophrenieproblem. In: Monographien aus dem Gesamtgebiete der Neurologie und Psychiatrie, Band 32. Berlin.

STRAUS, E. (1928): Das Zeiterlebnis in der endogenen Depression und in der psychopathischen Verstimmung. In: *Monatsschrift für Psychiatrie und Neurologie*, 68, S. 640–656.

STRAUSS, A.; CORBIN, J. (1996): Grundlagen qualitativer Sozialforschung. Weinheim.

STRAUSS, J.S. (1992): The Person-Key to Understanding Mental Illness: Towards a New Dynamic Psychiatry, III. In: *British J Psychiatry*, 161 (Suppl. 18), S. 19–26.

TAYLOR, C. (1994): Quellen des Selbst. Die Entstehung der neuzeitlichen Identität. Frankfurt/M.

TELLENBACH, H. (1976): Melancholie. Berlin u.a.

TELLENBACH, H. (1983): Melancholie. Problemgeschichte, Endogenität, Typologie, Pathogenese, Klinik. Berlin u.a.

THEUNISSEN, M. (1991): Negative Theologie der Zeit. Frankfurt/M.

TRENCKMANN, U. (1987): Konzepte der Psychiatrie – eine historische, wissenschaftstheoretische und methodologische Kritik psychiatrischen Denkens. Habilitationsschrift, Medizinische Fakultät der Ruhr-Universität Bochum

TRINKS, J. (2002): Marc Richirs Sprachphänomenologie. In: *Information Philosophie*, 6, S. 40–49.

TSUDA, A.; TANAKA, M. (1985): Differential changes in noradrenaline turnover in specific regions of rat brain produced by controllable and uncontrollable shocks. In: *Behav. Neurosci. 99*, S. 802–817.

TUCKER, D.M.; LUU, P.; PRIBRAM, K.H. (1995): Social and emotional self-regulation. In: *Ann NY Acad. Sci.*, 769, S. 213–239.

UEXKÜLL, J.v. (1920): Theoretische Biologie. Berlin.

UEXKÜLL, J.v. (1940): Bedeutungslehre. In: Bios Bd. X, Abhandlungen zur theoretischen Biologie und ihrer Geschichte sowie zur Philosophie der organischen Naturwissenschaften. Leipzig.

ULRICH, G. (1997): Biomedizin. Die folgenschweren Wandlungen des Biologiebegriffs. Stuttgart u.a.

UNO, H.; TARARA, R.; ELSE, J. u.a. (1989): Hippocampal damage associated with prolonged and fatal stress in primates. In: *J. Neurosci.*, 9, S. 1705–1711.

VALLEE, B.L. (1998): Kleine Kulturgeschichte des Alkohol. In: *Spektrum der Wissenschaft*, August, S. 62–67.

VARELA, F. (1990): Kognitionswissenschaft – Kognitionstechnik. Frankfurt/M.

VARELA, F.J.; THOMPSON, E.; ROSCH, E. (1995: Der Mittlere Weg der Erkenntnis. München.

VOGD, W. (2003): Ärztliche Entscheidungsprozess des Krankenhauses im Spannungsfeld von System- und Zweckrationalität. Habilitationsschrift, Fachbereich für Politik und Sozialwissenschaften der Freien Universität Berlin.

VOLAND, E. (2000): Grundriss der Soziobiologie. Heidelberg, Berlin, S. 64–73.

WALDENFELS, B. (1998): Grenzen der Normalisierung. Frankfurt/M.

WATZLAWICK, P. (1976): Wie wirklich ist die Wirklichkeit? München.

WATZLAWICKV, P. (1988): Münchhausens Zopf oder Psychotherapie und »Wirklichkeit«. Bern.

WEITBRECHT, H. J.; GLATZEL, J. (1979): Psychiatrie im Grundriss. Berlin u.a.

WEITBRECHT, H.J. (1968): Ekstatische Zustände bei Schizophrenen. In: SPOERRI, Th. (Hg.): Beiträge zur Ekstase. Basel u.a.

WEIZSÄCKER, C.F. von (1982): »Zur Biologie des Subjekts«. In: Der Garten des Menschlichen. München u.a.

WERNICKE, C. (1894): Grundriss der Psychiatrie. Leipzig.

WETZEL, A. (1932): Das Weltuntergangserlebnis in der Schizophrenie. In: *Zeitschr. ges. Neurol. Psychiat.*, 139, S. 53–74.

WIMERSMA-GREIDANUS, T.B. VAN; Rigter, H. (1989): Hormonal regulation of learning. In: BUSH, F.R.; LEVINE, S. (Hg.): Psychoendocrinology. San Diego, S. 271–306.

WING, J. K. (1986): Der Einfluss psychosozialer Faktoren auf den Langzeitverlauf der Schizophrenie. In: BÖKER, W.; BRENNER, H.D. (Hg.): Bewältigung der Schizophrenie. Bern, S. 11–28.

WINNICOTT, D.W. (1989): Psychoanalytic explorations. In: WINNICOTT, C. u.a. (Hg.): London.

WOLLHEIM, R. (2001): Emotionen – cine Philosophie der Gefühle. München.

WURMSER, L. (1990): Maske der Scham. New York u.a.

www.das-tierlexikon.de/spitzenhörnchenartige.htm.

WYRSCH, J. (1949): Die Person des Schizophrenen.

YOUNG, M.A.; MELTZER, H.Y. (1980): The Relationship of Demographic, Clinical, and Outcome Variables to Neuroleptic Treatment Requirements. In: *Schizophr. Bull.*, 6, S. 88–101.

ZAHRNT, H. (1978): Die Sache mit Gott – Die protestantische Theologie im 20. Jahrhundert. München.

ZAUMSEIL, M. (2000): Möglichkeiten der Verständigung über Medikamente. Wie kommen Professionelle und Betroffene zu gemeinsamen Entscheidungen? In: A. KNUF, A.; SEIBERT, U. (Hg.): Selbstbefähigung fördern. Empowerment und psychiatrische Arbeit. Bonn, S. 196–210.

ZAUMSEIL, M.; LEFERINK, K. (Hg.) (1997): Schizophrenie in der Moderne – Modernisierung der Schizophrenie. Lebensalltag, Identität und soziale Beziehungen von psychisch Kranken in der Großstadt. Bonn.

ZEIGARNIK, B. (1927): Über das Behalten von erledigten und unerledigten Handlungen. In: *Psychologische Forschung*, 9, S. 1–85.

ZERCHIN, S. (d.i. Dorothea Buck) (1993): Auf der Spur des Morgensterns. Bergisch-Gladbach.

ZIGMOND, J.M.; FINLAY, J.M.; SVED, A.F. (1995): Neurochemical Studies of Central noradrenergic responses to acute and chronic stress: Implications for normal and abnormal behaviour. In: FRIEDMAN, M.F.; CHARNEY, D.S.; DEUTCH, A.Y. (Hg.): Neurobiological and Clinical Consequences of Stress. Philadelphia u. a., S. 45–60.

ZIMMERMAN, M.E. (2000): Empowerment theory – psychological, organizational and community levels of analysis. In: RAPPAPORT, J.; SEIDMAN, E. (Hg.): Handbook of Community Psychology. New York, S. 43–63.

ZUBIN, J. (1986): Mögliche Implikationen der Vulnerabilitätshypothese für das psychosoziale Management der Schizophrenie. In: BÖKER, W.; BRENNER, H. D. (Hg.): Bewältigung der Schizophrenie. Bern, S. 29–41.

Autorinnen und Autoren

Volkmar Aderhold, Dr. med., Jahrgang 1954, Oberarzt der Klinik für Psychiatrie und Psychotherapie des Universitätsklinikums Eppendorf. Anschrift: UKE, Martinistraße 52, D-20246 Hamburg.

Thomas Bock, PD Dr. phil., Jahrgang 1954, Psychologe und Leiter der Sozialpsychiatrischen Ambulanz am Universitätskrankenhaus Hamburg-Eppendorf. Mitbegründer der Psychoseseminare. Zahlreiche Veröffentlichung, u.a. *Lichtjahre – Psychosen ohne Psychiatrie*. Anschrift: UKE, Martinistraße 52, D-20246 Hamburg.

Dorothea Buck, Jahrgang 1917, Bildhauerin, ist Mitbegründerin der Psychoseseminare und des Bundesverbandes der Psychiatrie-Erfahrenen, zahlreiche Veröffentlichung wie *Auf der Spur des Morgensterns* (unter dem Namen Sophie Zerchin).

Klaus Dörner, Prof. Dr. med, Dr. phil., Jahrgang 1933, war von 1980 bis 1996 Leiter der Westfälischen Klinik für Psychiatrie in Gütersloh und lehrte das Fach Psychiatrie an der Universität Witten-Herdecke. Zahlreiche Veröffentlichung, u.a. *Irren ist menschlich* (mit anderen) und *Der gute Arzt*. Anschrift: Nissenstraße 3, D-20251 Hamburg.

Hinderk M. Emrich, Dr. med., Dr. phil., Jahrgang 1943, ist seit 1992 Professor für Psychiatrie und Psychotherapie an der Medizinischen Hochschule Hannover. Vielfache Lehraufträge im In- und Ausland, Gastprofessur 1996/97 in Sheva, Israel. Er ist seit 2002 Fakultätsmitglied im Philosophischen Seminar an der Universität Hannover. Zahlreiche Veröffentlichungen. Anschrift: MHH, Klinische Psychiatrie und Psychotherapie, Carl-Neuburg-Straße 1, D-30625 Hannover.

Sandra Escher, ist Wissenschaftsjournalistin und war lange Zeit tätig an der Abteilung für Soziale Psychiatrie an der Universität Limburg in Maastricht.

Thomas Fuchs, Dr. med., Dr. phil., Jahrgang 1958, ist seit 1997 Oberarzt an der Psychiatrischen Universitätsklinik Heidelberg und Leiter der Sektion Phänomenologische Psychopathologie und Psychotherapie. Veröffentlichungen u.a.: *Leib, Raum, Person. Entwurf einer phänomenologischen Anthropologie*, *Psychopathologie von Leib und Raum* und *Zeit-Diagnosen. Philosophisch-psychiatrische Essays*. Anschrift: Psychiatrische Universitätsklinik, Voßstraße 2, D-69115 Heidelberg.

Gerd Möhlenkamp, Dr. phil., Jahrgang 1948, Psychologe und Psychotherapeut, Leiter der Sozialpsychiatrischen Abteilung am Gesundheitsamt Bremen. Anschrift: Warfer Landstraße 5 g, D-28357 Bremen.

Paul Hoff, Prof. Dr. med. Dr. phil., Jahrgang 1956, Facharzt für Psychiatrie und Psychotherapie, ist seit 2003 tätig an der Universitätsklinik Zürich, vorher an den Universitätskliniken München und Aachen. Wissenschaftliche Schwerpunkte: Psychopathologie, Diagnostikforschung, Geschichte und Wissenschaftstheorie der Psychiatrie, Wahnforschung, forensische Psychiatrie. Anschrift: Psychiatrische Universitätsklinik Zürich, Lenggstraße 31, Postfach 68, CH-8029 Zürich.

Gerald Huether, Dr. rer. nat., Dr. med., Jahrgang 1951, ist Professor für Neurobiologie und Leiter der neurobiologischen Forschungsabteilung an der Psychiatrischen Universitätsklinik in Göttingen. Forschungsschwerpunkte: Ursachen psychischer Störungen, Wirkungsmechanismen von Psychopharmaka, Auswirkungen von Angst und Stress. Zahlreiche Veröffentlichungen. Anschrift: Klinik für Psychiatrie und Psychotherapie, Von-Siebold-Straße 5, D-37075 Göttingen.

Michael Huppertz, Dr., Jahrgang 1953, Facharzt für Psychiatrie und Psychotherapie. Anschrift: Heidelberger Landstraße 171, D-64297 Darmstadt.

»Irre menschlich Hamburg«, c/o Universitätsklinikum Eppendorf, Martinistraße 52, 20246 Hamburg, Tel.: 040-428039259, Email: info@ irre menschlich.de; www.irremenschlich.de. Bankverbindung für Spenden: Irre menschlich, Kontonummer 1208-115145, Hamburger Sparkasse (BLZ 200 505 50).

Andreas Koesler, Dr., Jahrgang 1968, Arzt am Universitätsklinikum Eppendorf in Hamburg. Anschrift: UKE, Martinistraße 52, 20246 Hamburg.

Michael Langhanky, Dr. phil., Jahrgang 1956, ist Professor für Theorie und Methoden sozialer Arbeit an der evangelischen Hochschule für Sozialpädagogik der Diakonie Hamburg. Zahlreiche Veröffentlichungen. Anschrift: Hochschule für Sozialpädagogik, Horner Weg 170, D-22111 Hamburg.

Theodor Meißel, Primar Dr., Facharzt für Psychiatrie und Psychotherapie, Leiter der psychiatrischen Abteilung Nord des Donauklinikums in Gugging.

Gerd Möhlenkamp, Dr. phil., Jahrgang 1948, Psychologe und Psychotherapeut, Leiter der Sozialpsychiatrischen Abteilung am Gesundheitsamt Bremen. Anschrift: Warfer Landstraße 5g, 28357 Bremen.

Andrea Moldzio, Dr. med., Dr. Phil., Ärztin am Klinikum Nord in Hamburg. Anschrift: Klinikum Nord, Langenhorner Chaussee 560, 22419 Hamburg.

Ronald Mundhenk, Dr. theol., Jahrgang 1953, ist evangelischer Pfarrer und Krankenseelsorger im »Psychiatrium«, Fachklinik für Neurologie, Psychiatrie und Rehabilitation in Heiligenhafen. Anschrift: Fachklinik für Neurologie, Friedrich-Ebert-Straße 100, D-23774 Heiligenhafen.

Dieter Naber, Prof. Dr. med., Jahrgang 1947, ist Klinischer Direktor der Psychiatrie am Universitätskrankenhaus Hamburg-Eppendorf. Zahlreiche Veröffentlichungen. Anschrift: UKE, Martinistraße 52, D-20246 Hamburg.

Frank-Gerald Pajonk, Jahrgang 1965, PD Dr. med., ist seit 2002 geschäftsführender Oberarzt an der Klinik für Psychiatrie und Psychotherapie der Universitätskliniken des Saarlandes. Adresse: Universitätskliniken des Saarlandes, D-66421 Homburg/Saar.

Bolko Pfau, Prof. Dr. med., Jahrgang 1949, Facharzt für Neurologie und

Psychiatrie, Psychotherapie, Facharzt für Psychotherapeutische Medizin, ist seit 1983 niedergelassener Nervenarzt in einer Gemeinschaftspraxis mit drei Kollegen, seit 1985 Lehrbeauftragter an der Universität Witten/Herdecke (Psychiatrie, Patient-Arzt-Beziehung, Medizingeschichte), seit 1997 Honorarprofessor. Veröffentlichungen: *Körpersprache der Depression – Atlas depressiver Ausdrucksformen* und *Scham und Depression – Ärztliche Anthropologie eines Affektes*. Anschrift: Goethestraße 17, D-58239 Schwerte.

Markus Preiter, Dr., Jahrgang 1965, Facharzt für Psychiatrie, ist tätig als Oberarzt und Leiter der Memory Clinic in der Abteilung für Psychiatrie und Psychotherapie am Allg. Krankenhaus Harburg. Anschrift: Eißendorfer Pferdeweg 52, D-21075 Hamburg.

Ewald Rahn, Jahrgang 1952, ist Arzt für Nervenheilkunde und Psychotherapeut sowie stellvertretender Leiter der Westfälischen Klinik für Psychiatrie und Psychotherapie in Warstein. Zahlreiche Veröffentlichungen, u.a. *Lehrbuch Psychiatrie für Studium* und Beruf (zusammen mit A. Mahnkopf). Anschrift: Westfälische Klinik, Franz-Hegemann-Straße 23, D-59578 Warstein.

Martin Reker, Dr. med., Facharzt für Psychiatrie und Psychotherapie, Leitender Arzt der Abteilung Abhängigkeitserkrankungen am Zentrum für Psychiatrie und Psychotherapeutische Medizin Gilead, von Bodelschwinghsche Anstalten Bethel. Zahlreiche Veröffentlichungen. Anschrift: Klinik Gilead, Remterweg 69–71, 33617 Bielefeld.

MARIUS ROMME, Dr. Med., Dr. phil., war Professor für Soziale Psychiatrie an der Universität Limburg in Maastricht und Psychiater des Gemeindezentrums für psychische Gesundheit.

Michael Rufer, Dr. med., Facharzt für Psychiatrie und Psychotherapie, ist Oberarzt am Zentrum für psychosoziale Medizin und stellvertretender ärztlicher Leiter des Arbeitsbereichs »Angst/Zwang, Verhaltenstherapie« am Universitätsklinikum Hamburg-Eppendorf, außerdem Dozent und Supervisor. Anschrift: UKE, Martinistraße 52, D-20246 Hamburg.

Christian Scharfetter, Prof. Dr. med., Jahrgang 1936, ist seit 1973 Professor für Psychiatrie in Zürich. Forschungsschwerpunkte sind u.a.: Schizophrenie, Psychopathologie, transkulturelle Psychiatrie und Spiritualität. Zahlreiche Veröffentlichungen, u.a. *Allgemeine Psychopathologie* und *Was weiß der Psychiater vom Menschen?*. Anschrift: Psychiatrische Universitätsklinik, Forschungsdirektion, Postfach 68, CH-8029 Zürich.

Peri Terzioglu, Dipl.-Psychologin, Jahrgang 1970. Bis 1997 Studium der Psychologie an der Freien Universität Berlin, seit 2002 wissenschaftliche Mitarbeiterin an der Charité, Leitung des Bereiches »Interaktion« im Reformstudiengang Medizin. Ausbildung in Systemischer Kurzzeittherapie, Familientherapie und Beratung. Anschrift: FU, Klinische Psychologie, Habelschwerdter Allee 45, 14195 Berlin.

Gerald Ulrich, Prof. Dr., Jahrgang 1943, Facharzt für Neurologie und Psychiatrie, ist tätig an der Klinik für Psychiatrie und Psychotherapie Charité – Berliner Hochschulmedizin, Standort Benjamin Franklin. Wissenschaftlicher Schwerpunkt: Psychophysiologische Forschungen. Adresse: Eschenallee 3, D-14050 Berlin.

Manfred Zaumseil, Dr. med., Jahrgang 1943, ist Professor an der Freien Universität Berlin (Klinische Psychologie und Gesundheitsförderung). Studium der Medizin, praktische Arbeit in der Psychiatrie als Arzt, dann Lehre und Forschung in der Klinischen Psychologie in Hamburg und seit 1979 in Berlin. Zahlreiche Veröffentlichungen. Anschrift: FU, Klinische Psychologie, Habelschwerdter Allee 45, 14195 Berlin.

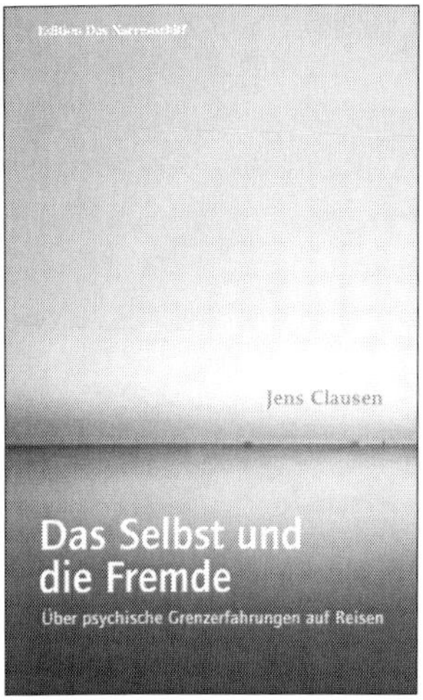

Jens Clausen
Das Selbst und die Fremde
Über psychische Grenzerfahrungen auf Reisen

Edition Das Narrenschiff
978-3-88414-473-2
340 Seiten, 19,95 Euro / 34,50 sFr

Auf Reisen zu gehen, ferne Welten aufzusuchen, festgelegte Rollen hinter sich zu lassen und vorzustoßen in Räume voller Erwartung und Verheißung – dies ist der Dreh- und Angelpunkt eines zerbrechlichen Glücks und zugleich gefahrvoller Moment seelischen Scheiterns. Denn nirgends mehr als auf Reisen tritt die Fragilität des Selbst zutage: Entscheidungen, die man getroffen, Beziehungen, die man geknüpft, das Leben, das man geführt hat – all das kann an der Schwelle zur Fremde aus der Balance geraten.

Jens Clausen verknüpft literarische Reiseschilderungen mit psychischen Aspekten und geht der Frage nach, wie Menschen auf Reisen ihr Selbst verlieren. Angst- und Panikattacken verunsichern, Dissoziationen verändern die Wahrnehmung, Depressionen machen handlungsunfähig, Psychosen konfrontieren mit der Schwierigkeit innerer und äußerer Abgrenzung. Schriftsteller wie Goethe, Hölderlin, Rilke, Schwarzenbach, Brinkmann, Sebald oder Kertész kommen zu Wort, deren Erlebnisse und Krisen in der Fremde auch vielen begeisterten Reisenden unter uns vertraut sein dürften.

»Ein aufregendes Buch, das mit einer Fülle gut recherchierter Informationen verblüfft und mutig ein Thema aufgreift, das weder Touristikindustrie noch Managern gelegen kommen wird. Aber Jens Clausen verteufelt die Reiselust nicht, sondern fügt ihr wichtige Aspekte hinzu: Wer nach der Lektüre in ferne Lande aufbricht, wird die Reise und ihre Wirkung viel bewusster wahrnehmen.«

Dr. Verena Liebers in: Gehirn und Geist